RENATE THOMAS • ANATOMIE FÜR HEILEURYTHMISTEN

Renate Thomas

Anatomie für Heileurythmisten

Von der Formensprache des menschlichen Körpers

Textband

Herausgegeben von der
Stiftung zur Förderung der Heileurythmie
durch Hannelore Wetzel

INFO3
VERLAG

In Ergänzung zu diesem Buch gibt es von der Autorin:

Renate Thomas
Anatomie für Heileurythmisten
Ergänzender Bildband

Info3 Verlag, Frankfurt am Main, 2019
160 Seiten im Katalogformat, 63 farbige Zeichnungen
ISBN 978-3-95779-059-0

Bibliographische Information der Deutschen Nationalbibliothek
Die Deutsche Nationalbibliothek verzeichnet diese Publikation in der Deutschen Nationalbibliographie; detaillierte bibliographische Daten sind im Internet über http://dnb.ddb.de abrufbar.

ISBN 978-3-95779-036-1

Erste Auflage 2016
Zweite Auflage 2019

Lektorat: Roswitha von dem Borne
Typographie und Satz: Anke Okyere
Bildbearbeitung: François Boitelet
Umschlag: Frank Schubert, www.frankundfrei.me
Druck und Bindung: CPI books, Leck

Inhalt

Vorwort der Herausgeber

Renate Thomas (1931-2013) hat sich nach dem Aufbau der radiologischen Abteilung an der Filderklinik ganz der Heileurythmie-Ausbildung in Stuttgart gewidmet. Als ärztliche Hauptdozentin erteilte sie in den Jahren von 1974 bis 2004 dreimal in der Woche Unterricht in den Fächern Anatomie, Morphologie, Embryologie, Physiologie und Krankheitslehre vor dem Hintergrund des anthroposophisch-medizinischem Menschenbildes. In ihrem didaktischen Konzept hatte die Embryologie – die Lehre von der Gestaltwerdung und Organbildung des Menschen – einen hohen Stellenwert. Sie eignet sich besonders, das Nachvollziehen von Bildevorgängen bei den Lernenden anzuregen und so eine lebendige innere Anschauung des Menschen zu entwickeln.

Zu jedem Abschnitt des Medizinkurses wurde den Studenten ein kopiertes Vortragsmanuskript ausgehändigt. So entstand in Loseblattform ein umfangreiches Nachschlagewerk, das geeignet ist, allen in therapeutischen Berufen tätigen Menschen ein Rüstzeug für das Verständnis der Anatomie und Physiologie zu geben.

Weil die Autorin zeitlebens an ihrem Thema weitergearbeitet und die Skripte immer wieder ergänzt hat, hat sie das Werk nie als abgeschlossen, sondern immer nur als Momentaufnahme verstanden. Das Material hat daher, trotz des großen Umfangs, nicht den Anspruch eines vollständigen Lehrbuches; wohl aber führt es gediegen in die Denkrichtung einer phänomenologischen Anatomie ein.

Um, dem Willen der Autorin folgend, einer nicht-autorisierten Vervielfältigung des Manuskriptes zuvorzukommen, das Werk aber zugleich einer breiteren Leserschaft zugänglich zu machen, war es das Anliegen von Hannelore Wetzel, die den Nachlass verwaltet, das Manuskript in Buchform zu veröffentlichen.

Für die Autorin typische, ungewöhnliche Sprachformen wurden weitgehend unverändert aus der Manuskriptfassung letzter Hand übernommen. Einige wenige offensichtliche Schreibfehler, Abkürzungen, fehlende Angaben und Zwischenüberschriften sowie einzelne unverständliche Textpassagen wurden jedoch ergänzt und korrigiert.

Einige Anregungen zum Studium des anthroposophischen Menschenbildes, das aus Sicht der Autorin unabdingbare Grundlage speziell für die heileurythmistische Tätigkeit ist, wurden in einem Anhang im hinteren Buchteil eingefügt, ebenso eine biografische Skizze der Autorin.

Für die Stiftung zur Förderung der Heileurythmie
Dr. med. Christian Conrad

Geleitwort der Medizinischen Sektion am Goetheanum

Den Wunderbau des menschlichen Leibes und seine Funktionen als Ausdruck kosmischer Gestaltungskräfte zu begreifen, ist Kernaufgabe jedes Eurythmisten. Für die Anwendung der Eurythmie in der Therapie bedarf es darüber hinaus eingehenderer Kenntnisse.

Im ersten Vortrag des Heileurythmie-Kurses (GA 315) benennt Rudolf Steiner als eine Grundlage der Heileurythmie, dass wir „... eine Art Gefühl für die Bildung des menschlichen Organismus ..." zu entwickeln haben. Das heißt, dass man als Heileurythmist nicht die Aufgabe hat, ein halbes Medizinstudium zu absolvieren, sondern ein künstlerisch-exaktes Umgehen mit der Anatomie und Physiologie auf der Grundlage der Menschenkunde erwirbt.

Exaktes Wahrnehmen und goetheanistische Anschauung – das haben wir als Schüler in der Stuttgarter Heileurythmie-Ausbildung bei Dr. Renate Thomas erleben und erlernen können. Wir haben Begeisterung für die Details und gedankliches Erfassen von Prozessen, neben einer hohen künstlerischen Qualität des eigenen Nachvollzugs, mit auf den Weg bekommen. Wie oft haben wir an Wochenenden im Anatomieraum still für uns gesessen und uns mit großer Hingabe im Nachzeichnen und „Zu-eigen-Machen" der anatomischen Kunstwerke von Dr. Thomas geübt!

Große Dankbarkeit empfinden wir, dass Hannelore Wetzel die Veröffentlichung des Nachlasses von Renate Thomas auf den Weg gebracht hat und damit auch die vorliegende Publikation. Sie wird für die tätigen Heileurythmisten wie auch die nachfolgenden Studenten-Generationen eine große Hilfe im Erlernen und immer wieder neu Vergegenwärtigen der medizinischen Grundlagen bleiben.

Wir freuen uns, dass das Buch zum Ereignis der zweiten Welt-Heileurythmie-Konferenz vom 16. bis 21. Mai 2016 in Dornach durch eine Vernissage vorgestellt und den fachlich und persönlich daran interessierten Leserinnen und Lesern übergeben werden kann.

Angelika Jaschke
Koordination des internationalen Fachbereiches der Heileurythmie in der Medizinischen Sektion

Dr. med. Michaela Glöckler
Leitung der Medizinischen Sektion am Goetheanum

Es gibt nur einen Tempel in der Welt,
und das ist der menschliche Körper.
Nichts ist heiliger als diese hohe Gestalt.

Novalis
aus *Fragmente und Studien* 1799/1800

1 Fortpflanzung und Vererbung

In der Embryonalentwicklung werden in jedem Menschen zunächst männliche und weibliche Organe veranlagt, obwohl die geschlechtliche Determinierung schon vom Moment der Verschmelzung von Ei- und Samenzelle festliegt. Die Bildung von Hoden oder Eierstöcken sowie ihrer Ausführungskanäle erfolgt in Zusammenhang mit der Bildung der Nieren und der ableitenden Harnwege. Die Fortpflanzungsorgane entstehen aus dem embryonalen Gewebe der sogenannten Urniere, die kopfwärts der eigentlichen Niere angelegt wird. Die kleinen Urnierenkelche verbinden sich durch ihre Kanälchen mit dem Ausführungsorgan, das später nur beim männlichen Geschlecht zum Samenleiter wird. Die Urnierenkelche und Kanälchen werden beim männlichen Geschlecht zum Nebenhoden. Beim weiblichen Geschlecht bildet sich der ursprünglich auch angelegte Samenleiter vollkommen zurück. Das dem Nebenhoden entsprechende Gebilde wird zum Nebeneierstock und stellt später eine kleine Drüse dar, die neben dem Eierstock liegt.

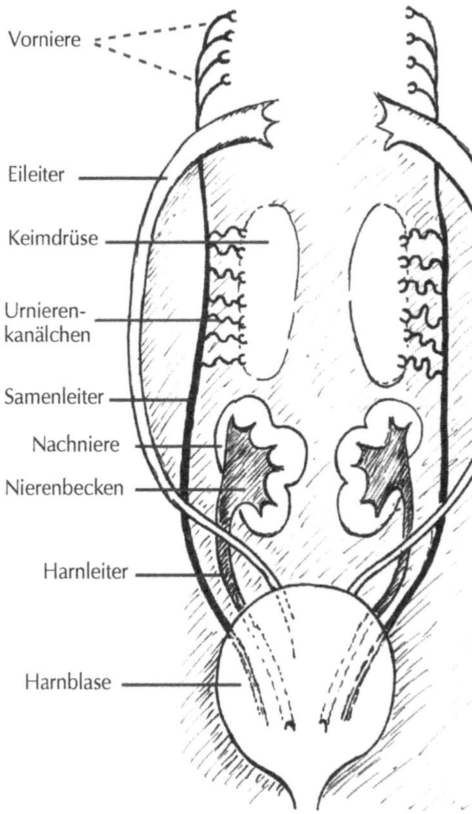

Zwittrige Anlage der Genitalorgane in der frühen Embryonalzeit oberhalb der Nierenanlage

Etwas seitlich der Urnieren bilden sich zunächst bei jedem Menschen Kanäle aus, die sich in der Gegend der Keimdrüsen in den

Differenzierung der Genitalorgane in der späten Fetalzeit

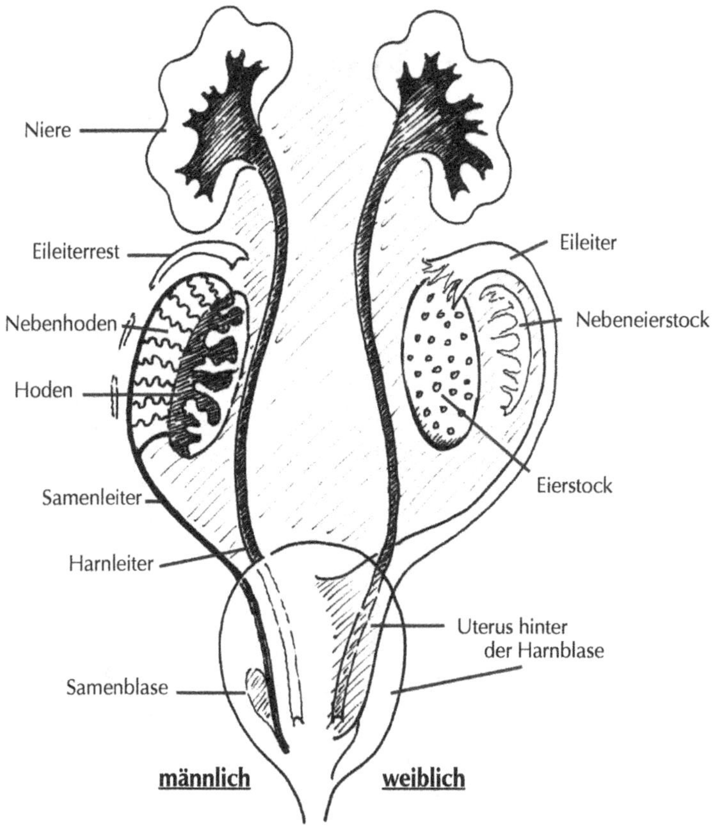

Bauchraum öffnen und nach unten hinter die Anlage der Harnblase ziehen. Aus diesen Gängen werden beim weiblichen Geschlecht die Eileiter. In ihrem unteren Abschnitt vereinigen sich die beiden Eileiter in einem späteren Embryonalstadium und bilden einen gemeinsamen Hohlraum: den Uterus und die Scheide. Letztere bricht nach außen durch. Beim männlichen Geschlecht bilden sich diese Kanäle bis zu kleinen Anhangsgebilden des Hodens zurück. Die eigentlichen Keimdrüsen, in denen die Ei- und Samenzellen gebildet werden, erscheinen zunächst bei jedem Menschen oberhalb der Nierenanlagen und innerhalb der Reihe der Urnierenkelche. Es handelt sich um Gewebehaufen, die sehr früh in der Entwicklung die sogenannten Urgeschlechtszellen aus der Darmwand aufnehmen, um sich dann entweder in Hoden oder Eierstöcke zu differenzieren. Dabei entwickeln sich diese Organe beim männlichen und weiblichen Geschlecht vollkommen entgegengesetzt.

Der Hoden ist ein Organ, das eine verzweigte, labyrinthartige Hohlraumbildung mit vie-

Endgültige Differenzierung der Genitalorgane

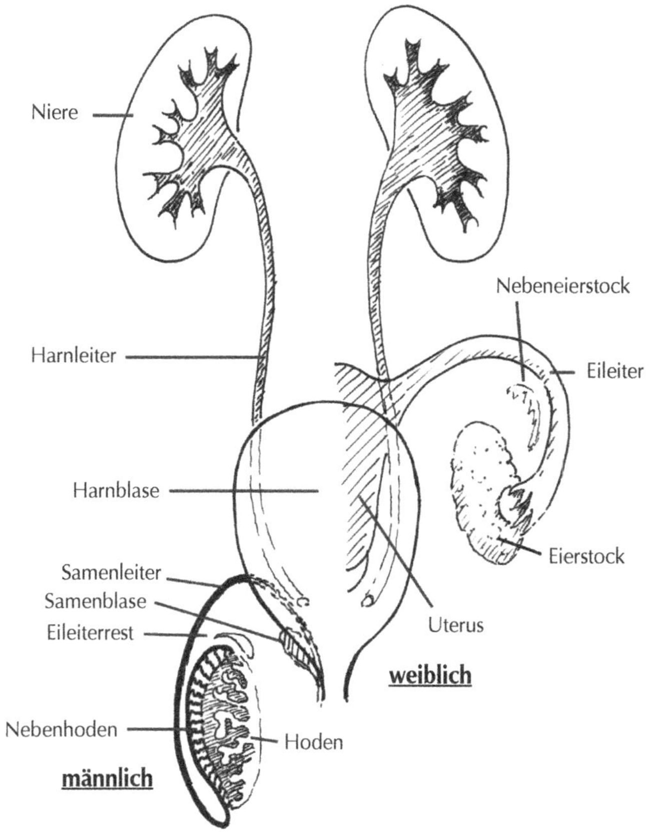

len gewundenen Kanälchen aufweist. Diese Kanälchen gewinnen Anschluss an das Kanalsystem der Nebenhoden und somit an den Samenleiter. Die Hoden werden zwar an der Rückseite des Bauchraumes oberhalb der Nieren gebildet, sinken aber dann im weiteren Wachstum stark nach unten und treten aus dem Bauchbereich in den Hodensack aus. Sie kommen damit unter den Einfluss der Schwere und der Außentemperatur.

Bei den Eierstöcken kommt es nicht zu einer Hohlraumbildung. Sie bleiben eine kompakte Masse. Die Eizellen sind in das Innere dieser Masse gebettet und werden nach ihrer Reifung an der Oberfläche abgestoßen. Der Eierstock wandert beim Wachstum des Embryos zwar auch etwas abwärts, bleibt aber am Oberrand des kleinen Beckens innerhalb der Bauchhöhle liegen.

Bei der Beschreibung der zellulären Vorgänge in Hoden und Eierstöcken als Vorbereitung befruchtungsfähiger Zellen soll zunächst nur auf die Lage, Form und Größe der Zellen eingegangen werden. Die Vorgänge am Vererbungsmaterial der Chromosomen werden später beschrieben.

Entwicklungsstadien der Samenzellen im Hoden

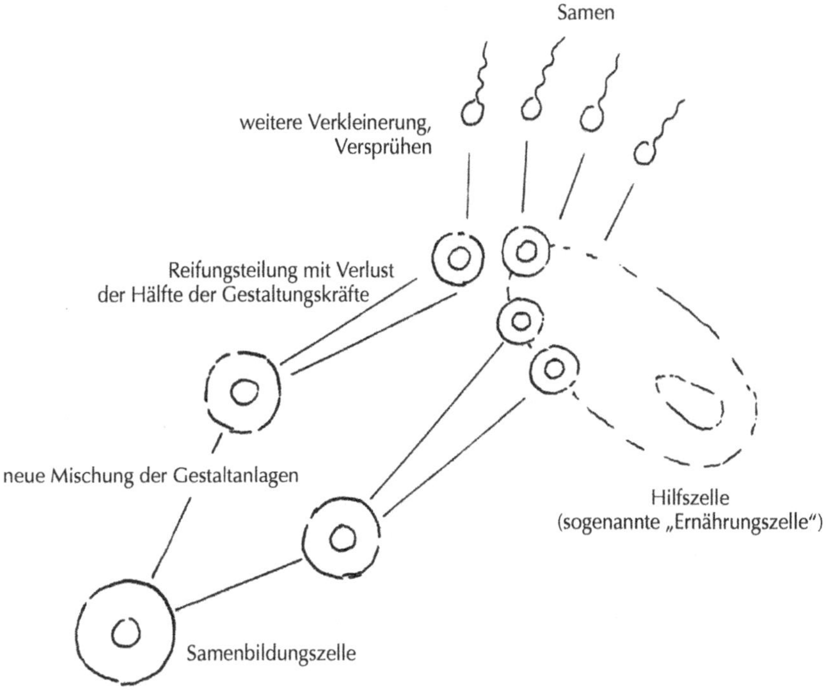

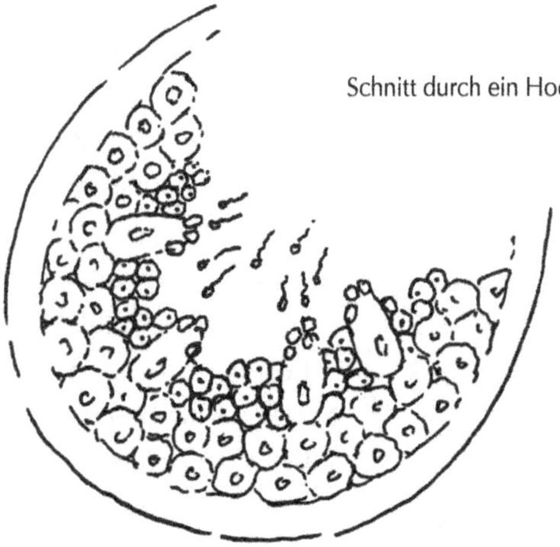

Schnitt durch ein Hodenkanälchen (stark vergrößert)

Der Innenraum des *Hodens* ist ein verzweigter Hohlraum. Die Samenkanälchen sind mit einer dichten Schicht samenbildender Zellen ausgekleidet. Es handelt sich um rundliche Zellen, die sich stufenweise in Samen umwandeln. Dabei geht der Weg von der Innenwand der Hodenkanälchen in Richtung auf das Innere des Hohlraumes. Wir sehen also die bindegewebige Hülle des Kanälchens und die diese wie mit einer Tapete auskleidende Schicht der samenbildenden Zellen. Diese Zellen stammen von den Urgeschlechtszellen ab, die von ihrer Ursprungsstelle am Hinterdarm des Embryos in das Hodengewebe eingewachsen sind und von der Pubertät an die Grundlage der Samenbildung darstellen. Außer den samenbildenden Zellen finden sich zwischen den sich nach innen schichtenden Vorzellen der eigentlichen Samen große längliche Zellen, die die Wandschichten radiär durchsetzen. Sie werden üblicherweise als Ernährungszellen der Samen aufgefasst.

Beim geschlechtsreifen Individuum kommt es zunächst in der Innenschicht zu einer Größenzunahme der Samenbildungszellen. Dann setzt eine starke Vermehrung durch Zellteilung ein, wobei die daraus hervorgehenden Zellen eine immer kleinere Plasmamasse aufweisen. Vor der letzten Verwandlung senken sich die Samenzellen in die großen Begleitzellen ein und lösen sich dann wieder von ihnen ab. Sie sind zu den sehr kleinen Samenzellen geworden, die in einem Kopfteil den Zellkern enthalten. Das Plasma ist zu einem beweglichen Schwanz ausgezogen worden. Der männliche Leib ist stark von den Erdenkräften geprägt, indem die Hoden durch ihre Lage unter den Einfluss von Kräften der Außenwelt gelangen. Im Inneren des Hodens aber läuft ein außerordentlich lebendiger Vorgang ab. Er bringt keine von vorn herein festgelegte Zahl von Zellen hervor, sondern bildet im Laufe des Lebens Billionen von Samen, während der Eierstock nur etwa 200 bis 500 reife Eizellen bildet. Die Bildung der Samenzellen ist ein Verfeinerungs- und Zerstäubungsvorgang.

Die *Eierstöcke* sinken nicht so stark in die Schwere wie die Hoden. Sie liegen an der oberen Seitenwand des kleinen Beckens in einer Bauchfelltasche. Sie sind nicht hohl, sondern stellen solide Körper dar. Bis zur Pubertät ist die Oberfläche der Eierstöcke glatt. Nachher wird sie höckerig. Die reif werdenden Eizellen buckeln die Oberfläche vor.

Werden bei der Bildung des Hodens die Urgeschlechtszellen in der Innere des Organs verlegt und für die Weiterbildung vollkommen von der Bauchhöhle abgeschlossen, so wird beim weiblichen Geschlecht die Masse der Eizellen von dem die Grundsubstanz des Eierstocks bildenden Gewebe auseinander gedrängt. Das Grundgewebe breitet sich zwischen den Eizellen wie ein Hüllgewebe aus, das um die einzelnen Eizellen eine einschichtige Zellkugel bildet. Der Eierstock des neugeborenen Mädchens besteht aus einer feinzelligen Grundmasse, in die die großen Eizellen mit ihren Hüllzellen eingebettet sind. Die Hüllzellen nennt man Follikelzellen. Das neugeborene Mädchen hat eine bestimmte Anzahl von Eizellen, die sich im Laufe des Lebens nicht mehr vermehren. In

Entwicklungsschritte der Eizelle und ihrer Hüllen im Eierstock und nach dem Follikelsprung

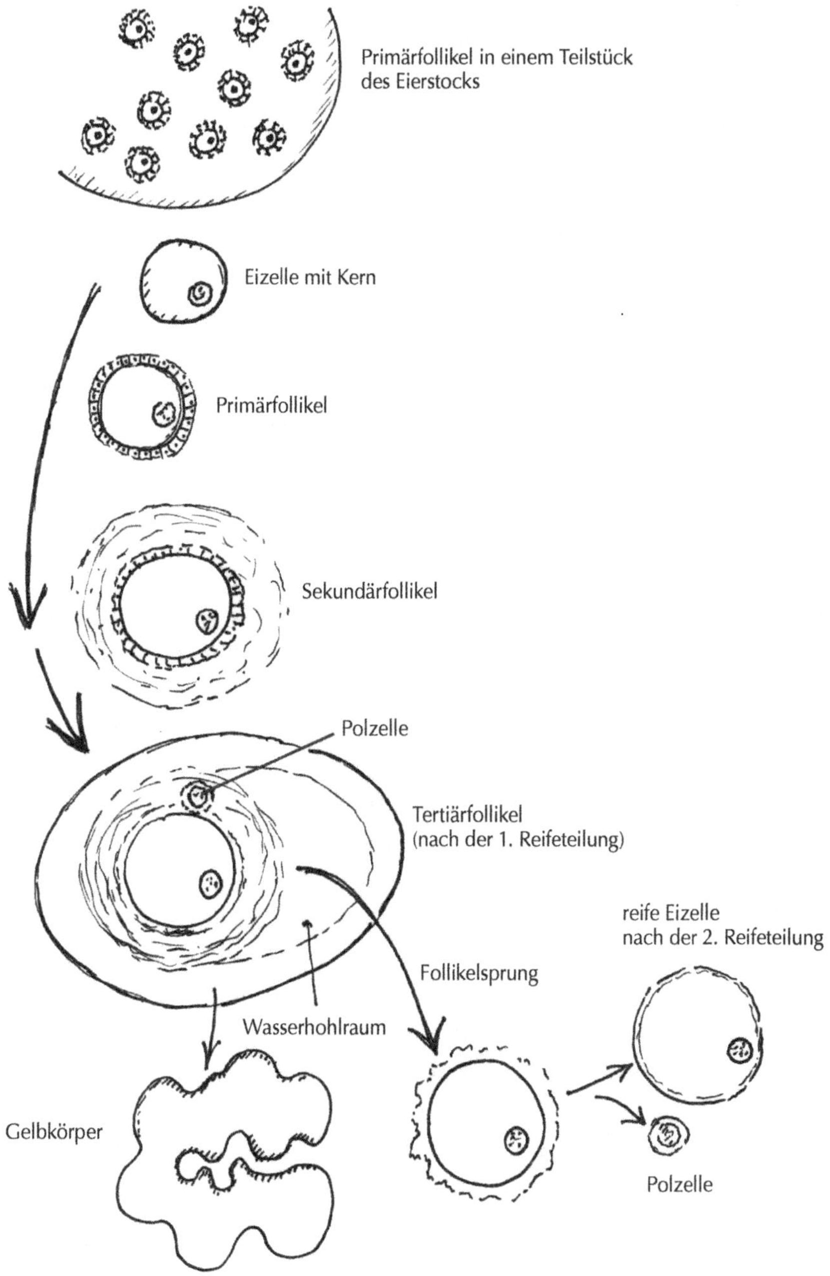

beiden Eierstöcken zusammen gibt es bis zu 400.000 Eizellen, von denen nur einige Hundert befruchtungsfähig werden. Die anderen gehen zu Grunde.

Beim neugeborenen Mädchen bilden die Eizellen mit der einschichtigen Hülle den sogenannten *Primärfollikel.* Später vermehren sie sich und werden zu einer mehrschichtigen Hülle um die Eizelle. Dieses Gebilde nennt man den Sekundärfollikel. Erst nach der Pubertät bilden sich beim Heranreifen der Eier nach und nach *Sekundärfollikel* in sogenannte Tertiärfollikel oder Graaf'sche Follikel um.

Dabei entsteht in der Kugel der Hüllzellen neben der Eizelle ein flüssigkeitsgefüllter Hohlraum. Der Tertiärfollikel bekommt dadurch eine Eiform. Die Eizelle mit den sie gegen die Flüssigkeitshöhle abgrenzenden Zellschichten ragt wie ein Hügel in den Hohlraum hinein. Der ganze *Tertiärfollikel* hat im reifen Zustand ungefähr einen Durchmesser von 1 cm. Er buckelt die Oberfläche des Eierstocks sehr stark vor.

Die Eizelle selbst hat in ihrer Zellhaut feinste Poren, in die die Fortsätze der Ernährungszellen hineinreichen und die Nahrungssubstanzen abgeben. Gegenüber den Verhältnissen im Hoden erkennen wir einen deutlichen Gegensatz: Im Hoden sind die Aufbauzellen groß und nehmen die kleineren Vorstadien der Samen in ihre Oberfläche auf, um sie zu verfeinern. Im Eierstock ist die Eizelle groß, die kleinen Ernährungsquellen umgeben sie in Vielzahl und bewirken an der Eizelle eine Zunahme der Plasmamasse.

Bei der geschlechtsreifen Frau kommt in einem Zyklus von 28 Tagen immer ein Ei zur vollen Reife, das mit der es unmittelbar umgebenden Zellschicht durch Aufplatzen des Follikels in die Bauchhöhle ausgestoßen wird. Die immer mehr unter Druck geratende Flüssigkeit in der Follikelhöhle fließt bei diesem Vorgang aus dem Eierstock hinaus. Dieser sogenannte Follikelsprung erfolgt meist zwischen dem zwölften und 16. Zyklustag, also etwa in der Mitte zwischen zwei Menstruationen. Das herausgesprungene Ei wird von tentakelartigen Fortsätzen des Eileiters ergriffen und zum Uterus gebracht. Es ist zunächst noch von Resten der Ernährungshülle umgeben, verliert diese Zellen aber bald.

Bei der Bildung von Ei- und Samenzellen finden wir also deutliche Gegensätze. Alle aus den Vorzellen des Hodens hervorgehenden Samen werden reif. Hierbei wird nichts ausgestoßen, was nicht in die weiteren Vorgänge übergeht. Bei der Bildung der massigen Eizelle hingegen finden zwei Reifeteilungen statt, wobei je eine kleine Zelle (Polzelle) entsteht, die zu Grunde geht. Die reife Eizelle behält dabei die größere Plasmamasse.

Bei der Ausstoßung der Samenzellen aus dem Hoden bleibt innerhalb dieses Organs nichts zurück, was noch auf die ausgetretenen Samen und ihr weiteres Schicksal bei der Begegnung mit einer Eizelle einwirkt. Dagegen bleibt bei der Ausstoßung der Eizelle aus dem Eierstock die äußere Hülle der Flüssigkeitshöhle des Tertiärfollikels im Eierstock zurück. Sie faltet sich in der zweiten Hälfte des Zyklus nach dem Follikelsprung sehr stark auf und füllt den Hohlraum fast ganz aus. Weil diese gefaltete Hülle des Follikels

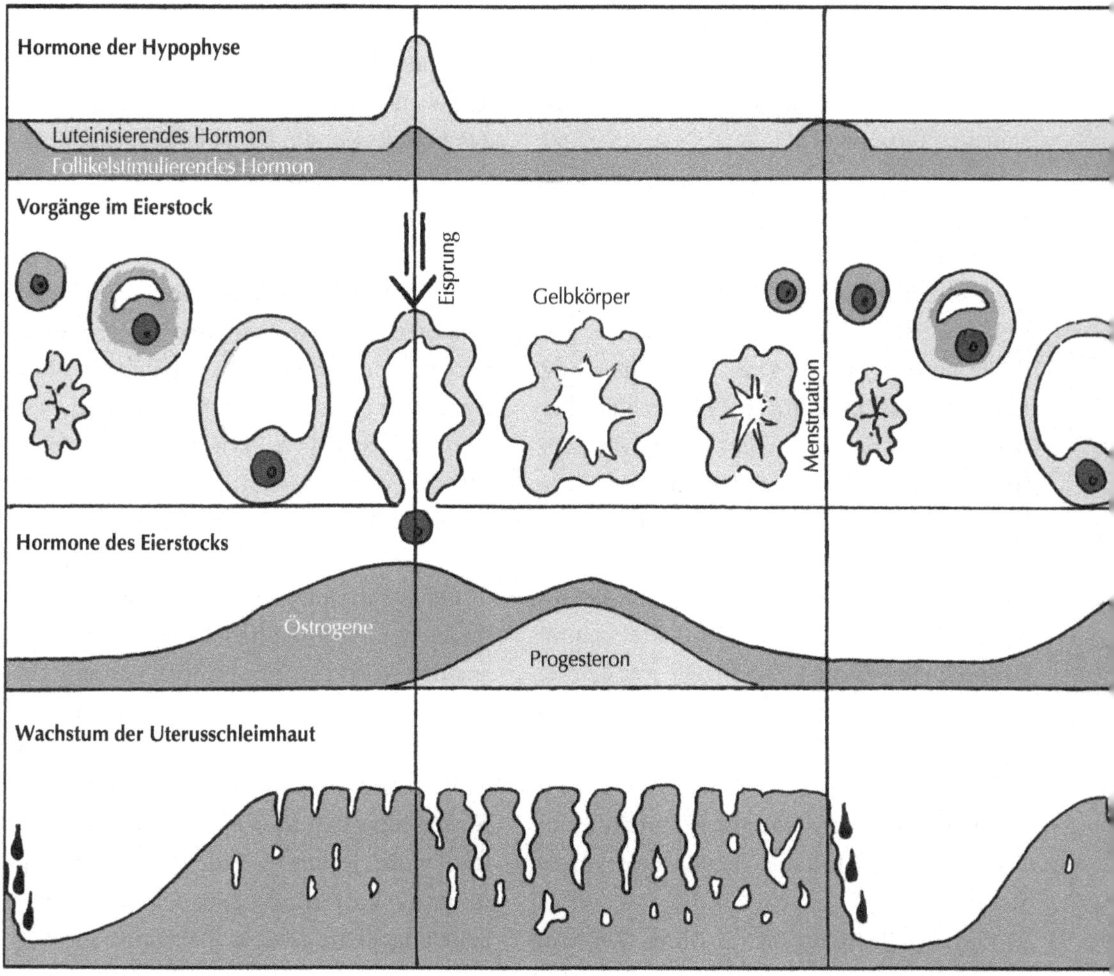

Hormonelle Rhythmen bei der Eireifung und Menstruation

gelbliche, fettartige Stoffe einlagert und dadurch eine entsprechende Farbe erhält, wird sie *Gelbkörper* oder *Corpus luteum* genannt. Dieser Gelbkörper verhält sich wie eine Drüse mit innerer Sekretion. Er bildet das Gelbkörper-Hormon, das in der zweiten Zyklushälfte an der Gebärmutterschleimhaut ein starkes Drüsen- und Blutgefäßwachstum auslöst. Die wachsende Schleimhaut wird dadurch für die Einnistung des befruchteten Eies vorbereitet. Wird das Ei nicht befruchtet, geht der Gelbkörper nach etwa 14 Tagen zu Grunde und die Uterusschleimhaut wird mit dem abgestorbenen Ei ausgestoßen. Das sind die Vorgänge, die zur Menstruation führen. Kommt es zur Befruchtung des Eis, bleibt der

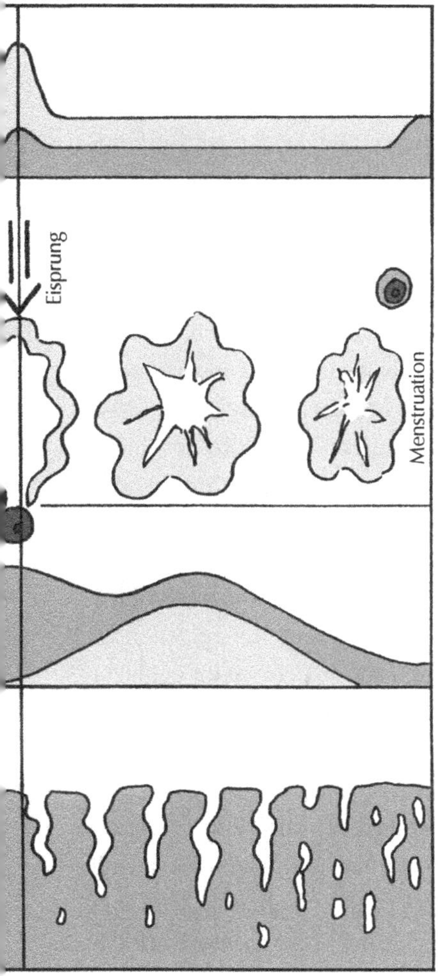

Gelbkörper während der Schwangerschaft erhalten und übt seine Wirkung auf den Uterus weiter aus.

Mit der *Befruchtung* kommen zwei ganz entgegengesetzte Prozesse zusammen. Die Eizelle als gut ernährte Zelle besteht aus einer großen Protoplasmamasse und dem dazu relativ kleinen Zellkern. Beim Menschen hat die Eizelle einen Durchmesser von 0,2 mm, ist also mit dem bloßen Auge gerade eben sichtbar. Sie ist das Ergebnis eines Wachstumsprozesses, den der mütterliche Organismus ermöglicht hat. Es ist eine Ansammlung von Muttersubstanz als Grundlage einer neuerlichen Leibbildung. Sie ist „Materie" im eigentlichen Sinn dieses Wortes. Während die Eizelle keine aktive Bewegung ausübt, sondern passiv in den Eileiter gesaugt wird, ist die sehr viel kleinere Samenzelle durch ihr zum Schwanz umgebildetes Plasma aktiv beweglich. Die Samenzelle geht aus einem Verfeinerungsprozess hervor, den man als Zerstäubung auffassen kann. Nicht nur eine solche Zelle wird beim Geschlechtsakt übertragen. Das Sperma enthält deren sehr viele, die mit Eigenbewegung in den Uterus und von dort in den Eileiter eindringen und die Eizelle umschwärmen. Man nimmt an, dass die Samenzellen die Eizelle zu einer Drehbewegung veranlassen. Sobald eine Samenzelle die Wand der Eizelle perforiert hat, wird die gesamte Eizellwand abgedichtet. Alle anderen Samenzellen gehen zu Grunde.

Nach dem Eindringen der Samenzelle verschmelzen der weibliche und der männliche Zellkern. Das Ei hat den Impuls zur Bildung eines neuen Organismus erhalten.

Zellen und Chromosomen

Bevor wir uns den Vorgängen der Embryonalentwicklung zuwenden, müssen wir die bisher beschriebenen Verläufe ergänzen, indem wir wenigstens skizzenhaft das zelluläre und vor allem das chromosomale Geschehen vor uns hinstellen.

Sowohl *Zellen* als auch *Chromosomen* kennt man erst, seit man lebendige Organismen mittels Mikroskop untersuchen konnte. Das erste Mikroskop wurde 1667 von Robert Hooke als ein einfaches Vergrößerungsgerät aus Glaslinsen gebastelt. Er entdeckte damit, dass Flaschenkork als pflanzliches Gewebe aus zahllosen kleinsten Räumen zusammengesetzt ist, die er *Zellen* nannte. Wenig später beobachtete Antony van Leeuwenhoek mittels eines ähnlichen einfachen Vergrößerungsapparates einzellige Tiere, Samenzellen, rote Blutkörperchen und sogar schon Bakterien aus dem Zahnbelag. Angeregt durch die aufsehenerregenden Entdeckungen wurden die Instrumente immer mehr verfeinert und unter anderem durch Linsenkombinationen verbessert, so dass das Auflösungsvermögen von Gebilden, die dem Auge nicht als zusammengesetzt erscheinen, immer besser wurde. Um 1840 wies Matthias Schleiden für pflanzliche, Theodor Schwann für tierische Objekte nach, dass alle Organismen aus Zellen aufgebaut sind. Sehr bald kamen die Forscher zu der Überzeugung, dass Leben nur in zellulär strukturierten Körpern vorkommt und – gebunden an Zellen – immer nur durch Zellen weitergegeben wird. Der Satz „omne vivum ex vivo“ wurde dann von Rudolf Virchow in der Mitte des 19. Jahrhunderts fixiert zu „omnis cellula ex cellula“. Damit war für die Medizin die auch durch Virchow begründete *Zellularpathologie* gegeben, die alle Krankheitsgeschehen aus den Zellvorgängen erklären wollte.

Zuerst wurden die kleineren Räume durch ihre Abgrenzungen, die Zellwände, entdeckt. Dann wandte man den Blick immer mehr dem Inhalt dieser Gebilde zu und erkannte das Protoplasma oder Zytoplasma als die wasser- und eiweißhaltige lebendige Grundmasse. Man entwickelte Fixierungs- und Färbemethoden unter anderem zum Studium tierischer und menschlicher Gewebe und entdeckte so auch bald den Zellkern und seine Veränderungen bei der Vermehrung. Man fand färbbare Körperchen, „Chromosomen“, in den Kernen und schloss aus ihren Anordnungen bei den Zellteilungen, dass sie Träger der Erbinformation sein müssten.

Durch ständige Verbesserung der Mikroskope wurden immer weitere Einzelheiten der zellulären Struktur der Lebewesen entdeckt. Bis in die drei ersten Jahrzehnte des 20. Jahrhunderts wurde Licht für die Untersuchungen verwendet, bis deutlich wurde, dass man mit Licht zu einer sinnvollen Auflösung der Objekte nur bei einer maximal 1500-fachen Vergrößerung kommt. Vergrößert man weiter, so zeigt sich der untersuchte Bezirk in seinen Bestandteilen nicht mehr schärfer abgegrenzt, das heißt, man erkennt keine noch kleineren Teile mehr. Deshalb wurde an der Entwicklung von Mikroskopen mit einem anderen optischen Agens als Licht gearbeitet und so 1931 das erste Elektronenmikroskop erfunden, das mit einer Elektronenstrahlquelle elektrisch betrieben wird. Elektronenstrahlen durchdringen also das zu untersuchende Objekt. Statt der Glaslinsen des Lichtmikroskops hat das Elektronenmikroskop elektromagnetische Felder, die von Magnetspulen erzeugt werden. Diese Felder bewirken die weitere Auflösung durch eine bis ca. 300.000-fache Vergrößerung. Das Auge kann die Elektronenstrahlen nicht wahrnehmen. Das Muster der Objektdurchdringung dieser Strahlen, das heißt das elektronenoptische Bild, wird auf eine fotografische Platte oder einen Leuchtschirm übertragen. Das Elektronenmikroskop arbeitet mit einem Hochvakuum, da Luftmoleküle die Elektronen abbremsen würden. Daher kann man nur entwässerte, nicht lebende Objekte untersuchen. Im Hochvakuum würde das Wasser lebender Zellen sofort verdampfen, was eine Zerstörung der zu untersuchenden Objekte zur Folge hätte. Die Objekte werden auch durch Fixierungs- und Beschichtungsverfahren bearbeitet, um besonders plastische Oberflächendarstellungen zu bekommen.

Durch die Verwendung des Elektronenmikroskops konnte man nun auch die schon im Lichtmikroskop nachgewiesenen Zellorganellen, das heißt kleinere, abgegrenzte Strukturen im Plasma und Zellkern, aber auch Einzelheiten der Zellmembranen genauer, das heißt in immer kleinere Elemente gehend, untersuchen.

Schon mittels des Lichtmikroskops hatte man die *Chromosomen* in den Zellkernen entdeckt. Man fand heraus, dass sie bei der Zellteilung, das heißt bei der Vermehrung auf die nächste Zellgeneration geteilt und gleichmäßig verteilt werden. Man entdeckte, dass jede Pflanzen- oder Tierart wie auch der Mensch in allen Körperzellen eine ganz bestimmte Anzahl von solchen Körperchen hat und dass auch bestimmte Formen konstant sind. Im Ruhezustand der Zellen sehen die Chromosomen wie kleine gedrungene Stäbe oder wie Klümpchen aus. Bei den Teilungsvorgängen werden sie zu Fadenformen verändert. Beim Menschen hat man 46 Chromosomen nachgewiesen: 44 sogenannte Autosomen und zwei Geschlechtschromosomen, die beim weiblichen Geschlecht als XX, beim männlichen als XY bezeichnet werden. Die Autosomen werden mit arabischen Zahlen belegt. An der Doppelheit der Geschlechtschromosomen wird man aufmerksam darauf, dass die normalen Körperzellen des Menschen einen doppelten oder diploiden Chromosomensatz besitzen, dass also nicht nur die Geschlechtschromosomen, sondern auch die Autosomen paarweise zusammengehören. Jeweils ein Paar der Chromosomen hat in den Vererbungsvorgängen einen bestimmten Aufgabenbereich. Diese Chromosomen werden als homolog bezeichnet. Die Doppelheit kommt bei der Befruchtung, das heißt bei der Kernverschmelzung von Ei- und Samenzelle zustande, wobei die einen bestimmten Merkmalsbereich betreffenden mütterlichen und väterlichen Chromosomen nicht verschmelzen, sondern beide erhalten bleiben. Dass dieser Vorgang so ablaufen kann, hat zur Voraussetzung, dass bei der Reifung der Ei- und Samenzellen der diploide Chromosomensatz durch die sogenannte Reduktionsteilung geteilt wird. Bei der Bildung der reifen Eizelle wird die eine Hälfte der Chromosomen mit einer geringen Plasmamasse in Gestalt des Polkörperchens ausgestoßen. Bei der Samenzellbildung werden die homologen Chromosomen so verteilt, dass jede Zelle mit einem einfachen Chromosomensatz erhalten bleibt. Bezüglich des Geschlechtschromosoms ist dann klar, dass eine reife Samenzelle entweder ein X- oder ein Y-Chromosom enthält, während die Eizelle ein X-Chromosom hat. Da die Geschlechtschromosomen das Geschlecht des Nachkommen bestimmen, wird dieses bei der Befruchtung festgelegt. Enthält die in das Ei eindringende Samenzelle ein X-Chromosom, wird das Kind ein Mädchen (XX), enthält sie ein Y-Chromosom, wird es ein Junge (XY). Zur Bildung einer reifen Ei- oder Samenzelle finden zwei besondere Zellteilungen statt. Die erste dieser Reifeteilungen ist die eigentliche Reduktionsteilung, die zwei Zellen mit einem einfachen (haploiden) Chromosomensatz hinterlässt. Die Verteilung der homologen Chromosomen auf die Tochterzellen muss jedoch nicht so geschehen, dass jeweils eine Zelle die Chromosomen der mütterlichen Seite, die andere Zelle die Chromosomen der väterlichen Seite der vorherigen Generation erhält. Die homologen Chromosomen können ganz verschieden verteilt werden. So ist die erste Reifeteilung auch mit einer neuen Zusammenstellung der Chromosomen verbunden. Die Biologen sind der Überzeugung, dass die Anordnung der Verteilung dem Zufall überlassen ist. Die zweite Reifeteilung findet erst statt, nachdem sich die haploiden Chromosomen ihrerseits zu zwei sogenannten Chromatiden verdoppelt haben. Die Teilung entspricht dann nur einer normalen Zellteilung, allerdings mit Bildung haploider Tochterzellen.

Macht man sich die Entwicklung von der Verwendung einfacher Lupensysteme bis zum Elektronenmikroskop klar und lässt die bisher beschriebenen Zellvorgänge an sich vorüberziehen, so zeigt sich, dass man eigentlich immer mehr die toten Abdrücke des Lebendigen vor sich hat und ins Atomistische hineingerät. Kombiniert mit der modernen Biochemie hat dieser Weg denn auch dazu geführt, das Lebendige in atomistische Prozesse aufzulösen, aus denen sich die komplizierten Lebensvorgänge zufällig ergeben. Man läuft Gefahr, das Ganze des Lebendigen, aber vor allem das Wesen lebendiger Organismen aus dem Auge zu verlieren. Dies kann besonders geschehen, wenn die Forschungsergebnisse der Biochemie einseitig gewertet werden. Seit 1869 ist eine der Kernsäuren bekannt: die Desoxiribonukleinsäure (DNS oder DANN), das heißt, sie wurde damals chemisch isoliert. Aber erst seit den Forschungen von James Watson und Francis Crick nach dem Zweiten Weltkrieg haben wir nicht nur die Struktur dieser wesentlichen Chromosomen-Substanzen, sondern kennen auch die Bedeutung dieser Stoffe als genetischen Code, der im Zellstoffwechsel den Aufbau der Eiweißstoffe dirigiert. Bis etwa zur Mitte dieses Jahrhunderts wurde die stoffliche Vererbungsfunktion in den Zellen dem Eiweiß zugeschrieben. Inzwischen kennt man den atomistischen Zusammenhang von Eiweiß und Nukleinsäuren als zyklisch funktionierend und betrachtet die Entwicklung dieser Stoffe aus anorganischen Vorstufen im Laufe der Erdgeschichte als vorrangig. Durch zufälliges Zusammentreffen von Atom- und Molekülverbindungen in der sogenannten Ursuppe der Urgewässer sollen sich organische Stoffe gebildet haben, die dann schließlich auch zur Zell- und Organismenbildung führten, wobei sich die Stoffe und Bildevorgänge immer mehr komplizierten.

Die anthroposophische Sichtweise: Einwirken des Geistigen statt Zufallsprinzip

Für uns ist interessant, dass wir von Rudolf Steiner Darstellungen über die frühen Erdzustände haben, aus denen hervorgeht, dass auch die Geistesforschung die Entstehung der Eiweißstoffe der Zellentstehung in den Organismen vorangehen lässt. Die materialistische Biologie überlässt diese Vorgänge allerdings dem Zufall. Dagegen finden wir in einem Vortrag vom 16.3.1908 (in GA 102 *„Das Hereinwirken geistiger Wesenheiten in den Menschen"*) die Substanzbildung des Eiweiß aus den Kräften der Sphärenharmonien durch den Klangäther dargestellt. Rudolf Steiner nannte diesen Vorgang den „Tanz der Stoffe".

Die Vorstellung von zufällig entstehenden organischen Vorgängen aus atomaren und molekularen Zusammenfügungen ermöglichen dem Naturwissenschaftler auch für die organische Natur der Lebewesen ein rein materialistisches Weltbild. Sie sind ferner die Grundlage für die Gentechnik, das heißt, für experimentelle, rein materielle Eingriffe in die Bildevorgänge der Lebewesen.

Weil die Folgetechnik der materialistischen Biologie immer mehr das irdische Lebensumfeld verändern wird, ist es besonders wichtig, sich eine umfassende Anschauung vor allem der Entwicklungsvorgänge der Lebewesen und des Menschen zu erarbeiten, die auch die eigentlichen Lebensvorgänge berücksichtigt. Deshalb stellen wir jetzt die Frage, mit welchen Kräften wir es bei der Reproduktion überhaupt zu tun haben.

In der Bildung der Ei- und Samenzellen entstehen nicht – wie in der Biochemie angenommen – immer kompliziertere Strukturen, die den werdenden Organismus irdisch festlegen. Es kommt vielmehr zu einer Chaotisierung und Auflösung von Prägungen. Dadurch entsteht Durchlässigkeit für kosmische Kräfte. In einem Vortrag vom 19.06.1921 (in GA 302 *„Menschenerkenntnis und Unterrichtsgestaltung"*) schildert Rudolf Steiner dies folgendermaßen:

„Bei den Zellen, die wir im Gehirn, in der Lunge, der Leber haben, bei diesen Zellen, indem sie Eiweiß sind, wirkt noch dasjenige, was wir als Nahrungsmittel bekommen, und übt noch seine Kräfte auf sie aus. Da sind sie nicht Chaos. Bei denjenigen Zellen, die dann Fortpflanzungszellen werden, wird das Zellige im Organismus in eine Lage gebracht, dass es geschützt wird vor dem Einfluss der Nahrungsmittel, vor den Kräften, die mit der Nahrung aufgenommen worden sind. Bei den Geschlechtszellen wird es so, dass das Chaos fast vollständig da ist, dass alles Mineralische vollständig vernichtet, ruiniert ist als Mineralisches. Die Geschlechtszellen entstehen dadurch, dass im Menschen und im Tier und in der Pflanze auf mühselige Weise das irdisch-mineralische Wirken zerstört, ruiniert ist. Dadurch, dass das mineralische Wirken ruiniert ist, wird der Organismus empfänglich für das kosmische Wirken.

Jetzt können kosmische Kräfte hereinwirken und diese kosmischen Kräfte werden zunächst durch die Befruchtungszellen des anderen Geschlechtes beeinflusst und dadurch wird dem Ätherischen das Astralische beigemischt."

Nun haben wir in der Ei- und Samenzellbildung zwei diametral entgegengesetzte Vorgänge angeschaut. Welche Kräfte lassen diese Vorgänge entstehen und welche kosmischen Kräfte wirken durch die Eizelle einerseits, durch die Samenzelle andererseits und schließlich auch in der Embryonalentwicklung ab der Befruchtung?

Wie wird die *Eizelle* zu dem die kosmischen Kräfte durchlassenden Chaos hingeführt? Sie macht bis zur Reifung vier Stufen durch. Zuerst wird sie gegenüber dem weiblichen Organismus im Primärfollikel abgegrenzt. Sie erhält zwar die wärmende Hülle im Eierstock, bleibt aber lange ruhend, im Sekundärfollikel dann eine stärker belebende Hülle. Sie gerät einerseits unter aufbauende Kräfte des weiblichen Trägerorganismus, der mit dem Follikel stimulierenden Hormon der Hirnanhangsdrüse (Hypophyse) den Eigenstoffwechsel der Eihülle anregt. Dieses Eigenleben führt in der Eihülle zur Bildung des Follikelhormons, das vor allem in der ersten Phase des weiblichen Zyklus aufbauend auf die Gebärmutterschleimhaut wirkt. Diese Lebensvorgänge werden bei der Bildung des Tertiärfollikels abgelöst durch eine deutliche Verselbstständigung der Eizelle. Auf der einen Seite finden Abbauvorgänge statt: Das bisherige Chromosomenmuster aus der vorherigen Vorfahrensgeneration wird aufgelöst. Die Zelle fällt durch die Reduktionsteilung heraus aus dem bisherigen Lebenszusammenhang und erleidet durch den Follikelsprung eine zunächst vollständige Loslösung aus dem Mutterorganismus. Die Gelbkörperbildung aus der Hülle des Tertiärfollikels aber stellt die Grundlage einer neuen Lebenswelt dar. Während das reife Ei in der vierten Entwicklungsstufe hüllenlos dem neuen Einschlag einer Befruchtung entgegensteht, ist die neue Umgebung schon vorbereitet.

Der weibliche Organismus macht durch die vier Stufen der Eibildung und Reifung einen realen Erinnerungsvorgang an die vier kosmischen Bildestufen der Erde möglich. Man kann in dem Primärfollikel nur andeutungsweise eine saturnische Weltabgrenzung erkennen. Die starken Eigenlebensvorgänge des Sekundärfollikels machen die alte Sonnenstufe schon deutlicher sichtbar. In den Ablösungs- und Verselbstständigungsvorgängen wird in der Auflösung alter Lebensprägungen die Mondenstufe sehr deutlich. Während das Ei selbst den Anfang der Erdenstufe erreicht, wirken die Mondenkräfte des Gelbkörpers vorbereitend auf den Uterus. Sie heben dadurch den weiblichen Organismus so in das Mondenwirken hinein, dass beim Zustandekommen einer Schwangerschaft eine Dauermondwirkung entsteht (Siehe dazu auch den Vortrag, den Rudolf Steiner am 30.06.1924 gehalten hat: In GA 354 *„Die Schöpfung der Welt und des Menschen. Erdenleben und Sternenwirken"*).

Die *Samenzellen* entstehen auf eine ganz andere Art wie die Eizellen. Aber auch sie werden aus kosmischen Kräften heraus gebildet. Während die Eizelle mit den planetarischen Werdestufen zusammenhängt und durch die kosmische Erinnerung in einen die Zukunft erwartenden Ruhezustand gebracht ist, erhält die Samenzelle ihre Verfeinerung und impulsierende Beweglichkeit aus den Kometenbildekräften. Dazu finden wir in den Vorträgen über *„Das Verhältnis der verschiedenen naturwissenschaftlichen Gebiete zur Astronomie“* (der „dritte naturwissenschaftliche Kurs“, GA 323) mehrere Hinweise, zum Beispiel in dem Vortrag vom 8.1.1921:

„(...) was Verhältnis ist unseres Planetensystems zu den kometarischen Körpern und dem, was vorhanden ist beim weiblichen Eikeim gegenüber dem befruchtenden männlichen Samenkern. Versuchen Sie sich nur einmal rein in der Anschauung das vorzulegen: Das Planetensystem, das etwas aufnimmt in sich, den Effekt eines Kometen; die Eizelle, welche aufnimmt in sich den Effekt der Befruchtung durch die Samenzelle. Sehen Sie sich diese beiden Erscheinungen nur einmal an, aber seien Sie dabei so vorurteilslos, dass Sie das so tun, wie Sie sonst irgendetwas, was im Leben nebeneinander ist und sich vergleichen lässt, ansehen. Sehen Sie sich das an und ich frage Sie dann, ob Sie nicht, wenn Sie es ordentlich ansehen, Vergleichspunkte genug finden können.“

Kometen sind viel jüngere kosmische Gebilde als die Planeten und die Erde. Für die Arbeiter am ersten Goetheanum hat Rudolf Steiner sie so charakterisiert:

„Nun wissen Sie ja das Folgende: Es gibt alte Leute und kleine Kinder. Da kann einer stehen mit siebzig Jahren und neben ihm ein Kind mit zwei Jahren (...) Die Dinge, die verschieden altrig sind, stehen doch im Leben nebeneinander. So wie es aber im Menschenleben ist, ist es eben auch in der Welt (...) In unserer Erde (...) ist ein richtiges Greisenhaftes (...) vorhanden. Aber daneben sind im Weltall wieder jüngere Gebilde, die erst so werden, wie unser heutiges Leben ist. Und als solche muss man zum Beispiel die Kometen anschauen. Daher kann man wissen, dass die Kometen, weil sie eben jünger sind, auch noch diejenigen Zustände haben müssen, die ihrem Jüngersein entsprechen. So wie das Kind dem Greis gegenüber, so stehen die Kometen der Erde gegenüber: Hat die Erde einmal Blausäure gehabt, so müssen die Kometen jetzt noch Blausäure haben, Zyanverbindungen müssen sie haben!“ (Es ging Rudolf Steiner hier darum, dass die Geisteswissenschaft die Stoffnatur der Kometen angegeben hat, bevor man sie in der spektralanalytischen Untersuchung herausfand).

Führen wir nun die beiden gegensätzlichen kosmischen Wirkensweisen zusammen, so können wir die *Befruchtung* verstehen als ein impulsierendes Hineintreffen eines speziellen Einschlages in eine beginnende Erden- oder Leibbildung. Dazu sei noch besonders hingeschaut auf Äußerungen Rudolf Steiners in den für die Priester der Christengemeinschaft gehaltenen Vorträgen über die Apokalypse (GA 346, Vortrag vom 20.9.1924). An Beispielen bestimmter Kometen wird deutlich gemacht, dass diese Körper zwar meistens mehrfach wiedererscheinen, dass sie sich dabei aber immer mehr zerteilen oder auflösen und schließlich als Meteorregen zur

Erde fallen. Ihre zerstäubte Substanz dringt in die Erde ein und wird von dieser verdaut. Sie kann der Erde gute oder böse astralische Kräfte bringen. Im dritten naturwissenschaftlichen Kurs (GA 323) finden wir in dem Vortrag vom 8.1.1921 einen Hinweis auf eine Äußerung von Johannes Kepler: Es gäbe im Weltenall, so dem von uns überschaubaren Weltenall, so viele Kometen wie Fische im Meer, nur sähen wir die wenigsten von ihnen! Daraus kann uns deutlich werden, dass gegenüber den das kosmische Geschehen so augenfällig beherrschenden Sternenwirkungen der Planeten und Fixsterne das kometarische keineswegs geringfügig ist.

Wie der Befruchtungsvorgang die Embryonalzeit eines Menschenkeimes einleitet, finden wir von Rudolf Steiner dargestellt im dritten *naturwissenschaftlichen Kurs* (GA 323), in dem Vortrag vom 5.1.1921: „Wenn Sie nun die Funktionen des Eikeimes bis zur Befruchtung verfolgen, dann werden Sie finden, dass diese Funktionen vor der Befruchtung durchaus einbezogen sind in diesem inneren, 28-tägigen Prozess. Sie sind gewissermaßen zugehörig diesem Prozess. Sofort fällt dasjenige, was im Eikeim vor sich geht, aus diesem Inneren des Menschen heraus, wenn die Befruchtung eingetreten ist. Da wird sofort ein Wechselverhältnis zur Außenwelt hergestellt, so dass wir, wenn wir den Befruchtungsvorgang beobachten, dazu geführt werden, einzusehen, dass er nichts mehr zu tun hat mit inneren Vorgängen im menschlichen Organismus.

Der Befruchtungsvorgang entreißt den Eikeim dem bloßen inneren Vorgang und führt ihn hinaus in den Bereich jener Vorgänge, die dem menschlichen Inneren und dem kosmischen gemeinschaftlich angehören, die keine Grenze setzen zwischen dem, was im menschlichen Inneren vorgeht, und dem Kosmischen. Was daher vorgeht nach der Befruchtung, was vorgeht in der Bildung des Embryos, muss man im Zusammenhang betrachten mit äußeren kosmischen Vorgängen, nicht mit irgendeiner bloßen Entwicklungsmechanik, die man am Eikeim und seinem aufeinander folgenden Stadien selbst betrachtet. Denken Sie, was man da eigentlich hat. Dasjenige, was im Eikeim vor sich geht bis zur Befruchtung, ist gewissermaßen eine Angelegenheit des menschlichen organischen Inneren; dasjenige, was nach der Befruchtung vorgeht und schon durch die Befruchtung, das ist etwas, wodurch sich der Mensch öffnet dem Kosmos, was beherrscht wird von kosmischen Einflüssen."

Anmerkung

Ein kleiner Teil am Anfang dieses Kapitels wurde hier ausgelassen und stattdessen im Anhang 1, Teil IV aufgenommen. (Hg.)

Die Embryonalentwicklung

2

Als Embryonalzeit bezeichnet man die Zeit von der Befruchtung bis zum Ende der achten Schwangerschaftswoche. Am Ende dieser Epoche hat der Embryo schon ein deutlich menschliches Aussehen. Die weitere Ausbildung bis zur Geburt (38 Wochen nach der Konzeption) nennt man Fetalperiode. Mit der Befruchtung hat sich durch Verschmelzung der Zellkerne von Ei- und Samenzelle aus den beiden einfachen ein doppelter Chromosomensatz gebildet, der fortan auf alle Körperzellen übertragen wird. Die ganze anschließende Entwicklung findet im Spannungsfeld der unverschmolzenen Anlagen statt. Nur das Geschlecht des Keimlings liegt fest.

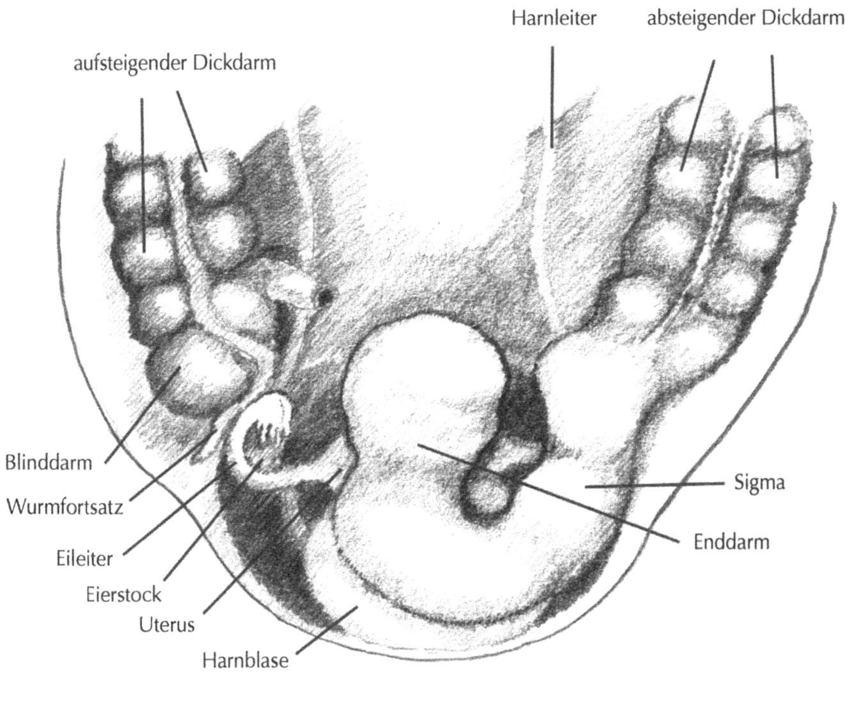

Lage des Uterus, der Eierstöcke und Eileiter im Becken

Uterus, Eileiter, Ovarien mit Andeutung des Uterushohlraumes

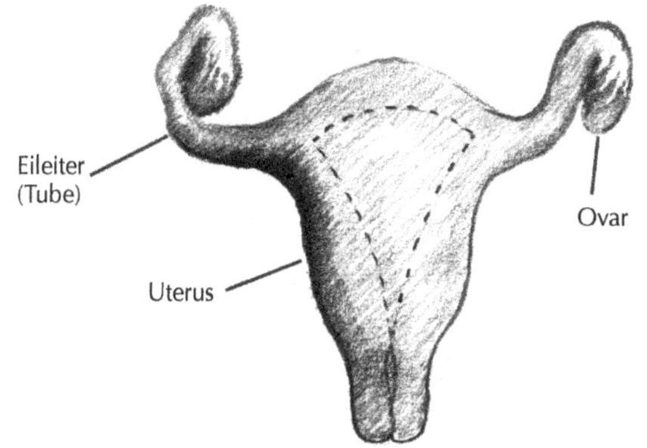

Die ersten Entwicklungsstadien zeigen noch keine menschliche Körpergestalt. Zunächst werden aus dem Ei die embryonalen Hüllen und die sogenannten Keimblätter gebildet. Da die Befruchtung im Eileiter stattgefunden hat, muss das Ei erst in die Uterushöhle gebracht werden. Auf diesem Wege macht es bis zum vierten Tag schon mehrere Zellteilungen durch. Dabei wird es insgesamt noch nicht wesentlich größer.

Die aus den Teilungen hervorgehenden Zellen sind deshalb zunächst von Schritt zu Schritt kleiner. Es entsteht ein Zellhaufen, der gegenüber dem ungeteilten Ei wie eine gefurchte Maulbeere aussieht und deshalb *Morula* genannt wird. Das Ei hat bis zu diesem Stadium noch eine bei Lichtauffall glänzende Hüllschicht: die Zona pellucida. Diese löst sich erst allmählich auf. Deshalb ist es wahrscheinlich, dass das Ei zu dieser Zeit noch keine Substanzen von außen aufnimmt. Die sich ab dem vierten Tag im Ei ansammelnde Flüssigkeit stammt daher eher aus einer Verflüssigung oder Absonderung der sich peripher lagernden Zellen. In derselben Zeit der Umbildung der Morula in die *Blastula* (Bläschenstadium) bildet sich durch weitere Zellteilungen innen ein Zellhaufen,

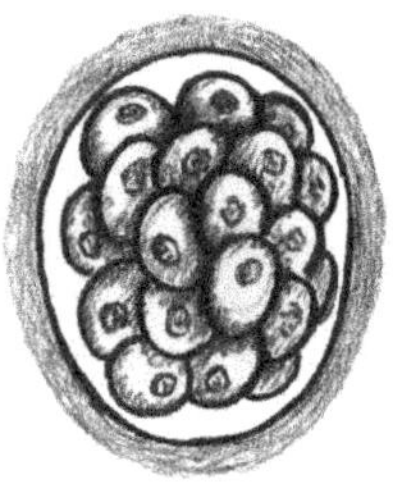

Morula in der Zona pellucida

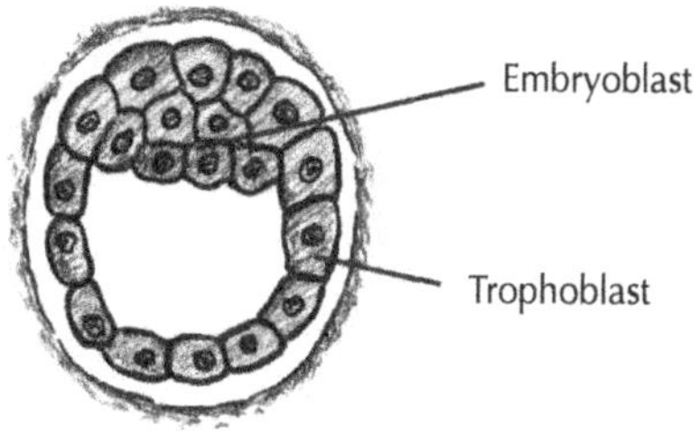

Blastula in der sich auflösenden Zona pellucida

Sieben Tage alter menschlicher Keim, dessen Trophoblastzotten in die Gebärmutterwand eindringen

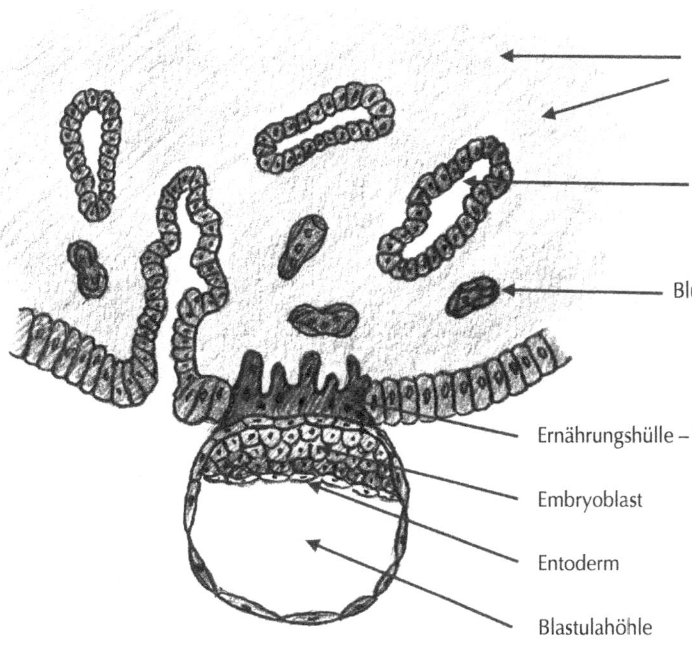

der dezentral an einer Seite liegt. Damit hat sich das Ei bis zum sechsten Tag in eine äußere Hüllschicht der Blastula und den sogenannten *Embryoblasten* differenziert. Weil die äußere Hüllschicht die erste Anlage zu dem Ernährungsorgan für den Embryo darstellt, nennt man sie *Trophoblast* (griechisch trophein = ernähren). Aus dem Embryoblasten geht nach weiteren Hüllen- und Schichtbildungen der Embryokörper hervor.

Um den sechsten/siebten Tag kommt das Ei im Uterus an und legt sich mit der Seite, auf der sich innen der Embryoblast befindet, an die Uterusschleimhaut an.

Der Trophoblast verdickt sich an der Berührungsstelle. Die dabei entstehenden Zellen bilden keine scharfen Grenzen aus. Sie wuchern als plasmatische Masse mit vielen Zellkernen in das mütterliche Schleimhautgewebe hinein und bilden dabei viele zottenartige Fortsätze. Diese Zottenschicht hat die Fähigkeit, Verdauungssekret abzusondern und damit eine Wunde in das mütterliche Gewebe zu fressen. Aufgelöste Uterusschleimhaut bildet also Nahrung für das von jetzt an deutlich wachsende Ei.

Um den siebten Tag beginnt auch der Embryoblast sich weiter zu differenzieren. An der Grenze zur Blastulahöhle entsteht eine Schicht abgeplatzter Zellen: das *Entoderm* (*inneres Keimblatt*) als erstes der drei Keimblätter.

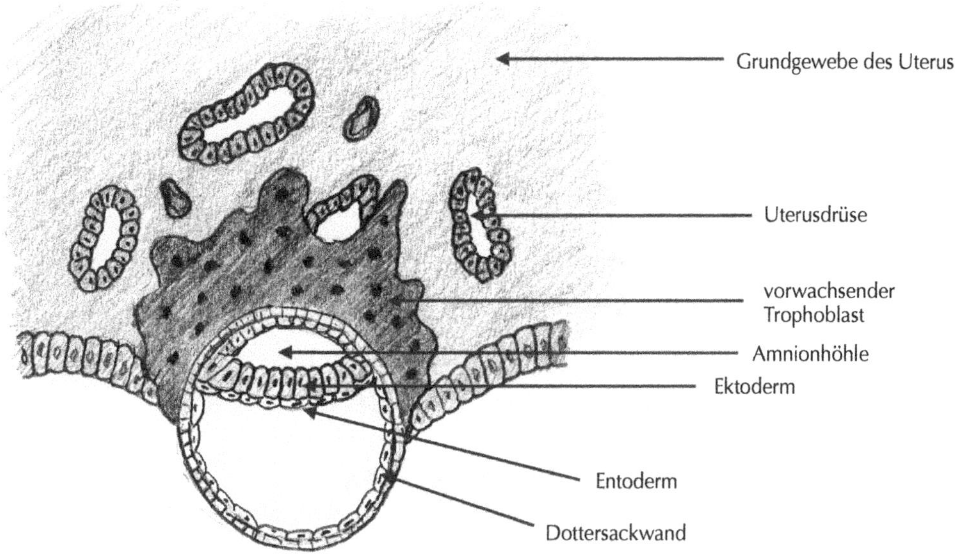

Acht Tage alter Keim

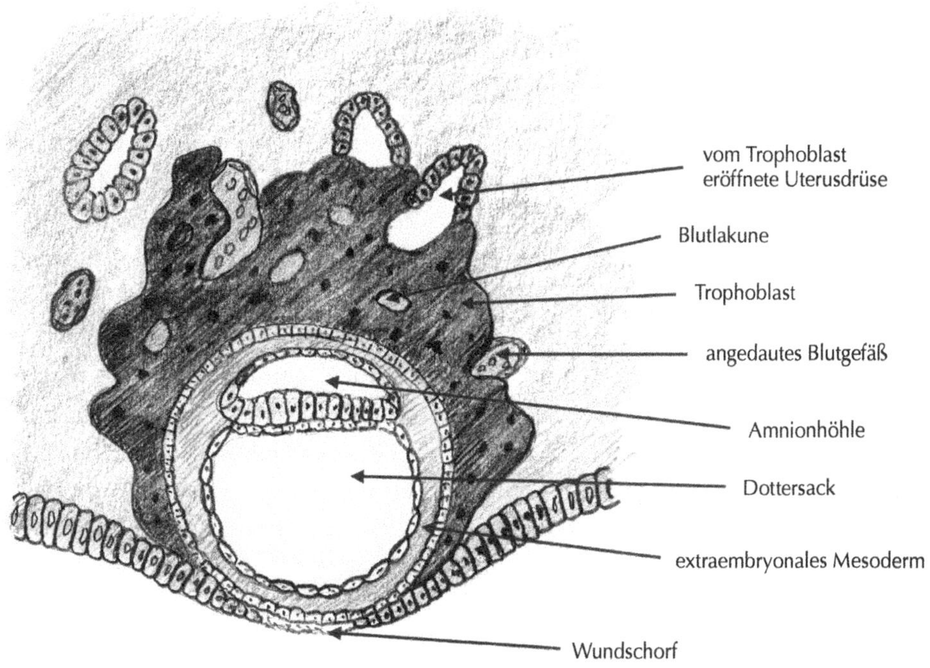

Neun Tage alter Keim in fast vollständiger Implantation

In den nächsten Tagen nimmt die Dicke der Zottenschicht immer mehr zu. Die Schleimhautwunde wird durch Vorwachsen des Eies immer tiefer und größer. Die Zottenschicht erreicht schließlich Schleimhaut-Drüsen und Blutgefäße des Uterus, so dass sich Drüsensekret und mütterliches Blut in die sich bildenden Zottenhautlakunen ergießen und dem Ei als Nahrung dienen. Etwa um den neunten Tag ist die Implantation des Keimes in der Uterusschleimhaut vollzogen. Die Uterusschleimhaut bildet zur Uterushöhle hin einen Wundschorf und wächst über dem Keim zusammen. Das Ei ist dann allseits von mütterlichem Gewebe umgeben. Diese *tiefe Implantation* finden wir im Tierreich nur noch bei den Menschenaffen. Bei allen anderen Tieren ist die Beziehung zum mütterlichen Organismus oberflächlicher.

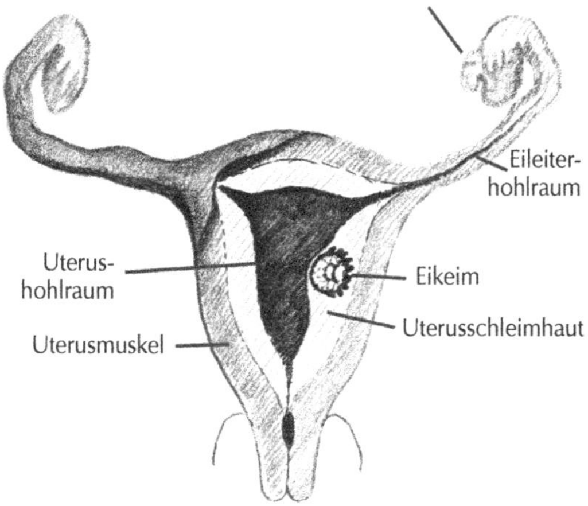

Inneres des Uterus mit eingenistetem Eikeim

Während des Implantationsgeschehens finden im Inneren des Eies weitere Bildevorgänge statt. Der Embryoblast differenziert sich an der Implantationsseite in eine dem inneren Keimblatt direkt aufliegende Zellschicht, die man *äußeres Keimblatt* (*Ektoderm*) nennt, und in einen flüssigkeitshaltigen Spaltraum, die *Amnionhöhle*. Vom Entoderm aus schiebt sich eine Zellschicht als Auskleidung der Blastulahöhle vor, die diese Höhle zu dem sogenannten *Dottersack* weiterbildet. Man nennt dieses Gebilde so, weil es bei Tieren, die vom Muttertier eine Dottermasse mitbekommen, den Dotter umwächst.

Die beiden parallel gelagerten Schichten des äußeren und inneren Keimblattes bilden als *Keimscheibe* das erste Körpergewebe des Embryos. Aus dem äußeren Keimblatt entstehen durch Wachstum und Umbildungen die Haut und das Nervensystem. Vom inneren Keimblatt leiten sich die Innenwand des Darmrohrs vom Mund bis zum After her sowie die Innenhäute der Verdauungsdrüsen und der Lunge.

Um den neunten Tag bildet sich zwischen der Innenschicht des Trophoblasten und den beschriebenen Abkömmlingen des Embryoblasten ein lockeres Gewebe aus, das man als *extraembryonales mittleres Keimblatt (Mesoderm)* bezeichnet, da es eine Beziehung zu dem später im Embryo gebildeten Mittelblattgewebe hat.

Das extraembryonale Mittelblatt ist der Entwicklungsort für Blut und Blutgefäße, die bald eine Verbindungszirkulation zwischen den Embryo und der Ernährungshülle bilden.

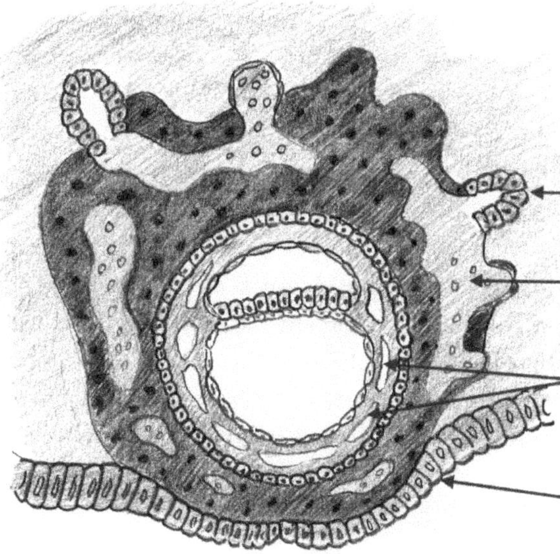

vom Trophoblast eröffnete Drüse

Blutlakune im Trophoblast

extraembryonales Mesoderm mit Hohlräumen

über dem Keim geschlossene Uterusschleimhaut

12. Tag

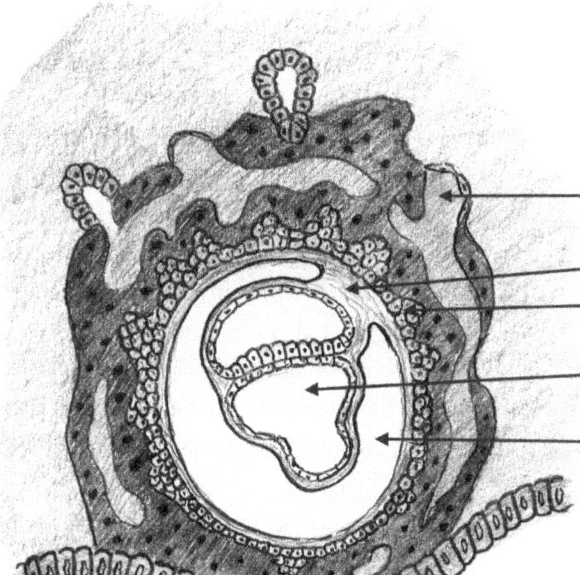

Blutlakune

Haftstiel

Zotten der inneren Trophoblastschicht

Dottersack

extraembryonale Leibeshöhle im Mesoderm

14. Tag

Um den zwölften Tag beginnen sich im Mesoderm Hohlräume zu bilden, die am 13. Und 14. Tag immer mehr zu einem großen Raum zusammen fließen und so die außerembryonale Leibeshöhle bilden. Dieser mit Flüssigkeit gefüllte Hohlraum umgibt Amnionhöhle und Dottersack bis auf eine Gewebebrücke, durch die das Amnion mit dem Trophoblasten verbunden ist: dem *Haftstiel.* Durch die Ausdehnung der extraembryonalen Mittelblatthöhle wird der Dottersack eingeengt und bleibt im Wachstum zurück. Durch die Ausbildung der extraembryonalen Leibeshöhle wird das Mesoderm in eine äußere und eine innere Schicht getrennt. Die äußere Schicht verbindet sich mit der Innenseite des Trophoblasten, die sich immer mehr zottenartig ausstülpt. Schließlich bildet das Mittelblattgewebe in diesen Zotten verzweigte Blutgefäße: die fetalen-plazentaren Gefäße.

Die innere Mittelblattschicht bedeckt Amnion und Dottersack. In diesem Gewebe bilden sich Blut und Blutgefäße, die die Verbindung zwischen dem Embryo und den Gefäßen der Plazentarzotten herstellen. Auch eine vom Dottersack am Hinterende des Embryos entspringende Hülltasche, die *Allantois,* ist von innerem Mittelblattgewebe überzogen.

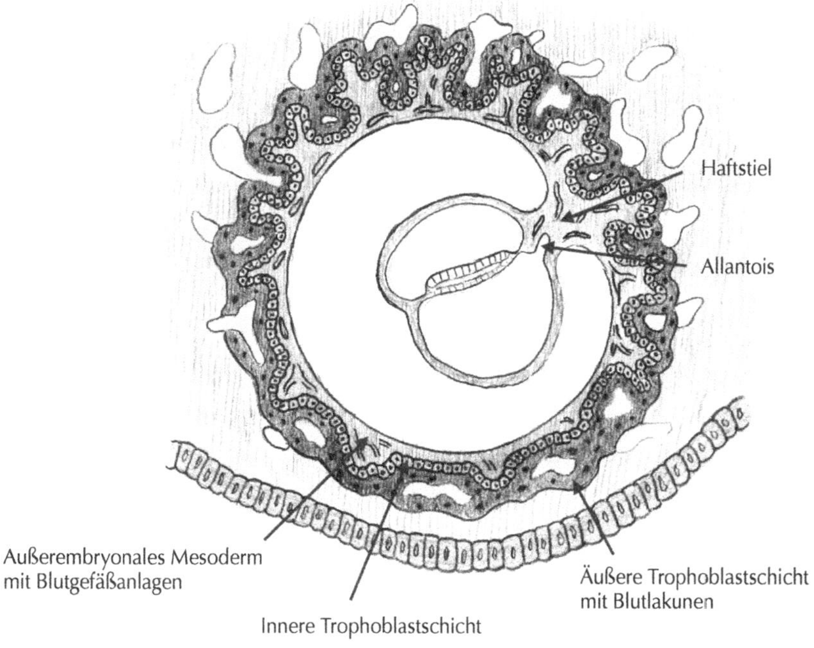

16 Tage alter menschlicher Keim:
Innere und äußere Trophoblastschicht und das äußere Blatt des extraembryonalen Mesoderm bilden das Chorion = Zottenhaut. Die Allantois leitet Blutgefäße durch den Haftstiel.

Die Entwicklung des eigentlichen *Embryokörpers* beginnt erst in der dritten Woche mit einer Vervollständigung der Keimblattbildung. Zwischen die Zellschichten des äußeren und inneren Keimblattes wird eine mittlere Schicht geschoben: das *intraembryonale Mesoderm*. Um den 14. Tag ist die Keimscheibe in der Aufsicht von der Amnionhöhle aus nicht mehr kreisförmig, sondern länglich oval. Am 15. Tag tritt am späteren Hinterende des Embryos in der Längsachse der Keimscheibe eine streifenförmige Verdickung, der *Primitivstreifen*, auf. Das zum späteren Kopfende gelegene Gebiet dieses Streifens wulstet sich zu einem Knoten auf. Gleichzeitig senkt sich die Medianregion des Streifens rinnenartig ein. Ab dem 16. Tag schiebt sich Gewebe des Ektoderms an der Primitivrinne zwischen Ekto- und Entoderm. Ein Teil dieses Gewebes breitet sich seitlich aus. Ein anderer Teil wächst wie ein Zapfen in der Mittellinie vor und bildet als *Chorda dorsalis* (Rückensaite) die Grundlinie des Achsenskeletts.

Die Chorda stammt beim Menschen vom Ektoderm ab, bildet aber dann einen Abschnitt des Mesoderms. Sie wächst vom Hinterende vor bis in die Kopfregion und endet unmittelbar hinter einer Berührungszone von Ektoderm und Entoderm, die man als Rachenmembran bezeichnet. Aus dieser Region geht später die Hypophyse hervor. Die Chorda endet also hinter der Hypophysenregion in der Mitte der späteren Schädelbasis. Die Chordabildung führt zu einer kurzzeitigen Begegnung mit dem inneren Keimblatt, wovon sie sich aber wieder löst. Die seitlichen Abschnitte des vom Primitivstreifen hineingewachsenen Mesoderms bekommen nach außen Kontakt mit dem außerembryonalen Mesoderm. Das intraembryonale Mesoderm gliedert sich später in einen rückwärtigen und einen bauchseitigen Abschnitt. Aus dem rückwärtigen gehen das sich um das Nervensystem bildende Rückenskelett und die dazu gehörenden Muskeln und Bindegewebe hervor. Aus dem bauchseitigen Mesoderm kommen die Auskleidungsgewebe der Körperhöhlen und die Muskulatur der Rumpfvorderseite. Alle Mesodermabschnitte haben die Anlage zur Blut- und Blutgefäßbildung.

Die Bildung der Chorda dorsalis gibt die Ausrichtung der Keimscheibe zur Umbildung in den dreidimensionalen Embryokörper an.

An diese Bildung schließen sich sofort die Entwicklungen der Körpersysteme an.

1. An der Rückseite der Chorda dorsalis verdickt sich das Ektoderm zur Neutralplatte, der Anlage des Nervensystems. Etwa am 18. Tag falten sich daraus rechts und links die Neuralwülste auf, die die Neuralrinne zwischen sich einsinken lassen. Gegen Ende der dritten Woche wachsen die Neuralwülste aufeinander zu und verschmelzen miteinander. So entsteht das Neuralrohr, das sich vom darüber liegenden Ektoderm, das heißt der Haut des embryonalen Rückens, nach innen ablöst. Aus dem Neuralgewebe gehen später Gehirn und Rückenmark hervor.

2. Um den 20. Tag beginnt das intraembryonale Gewebe, das seitlich der Chorda und des Neuralrohrs liegt, sich in würfelförmige

Phasen der Cordabildung

Aufsicht auf die Keimscheibe
von der Seite der eröffneten Amnionhöhle
ca. 16. Tag

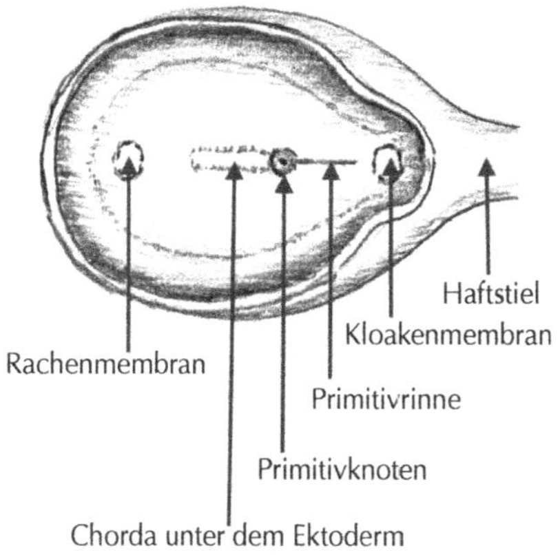

16. Tag
Längsschnitt in der Körperachse

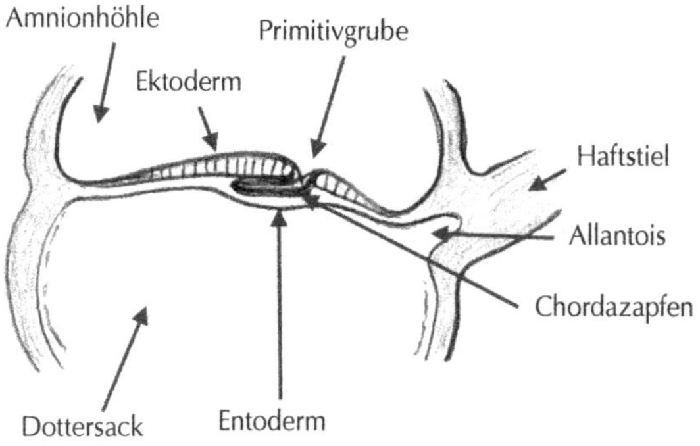

18. Tag
Längsschnitt in der Körperachse

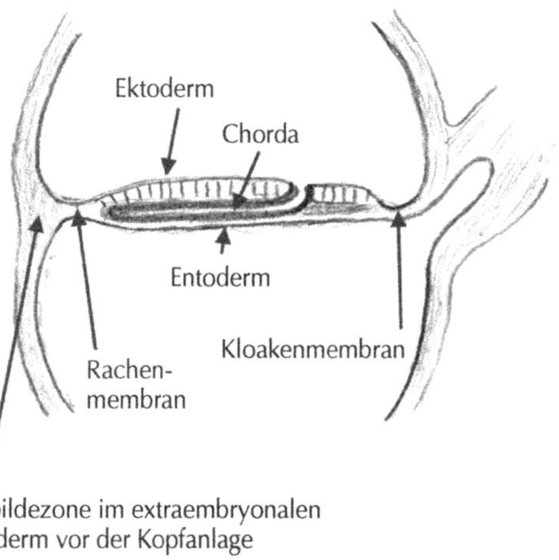

Querschnittskizze zur Keimblattbildung (18. bis 21. Tag)

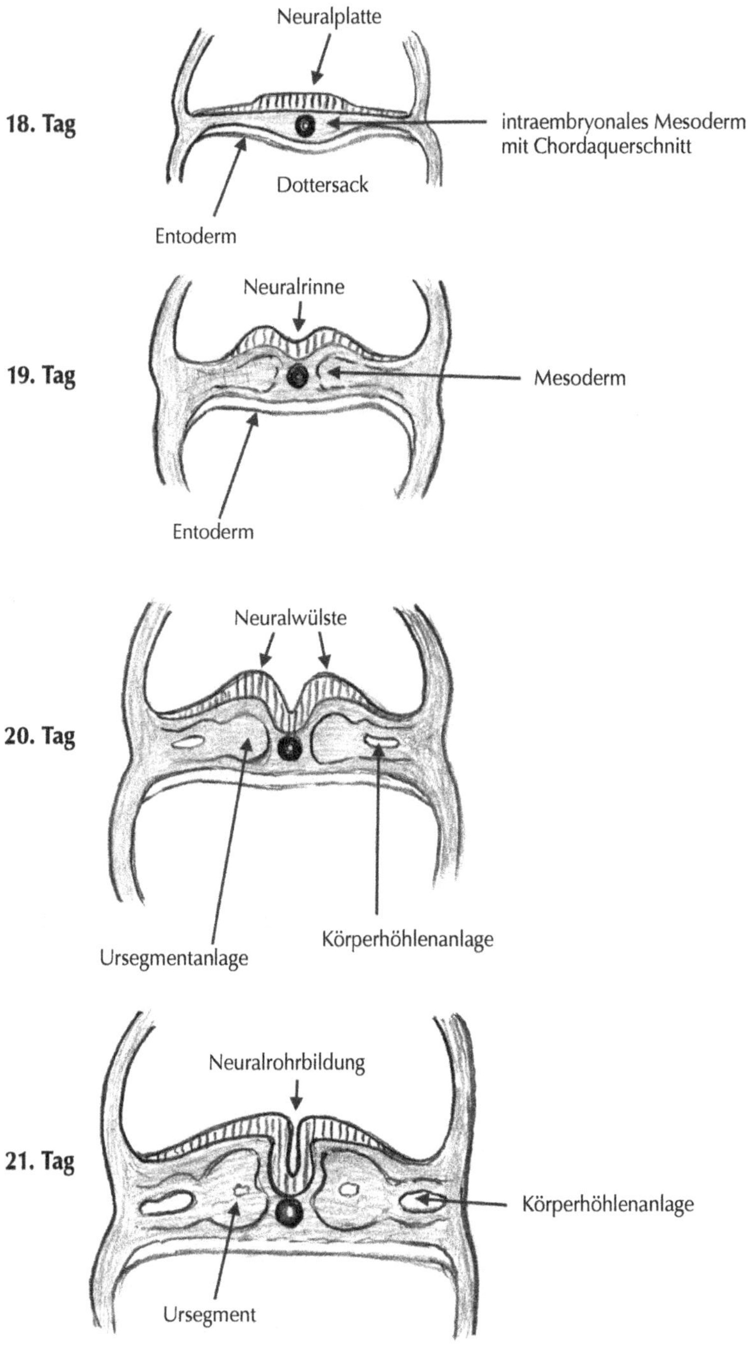

Abschnitte, die sogenannten Ursegmente zu gliedern. Die Ursegmente bekommen als Gebilde des Mesoderms Kontakt mit den vom Nervensystem seitlich auswachsenden Segmentnerven.

3. Das bauchseitig gebildete Mittelblattgewebe wird nicht segmentiert. Es kleidet die zunächst einheitliche, später dreifach gegliederte Leibeshöhe aus und liefert dadurch auch die Mittelblattanteile der inneren Organe.

4. Das innere Keimblatt faltet sich an der Bauchseite des Embryos rohrartig ab und bildet so den Urdarm, der in seinem Kopfanteil an das Amnion stößt und hier schließlich mit der Urmundbildung in die Amnionhöhle durchbricht.

Aus dem Hinterende des Urdarms entstehen Enddarm mit After und Harnblase mit der Harnröhre.

Während so die großen Organsysteme angelegt werden, finden starke Veränderungen der Hüllenorgane statt. Um den immer stärker plastisch sich herausformenden Embryo dehnt sich die Amnionhöhle immer mehr aus, so dass der Embryo im Fruchtwasser der Amnionhöhle schwimmt. Dabei wird der Haftstiel vom Hinterende zum Nabel gedrängt und mit dem Dottersackrest zur Nabelschnur vereinigt. In der Nabelschnur, die zur Ernährungshülle zieht, liegen dann Dottersackrest, Allantoisrest, die das Blut zum Embryo führende Nabelvene und zwei Nabelarterien, die Blut aus dem Embryo zur Ernährungshülle leiten. Die Ausdehnung der Amnionhöhle führt schließlich zum vollständigen Verschwinden der extraembryonalen Leibeshöhle und aneinander liegenden Mesodermschichten.

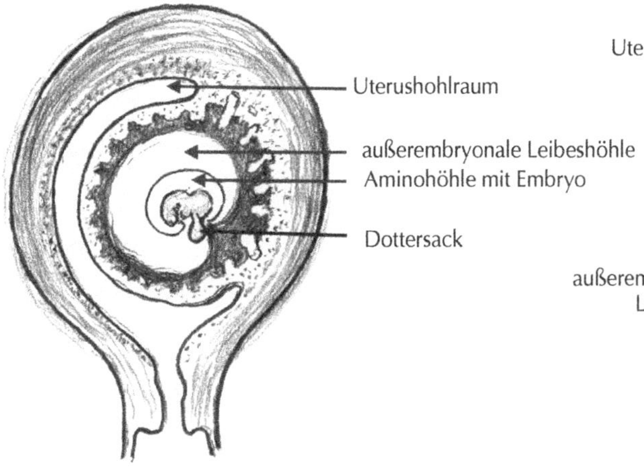

Vier Wochen alter Keim in den Hüllen
(Scheitel-Steißlänge 9 mm, leicht vergrößert)

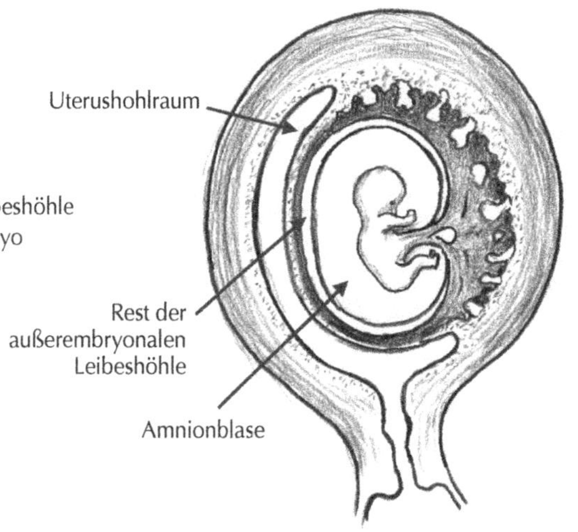

Zwölf Wochen alter Fetus
(Scheitel-Steißlänge 8 cm, verkleinert dargestellt)

Abfaltung des Urdarms vom Dottersack, 20. bis 28. Tag (Längsschnitte)

20. Tag

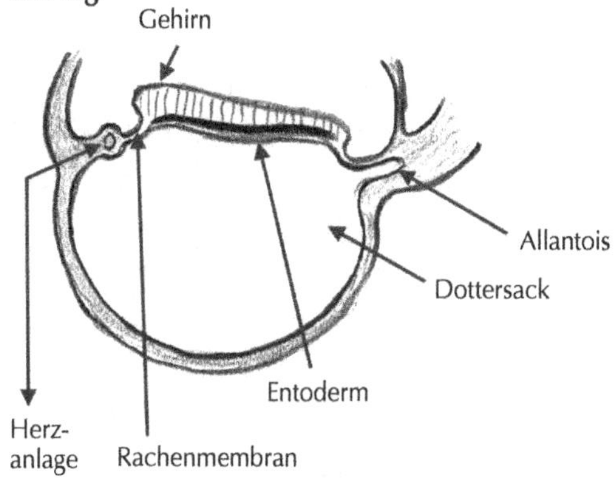

23. Tag

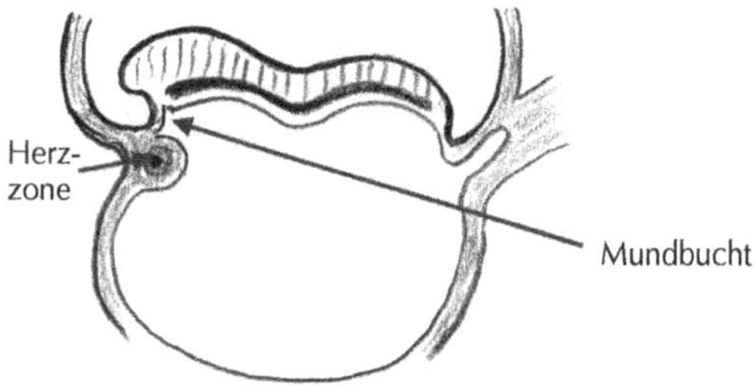

Erst etwa in der 22. Woche ist das implantierte Ei mit dem Embryo und den Hüllen so stark gewachsen, dass sich der Uterusüberzug über dem Feten mit der Uterusschleimhaut der Gegenseite so berührt, dass vom Uterushohlraum nichts mehr zu sehen ist. Eine oberflächliche Betrachtung könnte zu der Meinung führen, der Embryo schwimme im Uterushohlraum. Er schwimmt aber im Fruchtwasser der Amnionblase. Sein Ernährungsorgan, die Plazenta, sitzt wie ein gebogener Diskus zur Uteruswand gerichtet. Am unteren Abschnitt des Uterus besteht die Eihülle aus Amnionwand, zwei Mesodermblättern, äußerer Eihaut und einer dünnen Schicht mütterlichen Gewebes. Vor der Geburt muss die Eihülle an dieser Stelle aufplatzen, worauf sich das Fruchtwasser entleert (Blasensprung).

26. Tag

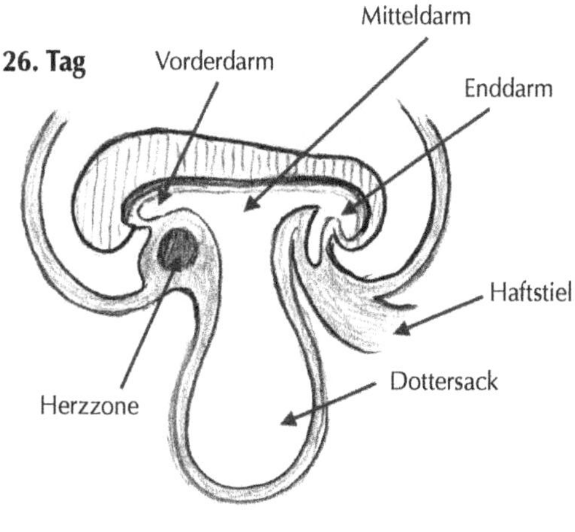

28. Tag

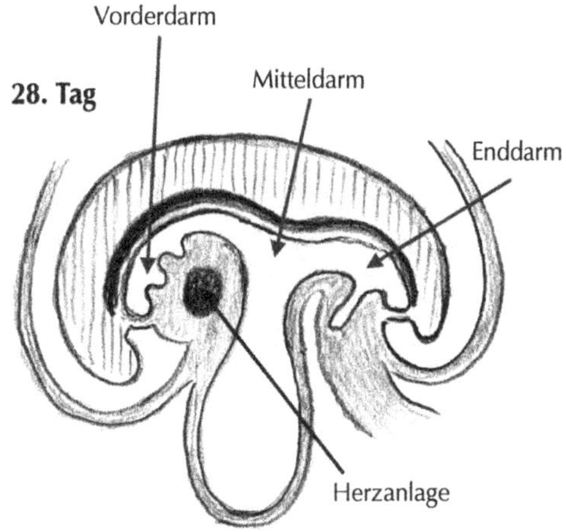

Stufen der Gestaltbildung und die Beziehung zum Tierkreis

I.

Die Keimscheibe ist die innerhalb der Gesamtkugelbildung des Eies zuerst mehr kreisförmige, dann mehr länglich-ovale Scheibe aus dem inneren und äußeren Keimblatt. Die Blätter wachsen nicht frei in den Raum wie die Keimblätter einer Pflanze. Sie sind eingespannt und geschützt durch die Hüllen, indem das äußere Keimblatt von der Amnionblase das innere Keimblatt von der Dottersackblase überwölbt wird. Die Hüllen sind mit dem Keim also verschmolzen. Auch das später eingeschobene mittlere Keimblatt steht zunächst mit dem außerembryonalen Mittelblatt in Verbindung. Die Herzanlage wird sogar aus diesem gebildet.

II.

Die *plastische Körperbildung* wird eingeleitet durch das Einschießen des Chordastreifens in der Mittelachse von unten nach oben und durch die Bildung des Mittelblattes vom Primitivstreifen aus. Damit ist die räumliche Ausrichtung gegeben, an die sich die ersten Bildungen aus den drei Keimblättern anschließen. Durch Neuralrohreinstülpung, Differenzierung des Mittelblattes seitlich der Chorda und des Nervenrohres mit Ursegmentbildung und schließlich Abfaltung des Urdarmes vom Dottersack entsteht ein *walzenförmiger, länglicher Körper*, der eine entfernte Ähnlichkeit mit einer Fischgestalt hat. Der Rücken dieses rumpfartigen Embryos ist zunächst bei der Bildung des Nervensystems

Gestaltbildung des Embryos
Aufsichten bei geöffneter Amnionblase;
unten: Seitenansicht

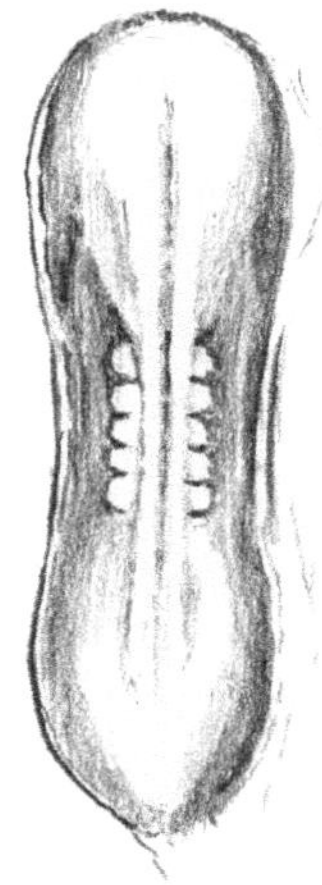

22. Tag
3 mm

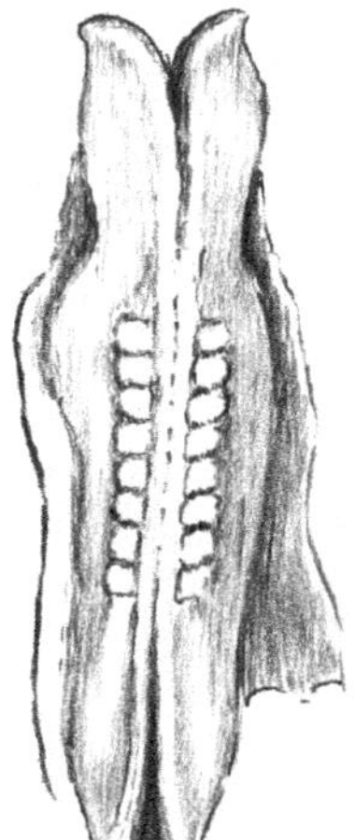

24. Tag
4 mm

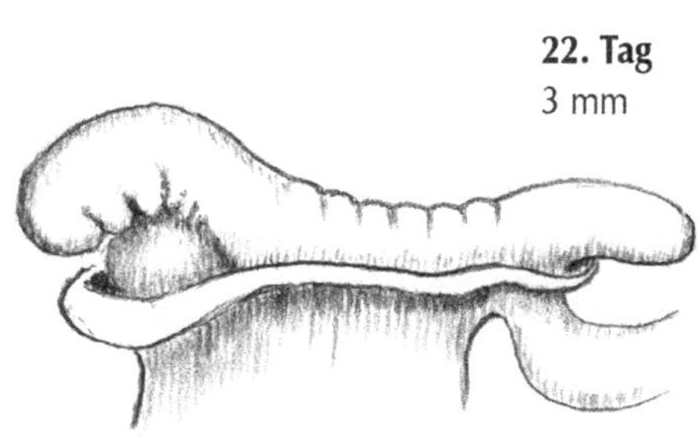

22. Tag
3 mm

Die Gesichtsbildung

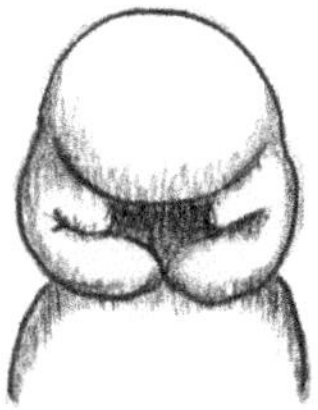

24. Tag

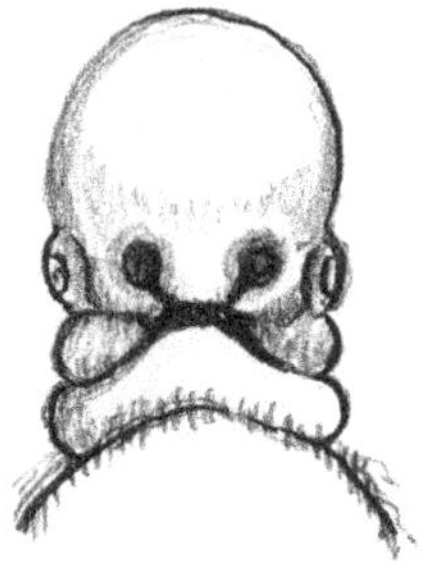

32. Tag

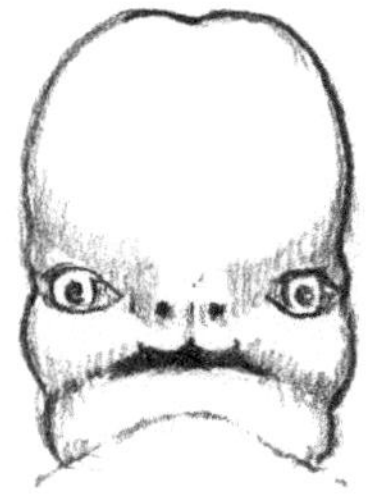

48. Tag

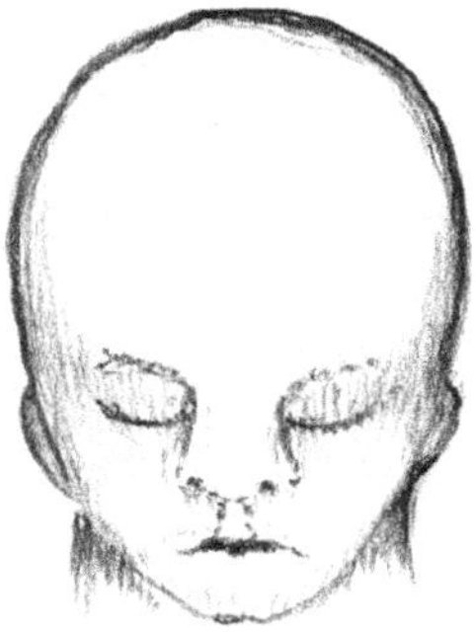

56. Tag

zur Amnionblase hin offen. Die Schließung des Rückens beginnt in der späteren Nackenregion und schreitet rasch nach oben zum Kopf hin und nach unten zum Steiß hin fort.

III.

Sobald die Gehirnanlage am Kopfpol versenkt und abgeschlossen ist, beginnt die *Differenzierung des Kopfes* zunächst mit der *Gesichtsanlage.* Von innen bricht der Vorderdarm nach außen zur Amnionblase durch und bildet den Urmund. Nasen- und Mundhöhle sind noch ungetrennt. Der Urmund wird von fünf Kopffortsätzen umrahmt: Vom Stirnfortsatz, von zwei Oberkiefer-, bzw. Wangenfortsätzen und von zwei Unterkieferfortsätzen. Die Unterkieferfortsätze sind früh zu einem einheitlichen Bogen vereinigt. Den Wagenfortsätzen sieht man dagegen den *Gliedmaßencharakter* deutlich an. Die fünf Fortsätze umwachsen den Urmund so, dass allmählich eine *Gesichtsbildung* entsteht. Dabei werden seitlich angelegte Hautareale zur Bildung der Nase als Gruben zwischen Nasen- und Wangenfortsatz in die Tiefe gesenkt und bilden das Riechorgan. Vom Wangenfortsatz aus erfolgt die Trennung von Nasen- und Mundhöhle durch den Gaumen. Gleichzeitig werden die zunächst weit außen an den Seiten des Kopfes angelegten Augen immer mehr nach vorne verlagert. Die Wangenfortsätze schließen sich in der Mitte unter der Nase bei der Gaumenbildung zusammen. Die Ausbildung des Gesichtes und die Rundung des Kopfes geschehen zeitlich während der beiden nächsten Gestaltbildephasen.

IV.

Nach der Anlage der Kopfgliedmaßen beginnt der Embryo mit einem starken Längenwachstum. Kopfbereich und Steiß krümmen sich dabei nach vorn, so dass schließlich der Kopf mit der Stirn von oben über der Nabelschnur liegt. Der Steiß wächst schwanzartig von unten entgegen. Die Herzanlage, die ursprünglich vor der Kopfanlage entstand, ist von vorn in die obere Rumpfregion hineinverlegt. In diesem Stadium weist der Embryo die *stärkste, fast kreisförmige Krümmung* auf. Er ordnet sich vom Kopf bis zum Steiß in die *Tierkreiskräfte* ein.

V.

Indem das weitere Wachstum diese Rundung durch Aufrichtung des Embryos wieder auflöst, werden vom Kopf bis zu den Füßen die verschiedenen Regionen ausdifferenziert:

1. Kopfrundung durch Ausbildung des Großhirns. Erscheinen der Widdergeste im Rückenwachstum des Großhirns. Aufrichtung des Kopfes mit Auftauchen des Gesichtes. Hinterkopfbildung. (♈, Widder)
2. Halsbildung durch Zurückbleiben gegenüber der Kopfrundung und Schultergürtelausdehnung. Kehlkopfanlage durch Umbildung der „Kiemenregion“. Verinnerlichung der Sprachorgane und Ausbildung ihrer inneren Beziehung zu den Gehörorganen. (♉, Stier)
3. Schultergürtelausbildung durch Hinausstrecken der Arm- und Handanlagen. Äußere Ausrichtung links und rechts. (♊, Zwillinge)
4. Herausbilden des Brustkorbes mit der Umfassungsgeste der Rippen. (♋, Krebs)

Krümmung und Aufrichtung

32. Tag
ca. 6,5 mm

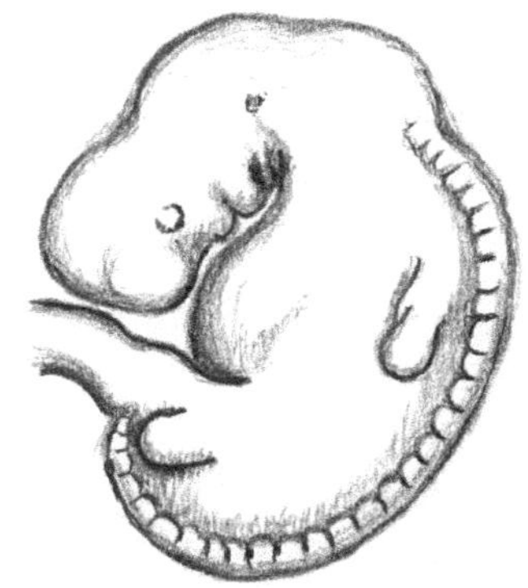

51. Tag
ca. 2 cm

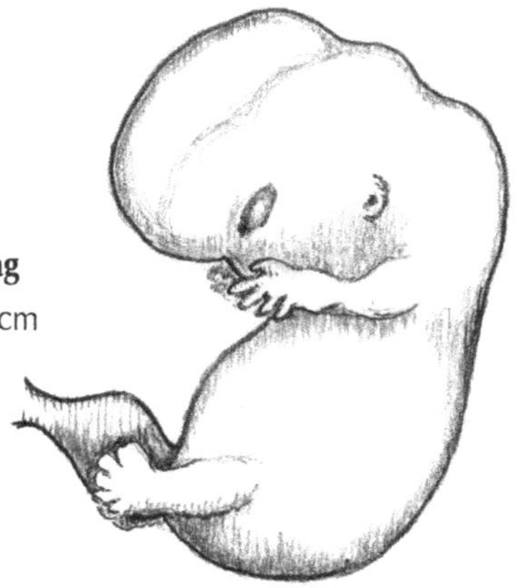

56. Tag
ca. 2,6 cm

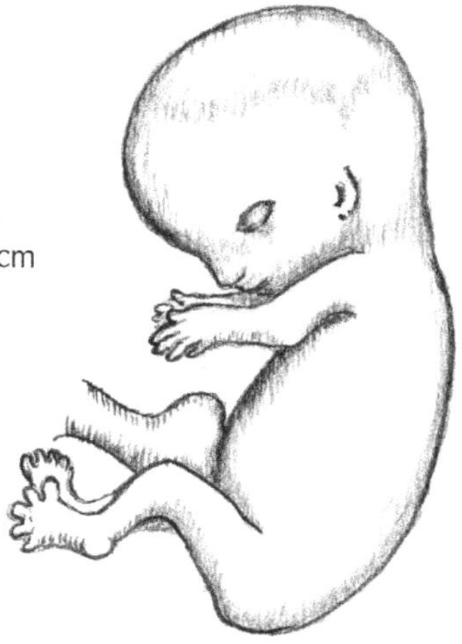

5. Bei zunehmender Ausbildung von 3 und 4 gelangt das Herz in die vordere untere Brustkorbregion und wird zu einer Doppelkurve geformt, an der sich die Einstrombahn hinten hinauf-, die Ausstrombahn vorne hinunterstaut. Aus der engen Zusammendrängung von Blutgefäßen der Kiemenregion werden weite Bogenströme gebildet. (♌, Löwe)

6. Unter dem Zwerchfell, das sich beim Hineinschieben der Herzanlage aus der Halsregion nach unten gesenkt hat, schließt sich der Bauch ab. Die zuerst in einem weiten Nabelbruch ausgeschlängelten Darmschlingen werden bei Verkleinerung des Nabeldurchgangs im Bauchraum mit den anderen Bauchorganen zusammengehalten. Auch die Nieren und die weiblichen Geschlechtsorgane gehören dazu. (♏, Jungfrau)

7. Die Beckenregion, die zuerst in der Schwanzkrümmung sehr schmal angelegt war, wird verbreitert und so ausgebildet, dass sie später beim aufgerichteten Menschen die Bauchorgane nach oben hält und diese Region gegenüber den beweglichen Beinen abgrenzt. (♎, Waage)

8. Die äußeren Geschlechtsorgane werden ausgebildet. Sie treten vor allem beim männlichen Geschlechtsorgan stark nach außen. (♏, Skorpion)

9. Die Beine und Füße bilden sich zeitlich etwas später als Arme und Hände. Ihre strahlige Länge ist aber im dritten Monat schon deutlich, ebenso auch die Gliederung in: Oberschenkel (♐, Schütze)

10. Knie (♑, Steinbock)

11. Unterschenkel (♒, Wassermann) und

12. Füße (♓, Fische).

Die Regionen 9 bis 12 erhalten ihre eigentliche Ausbildung, Gestaltung und Struktur erst nach der Geburt beim Erwerben des aufrechten Ganges. (Siehe zu diesem Thema auch: R. Steiner, GA 208, *„Anthroposophie als Kosmosophie"*, 2. Teil: *„Die Gestaltung des Menschen als Ergebnis kosmischer Wirkungen"*).

Die einzelnen Abschnitte werden in den speziellen Kapiteln genauer dargestellt.

Zusammenfassung der plastischen Vorgänge der Gestaltbildung

Siehe dazu R. Steiner: *„Meditative Betrachtungen und Anleitungen zur Vertiefung der Heilkunst"* (GA 316). Abendzusammenkunft am 24.4.1924.

1. Gesamtes Ei in der Kugelrundung. Unterteilung der Kugel.

2. Ausweitung zu einem zylindrisch-walzenförmigen Körper.

3. Gliedmaßenbildung am Kopf (Gesicht).

4. Rundung des ganzen Embryos in der Äquatorialzone einer Kugel. Tierkreisexposition.

5. Rundung des Kopfes: Die Kugelbildung wird in diesem Bereich besonders herausgebildet und an der Gestalt erhalten.

6. Streckung des immer mehr zylindrisch werdenden Rumpfes.

7. Strahlige Gliedmaßenbildung. Herauswachsen und Gliedern durch Kräfte von außen.

Die drei plastischen Bildeprinzipien:

- Kugel – Runden,
- zylindrisches Ausweiten,
- Einbuchten oder Einstrahlen.

Embryologie und Evolutionslehre

3

Der Beginn der modernen Embryologie und Haeckels Biogenetisches Grundgesetz

Die Frage der Bedeutung der Embryologie für die Erkenntnis früher Entwicklungsvorgänge der Lebewesen hat die Naturforscher immer wieder bewegt. Besonders bestimmte Ähnlichkeiten oder Übereinstimmungen im Bauplan der Wirbeltiere (also der Fische, Lurche, Kriechtiere, Vögel und Säugetiere) und des Menschen hatten den Gedanken aufkommen lassen, dass diese Naturwesen einen gemeinsamen Stamm haben und sich möglicherweise in der Erdvergangenheit aus einem gemeinsamen Vorfahren entwickelt haben. Beobachtungen der Tierformen und paläontologische Funde an fossilen Tieren und Vormenschen lenkten den Blick in diese Richtung.

Als sich dann aufgrund der Möglichkeiten, kleinste, dem bloßen Auge nicht erkennbare Keimstadien von Tieren und vom Menschen mittels optischer Instrumente vergrößert darzustellen, die Embryologie entwickelte, vertiefte sich diese Anschauung wesentlich. Man sah nicht nur verwandtschaftliche Beziehungen innerhalb der Wirbeltierreihe und zum Menschen, sondern erkannte auch Zusammenhänge mit den ein- und mehrzelligen wirbellosen Tieren. Charles Darwin (1809-1882) hat bereits über die Bedeutung der Embryologie in dieser Hinsicht gesagt: „Die Embryologie gewinnt sehr an Interesse, wenn wir uns den Embryo als ein mehr oder weniger verblichenes Bild der gemeinsamen Stammform aller Glieder derselben großen Tierklasse vorstellen." Es war dann Ernst Haeckel (1834-1919), der in der zweiten Hälfte des 19. Jahrhunderts die Forschungsergebnisse der Biologie, Anthropologie und Paläontologie in einem materialistisch-monistischen Weltbild zusammenfasste. Das alte dualistische Weltbild, das den Menschen auf zwei zueinander strebenden Wegen entstanden dachte – auf einem natürlich-leiblichen und einem inneren, geistigen –, war, wie Haeckel meinte, durch die neueren Forschungsergebnisse endgültig überwunden. Die natürliche Schöpfungsgeschichte, wie er den Bildeweg nannte, konnte offen vor aller Augen liegen.

Haeckel und viele andere Naturforscher des 19. Jahrhunderts waren außerordentlich beeindruckt von bestimmten morphologischen Bildern der frühen Embryonalstadien der Tiere und des Menschen. War schon vorher beim Studium der ausgewachsenen Tiere und des Menschen aufgefallen, dass es so etwas wie einen typischen Bauplan der Wirbeltiere geben müsse, so entdeckte man jetzt, dass in gewissen Embryonalstadien diese Tiere und der Mensch sehr ähnliche Grundformen aufweisen, die sich später in verschiedene Richtungen differenzieren. Man stellte zum Beispiel fest, dass die befruchteten Eier der Wirbeltiere und des Menschen in einem bestimmten Stadium als Anfang der Körperbildung einen sogenannten Keimschild aufweisen: einen scheibenförmigen, bald aus mehreren Zellschichten sich aufbauenden Keim, der auf der Masse des Dotters liegt oder eingespannt ist in die primären embryonalen Hüllenorgane. Immer entwickelte dieser Keimschild eine Schicht des äußeren Keimblattes und eine Schicht des inneren Keimblattes. Man beobachtete, dass aus dem äußeren Keimblatt mit Regelmäßigkeit durch Aufwulstung und Einstülpung das Nervenrohr mit der Anlage von Gehirn und Rückenmark entsteht und dass nach Einsenkung dieser Nervenanlage in den Rücken des plastisch sich ausbildenden Keimlingskörpers das äußere Keimblatt den Körper außen mit der Haut bedeckt. Genau mit derselben Regelmäßigkeit beobachtete man die Entwicklung der Darmanlage aus der Schicht des inneren Keimblattes, die durch Einstülpung eines länglichen Hohlraumes an der Bauchseite des Nervenrohres entsteht. Als dritte regelmäßig auftretende Bildung fand man die für die Wirbeltiere typische Anlage des Achsenskeletts aus einem von hinten nach vorne, beziehungsweise beim Menschen von unten nach oben sich in der mittleren Längsachse des Körpers vorschiebenden Gewebestreifens, dem sogenannten Primitivstreifen. Immer beobachtete man bei allen Arten, dass sich zwischen äußerem und innerem Keimblatt ein mittleres absonderte oder einschob, das mit dem genannten Gewebestreifen zusammen durch rhythmische Gewebeaufgliederung die typische Segmentierung des Körpers mit der Bildung von Urwirbeln und Ursegmenten ergab.

Besonders die Bildung der Darmanlage durch Einstülpung des inneren Keimblattes war es, was Haeckel aufgriff und in Verbindung brachte mit der – wie er meinte – Urform aller tierischen Lebewesen. Er entdeckte an dieser inneren Hohlraumbildung dieselbe Bildegeste, die er auch an ein- und mehrzelligen wirbellosen Tieren studiert hatte. Er fand, dass allen Tieren und dem Menschen eine solche Hohlraumbildung zugrunde läge und bezeichnete diese Urform, die alle Tiere in der Keimesbildung aufzeigen, als Gasträa oder Gastrula nach dem griechischen Ausdruck γαστηρ für Bauch oder Magen. Seither nennt man eine solche Hohlraumbildung durch Einstülpung Gastrulation.

Ebenso wie von der Darmbildung war Haeckel beeindruckt von der der bei allen Wirbeltieren am Übergang vom Kopf zum Rumpf auf beiden Körperseiten auftretenden Faltenbildung. Er erkannte, dass der äußeren Faltenbildung, zum Beispiel an einem Säugetierkeim oder einem Menschenkeim, von innen, vom Vorderdarm aus, Schlundtaschen entgegenwachsen, die aber nicht in die Faltentäler durchbrechen, sondern in bestimmte innere Organe umgewandelt werden. Er fasste diese Falten und Schlundtaschen auf als beim Reptil, Vogel, Säugetier und Menschen nicht zur Ausbildung kommende Kiemenanlagen. Daraus meinte er ableiten zu können, dass die gesamten Tierarten und der Mensch während der Embryonalentwicklung eine Fischstufe durchmachen und sich dann darüber hinaus höher und weiter entwickeln.

So kam Haeckel dazu, die ganze Bildung und Entstehung der Tierarten und des Menschen durch Weiterentwicklung aus einem Einzeller über den einfachen Mehrzeller und die Wirbeltierstufen rein äußerlich zu erklären und die Embryonalentwicklung als eine Wiederholung der Stammesentwicklung aufzufassen, und formulierte das sogenannte *biogenetische Grundgesetz* folgendermaßen: „Die Ontogenesis oder die Entwicklung des Individuums ist eine kurze und schnelle, durch die Gesetze der Vererbung und Anpassung bedingte Wiederholung der Phylogenesis oder der Entwicklung des zugehörigen Stammes, das heißt der Vorfahren, welche die Ahnenkette des betreffenden Individuums bilden."

Der weitere Verlauf der biologischen, embryologischen Wissenschaft seit Haeckel schien zunächst seine Vorstellungen zu bestätigen Immer mehr jedoch erkannte man, dass diesen Vorstellungen zum Teil recht voreilige Schlüsse zugrunde lagen. Besonders auch durch die Ergebnisse der Vererbungsforschung und der Biochemie wurde man aufmerksam darauf, dass jede Embryonalentwicklung eine für ihre Art besondere ist. Wenn es stimmte, dass sich die Arten auseinander entwickelt hätten, und dass die Entwicklung des menschlichen Embryos eine Rekapitulation der Stammesentwicklung ist, dann müsste sich etwas aus der Vorzeit Ererbtes auch in der heutigen Generation nachweisen lassen. Das ist aber nicht der Fall, auch nicht, wenn der betreffende Embryo in ein entsprechendes Milieu gebracht wird. So entwickeln sich zum Beispiel beim Menschen oder beim Rinderkeim aus den Schlundtaschen keine Kiemenbildungen, wenn man den Keim dem äußeren Wassermilieu aussetzt. (...). Damit wird das biogenetische Grundgesetz von modernen Embryologen als eines der ernstesten Irrtümer des 19. Jahrhunderts angesehen.

Eine anthroposophische Sichtweise vom Ursprung des Menschen

In den Vorträgen über das fünfte Evangelium in Christiania 1913 (GA 148, Vortrag vom 1. Oktober 1913) deutet Rudolf Steiner an, dass ein konsequentes Verfolgen der Theorien von Darwin und Haeckel zum Erkennen des geistigen Ursprungs der Erde und des Menschen führen könne. Daraus ergibt sich, dass sich aus den anthroposophischen Einsichten über die Weltentwicklung und den Menschen zusammen mit der anthroposophischen Erkenntnismethode Einsichtsmöglichkeiten ergeben, dass sie aber keine einfache Lösung darstellen. Die Problematik ist außerordentlich vielschichtig. Sie ist mit einer einfachen Methode nicht zu durchleuchten. Nur durch ein behutsames Erarbeiten kommt man zu realen Erkenntnissen. Es ist ganz klar, dass der Weg kein einfacher sein kann, vor allem wenn man sich zur Aufgabe macht, dabei nach dem tieferen Wesen der Tier- und Menschenbildung zu fragen und nicht nur äußerlich auf die Leibbildung hinzuschauen.

In einem Vortrag in Berlin am 5. Oktober 1905 *„Haeckel, die Welträtsel und die Theosophie“* (in GA 54, Seite 9) hatte Steiner bereits genauer dargelegt, wie er sich als Geistesforscher dieses konsequente Verfolgen vorstellt:

„Das Interessante ist nun, dass man äußerlich auch durch die Geisteswissenschaft auf einen Stammbaum des Menschen kommt, der dem von Haeckel konstruierten gar nicht so unähnlich ist. Doch macht Haeckel aus den physischen ‚Urvätern‘ des Menschen überall – hypothetische – Tiere. In Wahrheit sind aber an all die Stellen, an die Haeckel Tiernamen setzt, die noch unvollkommenen Vorfahren des Menschen zu setzen, und die Tiere – ja sogar alle Wesen – sind nur die verkümmerten, herabgekommenen Formen, welche jene Stufen beibehalten haben, durch die hindurch sich die Menschenseele gebildet hat. Äußerlich besteht also eine Ähnlichkeit zwischen den Haeckelschen und den theosophischen oder geisteswissenschaftlichen Stammbäumen; innerlich – dem Sinne nach – sind sie himmelweit verschieden.“

Steiner meint also, dass die in der Embryonalentwicklung beim Menschen auftretenden Formen hinweisen können auf die Beschaffenheit menschlicher Vorfahren; dass aber diese Vorfahren des Menschen die anderen Naturwesen aus sich hervorgehen ließen, die dann – wie er sich ausdrückt – „herabkamen und verkümmerten“.

Was wir schon in den vorigen Kapiteln von der menschlichen Embryonalentwicklung kennen gelernt haben, zeigt uns zunächst die gesetzmäßig bei allen Menschen vorkommenden Bildungen und Bildungswege. Diese Bildungen unterscheiden sich sehr wesentlich von denen der Tiere. Die Säugetiere scheinen dem Menschen noch recht nahe zu stehen. Studieren wir jedoch z. B. die Entwicklung eines Molches oder Frosches, so finden wir das Ei ganz der Außenwelt ausgesetzt. Mehr oder weniger ungeschützt ist es den Unbilden preisgegeben. Da leuchtet es unmittelbar ein, dass ein Lebewesen, das eine solch umhüllte Entwicklung durchmacht wie der Mensch, nur umgeben von Menschlichkeit, von vornherein eine geistig-seelische Individualität besser zur Wirkung bringen kann. Die anthroposophische Geistesforschung schaut nicht nur mit solchen allgemeinen Gedanken auf die individuelle Leibbildung des Menschen. Sie führt zu der Erkenntnis, dass sich die Leibbildung des Menschen von der der Tiere wesentlich dadurch unterscheidet, dass sie nicht nur das Gefäß, sondern gewissermaßen die Werkstatt eines geistigen Ichwesens wird. Der Mensch wird als ein Wesen erkannt, dessen mit einer Leibbildung verbundener Geist immer wieder in die geistige Ursprungswelt zurückkehren kann, um sich nach dem Eintauchen in die geistige Welt erneut zu inkarnieren. Beim Hineingehen in die geistige Welt nach dem Tode werden die geistigen Grundlagen des physischen Hauptes des abgeschlossenen Lebens ganz aufgelöst. Die geistigen Grundlagen des übrigen physischen Leibes werden durch einen gewaltigen Umschmelzungsprozess durch die Geister der Himmel und den Menschen selbst unter Mithilfe ihm nahestehender anderer Menschen in eine neue Kopfbildung metamorphosiert. Das ist ein Prozess, der in der Regel Jahrhunderte dauert. In der Zwischenzeit verändern sich die Verhältnisse auf der Erde. Es erwachsen dem Menschen neue Entwicklungsmöglichkeiten und Aufgaben. Er strebt in eine neue Verkörperung und kommt durch die kosmischen Sphären wieder herein. Zu der Kopfanlage, die er schon geistig hat, zieht er auf diesem Weg die Anlagen zu einer Brust- und Stoffwechsel-Gliedmaßen-Organisation zusammen. So kommt er mit einem geistigen Vorbild seiner physischen Leiblichkeit, in das seine individuellen, aus der Vergangenheit stammenden Fähigkeiten eingeprägt sind, an die Mondensphäre heran. In sie eintretend verliert er die letzten Reste seines kosmischen Bewusstseins. Das von den Planetenwesen in den Äther hineingezeichnete kosmische Menschenurbild, der sogenannte Geistkeim, vereinigt sich vom Zeitpunkt der Empfängnis an mit dem Embryonalgeschehen. Der geistige Keim des physischen Menschenleibes ergreift die Erbmasse des Eies und ist die Ursache dafür, dass ein individueller Leib gebildet wird (Vgl. Steiner: *„Geistige Zusammenhänge in der Gestaltung des menschlichen Organismus"*, GA 218). Denn der Geistkeim hat zwischen Tod und neuer Geburt die Ichtätigkeit aufgenommen. Das Ichbewusstsein allerdings kann meist noch lange nicht auftauchen. Nur bei wenigen, sehr hoch entwickelten Menschen kommt es schon in der Embryonalzeit zum Eingreifen des Ich. So ist es auch sehr unterschiedlich, wie stark sich die Elternorganisation durchdrückt und die Bildung des Leibes bestimmt.

Der Geistkeim als Urbild des physischen Leibes ist vom ersten Augenblick der Empfängnis an tätig. Das Ich zieht bei der Inkarnation jedoch auch einen Astralleib und einen Lebensleib aus der Seelenwelt und der Ätherwelt zusammen. Diese werden etwa ab der dritten Embryonalwoche mit dem physischen Geschehen verbunden. Das ist aber die Zeit des Beginns der eigentlichen Körperbildung nach dem Einschlag der Anlage zum Achsenskelett. An dieser nun beginnenden

Körperbildung sind der Lebensleib und der Astralleib und individuell unterschiedlich auch das Ich mit tätig. Vor Beginn der dritten Woche taucht der Geistkeim allein unter in die Vorbereitung des Ortes der Leibbildung. Er steckt das Feld ab, auf dem die Verwirklichung eines Menschen stattfinden kann. Er schafft die Hüllen, die den Keim in das mütterliche Gewebe einbetten und baut das Ernährungsorgan der Zottenhaut und Plazenta auf. Dann empfängt er die Mithilfe der anderen menschlichen Wesensglieder.

Der Geistkeim ist, während er mit der Empfängnis in eine physische Tätigkeit eintaucht, einerseits mit seiner Ursprungswelt und andererseits mit der sich inkarnierenden Menschenwesenheit in Verbindung, die an seiner Bildung mit beteiligt war. Die Verbindung mit der geistigen Ursprungswelt, die eigentlich der ganze Kosmos mit den Sternensphären und Planetensphären ist, gibt dem Geistkeim die Kraft, die Stätte der Erscheinung des Menschen zunächst ganz in sich abzuschließen, eine Grenze zu schaffen, die eine ganze kleine Welt für sich umhüllt. Die Verbindung des Geistkeimes mit der kosmischen Ursprungswelt gibt aber auch die Möglichkeit, mit der mütterlichen Welt, repräsentiert durch das Blut, in Verbindung zu treten und das Ernährungsorgan der Plazenta auszubilden, sodass durch die Anregung aus dem mütterlichen Blut der Substanzaufbau für den Embryo möglich wird. Schon beim Heranziehen des Geistkeimes sammelt der sich inkarnierende Mensch Kräfte zusammen, die ihm ermöglichen, in einem lebendigen Stoffwechsel den vorgezeichneten Raum zu erfüllen und die menschlichen Leibesformen aus lebendigen Strömen im wässrigen Geschehen zu verwirklichen. Auch die allmählich sich zusammenziehende Lebensorganisation, der Lebensleib, ist dem Lebensprozess des Kosmos eingefügt. Er durchdringt zunächst die Keimblase von der Hülle aus.

Etwa von der dritten Embryonalwoche ab hat sich gegenüber diesen kosmischen Lebensprozessen ein individueller Lebensleib zusammengezogen, mit dem die seelisch-geistige Wesenheit so verbunden ist, dass sie schaffend tätig werden, aber noch nicht bewusst werden kann. Das Auftreten des individuellen Lebensleibes mit dem seelisch-geistigen Menschenwesen in der vorbereiteten Hülle finden wir in dem Geschehen zu Beginn der eigentlichen Leibbildung (ab dem 16./17. Tag).

Die Vorgänge der menschlichen Embryonalentwicklung sind ohne ein Hinschauen auf die für den Menschen spezifischen geistig-seelischen Zusammenhänge nicht zu verstehen. Solange man den Menschen als bloßes biologisches Objekt betrachtet, wird man auch im Vergleich mit den Vorgängen beim Tier immer an Grenzen stoßen, ja sogar Fehldeutungen erreichen. Das geistig-seelische Geschehen fängt nicht irgendwann im Leben nach der Geburt an, wenn es dem Gehirn einfällt, endlich reif zu werden und Gedanken zu produzieren. Alles, was wir als menschliche Entwicklung angeschaut haben, ist schon vom ersten Augenblick an durchdrungen von Menschlichkeit.

Tierembryologie

Will man die Frage bearbeiten, wie der Mensch im Laufe der Erdgeschichte zu seiner besonderen Embryonalbildung gekommen ist, so muss man sich einen Überblick über die tierische Embryonalentwicklung verschaffen Man kann dazu bei denjenigen Tieren beginnen, die dem Menschen verhältnismäßig nahe stehen, also den Säugetieren, und davon schrittweise zu den weiter entfernten Tierklassen übergehen.

Kalbfetus mit Eihüllen im Uterus

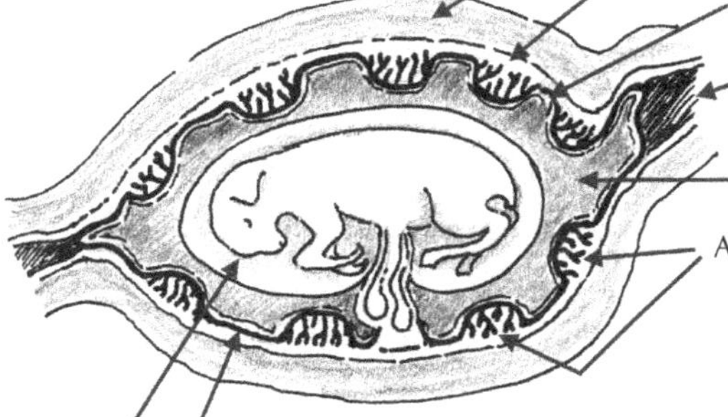

Hundefetus mit Eihüllen im Uterus

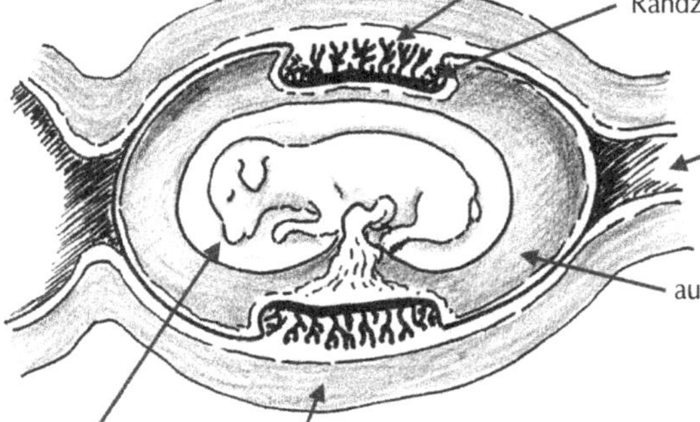

Nur die *Menschenaffen,* das heißt Schimpanse, Orang-Utan und Gorilla, verhalten sich in Bezug auf die frühembryonalen Hüllenbildungen ähnlich wie der Mensch. Auch sie haben eine tiefe Implantation in der Uterusschleimhaut. Bei den *Halbaffen* entwickeln sich die ersten Keimstadien im Sekret der Uterushöhle schwimmend. Das Ei ernährt sich von diesem Sekret, wächst heran und bildet nach der Berührung mit der Uterusschleimhaut eine oberflächlichere Plazenta aus. Die *Raubtiere* entwickeln ihre Eiblase auch in der Uterushöhle. Dabei liegt das Keimschild zunächst in der Wand der Eiblase. Die Amnionhöhle, die beim Menschen von Anfang an geschlossen im Innern des Eies das entstehende Nervensinnessystem des Embryo schützt, ist bei Katzen und Hunden offen zur Uterushöhle, stülpt sich immer mehr nach innen und schnürt sich dann erst ab. Erst wenn das geschehen ist, bildet die Keimblase eine gürtelförmige Plazenta aus. Diese verwächst nicht so tief wie beim Menschen, aber auch nicht so oberflächlich wie beim Wiederkäuer, dessen Verhältnisse noch zu beschreiben sind, mit dem Uterus. Charakteristisch für die Raubtiere ist, dass die Plazenta am Rande mütterliche Blutgefäße so schädigt, dass es zu Blutaustritten und Bildung von Blutergüssen kommt, die, einschließlich der Blutzellen der Mutter, vom fetalen Keim der Plazenta verdaut, aufgelöst und resorbiert werden. Die *Huftiere* zum Beispiel, auch die Wiederkäuer, wie z.B. die Rinder und die Schafe, haben eine Frühentwicklung in der Uterushöhle, das heißt der Keimling schwimmt im Sekret. Er ernährt sich auch von diesem. Anfänglich ist die Amnionhöhle ein innenliegender geschlossener Spalt. Er bricht merkwürdigerweise zur Uterushöhle durch, stülpt sich dann erneut ein, sodass die den sich in der Tiefe bildenden Keimlingskörper umspülende Flüssigkeit zunächst mit der Uterushöhle Kontakt hat. Dann erst wird das Amnion sekundär verschlossen. Nun bildet das schlauchförmige Ei beim Rind an vielen Punkten der Oberfläche warzenartige Plazenten, die sich über zapfenartige Auswüchse der Gebärmutterschleimhaut stülpen. Diese Zapfen haben eine besondere Blutgefäßversorgung. Zwischen den warzenartigen Plazenten entstehen Areale, an denen die Uterusschleimhaut nicht unmittelbar der Außenhaut des Eies anliegt. In diese blasenartigen Spalten sondern die Drüsen des Uterus eine milchartige Flüssigkeit ab, die von der Keimblasenoberfläche aufgenommen wird. Während sich dieses einerseits oberflächliche, andererseits aber wohlnährende Ernährungsorgan bildet, wird im Innern die Allantoisblase, also der Harnsack, über den ganzen Embryo und den Amnionsack gestülpt. Die Allantois führt besonders viele Blutgefäße des Keimlings an die innere Oberfläche. Eine derartige Ausdehnung der Allantois finden wir beim Menschen nicht. Der Mensch lässt die Allantois in der Nabelschnur verschwinden. Die Raubtiere entwickeln sie nicht so stark wie die Huftiere.

Eine besondere frühe Embryonalentwicklung zeigen viele unserer *Nagetiere.* Die genauen Verhältnisse der Plazentabildung bei Nagern hat Wolfgang Schad in seinem Buch

Nagetier-Embryo mit Eihüllen im Uterus (vergrößert)

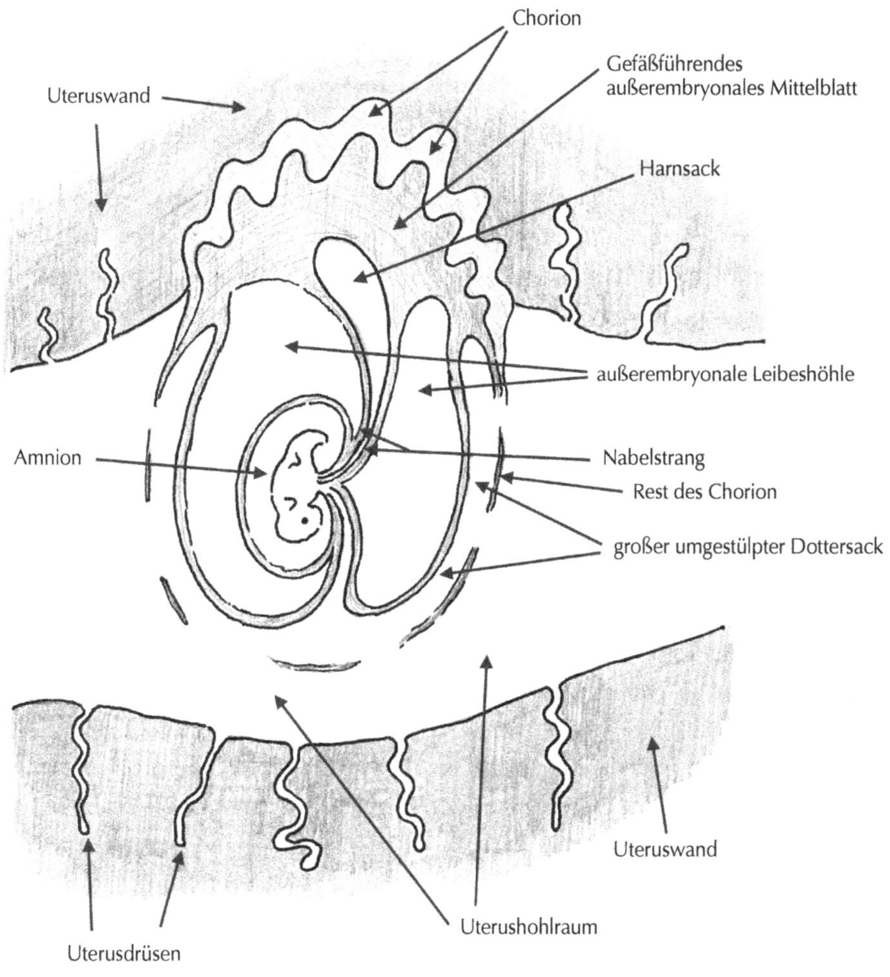

„Säugetiere und Mensch" herausgearbeitet, besonders im Vergleich mit den Huftieren und den Raubtieren. Man kann die Verhältnisse also in seiner Darstellung nachstudieren. Die Nagetiere finden auf der einen Seite eine sehr tiefe Verbindung mit der mütterlichen Uterusschleimhaut. Aber sie ist beschränkt auf einen sehr kleinen Teil der Oberfläche der primären Eiblase. An der einen Seite bildet also der Nager eine fast zapfenartige Plazenta aus. Die andere Seite der Keimblase aber hängt in die Uterushöhle hinein. An dieser Seite finden wir eine zunächst sehr starke Entwicklung des Dottersackes, der sich wie ein Pilz

über die ganze Keimanlage stülpt, während das Amnion sehr klein ist. Dann aber gehen die äußere Zottenhaut, die Mittelschicht und die äußere Wand des Dottersacks zugrunde. Es liegt die Innenschicht des Dottersacks frei und die Urdarmrinne ist zum Uterus hin offen. Wahrscheinlich kann diese innere Dottersackschicht Sekret der Uterusdrüsen als Nährstoff für den Keim aufnehmen. Mit diesem merkwürdigen Verhalten des Dottersacks beim Nagetier finden wir die Brücke zu den niedersten Säugern, nämlich den *Beuteltieren*. Bei ihnen entwickelt die Keimblase nur eine sehr kleine oberflächliche Plazenta. Der Dottersack wird sehr groß und über den Keim gestülpt. Das Wesentliche bei den Beuteltieren ist aber, dass sie ihre Jungen nur sehr kurze Zeit, etwa zwei bis drei Wochen, im Uterus tragen. Dann werden sie schon geboren und im Beutel an der Bauchhaut des Muttertieres fertig ausgebildet. Beim Känguru sind die Verhältnisse genauer studiert. Das drei bis vier Zentimeter große Jungtier, das vollkommen nackt und blind ist, kriecht – geleitet durch seinen sehr guten Geruchssinn – in den Beutel, verwächst dort mit der Zitze und gedeiht durch die dort abgesonderte Milch, bis es für den Beutel zu groß wird und soweit ausgebildet ist, dass es herumhüpfen und seine eigene Nahrung suchen kann. Bis zu seiner zweiten Geburt aus dem Beutel macht es noch eine viele Monate dauernde Beutelentwicklung durch.

Entfernen wir uns in der Tierverwandtschaft noch weiter vom Menschen, so kommen wir zu den *Vögeln und Reptilien*. Bei ihnen wird der Schritt in die Entwicklung des Keimes nach außen endgültig. Es gibt keine intrauterine Entwicklung. Dem Ei wird aber bei der Wanderschaft durch den Eileiter eine Nährmasse und eine Umhüllung, eine Schale, mitgegeben. Der eigentliche Keimling entwickelt sich dann in dem beschalten Ei auf der Dottermasse, die er langsam aufzehrt, indem er sie mit einem dafür ausgebildeten Dottersackkreislauf umfasst und die Massen ins Blut löst. Besonders stark wird bei Vögeln und Reptilien als Ausstülpung des Hinterdarmes die Allantois entwickelt, der Harnsack. Die Allantois wölbt sich über den Keimling und das Amnion und bekommt Kontakt mit der Schalenwand. Da sie ein ausgedehntes Blutgefäßnetz ausbildet, das sie mit dem Keimling verbindet, stellt sie ein Atemorgan dar, das Sauerstoff aus der Luft in das Blut des Keimlings bringt und Kohlensäure ausscheidet. Die mit einer harten Schale versehenen Vogeleier erhalten noch eine Zuwendung durch die Elterntiere. Sie werden in Nester gelegt und bebrütet. Was dem werdenden Keim des Säugetieres und des Menschen von innen zukommt, wird hier als äußeres Element zugebracht. Bei den Reptilien ist die Brutpflege nicht so stark ausgeprägt. Die Eier, die meist eine weiche oder eine papierartige Schale haben, sind der freien Natur mehr überlassen. Sonnen- und Erdwärme tragen zu ihrer Entwicklung bei. Zwischen Vögeln und Reptilien liegt der Schritt von den Wesen mit Eigenwärme zu denjenigen, die die Verhältnisse der Außenwelt mitmachen und daher wechselwarm sind. Die Eidechsenkeime erfahren das früh.

Entwicklungsstadien des Vogeleis

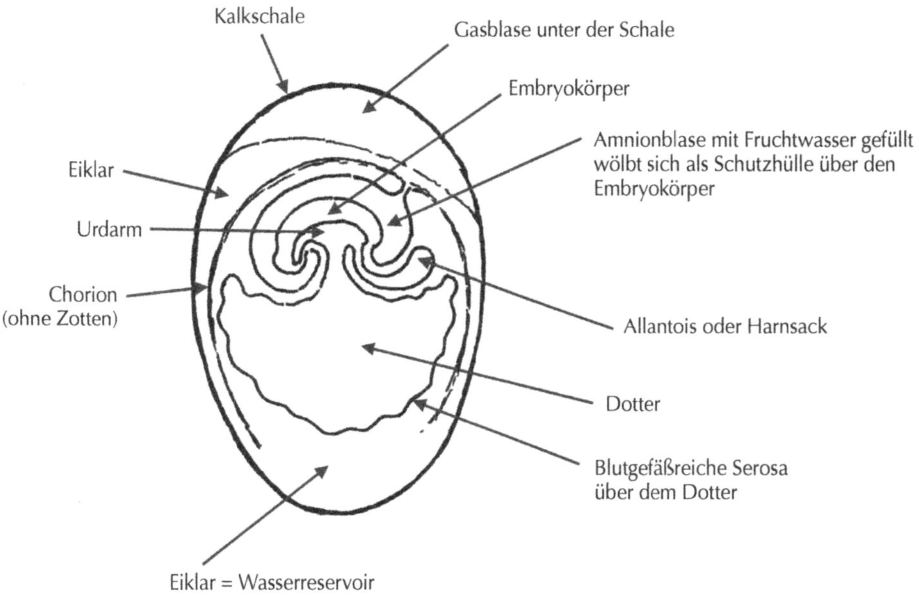

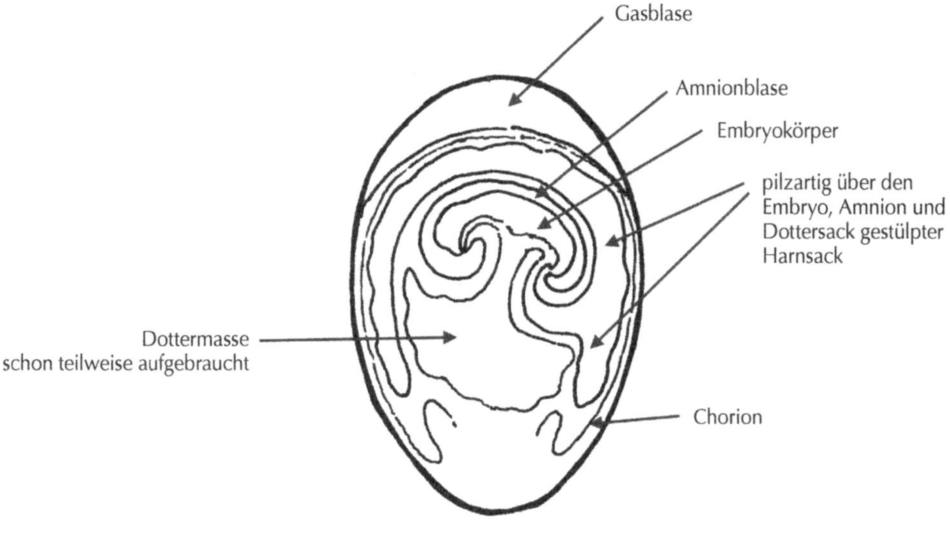

Dottersack-Kreislauf eine vier Tage alten Hühnerembryos

Die Pfeile geben die Fließrichtung des Blutes an. Hell die zum Embryo führenden Venen. Schwarz die vom Embryo ausgehenden Arterien. Am Hinterende die noch kleine Allantois (Harnsack).

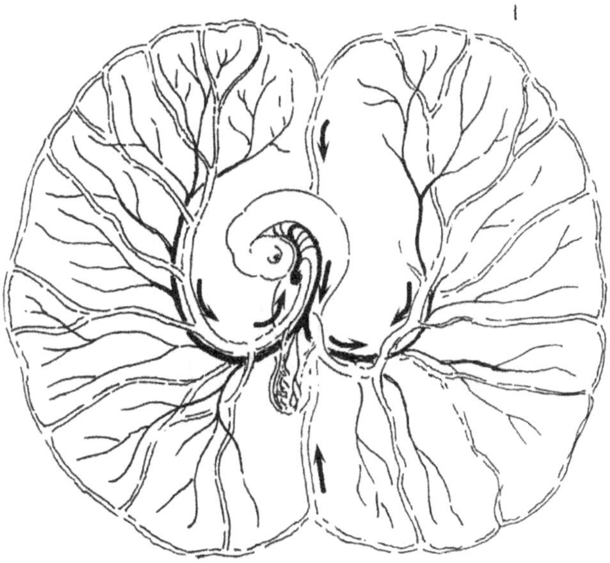

Dottersack- und Harnsack-Kreislauf eines älteren Hühnerembryos

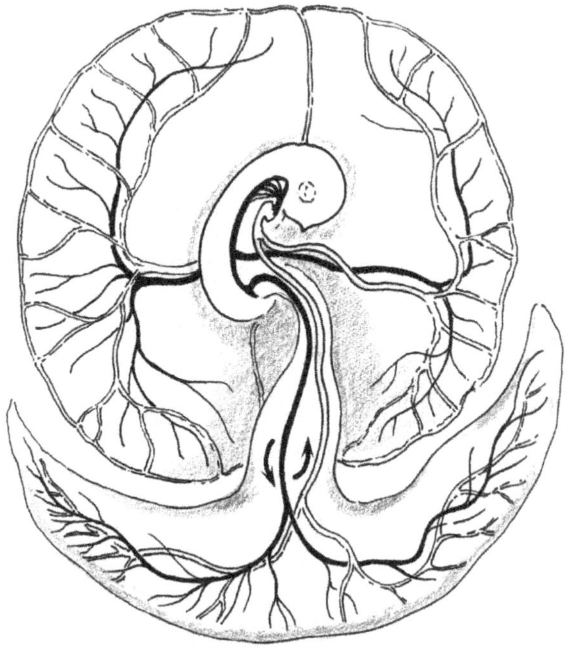

Keimentwicklung der Knorpelfische

Embryo eines Haifisches (Katzenhai)

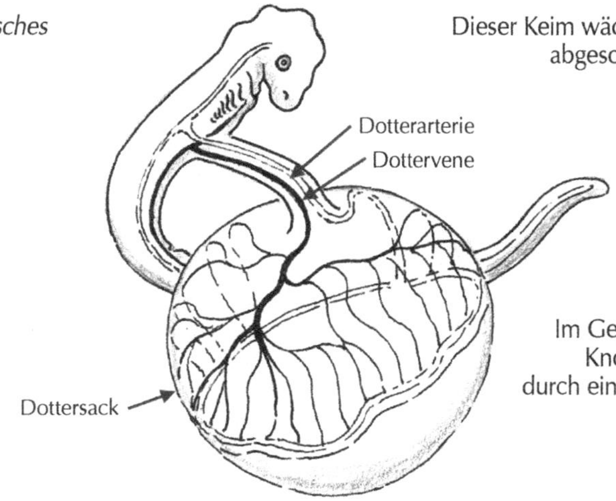

Dieser Keim wächst in einer vom Muttertier abgesonderten Hornkapsel heran.

Im Gegensatz zu den Keimen der Knochenfische ist der Haikeim durch einen Nabelstrang vom Dotter abgehoben.

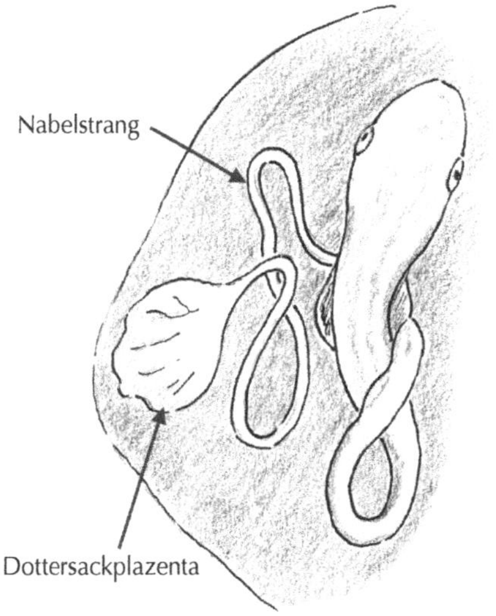

Der Keim eines Glatthais wächst im Uterus des Muttertieres an einer Dottersackplazenta heran. Die intrauterine Entwicklung dauert 10 Monate. Die Keime des gefährlichen Weißhais ernähren sich im Uterus von jüngeren Eizellen oder Geschwisterkeimen.

Der Schritt zu den *Amphibien und Fischen* führt zu Wesen, deren Eier ohne Hülle abgelegt werden. Es gibt zwar bei manchen Fröschen und Kröten und auch bei einigen Fischen Brutpflege.

Dazu werden dann meist Taschen in der Außenhaut gebildet, in denen die Jungen aufgenommen werden. Aber der Keimling ist auf der Dottermasse liegend von Anfang an den Einwirkungen des Wassers, in dem er sich entwickelt, ausgesetzt. Das Nervensystem und die Außenhaut des Keimlings haben keine Schutzhülle. Ein Amnion wird nicht ausgebildet.

Keimentwicklung der Knochenfische

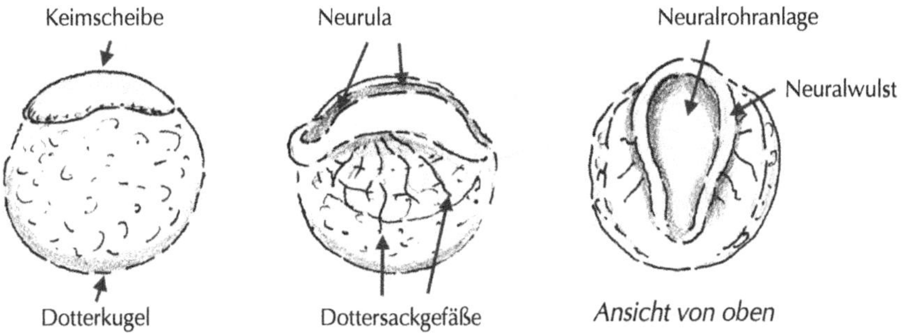

Ansicht von oben

Ansichten von der Seite

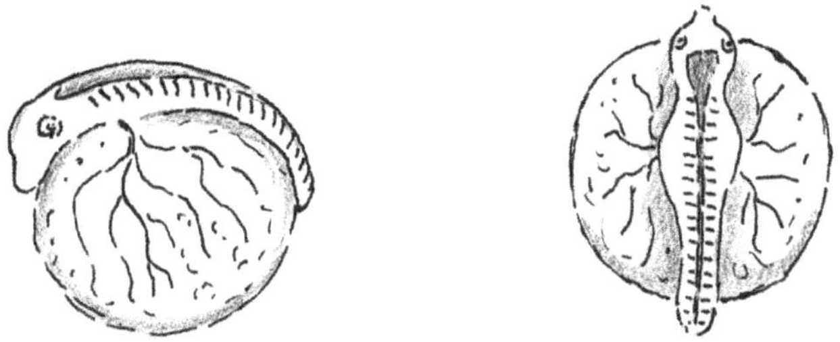

Seitenansicht:
noch offenes Nervenrohr

Aufsicht:
fast geschlossenes Nervenrohr

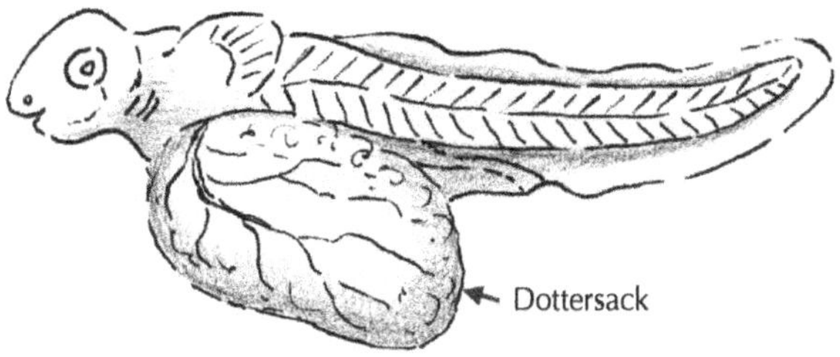

Werfen wir noch einen kurzen Blick auf die *wirbellosen Tiere,* so zeichnen sie sich nicht nur dadurch aus, dass sie keine Wirbelsäule und keinen Schädel haben. Sie haben auch kein Gehirn-Rückenmark-Nervensystem. Sie sind eigentlich Gebilde, die im Zusammenhang mit einer sehr unterschiedlichen Ausbildung einer inneren Leibes-Hohlraumbildung Stoffwechselorgane in vielfältiger Variation entwickeln. Viele wirbellose Tiere umkleiden sich mit einem Außenskelett oder Panzer. Sie bilden die verschiedenartigsten Schalen und

Gehäuse. In ihrer Embryonalentwicklung bilden sie kein Keimschild aus. Ihr Hohlkörper wird eigentlich hergeleitet aus der einfachen Eiblase, die eine Gastrulation erfährt. Vielfach gibt es im Reich der niederen Tiere innerhalb einer Art Metamorphosen, sodass zum Beispiel zuerst ein beweglicher Larvenzustand entsteht, aus dem sich nachher ein weniger bewegliches beschältes Gebilde entwickelt.

In vielen Fällen findet sich als Erstes eine Wasserlarve, die sich nachher in ein Landtier oder Lufttier umwandelt und dabei eine andere Form erhält.

Die Beziehung der Evolution zur Erdgeschichte

Wollen wir die Beziehung des Menschen und der Tierarten zur *Erdgeschichte* aufsuchen, so müssen wir uns einen Überblick über die Ergebnisse der Fossilforschung verschaffen. Die versteinerten Reste in den Gesteinen, die sich im Laufe der Zeit an der Erdrinde gebildet haben, können uns über das Auftreten der verschiedenen Tierarten zu den verschiedenen Erdperioden erzählen.

Die Geologie und Paläontologie zeigen uns folgende Zeitalter der Erdschichtbildung:
Urzeit: Bildung von Urgebirgen aus Gneisen und Glimmerschiefern. Keine Fossilien und Lebewesen auffindbar.
Altzeit (Paläozoikum): Bildung von harten quarzhaltigen Gesteinen, Schiefern und Steinkohlen, Rotliegendem mit Salzablagerungen, Kupferschiefer.
Mittelzeit (Mesozoikum): Buntsandsteinbildung, Muschelkalk, Keuper, Jura, Kreide.
Jüngere Zeit (Känozoikum): Ablagerung von Tongesteinen und Braunkohle.
Jetztzeit: mit Diluvium oder Eiszeit und Alluvium, der Nacheiszeit.

Die Spuren der ersten Lebewesen werden durch Abdrücke und Versteinerungen im Silur, also in der *Altzeit* in Form von Schalen und Skeletten erkennbar. Es treten einerseits wirbellose Tiere auf: Hohltiere mit Panzern und Schneckenschalen, andererseits die ersten Spuren von Fischbildungen. Außerdem werden Pflanzenabdrücke beschrieben. Relativ kleine Panzerfische werden im Devon, also in Schieferschichten gefunden. Knochenfische treten erst viel später auf. Die ersten Amphibien tauchen im Karbon auf. Man stellt sich vor, dass sie in Steinkohlensümpfen lebten. Das Perm und der Buntsandstein scheinen eine weniger belebte Zeit gewesen zu sein. Im *Muschelkalk* treten dann sehr viele wirbellose Tiere in den Vordergrund. Viele dieser Arten haben im Erdmittelalter eine Blütezeit und sterben danach zum Teil aus, wie zum Beispiel die Ammoniten. Das *Erdmittelalter* ist auch die Blütezeit der Reptilien. Sie entwickeln sich zu gewaltiger Fülle und Körpergröße. Man fand den Beuteltieren und Säugetieren nahestehende Großreptilien von 25 Metern Körperlänge. Der größte Flugsaurier hatte eine Spannweite von neun Metern. Diese gewaltigen Tiere starben am Ende der Kreidezeit fast alle aus. Das Krokodil ist eines der größten noch lebenden Reptilien, wie auch die Lederschildkröte und einige Schlangen. Die meisten bleibenden Arten sind ausgesprochen klein. Das Ende der Kreidezeit muss eine Absterbezeit gewesen sein. Viele Arten verschwinden hier. Man findet sie in den später entstandenen geologischen Schichten nicht mehr. Am Übergang zum *jüngeren Erdzeitalter* treten die ersten Beuteltiere und Säugetiere auf. Die Skelette der Säuger werden dann in den Schichten des Känozoikums in Massen gefunden. Affen treten am Ende dieser Zeit auf. Erst am *Ende der Eiszeit* finden wir die ersten Skelettreste des Menschen.

Es ist ganz offensichtlich: Die nichtwarmblütigen primitiven Wirbeltiere, die Fische und Amphibien und die wirbellosen Tiere erscheinen bei der Erdentwicklung zuerst. Das sind diejenigen Tiere, deren heute noch lebende Formen die geringsten embryonalen Hüllenbildungen haben und deren Keime sich in nahem Kontakt mit den äußeren Naturelementen, insbesondere dem Wasser entwickeln. Es ist ebenso offensichtlich, dass diese Frühtiere nicht die Vorfahren der spät auftauchenden Tiere waren, da sie komplett zu Ende entwickelte Tiere darstellten, die sich als Fossilien in den Gesteinen zeigen.

Es entsteht die Frage: Wo finden wir eigentlich wirklich die Äste und Zweige des Stammbaumes der Wirbeltiere und des Menschen? Selbstverständlich hatten die ersten auftauchenden Menschen bereits eine intrauterine Embryonalentwicklung wie der spätere Mensch. Auch die im Känozoikum auftretenden Säugetiere haben zu diesem Zeitpunkt ihres Erscheinens bereits die intrauterine Plazentaentwicklung und die nachgeburtliche Milchernährung ausgebildet. Sie hätten sonst ja nicht leben können. Woher traten denn die neuen Arten auf den verschiedensten Stufen auf? Man kann sicher sagen, dass es Zwischenstufen gab, die wir heute noch an lebendgebärenden Fischen und Amphibien, an eierlegenden, aber die Jungen säugenden Kloakentieren erleben. Aber wo finden wir die Übergänge, so dass wir sie unmittelbar anschauen können, so wie wir Organverwandlungen in der Embryonalbildung anschauen können? Wir sehen doch nirgends heute Reptilien aus Fischen oder Amphibien, Säuger aus Reptilien hervorgehen. Wenn das einstmals möglich gewesen wäre, müsste es auch heute noch geschehen. Verlief die Entwicklung überhaupt so, dass sich äußere Übergänge einstellten? Wir finden die wirklichen Vorfahren des Menschen und der Säugetiere und die wirklichen Verwandlungen gar nicht sinnlich anschaubar. Durch die sinnlich anschaubaren Phänomene kommen wir überall, bei allen Arten an einen Punkt, an dem sie in der Frühzeit verschwinden. Soll das heißen, dass wir überall beim Erscheinen der Arten Schöpfungen aus dem Nichts vor uns haben, deren Ursprung wir nur hinnehmen müssen? Haben wir in Bezug auf die alten Erdenzeiten und Zustände uns wirklich schon ein ausreichendes Bild gemacht? Ist das, was wir an und in den Gesteinen der Erdschichten finden, das Einzige, was die Natur der alten Erdzustände ausmachte? Sind wir so sicher, dass die Bildung dieser Gesteine aus einer der heutigen Naturbeschaffenheit ähnlichen Welt geschah? Wir sehen nur die Gesteine und die pflanzlichen und tierischen toten Reste. Wie war die Natur beschaffen, aus der das alles hervorging? War das Wasser zur Zeit des Erdmittelalters und des Altertums auch so beschaffen wie jetzt? Hatte die Luft zu allen Zeiten dieselbe Gaszusammensetzung? Wie verhielt sich die Wärmeverteilung?

Wenn wir uns nochmals vor Augen führen, dass wir Sterbezeiten innerhalb der Erdentwicklung entdecken können: Karbon und Kreide, in denen pflanzliches und tierisches Leben zugrunde ging, so entsteht die Frage, ob die Natur als ganzes einmal lebendiger war. Waren die großen Absterbezeiten Perioden einer Verminderung des allgemeinen Lebens des Erdorganismus und nicht nur Zeiten des Absterbens individualisierter Tier- und Pflanzenarten? Ist es denkbar, dass innerhalb der frühen Erdzustände Entwicklungsstufen oder Gebiete vorkamen, in denen ein extrauterines Leben eines menschlichen Embryos möglich gewesen wäre? Kann uns das Studium der verschiedenen embryonalen Ernährungsvorgänge einen Weg aufzeigen, durch den wir uns die lebendigeren Naturzusammenhänge der frühen Erdstufen zugänglich machen können?

Die Geburt, beziehungsweise das Ausschlüpfen aus dem Ei stellt für Mensch und Tier den Moment des Betretens der Erde dar. Was vorher in der Embryonalzeit und Fetalzeit geschieht, ist Vorstufe, die mit Ausnahme der unbeschalten Eier unter normalen Außenweltbedingungen nicht lebens- und entwicklungsfähig ist. Gibt es und gab es innerliche organismische Substanzverhältnisse auch in früheren Erdenzeiten immer nur innerhalb der Lebewesen, oder gab es organische, lebende Natursubstanz auch einmal draußen, sodass die frühen Embryonalzustände der sich intrauterin entwickelnden Lebewesen uns einen Einblick in das Leben der frühen Erdzustände möglich machen würden?

Wir sind im Wissenschaftsleben und auch in der nicht wissenschaftlich geprägten Lebensanschauung daran gewöhnt worden, nach einer einheitlichen und einfachen Ursache der Naturerscheinungen zu suchen und die aus der Beobachtung bekannten Unterschiede der Erscheinungen theoretisch zu nivellieren. Wir sind auch daran gewöhnt worden, vorauszusetzen, dass im Wesentlichen innerhalb der Natur keine Veränderungen eingetreten sind, dass es also eine Entwicklung im Sinne von Schöpfungen und echten Verwandlungen nicht gab. Wir möchten am liebsten annehmen, dass die Zustände unseres Erdenplaneten vor 400 Millionen Jahren, also etwa zur Steinkohlenzeit, im Prinzip den heutigen Zuständen gleich waren.

Der Blick in die geologisch-paläontologische Vergangenheit der Erde, also der Blick auf die Gesteinsschichten und die darin auffindbaren Abdrücke der Lebewesen scheint diese übliche Anschauung zu bestätigen.

Man schaut hin auf die sogenannten Urgebirge aus Gneis und Glimmerschiefer, findet darin keine pflanzlichen oder tierischen Reste und nimmt an, dass diese Gebirge ohne Mitwirkung von Organismen aus rein unorganischen Vorgängen entstanden sind. Man entdeckt in den ältesten Gesteinen des Erdaltertums, in Silur und Devon, Myriaden feinster Kiesel- und später auch Kalkgehäuse von ein- und wenigzelligen Lebewesen und kommt zu dem Schluss, dass organismisches Leben sich zu dieser Zeit aus toten Vorgängen gebildet habe. Ein gleichzeitiges enormes Leben und wieder Absterben aus den Lebensvorgängen in einer Art Urmeer stellt man sich vor, in dem oben im Wasser die Lebewesen entstehen und die kieselhaltigen Schalen beim Absterben nach unten fallen lassen. Genau denselben Vorgang stellt man sich vor, wie er auch heute am Boden der Meere vorkommt. Im Silur sieht man die ersten höher entwickelten Tiere und Pflanzen dazu kommen. In den jüngeren Erdschichten sieht man die komplizierteren Lebewesen auftreten. Schließlich sieht man am Ende der Eiszeit die ersten menschlichen Skelette. Und so erscheint die Erdgeschichte und Fossilgeschichte zu bestätigen, dass die Lebewesen sich aus einfachen zu komplizierten gebildet haben in einer Naturumgebung, die unserer heutigen Welt ähnlich ist.

Die Betrachtung der Embryonalentwicklung des Menschen und der Tiere zeigt uns, dass heute jede Tierart und der Mensch ihre Besonderheit haben. Verwandtschaftliche Beziehungen sind zwar deutlich: sehr eigenartige Zwischenformen zwischen den Reptilien und den Vögeln einerseits und den Säugetieren andererseits werden beobachtet; die Kloakentiere, die Eier legen, aber ihre geschlüpften Jungen säugen. Aber wir finden nirgends konkret die Verwandlung einer Art in die andere. Alles ist in Bezug auf die Körper- und Organformen, die embryonalen Hüllenformen und die embryonale Nahrungsstofflichkeit bereits differenziert. Und die spezielle Ausbildung der embryonalen Ernährungsorgane bedingt ihrerseits die arteigene spezifische Leibbildung.

Betrachten wir das zeitliche Auftreten der verschiedenen Arten der Fortpflanzung in der Erdvergangenheit, wie wir sie anhand der Fossilien rekonstruieren können, so können wir sagen: Tiere ohne Hüllenbildungen sind die erdgeschichtlich zuerst in Erscheinung tretenden. Stufenweise später tauchen diejenigen Formen auf, die umfangreiche embryonale Ernährungshüllen entwickeln oder gar die Keime im mütterlichen Organismus ausbilden.

Wenn man die paläontologischen Funde und die Erkenntnisse der Embryologie gründlich durchdenkt, so kann man sich klar werden, dass die höheren Tiere und der Mensch niemals in der Welt entwickelt werden konnten, in der die in Fossilbildung der Gesteine eingehenden Arten lebten und starben, zum Teil sogar ausstarben. Sie können aber auch nicht zu denjenigen Zeiten, in denen sie erdgeschichtlich nachweisbar wurden, einfach als Schöpfung aus dem Nichts aufgetaucht sein.

Wie und woher haben sie sich entwickelt? Wie standen sie mit den früher auftretenden Formen in Verbindung.

Um diese Fragen beantworten zu können, müssen wir darauf hinschauen, dass die verschiedenen Tiere und der Mensch als ausgebildete Formen und in der Embryonalzeit eine ganz bestimmte Beziehung zur stofflichen Natur haben; also zur Nahrung, zu Wasser, zu Luft und Wärme. Wir müssen uns fragen, was wir über die Entwicklung der stofflichen Natur in der Erdvergangenheit erfahren können, und wir müssen uns vor allem fragen, ob die stoffliche Beschaffenheit der Natur wirklich zu allen Zeiten gleich war, oder ob uns der Blick in die Erdgeschichte einerseits und in Embryonalvorgänge andererseits Hinweise geben kann auf *konkrete Stoffverwandlungen der Vergangenheit.*

In den Tiefen der Erdrinde, teilweise auch in den Gebirgen an die Oberfläche tretend, finden wir kristalline Gesteinsbildungen. Ihre Bildung muss der jener Gesteine vorangegangen sein, die Abdrücke von lebenden Organismen aufweisen. Die Strukturen dieser kristallinen Gesteine, besonders die der Grünsteingruppe und der Glimmerschiefer, erinnern an aus Pflanzen Absterbendes: an Holz, Fasern und Rinde. Man kann den Eindruck riesiger, durch ganze Gebirgsstöcke hinziehender Bäume haben. Selbstverständlich handelt es sich nicht um die Abdrücke wirklicher individueller Baumgebilde. Und dennoch fragt man sich, woher sie ihre Struktur haben. Ebenfalls ganz im Kristallin-Toten dieser Gesteine beobachten wir das Auftreten von geschichteten Rundformen, die wie ein mineralisches Abbild von Hohltieren anmuten. Im Erdaltertum kommt es zur Ausbildung von Schiefergesteinen unter gleichzeitigem Auftreten gewaltiger Mengen von Kleinlebewesen, die wieder absterben und nie wieder in solchen Massen erscheinen. Die heutigen Bildungen von Kieselalgenschichten sind winzig dagegen. Dann tritt im Karbon ein gewaltiger *Pflanzenbildeprozess* auf. Da erscheinen miteinander viele Arten von Sporenpflanzen, riesige Farne und Schachtelhalme in ungeheuren Mengen. Unter Absterben dieser alten Wälder bildet sich die Steinkohle. Nur kümmerliche Kleinformen dieser Pflanzengattung zeigen sich später noch. Nie wieder finden wir den Pflanzenprozess so ausgedehnt. Presste man den heutigen tropischen Regenwald zu Kohle zusammen, so erhielte man nur eine wenige Millimeter starke Schicht. Die alten Steinkohleschichten jedoch sind hunderte von Metern, bis zu 3000 Meter stark.

Im ausgehenden Erdaltertum tauchen Tiere auf. Erst mit dem Erdmittelalter aber blüht der *Tierbildeprozess* richtig auf. In der Gruppe der Wirbellosen führt er zur Bildung der für diese Epoche typischen Gesteine. In der Gruppe der Wirbeltiere treten die Reptilien besonders hervor. Gewaltige Kolosse offenbaren die Lebenskraft der damaligen Natur. Aber es kommt am Ende der Kreidezeit zum Absterben und Aussterben der Großformen.

In der jüngeren Erdenzeit leben diejenigen Pflanze und Tiere auf, die durch eine geschützte Samen- oder Embryobildung in einer weniger lebenskräftigen äußeren Natur existieren können. Entwicklungsfähig bleiben nur diese Formen. Am Ende einer nochmaligen Absterbezeit, der Eiszeit, tritt der Mensch auf. Man kann aus diesen Vorgängen ablesen, dass die Erde in ihrer Bildung eingefügt gewesen sein muss in gewaltige Lebensprozesse und Bildeprozesse, die stufenweise, zum Teil sehr abrupt nachgelassen haben. Einen *Schrumpfungsprozess* kann man ablesen. Wenn man sich die zusammengepressten, dichten Gesteine der Erdschichten ausgedehnt denkt in einen Bildezustand im Flüssigen, vielleicht auch Flüssig-Gasförmigen, aus dem die Gesteine sich verdichteten, so bekommt man eine sehr große, weit in den Kosmos hinausreichende Erde. Nicht eine kleine Bildung wie heute in der toten Erde war die Ausgangsstufe der Bildung, sondern eine große, in der die Lebensvorgänge nicht auf individualisierte Pflanzen- oder Tierkörper beschränkt waren. Die ersten individualisierten Pflanzen und Tiere tauchen aus viel allgemeineren Naturlebensprozessen auf. Sie verhalten sich zu der sie umgebenden Natur wie ein sich heute im mütterlichen Uterus entwickelndes Tier zur lebendigen Organisation des Muttertieres. Die Natur ist die noch lebendige Mutter, aus der sie ihre Nahrung und Wärmung nehmen. Die Naturelemente Wärme, Luft und Wasser durchdringen sich noch, sind noch nicht geschieden. Die Naturstofflichkeit ist von Leben durchdrungen.

Anmerkung

Ein weiterer Exkurs zur Evolution der Erde und der Lebewesen aus anthroposophischer Sicht wurde hier ausgelassen und stattdessen in Anhang 1 (III), Seite 405 aufgenommen. Ergänzend wird auf das Werk von Wolfgang Schad *Säugetiere und Mensch* (Verlag Freies Geistesleben, Stuttgart 2012) verwiesen. (Hg.)

Die Leibgestaltung des Menschen und ihre Gliederung

4

Knochenmensch, Muskelmensch, Nervenmensch

Die Keimblätter stellen eine innere Gewebegliederung dar, die zu einer Dreigliederung der Körpergewebe führt. Die Gesamtgestalt und die Gliederung des Menschen jedoch werden durch Kräfte bewirkt, die die Gewebegliederung übergreifen. Der Kopfteil des Embryos hebt sich zuerst plastisch heraus und eilt in seinem Wachstum dem Rumpf und den Gliedmaßen voraus. Er kann dies, weil er aus den Kräften der vorigen Inkarnation entsteht. Diese Kräfte ergreifen die zur Verfügung gestellte Leibessubstanz rasch und führen zu einer schnellen Ausbildung des Kopfes. Dabei wird zunächst die Gehirnanlage, die zur Amnionhöhle noch offen ist, aus den Körpermassen erhoben. Der Kopf beginnt sich zu runden, sobald das Nervenrohr der Gehirnanlage an der Oberseite geschlossen ist. Da zur gleichen Zeit aus der Urdarmanlage die noch einheitliche Mund- und Nasenhöhlung aus dem Inneren in die Kopfanlage hervorgetrieben wird, tritt an dieser die Kugelbildung der Kopfrundung zunächst nicht so stark hervor, sondern eine Gliedmaßenbildung. Es wächst der Nasenfortsatz von der Stirn herab und die gliedmaßenartigen Ober- und Unterkieferfortsätze wachsen von den Seiten um die Nasen- Mundbucht herum. So entsteht ein Embryonalstadium, an dem am Kopf das Gliedmaßenprinzip vorherrscht. Nur für kurze Zeit kommt die Strahligkeit der Gliedmaßen zur Geltung. Bald wird das kleine Gesichtchen durch das Wachstum des Kopfes und das Vorschieben des Gehirns überrundet und verschwindet zunächst unter der Vorbeugung des Kopfes. Es entsteht ein Stadium, in dem der Embryo insgesamt eine starke Rundung aufweist. Das Kopfbildeprinzip herrscht vor. Erst im dritten Monat streckt sich die Bildung durch Aufrichten des Kopfes in Folge einer stärkeren Hinterhauptsrundung. Zu diesem Zeitpunkt erscheinen am Rumpf die Gliedmaßenknospen, die allmählich in die Länge wachsen. So werden schrittweise in der frühen Embryonalentwicklung die drei von Rudolf Steiner oft angeführten plastischen Prinzipien der sphärischen Rundung, der zylindrischen Ausziehung nach unten in die Schwere und die Aufgliederung des Zylinders durch die Gliedmaßenbildung erkennbar.

Aus diesen plastischen Kräften lassen sich auch die einzelnen Formungen am Kopf, am Rumpf und an den Extremitäten verstehen.

Der kugeligen, sphärischen Kraft folgen am meisten die nach außen gewölbten Schädelknochen. Dieses Prinzip erkennen wir in abgeschwächter Form weiterhin am Schulterblatt und an der Beckenschaufel. Dem zylindrischen Prinzip folgen die zentralen Abschnitte der Schädelbasis und vor allem die Wirbelknochen. Die Wirbelsäule erscheint wie ein zusammengepresster, in die Länge gezogener und etagenförmig untergliederter Rumpf. Das strahlige Prinzip sehen wir vor allem an den Gliedmaßen, besonders an deren langen Röhrenknochen. In abgewandelter Form, sich einer kopfartigen Rundung anpassend, tritt es in den Rippen des Brustkorbes auf.

Am Kopf wird die große Gehirnanlage mit den Sinnesorganen von einer Bildung umschlossen, die die Organe zusammenfassend umschließt und abschließt. Die Organe des Hauptes werden zur Ruhe geführt. In der Schädelbildung lebt abschließende Ruhe. Nur am Unterkiefer finden wir noch Bewegung.

Am Rumpf dagegen sind vor allem die unteren Abschnitte stark beweglich. Im Brustkorb haben wir ein Gebilde vor uns, das die Tendenz zum Abschluss und zur Bewegung miteinander vereint. Am beweglichsten sind die Gliedmaßen, die beim Embryo am spätesten entstehen und sich ausdifferenzieren.

Sehen wir von der Nervenmasse ab, so werden die Grundstrukturen des Kopfes und des Rumpfes mit den Gliedmaßen aus dem Gewebe des mittleren Keimblattes gebildet. Es werden Gewebe ausdifferenziert, die Ruhe ermöglichen: die Knochen; und es werden Gewebe gebildet, die beweglich sind: die Muskeln. Beide werden durch die verschiedenen Bindegewebsstrukturen verbunden. Schauen wir das Haupt an, so herrscht hier die Knochenbildung vor. Muskeln finden wir nur an den beweglichen Teilen der unteren Gesichtspartien. In der beweglichen Gliedmaßenorganisation und am unteren Rumpf herrscht die Muskulatur vor. Knochen findet sich im Inneren der Gliedmaßen und an der Wirbelsäule sowie am Schulter- und Beckengürtel. Er bewirkt Festigung der Bewegung und Haltung, ist aber in der Bewegungsorganisation beweglich durch Gelenke gegliedert.

Kopf, Rumpf und Gliedmaßen sind als gegensätzliche Gebilde der Gesamtgestalt aufzufassen. Ihre Beziehung zueinander finden wir durch das Studium von Metamorphosen, die von Rudolf Steiner am 10. und 11. Vortrag der *„Allgemeinen Menschenkunde“* (GA 293) und im *„Dritten naturwissenschaftlichen Kurs“* (GA 323) dargelegt worden sind. Sie werden von ihm am Beispiel des Skeletts der genannten Körperabschnitte durchgeführt und geben uns die Möglichkeit, uns in die Beziehung der menschlichen Gestalt zur Erde und ihren Kräften einerseits und zum Kosmos andererseits einzuarbeiten.

Der Rumpf, repräsentiert durch die Form des Rückenwirbels, lässt sich in den Schädel durch die von Goethe entdeckte und durch Rudolf Steiner bestätigte Metamorphose verwandeln. Goethe entdeckte während seiner Italienreise an einem Schafschädel, dass der hintere, den Übergang vom Gehirn zum Rückenmark umschließende Teil des Schä-

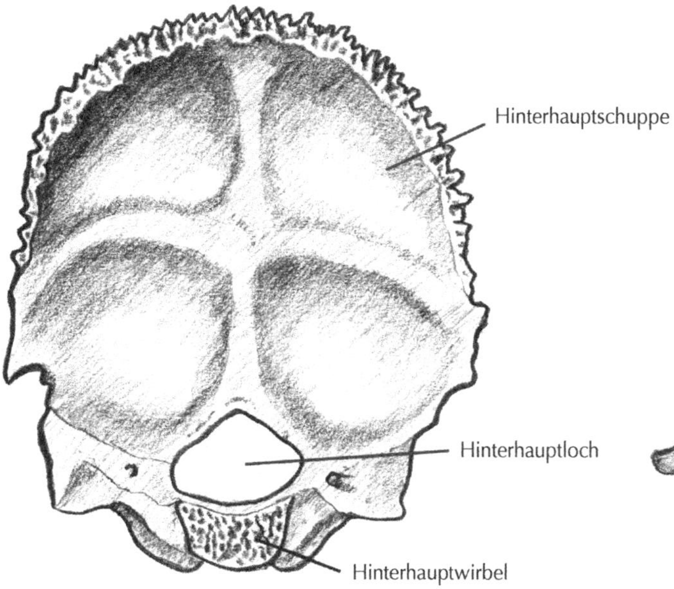

Hinterhauptbein von innen

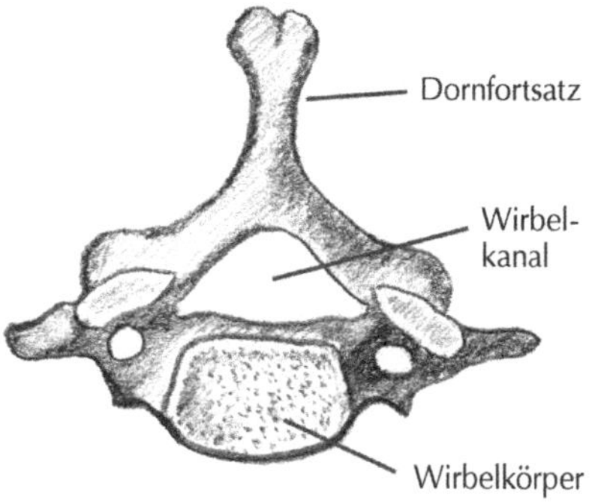

Siebter Halswirbel von oben

Metamorphose vom Rückenwirbel zum Schädelknochen

dels wie ein aufgeplusterter Wirbel aussieht. Er entwickelte aus dieser Wahrnehmung die Anschauung, dass der ganze Schädel aus Rückenwirbeln durch eine Vergrößerung des Hohlraums entstanden sei. Mehrere Wirbelringe seien zur Schädelbildung verschmolzen. Diese Anschauung Goethes über die Metamorphose vom Rückenwirbel zum Schädelknochen ist in der zoologischen und anthropologischen Wissenschaft sehr viel diskutiert worden. Man anerkennt heute, dass in der Basis des menschlichen Hinterkopfes drei Wirbelsegmente angelegt sind. Für die Schädelwölbung allerdings wird der Zusammenhang mit der Wirbelvergrößerung abgelehnt. Betrachtet man einen Tierschädel, von dem die Wirbelsäule abgelöst ist, von hinten, so sieht man in der Hinterhauptsbildung deutlich das Wirbelprinzip. Beim Menschen, bei dem die Schädelkapsel noch oben und hinten sehr stark ausgewölbt ist, fällt es viel schwerer, das Wirbelprinzip zu entdecken. Arbeitet man sich denjenigen Teil der Schädelbasis heraus, der das große Hinterhauptsloch umschließt, und nimmt die sich nach hinten oben anschließende Hinterhauptsschuppe dazu, so sieht man in dem Abschnitt, der vor dem Hinterhauptsloch in der Schädelbasis liegt, eine verwandelte, verkleinerte und abgeflachte Wirbelkörpermasse vor sich, während der Knochen, der ringförmig das Hinterhauptsloch nach hinten umschließt, dem Wirbelbogen entspricht. Zum Wirbelbogen gehört aber auch die Hin-

Druck- und Saugkräfte bei der Knochenbildung

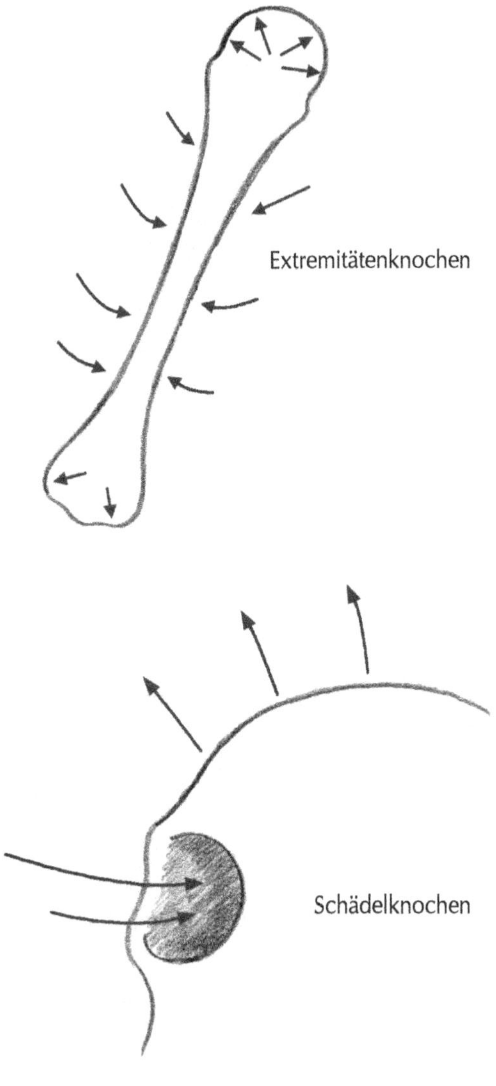

terhauptsschuppe, in die gewissermaßen die Dornfortsatzmasse mit eingebildet ist. Ferner kann man das Wirbelprinzip auch in dem sich nach vorn anschließenden Keilbein entdecken. Die Knochenmasse, die an ihrer inneren Oberfläche die Mulde des Türkensattels aufweist und insgesamt etwa das Zentrum der Schädelbasis bildet, sieht von hinten betrachtet wie ein Wirbel aus. Bei genauerer Betrachtung wird allerdings deutlich, dass das Wirbelprinzip an dieser Stelle in der Schädelbasis ausklingt. Der beschriebene Teil des Keilbeinkörpers nimmt nämlich von vorne, von der Nasenhöhle aus, Lufträume in sich hinein, die mit der Nasenhöhle in Verbindung bleiben. Es handelt sich um die mehr oder weniger große, entweder einheitliche oder auch untergliederte Keilbeinhöhe.

Bei der Betrachtung des menschlichen Schädels wird ganz deutlich, dass man die gewölbten Knochen der Schädelrundung – das Stirnbein, das Scheitelbein und das Schläfenbein – nicht aus der Wirbelmetamorphose erklären kann. Rudolf Steiner gibt eine andere Erklärung für die oben beschriebenen Formen als Goethe.

Er stellt dar, dass die gewölbten Schädelknochen eine Metamorphose der Röhrenknochen der Gliedmaßen sind, die durch eine Umstülpung entstehen. Besonders in Rudolf Steiners dritten Naturwissenschaftlichen Kurs (*„Das Verhältnis der verschiedenen naturwissenschaftlichen Gebiete zur Astronomie“*, GA 323) wird beschrieben, dass der Röhrenknochen der Gliedmaßen durch die Druckkräfte der Erde innerhalb der Muskulatur zu Stande kommt. Durch die Umstülpung zeigt sich ein vollkommen entgegengesetztes Bildeprinzip. Die gewölbten Knochen des Schädeldaches entstehen nicht durch Druck, sondern durch eine Saugwirkung, die von peripherischen kosmischen Kräften auf das Haupt ausgeübt wird. Diese Kräfte bewirken auch, dass sich die Schädelknochen zu einer einheitlichen Gesamtform zusammenschließen, während die Röhrenknochen in den Gliedmaßen als Knochenindividuen aufgegliedert erscheinen.

Nun haben die Gliedmaßen ja nicht nur die röhrig gestalteten Abschnitte, sondern auch aufgetriebene Gelenkenden, die man gegenüber den röhrigen Abschnitten als gegensinnig gebildet anschauen kann. Würden die Druck-, Zug- und Biegungskräfte, die an den Röhrenknochen modellieren, auch auf die Gelenkenden einwirken, so hätten wir keine beweglichen Gelenke. An den Gelenkenden, die kopfartig vorgetrieben oder pfannenartig eingemuldet werden, wird keine dicke Knochenrinde ausgebildet. An Längsschnitten durch die Röhrenknochen sieht man, dass die dicke Knochenrinde des röhrigen Abschnittes am Übergang zum Gelenkende aufgesplittert wird in ein feines, bogenartig auseinanderstrebendes Bälkchensystem, dessen einzelne Balken radiär auf die hauchdünne Knochenlamelle der Gelenkfläche einstrahlen. Es erscheint also eine Knochenstruktur, die sich auf eine Kraftverteilung auf eine große Oberfläche einstellt. Auf diese Weise wird der Druck des Körpers, der normalerweise die Gelenke zusammenpressen würde, aufgelöst.

Bälkchenstruktur am Knie

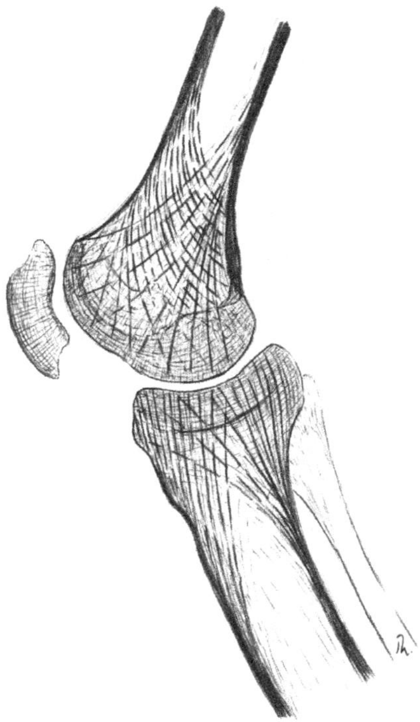

Bei der Metamorphose des Röhrenknochens in den Schädelknochen wird – wie dargestellt – eine vollständige Umkehrung der Kraftwirkung am Knochen erreicht. Der sphärische Schädelknochen entsteht nicht dadurch, dass der röhrige Abschnitt des Röhrenknochens aufgetrieben wird, sondern durch seine Umstülpung. Dabei kommt es aber auch zu einer Metamorphose der Gelenkenden, die beachtet werden muss, damit man die Metamorphose als Ganzes verstehen kann. Werden die röhrigen Abschnitte, die unter den drückenden Kräften gegen die Erdenkräfte an den Gliedmaßen entstehen, durch die Wirkung der saugenden Sphärenkräfte nach außen gewölbt, so geschieht mit den Gelenkenden das Gegenteil. An den Gliedmaßen stehen diese Gebilde unter Wirkung von Kräften, die sich gegen die Erdenkräfte auflehnen und den Druck überwinden. Diese Kräfte wirken aber nicht aus der Sphäre, also dem Umkreis, sondern aus den jeweiligen Zentren der Gelenkenden. Dies wird ganz deutlich, wenn man sich vor Augen führt, dass die Verknöcherung der Gelenkenden aus der knorpeligen Vorstufe des Embryos bzw. des kleinen Kindes aus dem Zentrum der Gelenkenden entsteht. Metamorphosiert man die Gelenkenden in den Kopf, so erhält man gerade diejenigen Gebilde, die sich gegenüber der nach außen gewölbten Schädeldecke entgegengesetzt verhalten: die Einbuchtungen für die großen Sinnesorgane. An den Augenhöhlen wird dies besonders deutlich. Diese Einbuchtungen entstehen durch den Druck der sich einstülpenden Sinnesorgane.

Zusammenfassend wird also aus den an den Gliedmaßen unter Erdendruck entstehenden röhrigen Abschnitten am Schädel die unter kosmischen Saugkräften stehende Schädelwölbung. Aus den den Druck an den Gliedmaßen überwindenden Gelenkenden entstehen die Eindrücke der Sinnesbuchten. Man kann die Metamorphose von Gliedmaßenknochen zum Schädelknochen auch an den verschiedenen Abschnitten des Gesichts schrittweise verfolgen. Der Unterkiefer ist einem Gliedmaßenknochen noch am meisten ähnlich. Er hat ein Gelenkköpfchen wie ein Gliedmaßenknochen. Der röhrenartige Teil ist nur noch ganz kurz. Er schließt sich unmittelbar an das Gelenkköpfchen an. Der übrige Unterkiefer zeigt schon die flächenhafte Bildung, die für den Kopfknochen typisch ist. In der Mitte des Vorderkopfes ist der Oberkiefer eine festgewachsene, umgewendete Gliedmaße, die an der Nase und am Unterrand der Augenhöhle schon eine Sinnesbucht umschließt. Der oberste Vorderkopfknochen, das Stirnbein, stellt mit der das Gehirn umschließenden Wölbung und den die Sinnesorgane umgreifenden Fortsätzen den Prototyp des eigentlichen Schädelknochens dar.

Fassen wir beide Metamorphosenwege zusammen, so finden wir von hinten unten her das Rumpfbildeprinzip, das sich stufenweise in die sphärische Bildung des Schädels verwandelt.

Die Bewegungsorganisation des Menschen und ihre Gliederung

5

Die Entfaltung der Bildekräfte in Beziehung zur Musik

Im Folgenden wird Bezug genommen auf den „Toneurythmiekurs" Rudolf Steiners: eine für die Heileurythmie wichtige Grundlage, die die Beziehung der Bewegungsorganisation des Menschen zu den Grundelementen der Musik, wie die Tonarten und Intervalle, beschreibt („Eurythmie als sichtbarer Gesang", GA 278)

Die Bewegungsorganisation entsteht in der frühen Embryonalzeit aus dem durch das Blut ernährten Gewebe des mittleren Keimblattes. Auch im späteren Leben wird diese Organisation immer neu aus dem Blut heraus verdichtet, während andererseits das Blut die verfestigenden Strukturen auch wieder auflöst. Am stärksten ist diese Auflösung und das neue Verdichten beim Stoffwechsel in der Muskulatur, das heißt in demjenigen Gewebe, das aktiv beweglich ist. Am geringsten ist der Stoffwechsel in den straffen und derben Geweben der Sehnen und Gelenkkapseln. Stärker als man gemeinhin denkt, ist der Stoffwechsel im Knochen. Dabei bleiben die äußere Form, das feine Fachwerk der Knochenbälkchen, erhalten.

In der Embryonalzeit werden die sich vermehrenden und wuchernden, zuerst sehr weichen, flüssigkeitsreichen Gewebemassen des mittleren Keimblattes von musikalischen Formkräften ergriffen. Dies geschieht für die Rückengestalt im Zusammenklang der Gestaltung des Rückenmark-Nervensystems mit der Wirbelsäule und den Muskeln. Die von den Seiten in den Keimlingsrumpf hineinschießenden Massen des mittleren Keimblattes bleiben nicht einheitlich. In Berührung mit den Knospen der Rückenmarksnerven werden sie rhythmisch in sogenannte Ursegmente gegliedert. Auf jeder Seite der Rückenmarksanlage und der Rückensaite entsteht vom Kopf zum Steiß fortschreitend eine Reihe von Gewebssegmenten, in die ebenso rhythmisch die Rückenmarksnerven einwachsen. Jedes Ursegment erhält einen Rückenmarksnerv. Aus den Ursegmenten gehen die zunächst segmentierten Muskeln hervor. An den Berührungsstellen mit der Chorda dorsalis entstehen die Wirbel. Sie bilden sich zunächst in einem noch nicht knöchernen, sondern knorpeligen Zustand. Später werden

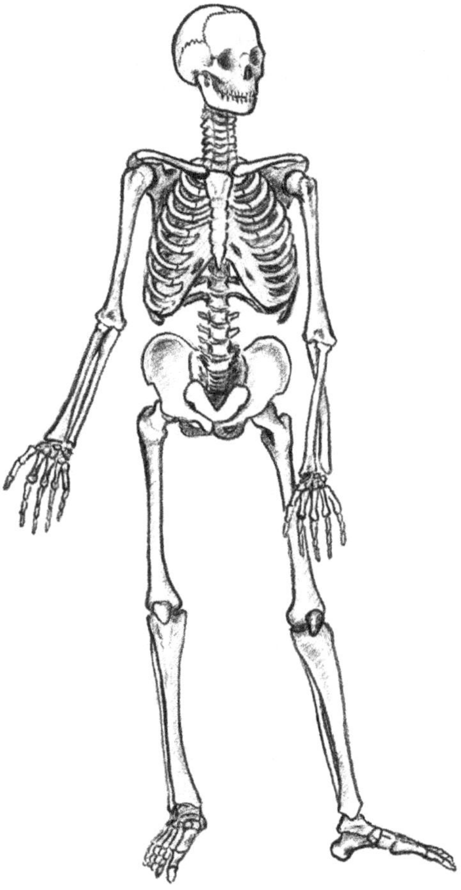

Knochenmensch

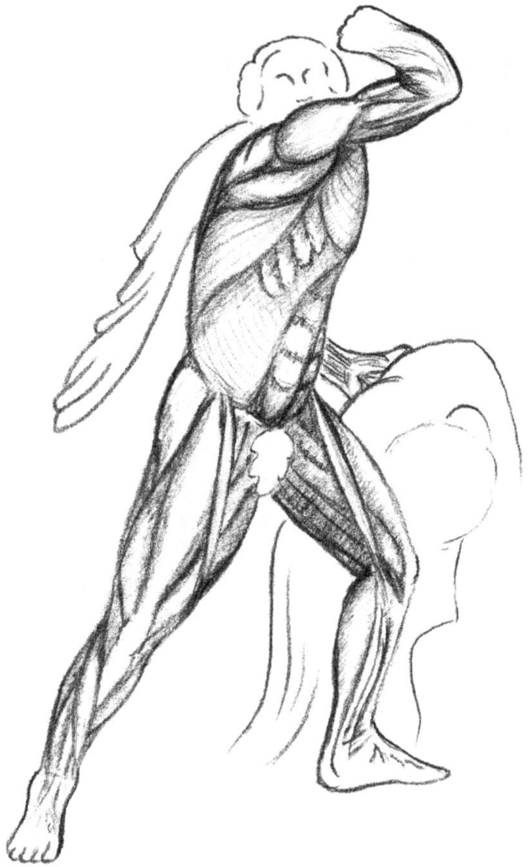

Muskelmensch (Vorderansicht)

sie verknöchert. Knochen entsteht immer dort, wo Bewegungen aufeinander branden, sich stauen und dadurch zur Ruhe kommen, aber auch in der Umgebung der Nervenmassen des Gehirns und des Rückenmarks. So kommt es, dass die Wirbel einen Teil haben, der der Bewegungsorganisation zugehört: Wirbelkörper, Querfortsätze und Gelenke und einen Teil, der das Rückenmark umgibt: Wirbelbogen.

Die Verknöcherung der Wirbel beginnt in der Halsregion. Schritt für Schritt erscheinen Wirbel nach unten bis zum Steiß. Zuerst sind die in der Bildung am weitesten fortgeschrittenen Wirbel am größten und schwersten, also die kopfnahen Wirbel. Später, ganz besonders nach der Geburt und erst nach Erreichen des aufrechten Ganges kehrt sich das um. Die Halswirbel werden dann die kleinsten, leichtesten und beweglichsten, während

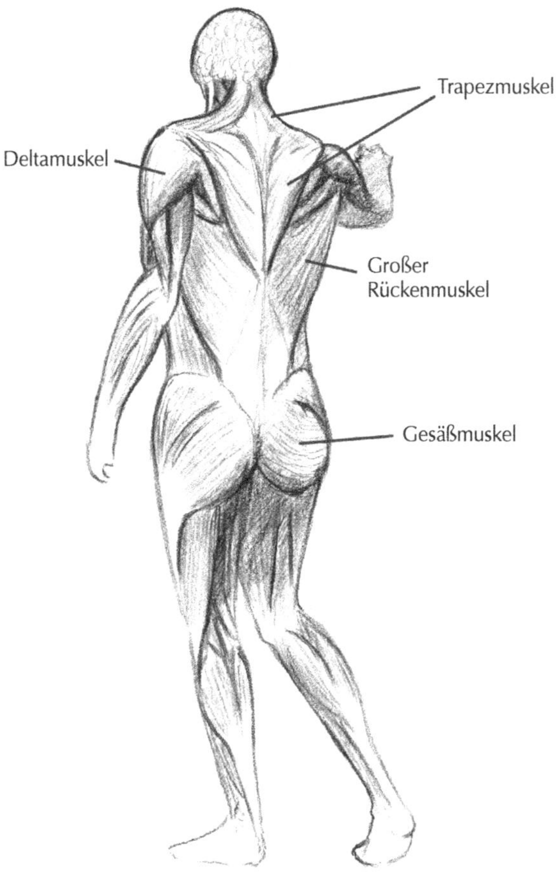

Muskelmensch (Rückenansicht)

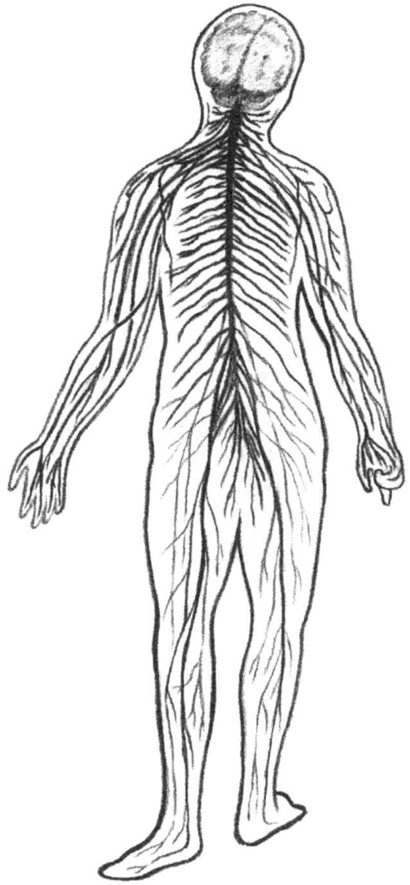

Nervenmensch

ganz unten in der Höhe des Beckengürtels die größten, schwersten und unbeweglichsten Wirbel gebildet werden und miteinander zum Kreuzbein verschmelzen. Da der Embryo oder Fetus besonders in den letzten Monaten der Schwangerschaft seinen schweren Kopf meistens nach unten hält und die Erdenbelastung in der späteren Richtung noch nicht auf seine Wirbel wirkt, wirken die verdichteten, tiefen musikalischen Kräfte mehr auf die oberen Abschnitte des Rückens. Mit der Geburt kehrt sich das um. Die Meloskräfte sind es eigentlich, die die Rückenstrukturen gestalten. Sie bilden zwischen Leichte und Schwere die Segmente, später aber auch die die Segmente überspringenden Strukturen. Die Muskeln bleiben nur in der Tiefe des Rückens und zwischen den Rippen segmentbegrenzt. In den oberen Rückenschichten überspringen sie die kleineren oder größeren

Segmente. So erhalten wir die wunderbar musikalische Rückenstruktur ausschließlich aus den Meloskräften.

Die oberflächlichsten großen Rücken- und Brustmuskeln entstehen in der Verbindung des Rumpfes mit den Gliedmaßen, vorwiegend mit den Armen.

In der Arm- und Beingliederung wirkt sich nicht das Melos aus, sondern die Intervallkraft. Die großen fächerartigen Verbindungsmuskeln entstehen aus dem Ineinanderweben von Intervallen und Melos. Die Muskeln der Gliedmaßen bilden sich mit den Knochen durch Kräfte, die von außen nach innen und von innen nach außen wirken. Durch diese Intervallkräfte gliedern sich die Gliedmaße in Schulter- oder Beckengürtel, Oberarm oder Oberschenkel, Unterarm oder Unterschenkel und die Abschnitte der Hände und Füße.

Bei der Bildung der Gliedmaßenmuskeln spielt außer den Intervallkräften noch eine andere musikalische Kraft hinein. Wir haben Beugemuskeln und Streckmuskeln und auch Drehmuskeln, die beide Richtungen verbinden. Die Gliederung der Muskeln in diese Gruppe entspringt der verinnerlichenden Kraft des Moll und der nach außen strahlenden Kraft des Dur, oder – auf die Tonarten differenziert – den Kräften, die die b-Töne und die überstreckten Kreuztöne bilden.

So ist die ganze Bewegungsorganisation von den Kräften der Musikalität aus dem Umkreis durchzogen. Sie gelangt aber bei den meisten Menschen vollkommen unter den Einfluss von Verdichtungs- und Schwerekräften und wird mechanisiert. So erlebt der Mensch heute seine Bewegungsorganisation als Apparat.

Die Wirbelsäule und die Tonarten

Wenn wir die Wirbelsäule von vorn oder hinten betrachten, so erscheint sie, wenn sie normal gebildet ist, völlig gerade. In diesen Betrachtungsrichtungen fällt lediglich auf, dass die Wirbel weiter oben kleiner, zarter gebildet sind, während sie weiter unten immer größer und plumper werden. Die Wirbelsäule ordnet sich mit ihrer Massenverteilung und in ihren Formen in die Richtung von Leichte und Schwere ein. Wir sehen zum Beispiel bei der Betrachtung der Brustwirbelsäule, dass die seitlich angeordneten Querfortsätze, die mit den Rippen in Kontakt treten, im oberen Bereich der Brustwirbelsäule nach oben steigen, während sie im unteren Teil abwärts verlaufen.

Betrachtet man eine Wirbelsäule von der Seite, so ergibt sich ein grundsätzlicher Unterschied der Wirbelsäule eines neu geborenen Kindes von der eines erwachsenen Menschen. Die Wirbelsäule eines neu geborenen Kindes, das sich ja noch nicht in die Kräfte

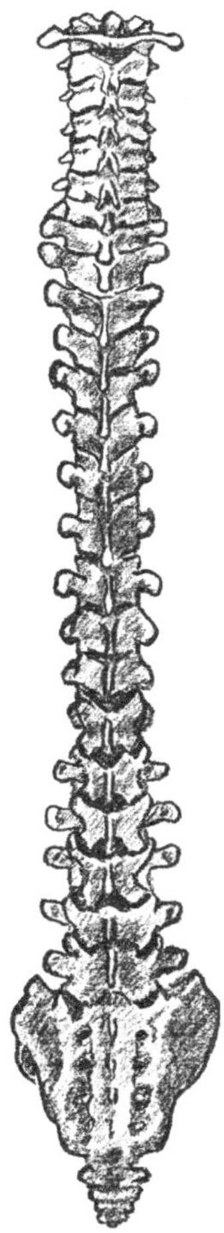

von hinten

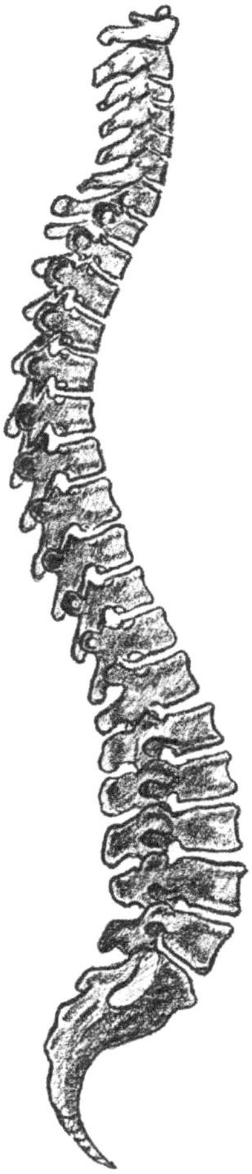

von der Seite

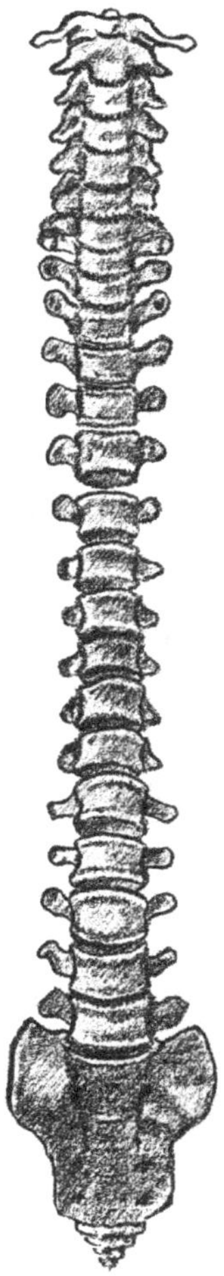

von vorn

der Schwere und der Leichte hineinstellt, zeigt eine flache Biegung nach rückwärts. Dagegen erkennen wir an der Wirbelsäule eines erwachsenen Menschen – wenn wir sie in Beziehung zur Aufrechten setzen – im Wesentlichen drei große Abschnitte.

1. *Die Halswirbelsäule*:
Zu ihr gehören eigentlich noch drei in der hinteren Schädelbasis gelegene und in der Schädelbildung aufgegangene Wirbel. Die Halswirbelsäule hat normalweise eine flache Krümmung nach vorne, die man als Lordose bezeichnet. Die beiden obersten Halswirbel zeigen eine besondere Formmetamorphose. Der oberste Halswirbel, der Atlas, hat keinen Wirbelkörper. Die Masse seines Wirbelkörpers ist nämlich in der Embryonalentwicklung verschmolzen mit der Wirbelkörpermasse des zweiten Halswirbels, des Axis. Der Atlas bildet einen Ring, welcher um die an den Axis abgegebene Masse drehbar ist.

Außerdem bildet der Atlas auf jeder Seite ein Gelenk zum Tragen des Kopfes. In diesen Gelenken erfolgt die Nickbewegung des Kopfes. Die Halswirbelsäule besteht insgesamt aus sieben freien Wirbeln.

2. *Die Brustwirbelsäule*:
Sie besteht aus zwölf Wirbeln. Die Wirbel sind in ihr so angeordnet, dass gegenüber der Senkrechten ein flacher Bogen nach hinten beschrieben wird, welchen man Kyphose nennt. Die Brustwirbel sind in ihrer Metamorphose gegenüber den anderen Wirbeln dadurch ausgezeichnet, dass sie auf den Seiten die Rippen aufnehmen.

3. *Die Lendenwirbelsäule*, sowie das *Kreuz- und Steißbein:*
Die Lendenwirbel sind die massivsten Wirbel der ganzen Wirbelsäule. Sie sind in einem flachen Bogen nach vorn angeordnet, so dass die Lendenwirbelsäule wiederum eine Lordose aufweist. Gegenüber dieser Lordose findet sich dann wieder eine Kyphose im Bereich des Kreuz- und Steißbeines. Das Kreuzbein, das sich nach unten an die Lendenwirbelsäule anschließt, besteht aus fünf miteinander verschmolzenen Wirbeln. Die Seitenflügel des Kreuzbeines sind durch Verschmelzung von Rippenanlagen entstanden. Diese Seitenmassen haben eine gelenkige Verbindung mit dem Beckenknochen: die Kreuz- Darmbeingelenke.

Schauen wir die nur von der Seite erkennbaren natürlichen Biegungen der Wirbelsäule nochmals an, so erkennen wir, dass die Scheitelpunkte der Biegungen nirgends in der Mitte der einzelnen Wirbelsäulenabschnitte liegen. Der Scheitelpunkt der Lordose der Halswirbelsäule liegt am Übergang vom mittleren zum unteren Drittel dieses Wirbelsäulenabschnittes. Dagegen liegt der Scheitelpunkt der Brustwirbelsäule normalerweise am Übergang vom oberen zum mittleren Drittel. Der Scheitelpunkt der Lordose der Lendenwirbelsäule liegt wiederum am Übergang vom mittleren zum unteren Drittel dieses Abschnittes. Immer dann, wenn die Wirbelsäule sich nach vorne wendet, liegt der Schwingungspunkt mehr unten; wendet sich die Wirbelsäule nach hinten, so liegt der Schwingungspunkt mehr oben. Diese Schwingungen lassen sich als zusammenhängend mit dem Hineingestelltsein des Menschen in das Vorne und das Hinten erkennen. Die Biegungen nach vorne haben mehr Beziehung zur Erdenschwere, die Biegungen nach hinten zur Leichte.

Es wurde schon ausgeführt, dass die Segmentierung der Wirbelsäule, das heißt die Untergliederung in einzelne Wirbel, aus dem musikalischen Wirken des Melos hervorgeht. Dabei sind die Wirbelbildungen diejenigen Stellen, die als ruhende Punkte zwischen den beweglichen Muskeln stehen bleiben. Betrachten wir die Muskulatur des Rückens, die aus der Weiterbildung der Ursegmente entsteht, so erkennen wir an denjenigen Muskeln, die am dichtesten an den Wirbeln liegen, dass sie wirklich aus Ursegmenten hervorgegangen sind.

Da finden wir Muskeln, die sehr kurz sind und die auf der Rückseite der Wirbelbögen von dem Dornfortsatz eines Wirbels zum Querfortsatz des nächsten, unterhalb gelegenen Wirbels ziehen. Verfolgen wir die Muskeln des Rückens von dieser ganz innen gelegenen Schicht weiter nach außen, so erkennen wir schichtweise immer größere und längere Muskeln und ziemlich weit innen noch solche, die einen Wirbel überspringen. Dann gibt es aber auch Muskeln, die zwei und mehr Wirbel überspringen, sodass wir erkennen, dass im Inneren an der Wirbelsäule die Ursegmentgliederung erhalten ist, während schrittweise weiter nach außen und hinten immer größere Verbindungen vor Ursegmentmaterial liegen. In der Rückenbildung haben wir also zunächst das Prinzip der Ursegmentgliederung, welches im Inneren an der Achse erhalten bleibt und nach außen hinten immer mehr übersprungen wird.

In den zwischen Schwere und Leichte auf- und abspielenden Kräften des Melos kann man die Schöpfer der Auf- und Abwärtsgliederung der Wirbelsäule, der Rückenmuskulatur und der segmentierten Gliederung des Brustkorbes finden. In den Vorwärts- und Rückwärtsschwingungen der Wirbelsäule, der sich den den Rumpf nach vorne und das Rückenmark nach hinten umgreifenden Strukturen anpassen, sind die Dur- und Mollkräfte am Werke. Sie durchschwingen wiederholt das Auf und das Ab des Melos. Gerade an den Übergängen, an denen das Dur in das Moll übergeht, finden wir die Ansätze von Schulter- und Beckengürtel, mit denen wir in ein drittes musikalisches Kräftespiel in den Gliedmaßen eintreten.

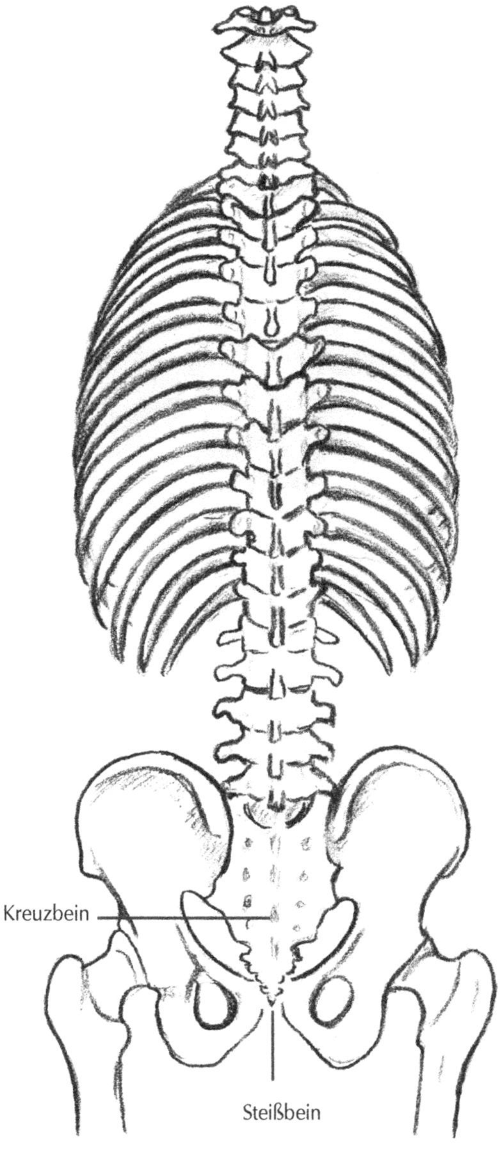

Das Rückenskelett (Rückenansicht)

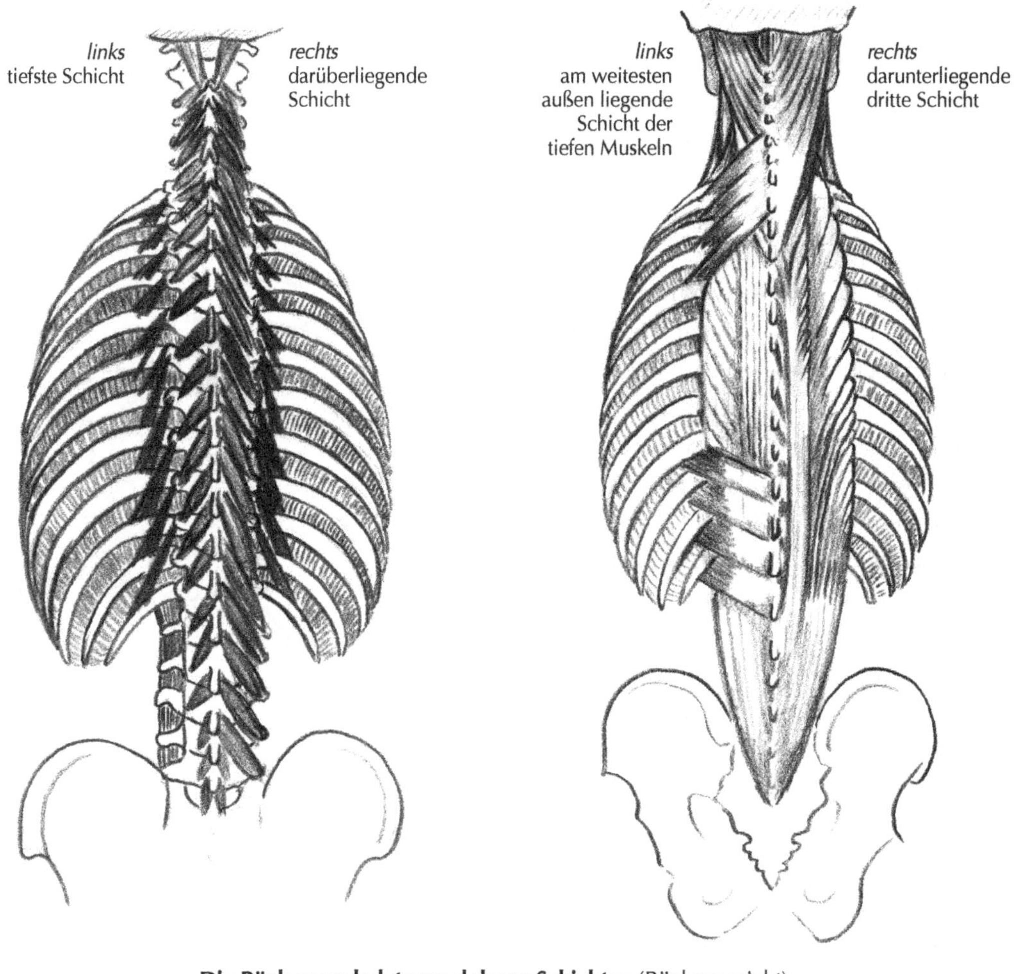

Die Rückenmuskulatur und deren Schichten (Rückenansicht)

Am Übergang in die Gliedmaßen erkennen wir an der Vorder- und Rückseite des Rumpfes große fächerartige Muskeln, die nicht wie die tiefer gelegenen Rückenmuskeln und die Zwischenrippenmuskeln in eine Aufwärts-abwärts-Gliederung eingespannt sind. Wir entdecken hier besonders den von der Hals- und Brustwirbelsäule zur Schulter nach beiden Seiten sich ausbreitenden Trapezmuskel und den von der Lendenwirbelsäule und dem Darmbeinkamm aufwärts zum Oberarmschaft ziehenden großen Rückenmuskel sowie den sich an der Vorderseite des Brustkorbes vom Brustbein und der Unterseite des Schlüsselbeines zum Oberarm ausdehnenden großen Brustmuskel. Am Beckengürtel entsprechen ihnen der große Gesäßmuskel und der Leistenmuskel.

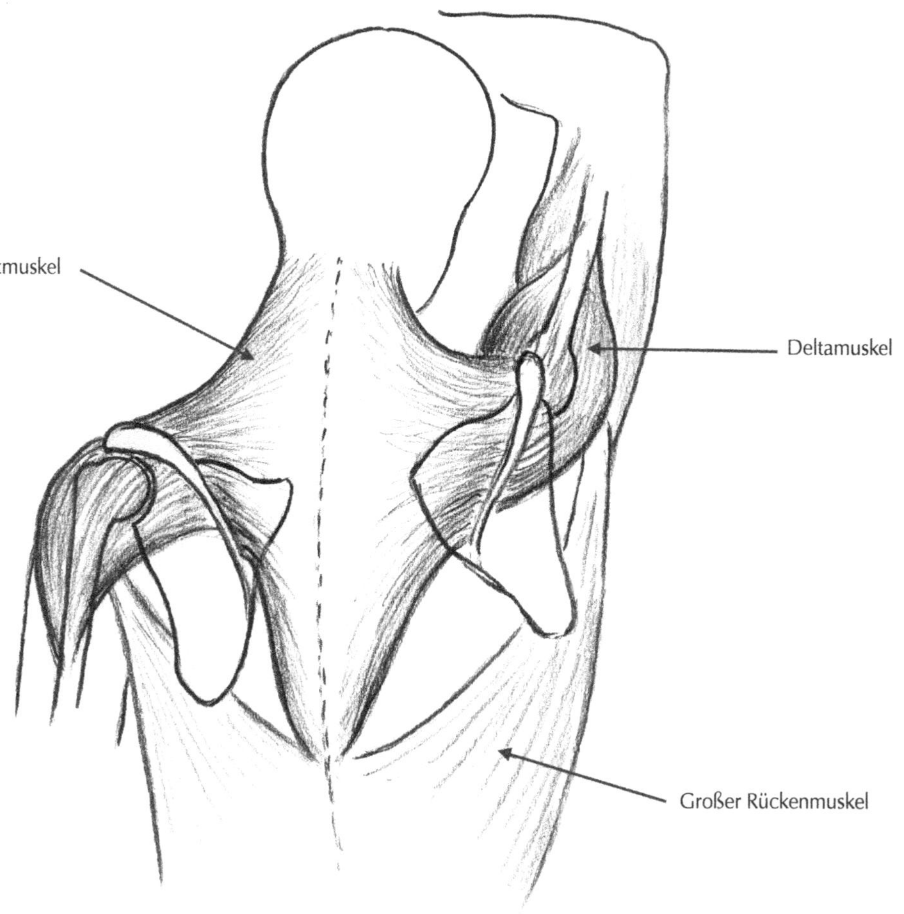

Übergang der Rückenmuskeln in den Schultergürtel (Muskeln über Knochen gezeichnet, Rückenansicht.)

Bei der Darstellung der frühen Embryonalstadien wurde ausgeführt, dass durch Aufwölbung des äußeren Keimblattes und durch Ausdehnung der Amnionhöhle allmählich der Körper des Embryos aus der flächenhaften Keimscheibe zu einem plastischen Körper gebildet wird. Dabei entstehen zunächst der Kopf und der Rumpf. Etwa in der vierten Woche der Entwicklung schieben sich als kleine Ausstülpungen zunächst die Anlagen der Arme, kurze Zeit später auch die Anlagen der Beine an den Seiten heraus. Diese Gebilde sehen zunächst aus wie kleine Knospen. Sie sind völlig ungegliedert. Allmählich wird die Ausstülpung größer und länger. Dann erkennt man als erste Gliederung eine Knickung, die der Bildung des Ellenbogens bzw. des Knies entspricht. Beim weiteren Hi-

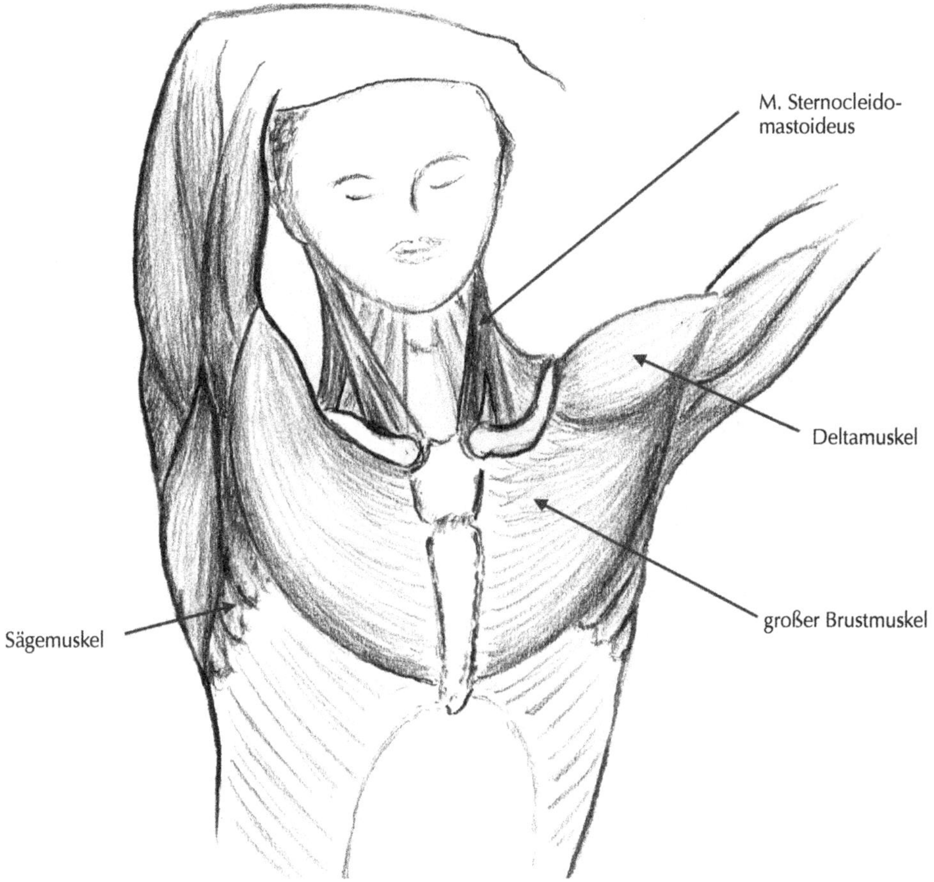

Muskeln des Schultergürtels

nausschieben der Gliedmaßenanlage kommt es dann zu einer flachen Abgliederung in der Gegend des Hand- bzw. Sprunggelenkes. In diesem Stadium ist die Anlage der Hand und des Fußes etwas breiter als die des Unterarmes bzw. des Unterschenkels und sieht aus wie ein kleiner ungegliederter Fausthandschuh. Bald erkennt man innerhalb dieser Hand an der Stelle der späteren Mittelhand eine fünffache Gliederung, die dann auch durchgreift in die Bildung der Finger.

Wenn man die ganze Bildung der Gliedmaße am Embryo anschaut, so zeigt sich, dass die Aufgliederung an der Gliedmaße nicht einem Prinzip entspricht, das vom Rumpf herkommt, sondern dass die vom Rumpf in die Gliedmaße hineinwachsende Gewebemasse eine Gliederung von außen erfährt. Man kann am Embryo in Einzelheiten nachweisen, wie vom Gewebematerial von fünf Ursegmenten des Halses und des oberen Brustkorbes Material abgezweigt wird und in die Armanlage einwächst. Obwohl das Gewebematerial aus fünf Ursegmenten stammt, also die Möglichkeit bestünde, dass die Fünfstrahligkeit der Hand mit diesen fünf Ursegmenten zusammenhängt, also von Rumpf aus übertragen wäre, ist dies nicht der Fall. Das Gewebematerial des Armes wird vollständig anders angeordnet. Anhand der Nervenversorgung der Hand kann man sagen, dass nur Material von drei Ursegmenten bei der Handbildung eine Rolle spielt, während das Material von den zwei übrigen Ursegmenten in der Bildung von Unter- und Oberarm verbraucht wird. Die Fünfgliedrigkeit der Hand, aber auch die Zweigliedrigkeit des Unterarmes zum Beispiel sind Gliederungsprinzipien, die mit der Rumpfgliederung nichts zu tun haben, sondern von außen in der Gliedmaße wirken. Wie für den Arm, so kann man auch für die Beinbildung einen entsprechenden Zusammenhang mit den Lendensegmenten darstellen.

Die Extremitäten und die Intervalle

Die musikalischen Bildekräfte der Extremitäten sind die Intervalle. Im Schultergürtel und im Beckengürtel, also an den Übergangszonen, tritt die Melosbildung mit den Intervallen in Beziehung. Mit dieser Begegnung hängen die schon angeschauten fächerartigen Muskeln am Rumpf zusammen. Es kommt in der Embryonalzeit nicht nur zu einem Hinauswachsen von Gewebematerial in die Gliedmaßen, sondern besonders an der oberen Extremität auch zu einem Zurückwachsen von Material vom Arm auf den Rumpf. Während sich der Arm bildet und in seine einzelnen Muskel- und Knochenabschnitte gliedert, wachsen nach vorn und hinten Muskeln vom Arm auf den Rumpf zurück. Dies sind der große Brustmuskel an der Vorderseite und der große Rückenmuskel an der Rückseite. Noch ein weiterer Muskel spielt hier eine Rolle. Dies ist der große seitliche Sägemuskel, der von der Innenseite des Schulterblattes auf die Seiten- bzw. Vorderfläche des Brustkorbes mit großen Zacken greift. Woher weiß man, dass diese drei Muskeln vom Arm auf den Rumpf zurückwachsen? Man kann dies aus dem Verhältnis des betreffenden Muskels zum Nervensystem feststellen. Mit jedem Ursegment ist ein bestimmter Nerv verbunden.

Die muskulären Abzweigungen der Ursegmente werden von entsprechenden Abzweigungen der Nerven versorgt. Alle aus einem Ursegment sich abspaltenden Bildungen erhalten einen Zweig des Ursegmentnerven. Deshalb kann man anhand der Nervenversorgung am fertig ausgebildeten Menschen die Zugehörigkeit eines Muskels zu einem bestimmten Bildeort feststellen.

Die genannten drei großen Muskeln bewirken wesentliche Grundbewegungen des Armes: Der große Brustmuskel bewirkt eine Heranziehung des Oberarmes noch vorn an den Brustkorb, der große Rückenmuskel eine Bewegung des Oberarmes nach hinten und unten, der Sägemuskel die Hebung des Oberarmes über die Horizontale.

Betrachtet man die verschiedenen Muskeln, die am Schultergürtel zusammenkommen, so kann man in diesem Bereich das Prinzip der Knochenbildung zwischen den beweglichen Abschnitten, die aneinander branden, besonders gut studieren. Schlüsselbein und Schulterblatt sind Paradebeispiele für die Bildung des Knochens zwischen den sich begegnenden Muskelgruppen. So wie zwischen verschiedenen Wasserströmen, die sich begegnen, Stellen entstehen, an denen von den Strömen mitgeschlepptes Gesteinsmaterial abgelagert wird, so bildet sich der Knochen zwischen den Bewegungsströmungen der Muskeln. Dadurch, dass die an eine Knochenbildung herantretenden Muskeln ganz verschieden sind, bilden sich auch die Knochen sehr unterschiedlich aus.

Das Schlüsselbein

Das Schlüsselbein führt auf beiden Seiten des Schultergürtels die Armbildung mit der Bildung des Brustkorbes und der Wirbelsäule zusammen. An der Brustwirbelsäule geht das auf- und abwärtsgliedernde Melos-Prinzip an den Rippen über in die rhythmische Organisation. Die obersten Rippen verbinden sich direkt mit dem Brustbein, das vorne in der Mittellinie liegt. Oberhalb des Ansatzes der ersten Rippe am Brustbein finden wir eine komplizierte Gelenkbildung zum inneren Schenkel des Schlüsselbeines. Dieses zieht vom Brustbein mit einem großen s-förmigen Schwung zur Seite und etwas nach hinten und verbindet sich in einem Gelenk (Schulter-Eck-Gelenk) mit einem langen Fortsatz des Schulterblattes, der sogenannten Schulterblattgräte, die sich über das Schultergelenk wölbt. Bei dieser Verbindung, die das Schlüsselbein zwischen Brustkorb und Schulterblatt herstellt, schwingt es zunächst bogenförmig nach vorn und in seiner äußeren Hälfte dann nach hinten. Diese Schwingungen hängen mit dem Ansatz der umgebenden Muskeln zusammen.

Aus den Ausführungen Rudolf Steiners im *„Toneurythmiekurs"* kann man entnehmen, dass in der Bildung des Schlüsselbeines ein urmusikalisches Prinzip verwirklicht ist, das Prinzip von Dur und Moll, aber nicht als Intervallbildung, wie es sich z.B. in den beiden Terzen verwirklicht. Im Schlüsselbein liegt noch gar keine bestimmte Ton- oder Intervallbildung vor. Es schwingt frei zwischen den beiden Grundkräften des Musikalischen, man könnte auch sagen, zwischen den Grundkräften des Seelischen überhaupt. Aber es ist noch nicht festgelegt. Damit ha-

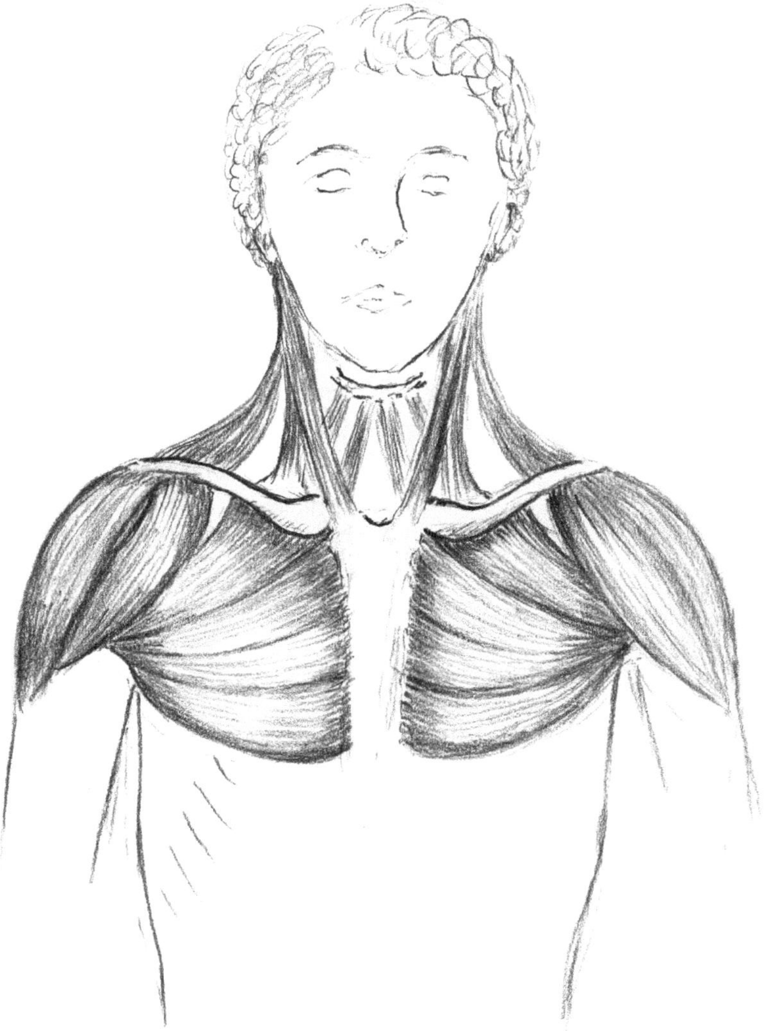

Das Schlüsselbein von Muskeln umgeben

ben wir im Schlüsselbein ein Organ, das in der wunderbarsten Weise offen ist für jegliche musikalische Gestaltung. Deswegen sagt Rudolf Steiner im siebten Vortrag des *Toneurythmiekurses*, dass man bei einer toneurythmischen Darbietung zuallererst die beiden Schlüsselbeine empfinden soll, bevor man in die Tonbildung geht. Mit dem Schlüsselbein nimmt man etwas vor, was man vergleichen kann mit dem Stimmen eines Instruments.

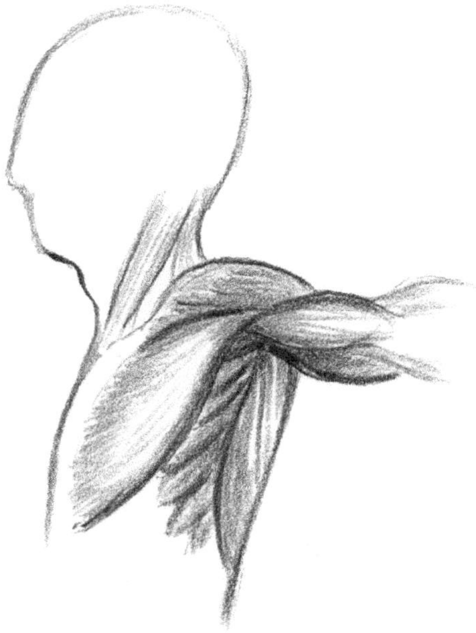

Muskelströmung um die Primzone

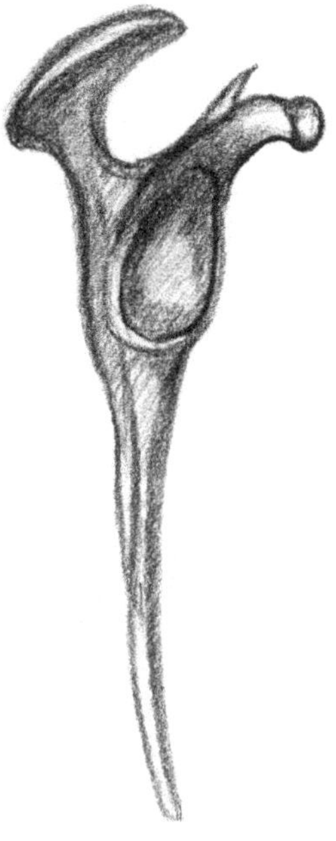

Rechtes Schulterblatt von der Seite

Das Schulterblatt

Die Prim oder der Grundton kann aufgefasst werden als etwas, von dem eine ganze musikalische Entwicklung ausgeht, oder aber auch als etwas, zu dem eine ganze musikalische Entwicklung hinführt, um darin ihren Abschluss zu finden. Beide Gesichtspunkte der Prim sind am Schulterblatt dort abzulesen, wo es die Ansatzstelle für den Oberarm bildet. Wenn wir ein Schulterblatt von der Seite her ansehen, erkennen wir, dass sich das blattartige dreieckige Gebilde, das an sich sehr dünn ist, an einer Stelle der Seitenkante ziemlich weit oben zu einer ovalen, etwas geschwungenen Gelenkpfanne verdickt. Diese Verdickung wird überwölbt von den Bogenformen der Schulterblattgräte und des sogenannten Rabenschnabelfortsatzes. Die Schulterblattgräte entspringt an der rückwärtigen Seite des Schulterblattes, wird an der Seite immer mächtiger und schwingt dann über dem Schultergelenk bogenförmig nach vorn, um hier das Gelenk für das Schlüsselbein zu bilden. Diese bogenförmige Vorwärtsbewegung der Schulterblattgräte wird von dem Rabenschnabelfortsatz, der an der vorderen oberen Seite des Schulterblattes ansetzt, aufgegriffen und im Kleinen wiederholt.

So sitzt in der Seitenansicht des Schulterblattes unter dem Schwung dieser Bögen die Verdichtungsstelle der Schulterpfanne. Sie kann wirklich erlebt werden als ein Ausgangspunkt der Intervallgliederung der oberen Extremität, aber auch als ein Endpunkt der von außen kommenden Gliederung (Ab-

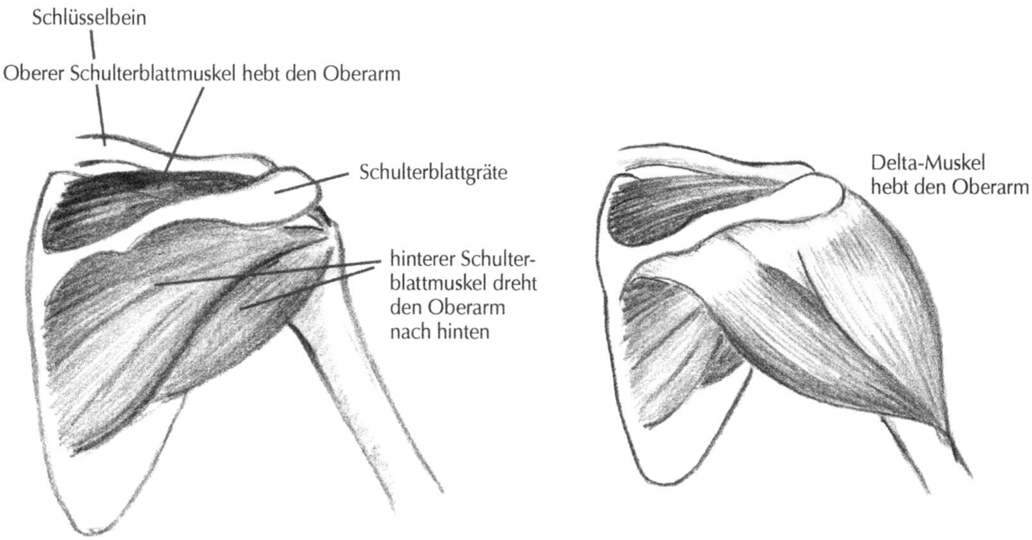

Schulterblatt von hinten mit den „Sekund"-Muskeln

steigen der Oktave), indem die ganze Bewegung gestaut wird.

Man kann leicht in Schwierigkeit kommen, das musikalische Prinzip, das der Bildung des Schlüsselbeines zugrunde liegt, von demjenigen zu unterscheiden, das im Schulterblatt wirkt. Von vielen Eurythmisten wird der Grundton in das Schlüsselbein verlegt. Ich glaube, dass die Primbildung in der Schulterpfanne deswegen so schlecht erkannt wird, weil man sich die Prim als ein einheitliches, ganz im Inneren des Menschen ruhendes Gebilde vorstellt. Erlebt man die Prim entsprechend ihrer Bedeutung innerhalb der musikalischen Entwicklung der Menschheit, so liegt sie ja eigentlich am Ende, nämlich da, wo der Mensch mit seinem Seelenwesen aus dem Zustand der Ausbreitung in die Weltenseele ganz in seine Leiblichkeit eingezogen ist und sich innerhalb dieser Leiblichkeit erlebt. Die Prim trägt in sich den gesamten Oktavraum insofern sie die Wiederholung der Oktav ist. Sie trägt in sich die Möglichkeit, sich in eine neue Intervallbildung zu entfalten.

Die Prim ist eigentlich ein Punkt und die Möglichkeit zu einer Weltbildung. Wenn man sie in dieser Weise musikalisch erlebt und nicht einfach nur Vorstellungen über sie bildet, ist sie eine musikalische Entität, in der eine ganze Entwicklung zu Ende kommt, um eine neue Entwicklung möglich zu machen. Das heißt aber, dass der Mensch im Primerleben wohl seine seelische Beziehung zu der Dichtigkeit des physischen Körpers findet, aber nicht in diesem Erleben stagniert und in der Verdichtung seelisch untergeht, sondern die Möglichkeit erhält, sich wieder in neuen musikalischen Bildungen auszubreiten. Erlebt man die Prim in dieser Weise, kann man die musikalische Bildung des Schultergürtels auch so verstehen, dass man auf beiden Seiten an der Ansatzstelle des Oberarmes am Schulterblatt die starke Verdichtung hat und zwischen diesen beiden Primbildungen einen Freiheitsraum findet, aus dem heraus jedes Mal nach Erreichen des Grundtones eine neue musikalische Entwicklung möglich wird. Und in diesem Freiheitsraum werden auch Melos, Rhythmus und Intervallbildung durch das Schlüsselbein miteinander verbunden. In ihm lebt das Urprinzip aller Musikalität von Dur und Moll.

Der Oberarm

Das Schulterblatt liegt als flaches, blattförmiges Gebilde zwischen den breiten Schichten derjenigen Muskeln, die den Arm mit dem Rumpf verbinden. Am Oberarmansatz bildet es eine muldenförmige Vertiefung, die als Gelenkpfanne die Bewegungen des Armes aufnimmt. Diese Stelle am Schulterblatt bildet sich aus den Gestaltungskräften der Prim. Der sich aus der Sekund herausbildende Oberarmknochen stellt eine dem Schulterblatt gegenüber genau entgegengesetzte Form dar. Sehen wir bei Letzterem die große Fläche an der Seite übergeführt in die kleine Verdichtung, die muldenförmig abschließt, so finden wir am Oberarm eine große Verdichtung und Rundung im Kopf, die mit einer leichten Drehung übergeht in einen kräftigen einheitlichen Schaft. Blattbildung des Schulterblattes und Schaftbildung des Oberarmes sind Gegenbilder. Ebenso stellen Pfannenbildung des Schulterblattes und Kopfbildung des Oberarmes Gegenstücke dar. Die eine Bildung ruht wirklich am Rumpf, die andere strebt kräftig vom Rumpf weg.

Zur Sekund gehören die kleineren Muskeln, die an der Rückfläche des Schulterblattes oberhalb und unterhalb der Gräte liegen. Nur die äußersten, weit hervorstehenden Abschnitte der Schulterblattgräte werden durch die Bewegungskräfte der größeren Muskeln – Trapezmuskel und Deltamuskel – gebildet. Die tiefer liegenden Ansatzabschnitte der Gräte werden durch die Tätigkeit der kleinen, mit der Sekundbewegung zusammenhängenden Muskeln modelliert. Die oberhalb der Schulterblattgräte in der oberen Mulde des Schulterblattes liegenden Muskeln ziehen über das Schultergelenk an den großen Knorren des Oberarmkopfes, der durch den Zug dieser Muskeln an der Seite des Oberarmkopfes stark herausmodelliert wird. Ebenfalls an diesen Knorren ziehen die obersten der unterhalb der Schulterblattgräte liegenden Muskeln. Dagegen zieht der am weitesten unten an der Rückfläche des Schulterblattes liegende Muskel an die vor dem kleinen Knorren des Oberarmkopfes und an der Seite des Oberarmschaftes herabziehende Kante. Man kann leicht herausfinden, dass die an den großen Knorren des Oberarmes ziehenden Muskeln den Oberarm anheben und etwas nach hinten drehen. Der zuletzt genannte Muskel, der am weitesten unten am Schulterblatt sitzt und an die Knochenkante des Oberarmschaftes zieht, übt eine stärkere Drehwirkung auf den Oberarm aus, da die Knochenkante in Ruhestellung weiter vorn am Oberarmschaft liegt. Alle besprochenen Muskeln sind bei der mehr oder weniger intensiv ausgeführten Sekundbewegung tätig.

Das Ellenbogengelenk und der Unterarm

Rudolf Steiner bezeichnet die Dur- und die Moll-Terz als die Bildekräfte des Unterarmes. Die Zweiheit der Knochenbildung sei Folge der Wirkung der beiden unterschiedlichen Intervalle.

Betrachten wir den Übergang vom Oberarm zum Unterarm, so erkennen wir, dass der Unterarm zwei Knochen hat: die Elle und die Speiche. Diese beiden Knochen sind nun in ganz verschiedener Weise am Ellenbogengelenk mit dem Oberarm verbunden. Diese Bildungen am Ellenbogengelenk muss man genau studieren, um die Worte Rudolf Steiners über die beiden Terzen verstehen zu können. Die Elle ist derjenige Knochen des Unterarmes, der am Ellenbogen eine starke Verbindung mit dem Oberarm hat. An der Rückseite des Armes greift die Elle bogenförmig um den Oberarm herum. Sie bildet mit dem Oberarm ein schräg gewundenes Scharniergelenk. An diesem Gelenk ist die eine Gelenkfläche nicht mehr muldenartig, die andere kopfartig gebildet. Vielmehr sind diese beiden Bildeprinzipien der Gelenken-

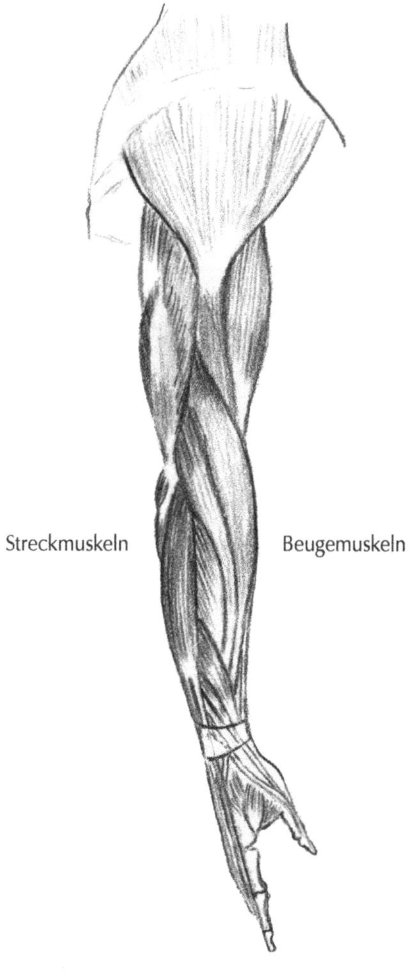

Die Terz: Streck- und Beugungsmuskulatur hängen mit der eurythmischen Dur- und Mollbewegung zusammen.

den an beiden Gelenkflächen gegensätzlich miteinander verbunden. Nach abwärts wird die Elle immer dünner. Am Handgelenk bildet sie an der Rückseite des Armes, bzw. an der Seite des kleinen Fingers, einen kleinen, sich zuspitzenden Fortsatz, den wir Griffelfortsatz nennen. An der Bildung des eigentlichen Handgelenkes nimmt die Elle nicht teil. Zwischen ihr und dem Handwurzelknochen sitzt eine breite Knorpelscheibe. Wir können also aus der anatomischen Bildung der Elle bestätigt finden, was Rudolf Steiner über die Dur-Terz sagt: Sie zieht über den Ellenbogen an der Rückseite des Unterarmes bis zum Handrücken und strömt hier an der Stelle des Griffelfortsatzes aus dem Unterarm heraus, aber nicht in die Hand hinein.

Die Speiche zeigt eine ganz andere Bildung. Sie hat ihre stärkste Ausbildung und Verbreiterung am Handgelenk. Sie ist von den beiden Unterarmknochen derjenige, der mit den Handwurzelknochen das Handgelenk bildet. Am Ellenbogengelenk ist sie weniger stark ausgebildet. Hier weist sie eine kleine Stauchung zu einem Köpfchen auf, das eine flache Mulde gegenüber einer kleinen Kugel des Oberarmes bildet. Außerdem hat die Speiche an ihren beiden Enden ein kleines Drehgelenk zur Elle. So ist sie nicht nur im Ellenbogengelenk für sich, sondern auch insgesamt gegenüber der Elle drehbar. Die Streckmuskulatur an der Rückseite des Ellenbogengelenkes und des Unterarmes hängt mit der Dur-Terz zusammen. Die Beuge- und Drehmuskulatur an der Innenseite bewirkt die verinnerlichende Mollbewegung.

Die Handwurzel

Entdecken wir am Ober- und Unterarm zwei sehr lange Knochenabschnitte, so finden wir an der sogenannten Handwurzel (sie wird auch manchmal zusammenfassend das Handgelenk genannt) vollständig andere Bildungen. Wir erkennen eine Gruppe sehr kleiner und sehr unterschiedlich gebildeter Knochen, die auf den ersten Blick keine erfassbare Gesetzmäßigkeit aufzuweisen scheinen. Die Kleinheit der Bildungen ist aber gerade besonders wichtig. Wenn wir diese Knochenbildungen genauer anschauen, so entdecken wir, dass sie in zwei Reihen angeordnet sind:

1. Die innere Reihe besteht aus drei Knochen, die sich zu einer abgeplatteten Schale geordnet haben. An der Daumenseite finden wir das Kahnbein. Es stellt die Verbindung vom Handgelenk zum Daumen dar, indem es aus seiner breiteren Basis durch eine Windung in eine Konsole übergeht, auf der der den Daumen aufnehmende Knochen der äußeren Handwurzelreihe ruht. Der zweite und zentral in der inneren Handwurzelreihe gelegene Knochen ist das Mondbein, das mit

einer Kuppelwölbung in die Gelenkfläche des Unterarmknochens, der Speiche, gleitet und das eine geschwungene Mulde für den zapfenartigen mittleren Knochen der äußeren Handwurzelreihe, das Kopfbein, bildet. Als dritten Knochen finden wir in der inneren Handwurzelreihe das Dreieckbein an der Kleinfingerseite. Seiner Spitze ist an der Hohlhandseite ein erbsengroßer Knochen angelagert: das Erbsenbein, das aber kein eigentlicher Knochen im Handwurzelverband ist, sondern ein sogenanntes Sesambein. Das ist ein Knochen, der einen Fixationspunkt einer Muskelsehne darstellt. In diesem Fall liegt das Sesambein in der langen Sehne eines Muskels, der für die Beugung des kleinen Fingers verantwortlich ist und dessen Muskelbauch am Unterarm liegt.

2. Die äußere Reihe der Handwurzelknochen wird von vier Knochen gebildet. Der auffälligste dieser Knochen ist der mittlere, das verhältnismäßig große Kopfbein, das zapfenartig in die Mulde der inneren Handwurzelreihe hineingreift. Nach der Daumenseite hin finden wir zwei kleinere Knochen: das große und das kleine Vieleckbein. Sie bilden die Gelenkflächen für den Daumen und den zweiten Finger. Wir beachten besonders die sattelartige Fläche des großen Vieleckbeines für den Daumen. An der Kleinfingerseite finden wir das Hakenbein, das mit seinem schmächtigeren inneren Anteil mit dem Kopfbein zusammen in die Mulde der inneren Handwurzelreihe greift.

Studieren wir die ganze Gruppe der Handwurzelknochen zusammen, so stellen wir fest, dass sie an der Handrückenseite eine flache Wölbung bildet, während sich an der Handhohlseite eine deutlich Aushöhlung zeigt. Diese Aushöhlung wird von zwei Knochenfortsätzen übergriffen: von dem Hakenfortsatz des Hakenbeines an der Kleinfingerseite und von dem Hakenfortsatz des großen Vieleckbeines an der Daumenseite. Diese beiden Fortsätze sind in Wirklichkeit verbunden durch ein straffes bindegewebiges Band, das zusammen mit den Handwurzelknochen an der Innenseite der Hand den Handkanal (Carpaltunnel) bildet. Durch diesen Kanal ziehen die langen Sehnen der Beugemuskeln der Finger, deren Muskelbäuche an der Innenseite des Unterarms liegen. Wir sehen also, dass sämtliche Beugesehnen, die zu den Fingern ziehen, in der Hohlhand wie in ei-

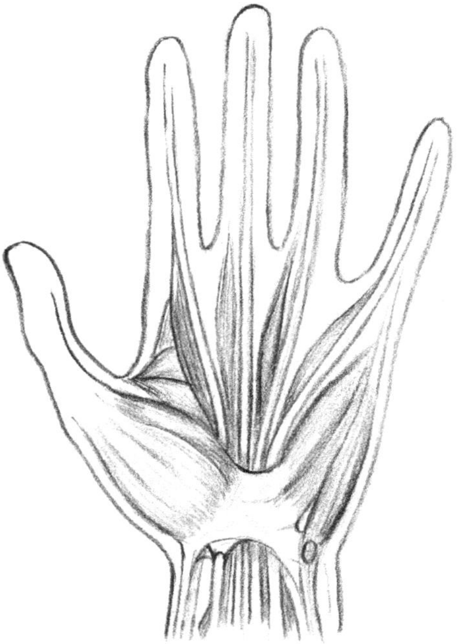

Die Quart: Muskeln und Sehnen der Hohlhand

nem Punkt konzentriert werden, wodurch überhaupt erst die gemeinsame Greiffunktion der Finger möglich wird.

Um diesen Punkt des Hohlhandkanales herum gruppieren sich noch eine Reihe kleinerer Muskeln, die auf die Hand beschränkt sind und den Daumenballen und den Kleinfingerballen bilden. Diese Muskeln sind speziell tätig bei der Quartbewegung.

Überhaupt können wir feststellen, dass die beschriebenen Knochenbildungen, die Konzentration der Sehnen der langen Fingerbeuger und die Formation der kleinen Handmuskeln zusammen eingeordnet sind in die Quart. Die Quart ist die Bildekraft der Handwurzel. Der Handwurzelbereich hat eine ganz besondere Beziehung zum Musikalischen. Dies verstehen wir nur, wenn wir die Verknöcherung der Handwurzel im Laufe der Kindheit studieren. Wie alle anderen Extremitätenknochen werden auch die Handwurzelknochen im Embryonalleben zunächst als Knorpel angelegt, sind also nicht gleich feste Knochen. Die Umbildung der Knorpel in Knochen erfolgt nun in einer ganz bestimmten, mit dem Lebensalter der Kinder in Zusammenhang stehenden Gesetzmäßigkeit. Natürlich hat die Knochenbildung am gesamten menschlichen Skelett ihre Gesetzmäßigkeit. Wir können aber die einzelnen Schritte und die Beziehung der Erdenreife zur Skelettbildung an der Handwurzel in ganz besonderer Weise erkennen. Während der Embryonalzeit verknöchern

Handskelette in verschiedenen Wachstumsphasen:

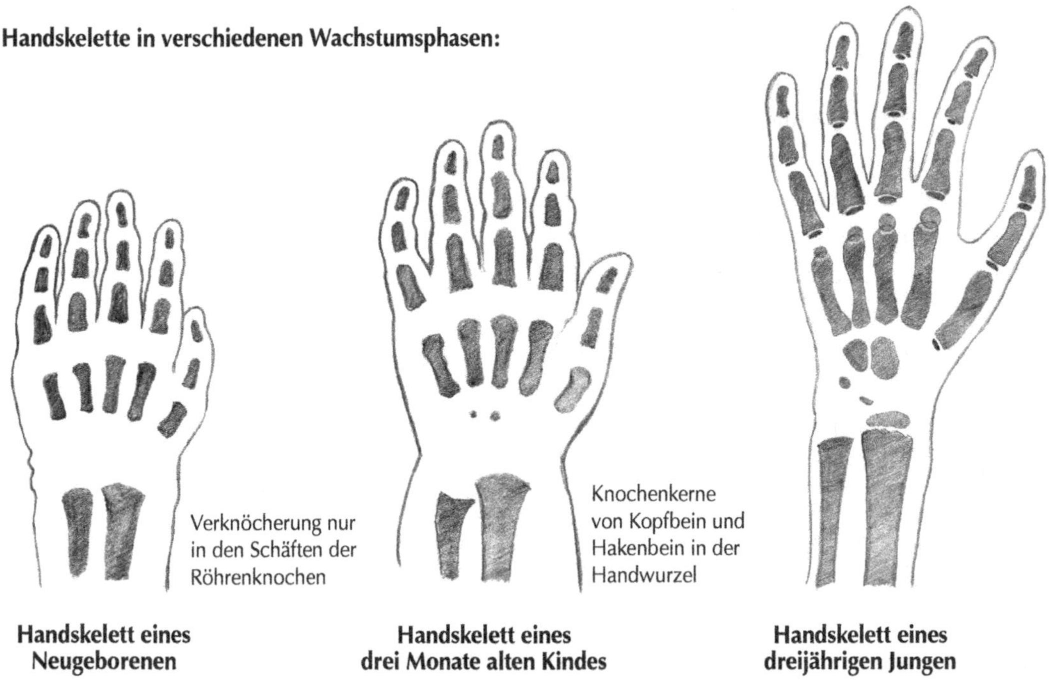

Handskelett eines Neugeborenen

Handskelett eines drei Monate alten Kindes

Handskelett eines dreijährigen Jungen

nämlich die Knorpel an der Handwurzel noch nicht. Dagegen verknöchern die Schäfte der langen Arm- und Beinknochen und auch die Schäfte der Mittelhand- und Mittelfußknochen sehr früh, auch schon in der Zeit vor der Geburt.

Studieren wir ein Röntgenbild der Hand eines Neugeborenen, so ist die Handwurzelgegend in der Regel noch vollkommen leer. Wir erkennen einen größeren leeren Abstand zwischen den schon verknöcherten Schäften von Elle und Speiche am Unterarm. Gelegentlich können wir beim Neugeborenen bereits kleine Knochenkerne im Kopfbein und im Hakenbein der Handwurzel feststellen. In der Regel finden wir diese Kerne aber erst etwa vom dritten Lebensmonat ab. Diese Knochenkerne entstehen im Zentrum der ge-

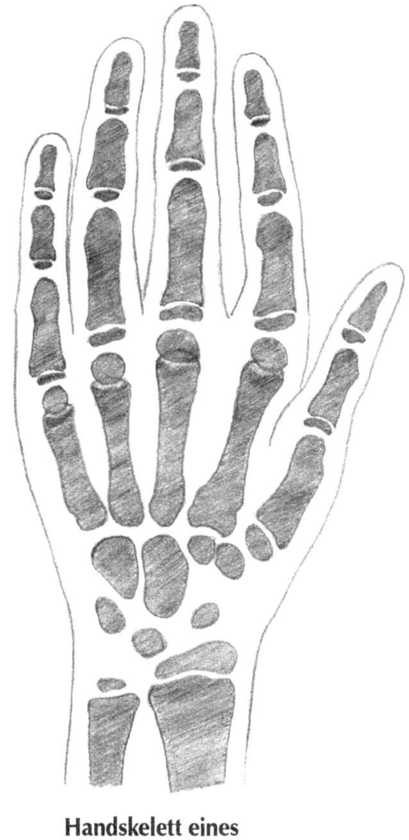

Handskelett eines siebenjährigen Jungen

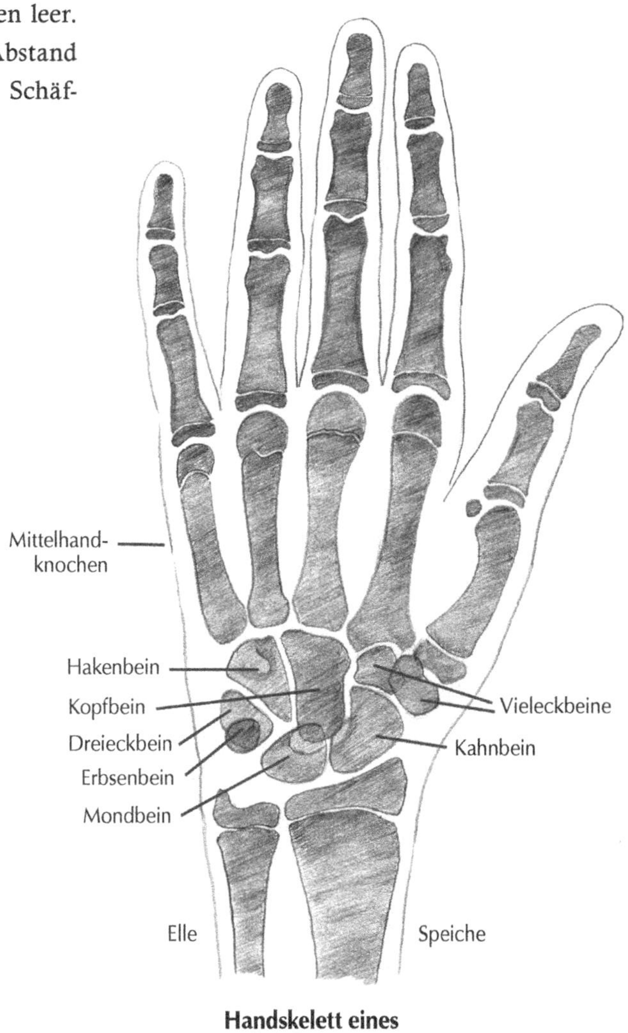

Handskelett eines vierzehnjährigen Jungen

nannten Knochen. Der Knochen wächst also an dieser Stelle von innen nach außen und füllt sehr langsam im Laufe der Jahre das ganze knorpelig vorgebildete Gebilde aus. Noch lange nicht ist die Handwurzel vollständig verknöchert. Bei einem drei Jahre alten Kind sind die Knochenkerne des Kopf- und Hakenbeines deutlich größer geworden; wir erkennen neu hinzugekommen die Knochenkerne des Mondbeines und des Dreieckbeines. Bei einem sechs Jahre alten Kind, das also bald zur Schulreife kommt, erkennen wir die schon recht großen Verknöcherungen im Kopf- und Hakenbein und zu den Knochenkernen des Dreieck- und Mondbeines hinzugekommen die kleinen Knochenkerne des Kahnbeines und der ersten beiden Vieleckbeine. Das Erbsenbein verknöchert in der Regel erst im zwölften Lebensjahr. Vollständig ausgebildet ist die Verknöcherung der Handwurzel erst mit Abschluss der Pubertät. Damit ist auch an den anderen Knochen, das heißt den langen Fingerknochen und zum Beispiel den Unterarmknochen, die Endverknöcherung eingetreten. An diesen langen Knochen sind aber die sogenannten Wachstumsfugen oder Epiphysenfugen immer noch nicht verknöchert. Das Längenwachstum dieser Knochen geht noch weiter.

Die Schritte bis zum Erreichen der Erdenreife sind an der Verknöcherung der Handwurzel so deutlich abzulesen, dass wir in der Medizin die Röntgenaufnahme des Handskelettes benutzen, um das genau Entwicklungsalter eines Kindes bestimmen zu können. Bei bestimmten Drüsenstörungen können wir uns zum Beispiel sehr schnell anhand des Röntgenbildes der Hand ein Bild vom wahren Alter des Kindes machen.

Zusammenfassend können wir sagen, dass die Verknöcherung der Handwurzel mit dem Erreichen der Erdenreife des Menschen zusammenhängt. Also gerade die mit der Quart zusammenhängenden Knochen verknöchern vollständig um diese Zeit. In der Menschheitsgeschichte entspricht die Zeit der Erdenreife der griechischen Epoche. In dieser Epoche werden nun gerade musikalisch in bedeutsamer Weise die Quarten ergriffen. Wir haben in der griechischen Epoche Oktavskalen, die aus zwei Quartenräumen aufgebaut sind und die nun in den verschiedenen Skalen in ganz verschiedener Weise gegliedert werden. In der griechischen Epoche ringt der Mensch gewissermaßen um das Ergreifen dieser Quartenräume, indem es sie in der verschiedensten Weise in Ganzton- und Halbtonschritte gliedert. Innerhalb des Oktavraumes scheinen in der Zeit die beiden Quartenräume noch nicht miteinander verbunden gewesen zu sein. Man hat den Eindruck, dass der Mensch während der griechischen Kulturepoche den Oktavraum noch nicht vollständig ergriffen hat.

Die Fußwurzel

Die Intervalle wirken sich an der unteren Extremität, die ja stark in die Erdhaftigkeit hineingestellt ist, zum Teil etwas anders aus als am Arm. Schon die dem Schultergürtel unten entsprechende Bildung, der Beckengürtel, zeigt dieses Hineingestelltsein in die Auseinandersetzung mit der Erde. So ist zum Beispiel der dem Schlüsselbein entsprechende Knochen am Becken, das Schambein, nicht frei mit Gelenkbildungen in den Gürtel eingefügt, sondern fest mit den anderen Knochen verbunden. Man sieht am Gesamtskelett sofort, dass die gewölbte Fläche des Darmbeins dem Schulterblatt entspricht. Das nach unten hinten geneigte Sitzbein entspricht dem Rabenschnabelfortsatz am Schulterblatt.

Am Oberschenkel finden wir den kräftig ausgebildeten einheitlichen Knochen mit einer sehr schön gerundeten Kopfbildung am Hüftgelenk. Dieser Knochen entspricht den Sekundkräften. Am Unterschenkel wird die Bildung sehr kompliziert. Man kann hier nicht einfach die Verhältnisse vom Arm her übertragen. Wenn man den Unterschenkel genauer betrachtet, stellt sich heraus, dass das sogenannte Schienbein, also der kräftig ausgebildete, statisch besonders wichtige Knochen des Unterschenkels der Speiche am Unterarm entspricht. Dieser Knochen hat sowohl eine starke gelenkige Verbindung mit dem Oberschenkel im Knie als auch mit der Fußwurzel am Sprunggelenk. Anatomisch entspricht der Elle am Unterarm das Wadenbein am Unterschenkel. Das Wadenbein beteiligt sich stärker als die Elle an der Gelenkbildung. Schien- und Wadenbein bilden an der Fußwurzel eine Gabel, die den obersten Fußwurzelknochen, das Sprungbein, übergreift.

Eurythmisch ist ganz eindeutig, dass das Schienbein der Dur-Terz entspricht; gemeint ist der kräftig ausgebildete, mehr vorn liegende Knochen des Unterschenkels, der sowohl eine starke gelenkige Verbindung im Kniegelenk zum Oberschenkel als auch eine starke gelenkige Verbindung zum Fuß hat. Anatomisch entspricht dieser Knochen jedoch der Speiche. Eurythmisch hängt die Bildung des Wadenbeins, das außen und hinten liegt, mit Sicherheit mit der Moll-Terz zusammen. Wir haben also am Unterschenkel die Dur-Terz mehr vorne aktiv in den Schritt hineingreifend, die Moll-Terz mehr hinten außen.

Diese Vorbemerkung ist notwendig, um auch die Fußbildung richtig verstehen zu können. An der Fußbildung sind wiederum der Hand entsprechende Knochenelemente beteiligt. Jedoch metamorphosieren sich die mit der Quart zusammenhängenden Fußwurzelknochen gegenüber den Handwurzelknochen in ihrer Form und in ihrer Lage zueinander ganz wesentlich. Wir können hier eine Bildung finden, die es nur beim Menschen gibt. Betrachtet man eine Reihe von Bildern aus dem Tierreich, zeigt sich, dass sehr viele Wirbeltiere, zum Beispiel die Huftiere und die Raubtiere mit den Quartenknochen an der hinteren Extremität nicht auf den Erdboden kommen. Sie gehen auf den Zehen bzw. den Zehballen. Dies ist anders bei den sogenannten Sohlengängern, zum Beispiel beim Bären. Der hat aber einen ausgesprochenen Plattfuß. Bei ihm liegen die Fußwurzelknochen vollständig dem Erdboden an. Es ist kein Fußgewölbe ausgebildet. Besonders interessant ist es, die Bildung des Fußes beim Affen zu studieren. Der Affe hat eine Fußbildung, die zwischen der menschlichen Hand und dem Fuß steht. Es bildet sich auch kein Fußgewölbe aus. Dies hängt damit zusammen, dass beim Affenfuß der Daumen nicht in eine Großzehe im eigentlichen Sinne umgewandelt wird, sondern als greifendes Element erhalten bleibt. Der Affe hat einen Kletterfuß. Auch diese Bildung trägt – wie vieles andere am Affenskelett – dazu bei, dass der Affe sich nicht aufrichten kann.

Wenn wir nun beim Menschen anschauen, wodurch das Fußgewölbe zu Stande kommt, so finden wir, dass derjenige Knochen, der an der Handwurzel die Konsole für den Daumen bildet, das Kahnbein, beim menschlichen Fuß zwischen die Reihe der inneren und äußeren Fußwurzel gerückt ist. Es bildet den höchsten Punkt des Fußgewölbes. Dieses Hineinrücken des Kahnbeines zwischen die beiden Reihen der Fußwurzelknochen hängt damit zusammen, dass bei der Fußbildung die freie Beweglichkeit der Großzehe aufgegeben wird und diese sich mit den anderen Zehen zusammen am Mittel- und Vorfuß verbindet.

Auch die anderen Fußwurzelknochen sind komplizierte Metamorphosen der Handwurzelknochen. Das Sprungbein zum Beispiel entsteht durch eine Metamorphose des Mondbeines in Folge der Gabelbildung der beiden Unterschenkelknochen, die diesen ersten Fußwurzelknochen umgreifen. Das Sprungbein hat eine gewölbte Gelenkfläche an seiner Oberseite und zwei seitliche Gelenkflächen zu den beiden Unterschenkelknochen, die hier den Außen- und Innenknöchel bilden. Außerdem bildet das Sprungbein einen länglichen Fortsatz nach vorne innen, der einen Gelenkkopf für die flache Schale des Kahnbeines besitzt.

Das Dreieckbein, das an der Handwurzel auf der Kleinfingerseite liegt, verwandelt sich am Fuß in das Fersenbein. Es liegt an der Unterseite des Sprungbeines, verläuft aber in seiner Längsachse nicht parallel dazu, sondern etwas schräg nach außen. Es begibt sich also mit seinem vorderen Fortsatz mehr zur Kleinzehenseite und ist dadurch charakterisiert, dass es an der Ferse einen sehr großen Knochenhöcker bildet, der durch den Zug der Achillessehne vom Unterschenkel her herausmodelliert wird. Ferner hat es mehrere sehr komplizierte Gelenkflächen zum Sprungbein und eine zum Würfelbein in der vorderen Reihe der Fußwurzel.

Die Knochen der äußeren Handwurzelreihe erfahren am Fuß ebenfalls eine vollständige Umbildung. Die zur Großzehenseite hin gelegenen drei Knochen sind einander sehr ähnlich und beteiligen sich deutlich an der Bildung des Fußgewölbes. Diese drei Knochen nennt man Keilbeine. Sie sind nach unten keilförmig verjüngt. Der vierte ist das Würfelbein.

Es ist ganz deutlich, dass das Hineinstellen des Menschen in die Schwere die Grundbildung der Extremitäten verändert.

Die Ausbildung des Fußgewölbes ist eine typisch menschliche Bildung, die am Fuß die Grundlage zum aufrechten Gang schafft. Es ist ganz wesentlich, sich klar zu machen, dass die Schwere des menschlichen Körpers nicht unmittelbar auf das Fußgewölbe herunter führt, sondern auf einen Punkt, der etwas dahinter liegt. So führt das Fersenbein einerseits einen Teil dieser Schwere nach hinten unten, der andere Teil der Schwere wird durch das Gewölbe der Fußwurzel aufgegriffen und nach vorne in den Fuß übertragen. Somit entsteht der dreigegliederte Fuß, der die Grundlage des dreiteiligen Schrittes ist. Die Knochenbälkchenstruktur zieht in den Fußknochen entsprechend der Verteilung der Schwere nach hinten in das Fersenbein, nach vorne in die Knochen des Ballens.

Die Mittelhand

In den einzelnen Knochen der Mittelhand haben wir in besonders reiner Weise ein Bildeprinzip verwirklicht, das im Großen an der menschlichen Gestalt zu erkennen ist: die Rundung des Kopfes, zylindrische Bildung des Rumpfes und die Einbuchtung von außen zur Extremitätenbildung. Diese allerdings steht nicht nach außen, sondern zur Handwurzel. Das kleine Mittelhandmenschlein steht also mit seinen Füßen gewissermaßen auf dem großen Menschen und streckt seinen Kopf von diesem weg. An allen langen Knochen können wir irgendwie dieses Bildeprinzip metamorphosiert finden. Am reinsten jedoch ist es an den mit der Quint zusammenhängenden Mittelhandknochen ausgebildet. Wichtig ist, sich klar zu machen, dass an der Handbildung diese Mittelhandknochen noch nicht frei stehen, sondern zusammen von Muskeln und Haut überzogen sind. Ach darin kommt der Zusammenhang dieser Zone der Hand mit der Quint zum Ausdruck.

Die Fingerknochen

Von der Mittelhand ab nach außen erfolgt die Aufgliederung der Hand in die fünf Finger. Der Luftraum greift zwischen die einzelnen Strahlen hinein. Gegenüber den oben besprochenen Mittelhandknochen zeigen die inneren Fingerknochen insofern eine Metamorphose, als an ihrem Köpfchen eine Eindellung von außen besteht. Hier wirkt also am Ende des einzelnen Knochens nicht mehr die plastische Bildung von innen, sondern das Hereingreifen der Kräfte von außen. Diese Bildung hängt mit der Sext zusammen. An den Endknochen der Finger finden wir noch eine weitere Umbildung: die Ausbildung der sogenannten Nagelfortsätze. Die Fingerendglieder sind von innen plastisch aufgewölbt und dann von außen her fein gezähnelt. Diese Bildung hängt mit der Septim zusammen.

Das Stoffverwandeln in der Bewegungsorganisation

Eine Gegenüberstellung von Knochen-, Muskel- und Nervenbildung

Die Bewegungsorganisation hat eine große Bedeutung für den Umgang des Menschen mit den Erdenstoffen und den nichtirdischen Substanzen, den Äthern. In die Substanzaufnahme stellt sich der Menschenleib mit seinen beiden Polen, dem Nerven-Sinnes-System und dem Stoffwechsel-Gliedmaßen-System, gegensätzlich hinein. Das Nerven-Sinnes-System öffnet sich der Welt in den großen Sinnesorganen, die für die Aufnahme imponderabler Substanzen spezialisiert sind. Die Stoffwechselorganisation nimmt Substanzialität stofflich als Nahrung auf, die verdaut werden muss und dabei der sie vorher prägenden tierischen und pflanzlichen Bildekräfte entledigt wird, um in einen chaotisierten Zustand übergeführt zu werden, in dem sie in den physischen Menschenleib eingehen kann. Was der Mensch da in seiner Organisation zur Matrix seines Körpers macht, wird stufenweise durch Ätherleib, Astralleib und Ichorganisation ergriffen und so zum Material der Menschenbildekräfte. Die Substanzen gelangen in das Tätigkeitsfeld des individuellen Lebensleibes, der sie einfügt in verinnerlichte, ursprünglich kosmische Lebenskräfte, die aus den großen Stoffwechselorganen, zum Beispiel der Leber und der Lunge, in sie einstrahlen. Die Substanzen gelangen da in einen Zustand, der noch nicht spezifisch ist für bestimmte Organe. Diese Spezialisierung findet erst durch das Eingreifen von Astralleib und Ichorganisation statt. In Bezug auf die Bewegungsorgane findet eine Differenzierung in Knochen einerseits und Nervensubstanzen und Muskulatur andererseits statt. In der Knochenbildung führen Astralleib und Ichorganisation aus den Quellkräften des Blutes heraus die Substanzen in die noch bildsame Vorstufe. Die Ichorganisation bringt dabei ein Spannungsfeld zwischen Erdkräften und Umkreiskräften zu Stande, das in der Gegensätzlichkeit von sphärischen Kopfknochen und strahligen Röhrenknochen zum Ausdruck kommt. Der Astralleib gliedert die Stoffe durch musikalische Kräfte. Die eigentliche Skelettbildung kommt durch den Rückzug von Ichorganisation und Astralleib und bis zu einem gewissen Grade auch des Lebensleibes aus denjenigen Körperstellen zu Stande, die für die Verknöcherung vorgebildet sind. Der Ich-Rückzug bewirkt eine Verminderung der Wärme, der Rückzug des Astralleibes nimmt die Atemkräfte heraus, der Rückzug des Lebensleibes bewirkt eine Austrocknung. Die Folge dieses teilweisen Zurückziehens von Ichorganisation, Astralleib und Lebensleib ist die Kristallisation zum festen Knochen durch Einlagerung von phosphorsaurem, zum Teil auch kohlensaurem Kalk in die Knochenmatrix. Weil die höheren Wesensglieder aber in der Vorbildung der Knochenanlage tätig waren, erfolgt die Kristallisation in den schon im

Einzelnen besprochenen Formen. So wird das Skelett Abdruck der Menschenbildekräfte. Wenn auch der Knochen zeitlebens, besonders aber in der Kindheit, immer wieder abgebaut und neu gebildet wird, so führt doch die Kristallisation aus den lebendigen Stoffwechselvorgängen heraus zu einer Ablagerung in der Kalksalzbildung. Die feste Form, die dabei entsteht, kann nicht umgebildet werden. Sie geht über in einen Zustand, der mechanisch an der Bewegung teilnimmt.

Etwas ganz anderes geschieht in der Muskelbildung, die man zusammen mit dem Nervensystem anschauen muss. Verfolgt man den lebendigen Stoffstrom aus dem Blut in die Muskulatur, so sieht man, wie da etwas geschaffen wird, das nicht fest wird, das vielmehr zähflüssig bleibt und das bei den Bewegungsimpulsen von Wärmestrom und Atemkraft durchdrungen werden kann. Die Gestaltung des Muskelmenschen geschieht vom unteren Körperpol aus. Am Nervensinnespol des Kopfes finden wir nur da noch Muskeln, wo in den Gesichtspartien Beweglichkeit erhalten bleibt. Am Rumpf und an den Gliedmaßen umschließt die Muskulatur die Knochenbildungen weitgehend. Dabei bilden sich die einzelnen Muskeln wie geronnene Bewegungsströme. Es wird der Eindruck geronnener Tätigkeit hinterlassen. Die Substanz der Muskulatur unterliegt einem dauernden Stoffwechsel. Eiweißstoffe werden in die Stromrichtungen von Zusammenziehung und Ausdehnen, von Ballen und Lösen so eingelagert, dass sie verdichtet und verdünnt werden können. Innerhalb der Kontraktionsrichtung der einzelnen Muskelfasern ordnet sich das Eiweiß rhythmisch wechselnd so an, dass für die Betrachtung mit dem Mikroskop die Querstreifung herauskommt. Diese ist durch verschiedene Eiweißkörper bedingt, die bei der Bewegung gegeneinander verschoben werden. Sie geraten dabei in einen Zustand, in dem sie beinahe nicht mehr im Flüssigen löslich sind. Dieser Zustand wird aber in der Erschlaffung wieder rückgängig gemacht.

Der Beginn der Muskeltätigkeit führt zu einer Wärmebildung, die in Zusammenhang mit einem Abbau der flüssigen Zucker, die die Muskelfasern umgeben, entsteht. Dieser Vorgang ist eine Tätigkeit der Ichorganisation. Sie führt unmittelbar zu einer Säuerung der Muskulatur, indem organische Säuren und Phosphorsäuren gebildet werden. Diese Vorgänge sind nur im Bereich bestimmter Stoffe, die eine metallartige Funktion haben, möglich. Es handelt sich um Kalium, Magnesium und Kalzium. Von der Knochenbildung, bei der Kalzium und Phosphor im Salz zur Ruhe gebracht werden, unterscheidet sich der Muskelstoffwechsel dadurch, dass die Kontraktion in einem Lösungszustand der Stoffe im Flüssigen vor sich geht. Wenn der Muskel ruht, verliert er die Säuerung, indem sich der Phosphor mit Eiweiß- und Zuckerstoffen verbindet. Zu dem lebendigen Muskelstoffwechsel ist Sauerstoff notwendig, der den Wiederaufbau des Muskels ermöglicht. Durch die Muskeltätigkeit wird also die Atmung in den Organismus hinein vertieft.

Die Muskulatur ist nicht nur ein Abbild von Ichorganisation und Astralleib, sie wird auch von ihnen tätig ergriffen. In der Muskulatur können Ichorganisation und Astralleib die Erdenstofflichkeit so erfassen, dass sie die Bildekräfte tätig aufnehmen kann. Die Bildekräfte führen nicht zu einer Endform. Die Stofflichkeit wird vielmehr in einen Zustand lebendiger Labilität gerissen, wo sie einerseits sich wandelnde Formgestaltungen möglich macht und andererseits Substanzbildner wird. In der Bewegung der Muskulatur werden Ätherwirkungen erzeugt.

In der Knochenbildung wird im Festwerden der Gestalt und im Durchformen des Erdenelements nach innen Lebensätherkraft entbunden, die in der Zerstückelung des Knochenmarks zu Blutzellen tätig wird. Ihre Kräfte werden so aus der Knochenbildung in den Blutmenschen frei gegeben. In der beweglichen Muskulatur werden aus den chemischen Prozessen im Wässrigen Klangätherkräfte entbunden, die über die Lymphe der Muskulatur in den Blutmenschen einziehen und andererseits in den Nervenmenschen übergehen können.

Die Muskelbildung und die aktive Bewegung sind nicht zu trennen von der Bildung und Tätigkeit des Nervensystems. Dies ist aber nicht in dem Sinne gemeint, wie es die naturwissenschaftliche Medizin auffasst. Der Verlust der Möglichkeit, die Lebensvorgänge differenziert von der Seele durchdrungen zu erleben, brachte der Naturwissenschaft eine rein materialistische „Maschinenauffassung" der Funktion der Bewegungsorganisation. Die Entdeckung elektrischer Spannungen und Ströme am Nervensystem und in der Muskulatur ließ die Auffassung aufkommen, dass Willenstätigkeit in der Bewegung durch elektrophysiologische Vorgänge, sogenannte Reize, vom Nervensystem aus die Bewegung, das heißt die Kontraktion der Muskulatur verursachen. Man fand zwischen dem Körper und dem Nervensystem, besonders dem Rückenmark zweierlei Nervenverbindungen. Die eine tritt an der Rückseite mit dem Rückenmark in Verbindung. Man verstand sie als Sinnesreize aus der Peripherie, zum Beispiel der Haut, aber auch der Sehnen und Muskeln aufnehmende Nerven, sogenannte sensitive Nerven. Die andere, an der Vorderseite das Rückenmark verlassende Nervenverbindung meinte man mit der Willensimpulsierung identifizieren zu müssen. So unterschied man sensitive und motorische Nerven.

Rudolf Steiner hat erstmalig dargestellt, dass diese Vorstellung von der Nervenfunktion, die zu einer Maschinenvorstellung vom Menschen führt, falsch ist. Er zeigt, dass auch die sogenannten motorischen Nerven eigentlich sensitiv sind, das heißt eine Sinnesfunktion ausüben. Allerdings ergibt sich dabei die Notwendigkeit, für die Bewegungsorganisation zwei Arten von Sensitivität anzunehmen, wobei mit den üblicherweise als sensitiv bezeichneten Nerven Sinnesprozesse geschehen, die die Lage und Form der bewegten Glieder erfassen. Dabei entsteht ein verhältnismäßig wacher Bewusstseinsgrad. Dagegen werden mit den sogenannten motorischen Nerven die Stoffwechselvorgänge, die Lebensvorgänge, wahrgenommen, so dass ein dumpferes, schlafartiges Bewusstsein entsteht. In Einzelheiten sollen die Zusammenhänge bei der Behandlung des Nervensystems dargestellt werden.

Hier sei nur eine die Gestaltbildung des Nervensystems zusammenfassende Gegenüberstellung zur Muskulatur und zum Skelett dargestellt. Gehirn und Rückenmark – die zentralen großen Abschnitte des Nervensystems – stellen große, kompakte Ansammlungen der Nervenmassen dar, die im Knochen des Schädels oder der Wirbelsäule liegen. Sie sind also in ruhenden Formen abgeschlossen. Die vielen peripheren und besonders die zu den Muskeln ziehenden Nerven sind dagegen feingliedrige Fäden, die sich vielfach aufzweigen und keine plastische Form haben. An ihren Enden verdicken sie sich zu klobig aufgetriebenen oder gestauchten Sinnesorganen oder verzweigen sich mit feinen Würzelchen in der Muskulatur. Die innere Struktur des gesamten Nervensystems – auch des Gehirns und des Rückenmarks – ist strahlig. Tausende strahlig verlaufender Fäden verbinden die verschiedenen Abschnitte des Nervensystems untereinander. Sehr bald in der Entwicklung des Körpers während der frühen Kindheit erhält das Nervensystem seine Ausformung und kann sich später kaum noch regenerieren oder umformen. Die Lebensprozesse treten stark zurück, das Nervensystem ist auch nicht beweglich. Es ist vollkommen starr. Sein Stoffwechsel erstirbt fast. So steht es der Beeindruckung durch die Sinnesprozesse zur Verfügung. Die ätherischen Wirkungen der Außenwelt und der bewegten Innenwelt können im Nervensystem strömen. Astralleib und Ich werden frei und können das Nervensystem als Spiegelapparat benützen.

Substanziell wird das Nervensystem zum Gegenbild der Muskulatur. Durch das Gegenüberstellen von lebendigen Stoffwechselprozessen im Muskel und Absterben im Nerven bildet sich ein Spannungszustand heraus, der substanziell in den chemischen Vorgängen am aktiv beweglichen Teil der Bewegungsorganisation denselben Kraftgegensatz tätig werden lässt, wie er sich der Form nach bei der Skelettbildung offenbart. Irdische und kosmische Kräfte wirken polar ineinander.

Im Nervensystem entsteht ein Ort, in dem physische Elemente und Äther getrennt werden. Im Muskel wirken die Äther im Stoff. Die sich dabei abspielenden chemischen Polarisationen haben eine Gegenreaktion im unterphysischen Kraftgefüge zur Folge, die sich sich im Auftreten elektrischer Spannungen und Ströme äußert. So wie der Knochen beim Zurückziehen von Ichorganisation und Astralleib mechanisch brauchbar wird, das Mechanische aber nicht der Ursprung des Knochens ist, so tritt auch in der Bewegungsorganisation elektrische Reizbarkeit auf, die man verselbstständigt zur äußerlichen Bewegungsverursachung anwenden kann. Die elektrischen Vorgänge sind aber nur der unterphysische Schattenwurf der Gegensätze zwischen Willens- und Sinnestätigkeit im Stoff.

Was der Knochen in die feste Form der gegliederten, aufrechten Gestalt gerinnen lässt – irdische und kosmische Bildekräfte –, das wird in der Muskelbewegung bewegend tätig und wird im Nerven-Sinnes-System gespiegelt. Von hier aus kann es dann auch in den Organismus zurückstrahlen und neu bildend tätig werden.

Die Gelenke

Eine besondere Bildung der Bewegungsorganisation sind die Gelenke. Innerhalb des stützenden Knochengerüstes stellen sie Unterbrechungen dar, an denen die Knochenenden gerundete, gewölbte, auf einander abgestimmte Flächen bilden, so dass mehrere Knochen gegeneinander beweglich sind. Die Muskeln und deren derbe Ansatzbänder, die Sehnen, überspringen oder überziehen die Gelenke. Die gegenüberstehenden Knochenenden werden durch eine das Gelenk außen umkleidende Kapsel und verstärkende Bänder zusammengehalten. Die Gelenkflächen der Knochen sind von einer dicken Knorpelschicht überzogen. Dieses Gewebe ist nicht starr wie Knochen, sondern elastisch und wird bei den Bewegungen geknetet und dadurch weich gehalten. Der Knorpel nimmt kein Blut auf und enthält auch keine Nerven. Zwischen den Knorpelschichten hat jedes Gelenk einen feinen Spalt, in dem die Verschiebung bei der Bewegung erfolgt. Dieser Spalt ist nicht hohl, sondern von einer schmierigen Flüssigkeit, der Gelenkschmiere (Synovia) ausgefüllt. Diese zähe Flüssigkeit, die die gleitende Bewegung ermöglicht, wird von den Gelenkzotten am Innenrand der Gelenkkapsel aus dem Blut abgesondert und immer wieder erneuert.

Das Besondere der Gelenke sind die Formen der knöchernen Enden. Sie sind für die verschiedenen Gelenke charakteristisch und unterschiedlich gestaltet. Je nach dieser Form spricht man zum Beispiel von Kugelgelenken oder Scharniergelenken. Sie ermöglichen, dass ganz bestimmte Bewegungsformen ausgeführt werden können. Im Kugelgelenk sind außer Beuge- und Streckbewegungen Drehbewegungen möglich, im Scharniergelenk nur Beuge- und Streckbewegungen.

Die Formen der dem Gelenk gegenüberstehenden Knochen entsprechen einander polarisch wie Positiv und Negativ. Einer Kugelfläche steht immer eine Pfanne gegenüber. Die knöchernen Gelenkformen können durch besonders geformte Knorpelscheiben und -kissen ergänzt werden. Dies ist am Knie der Fall, wo halbmondförmige Menisci die Einmuldungen am Schienbeinkopf ergänzen, die die Gelenkknorren des Oberschenkels aufnehmen. Die Scharniergelenke besitzen oft kunstvoll geschwungene Führungsleisten, die in entsprechende Vertiefungen der Gegenseite gleiten.

Besonders diese kunstvoll gebildeten Knochenenden, die an gedrechselte oder getriebene technische Einrichtungen erinnern, haben die Menschen verleitet, die Bewegungsorganisation als Mechanismus aufzufassen. Man sollte sich aber klarmachen, dass alle Formen der Bewegungsorganisation aus lebendigen Wachstumsvorgängen entstehen und unter der bewegenden Tätigkeit in ihrer vollendeten Form ausgebildet werden. Die mechanische Brauchbarkeit ist ein Endergebnis einer Entwicklung, deren Sinn man nicht erfasst, wenn man bei der Vorstellung eines Apparates stehen bleibt.

Während sich der Knochen im röhrigen Abschnitt der Schäfte den irdischen Kräften

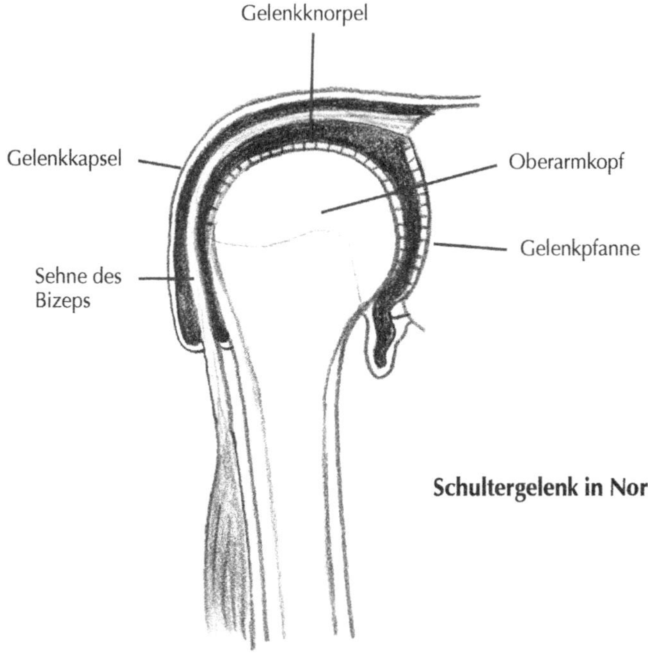

Schultergelenk in Normalstellung

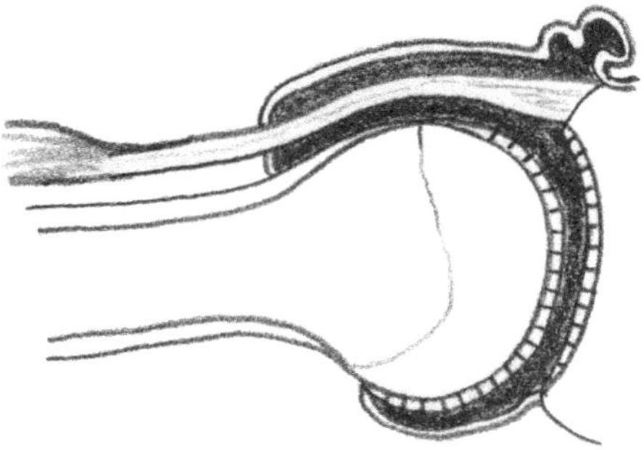

Schultergelenk in Abduktionsstellung

von Druck, Zug und Biegung ergibt, nimmt er an den Gelenkenden andere Kräfte auf. Die dicke Rinde der Röhrenknochen, die sich unter Einwirkung von Statik, Druck und Biegung bildet, setzt sich in den die Gelenke bildenden verdickten Knochenenden nicht fort. Sie geht vielmehr durch Aufgliederung in das feine Maschenwerk der Gelenkenden über. Dadurch wird der auf den Gelenken lastende Druck auf die große Oberfläche der feinen Knochenlamelle verteilt, die das Gelenkende begrenzt. Diese Schicht kann in der Tat hauchdünn sein, weil der Druck verteilt und dadurch stark vermindert wird. Dadurch wird überhaupt Gelenkbewegung möglich.

Die Art der Knochenbildung an den Ge-

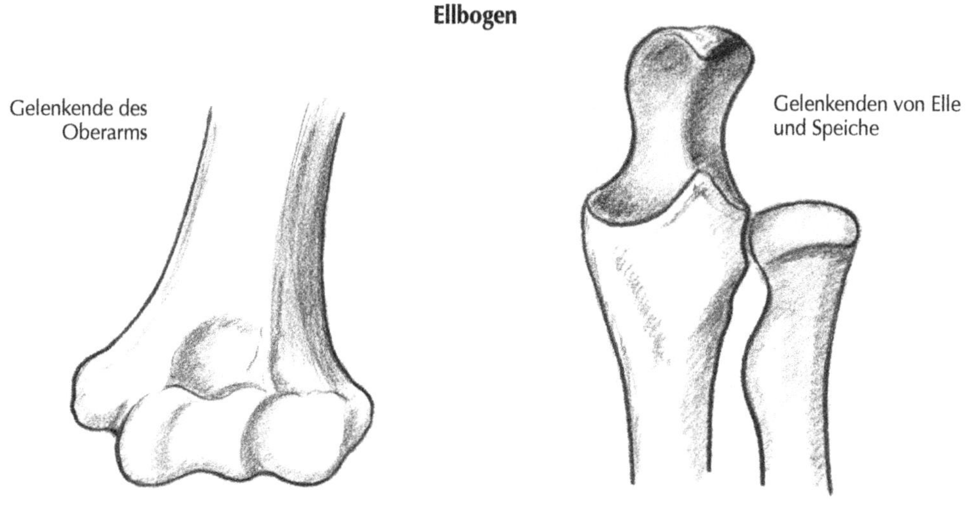

lenken zeigt das Wirksamwerden nichtirdischer Kräfte an. Es handelt sich um plastische und musikalische Kräfte.

Gelenke sind Orte der Bewegungsorganisation, an denen durch das bewegliche Gegenüberstellen gegensätzlicher Formen plötzliche Richtungsänderungen der Bewegung ermöglicht werden. Deutlich stufenweise unterschiedene musikalische Kräfte schaffen diese Sprünge. Die plastischen Kräfte, die im Zentrum jedes Gelenkendes bildend ansetzen und die Formen auftreiben und runden, werden von musikalischen Kräften ergänzt, die in dem Begegnen von Mensch und Umkreis eine Gliederung aus ganz bestimmten Maßordnungen schaffen. In der Musik gibt es keine gleitenden Übergänge von Ton zu Ton, von Intervall zu Intervall. Die musikalischen Qualitäten sind deutlich stufenartig unterschieden. Deshalb bewirkt die Tätigkeit der musikalischen Bildekräfte am Bewegungsorganismus Gelenkbildungen mit Sprüngen aus einer Formtendenz in eine andere, entgegengesetzte.

Es sind objektive, die Raumgestalt ergreifende Seelenkräfte, die da wirksam werden. Die Gliedmaßen verbinden den zentralen Rumpfmenschen mit dem Außenraum stufenweise. Vom Rumpf bis zum Ende der Extremität erfolgt eine immer stärkere Aufgliederung, die sich auf die Gelenkgestalten auswirkt. Die Kugelgelenke schließen einen weiten Umkreis auf. Die dazwischenliegenden Scharniergelenke gliedern in den Strom vom Rumpf zum Umkreis Differenzierungen der Streckseiten und Beugeseiten ein. Dadurch wirken veräußerlichende und verinnerlichende Kräfte ein. Dieses Gliedern geschieht an der oberen Extremität in zweifacher Weise:

1. Das Kugelgelenk der Schulter ist aus einfachen Umkreiskräften gestaltet, zu denen das Ellbogengelenk die Beugung und Streckung differenziert.

2. Das Handgelenk ist ein aufgegliedertes Kugelgelenk, in welchem die Umkreiskräfte in der Zersplitterung der Kugel in die vielen Handwurzelknochen zergliedert auftreten. Der Umkreis wird also vielfältig formend wirksam. Die Kugelgelenke am Übergang von der Mittelhand zu den Fingern übernehmen diese Kräfte. Die vielen Scharniergelenke der Finger greifen die Ellbogentätigkeit wieder auf, splittern sie aber in eine Vielzahl von feinen Bewegungsnuancen auf.

An den unteren Gliedmaßen wird die freie Umkreiswirkung eingeschränkt. Das einzige Kugelgelenk der unteren Extremität, das Hüftgelenk, ist durch die Ausbildung des Winkels zwischen Schenkelhals und Schaft des Oberschenkels in der freien Beweglichkeit begrenzt. Es gerät unter stärkeren Einfluss der Erdenkräfte. Alle anderen Bein- und Fußgelenke haben überwiegend Scharnierform, sind also in der Bewegung einseitig gerichtet.

Die Aufgliederung der Extremitäten durch die Gelenkbildungen wird schon in der Embryonalzeit gesetzmäßig ausgebildet. Die vollendeten Formen kommen erst unter der Bewegungstätigkeit nach der Geburt zustande. Sie werden dann besonders schön, wenn der sich bewegend Mensch sich harmonisch in den Raum gliedert. Harmonische Bewegungen fördern die gute Gelenkbildung. Frühe Fehlbelastungen zum Beispiel durch schwere körperliche Arbeit, durch übertriebenen, einseitigen Sport oder auch mangelnde Bewegung führen zu schlechten Gelenkbildungen oder frühen degenerativen Schäden.

So wie aber für die Gelenkbildung nicht mechanische Kräfte allein maßgeblich sind, entstehen auch Gelenkschäden nicht allein durch mechanische Fehlbelastungen. Die Tätigkeit objektiver musikalischer Bildekräfte bewirkt, dass der Seelenmensch mit dem für die Bewegungsorganisation typischen dumpfen Bewusstsein darin leben kann. Gerade in den Gelenkbildungen entstehen Spannungsfelder der besonderen Auseinandersetzung von Mensch und Umwelt. Deshalb können sich an diesen Organen seelische Belastungen stark auswirken.

Krankheiten der Bewegungsorganisation 6

Die Lebenszustände der Bewegungsorganisation am Beispiel der Knochenentwicklung während des Lebenslaufes eines Menschen

Der Knochen des menschlichen Skeletts ist keine primäre Bildung. Während der Embryonalzeit wird er an der Schädelbasis, an der Wirbelsäule, an den Rippen und den Extremitätenknochen als weichere knorpelige Vorstufe angelegt. Die Knochen des Schädeldaches und des Schlüsselbeines zum Beispiel werden in einer weichen bindegewebigen, zunächst noch sehr wasserhaltigen Vorstufe angelegt. Noch während der Embryonalzeit beginnt die Verknöcherung der Vorbildungen. Nach der Geburt setzt sich dieser Umbildeprozess in verknöcherte Substanz bis zur Mitte des dritten Lebensjahrzehntes fort.

Wenn der Mensch bei der Inkarnation seinen Leib bildet, so ist er zunächst vor der Geburt noch weitgehend den Erdenkräften entzogen. Dies findet an der Bewegungsorganisation einen Ausdruck in der Knorpelbildung oder in der Bildung anderer wasserreicher Strukturen, die sich noch nicht nach den Erdengesetzmäßigkeiten richten. Die Knorpelgrundsubstanz ist eine organische Substanz, das Chondromucoid. Sie zeigt keine Absterbevorgänge. Die feinen Faserstrukturen, die sich innerhalb dieser Substanz bilden, ordnen sich noch nicht wie später beim verkalkten Skelett in die Statik des Erdenleibes ein. Die Weichheit und relative Bildsamkeit des Knorpels ist Grundlage für das Körperwachstum. Auch nach der Geburt wachsen die Gerüststrukturen des Körpers überall da weiter, wo Knorpel erhalten bleibt.

Die Knochenbildung verläuft am Schädeldach anders als an den übrigen Skelettabschnitten. Die gewölbten Flächen der Schädeldachknochen werden bindegewebig vorgebildet. Diese Bildung beginnt etwa im Zentrum der einzelnen Knochenschuppen und dehnt sich strahlig immer weiter aus. Wird die bindegewebige Vorstufe durch Kalkeinlagerung zu Knochen umgewandelt, erfolgt die Verknöcherung auch zunächst im Zentrum der einzelnen Knochenschuppen und breitet sich von hier aus so weit aus, dass schließlich die verschiedenen Schädeldachknochen an den Nähten zusammenstoßen. So entstehen am Schädeldach Bildungen, die uns an Formen im Tierreich, nämlich an Muschel- und Austernschalen erinnern. Rudolf Steiner hat in den Ärztekursen besonders darauf hingewiesen, dass der Bildeprozess der

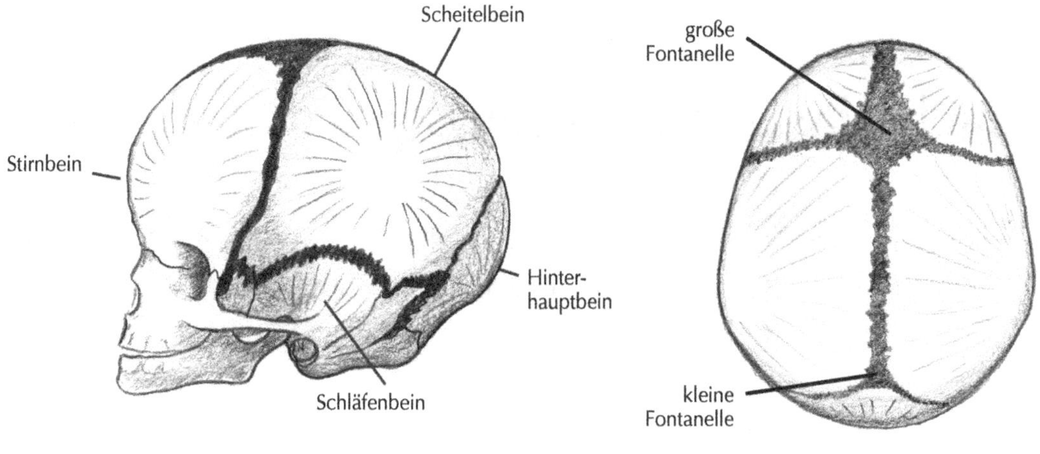

Schädel eines Neugeborenen

Schädeldachknochen mit der Bildung der Austernschale zu vergleichen ist. Die Auster führt nur in den ersten vierzehn Tagen ihres Daseins ein sehr bewegliches Leben. Sie besteht dann aus einem gallertartigen kleinen Körper. Später wächst sie sich fest und sondert dann schubweise ihre Schale ab. Wenn sie also aus der Bewegung zur Ruhe kommt, sondert sie das feste Gehäuse ab.

An den Wirbelknochen und vor allem an den langen Extremitätenknochen erfolgt die Verknöcherung des Knorpels ganz anders. Betrachtet man zum Beispiel einen Mittelhandknochen, der – wie die menschenkundlichen Betrachtungen gezeigt haben – in seiner Form besonders deutlich die Gesamtgestalt des Menschen wiederholt, indem sich an der einen Seite eine Kopfbildung zeigt, die in eine zylindrische Schaftbildung übergeht, welche ihrerseits in eine eingebuchtete Gelenkfläche an der anderen Seite des Knochens überführt, so findet man dieses Gebilde in der frühen Embryonalzeit, sobald sich die Hand in großen Zügen angelegt hat, als knorpelige Struktur. Man sieht den Knorpel eingebettet in die aus dem mittleren Keimblatt hervorgegangenen, weichen und blutreichen bindegewebigen Strukturen der Sehnen- und Muskelanlagen und einer den Knorpel unmittelbar umgebenden Knorpelhaut. Eine Längsschnittskizze der mikroskopischen Struktur eines solchen Knorpels zeigt eine dichte Grundmasse, in die kleine Blasen eingelagert sind, in welchen die Zellen des Knorpels ruhen. Diese Knorpelzellen haben sich aus dem mittleren Keimblatt herausdifferenziert und haben die Grundsubstanz zwischen sich abgelagert. Diese Grundsubstanz ist eine steife Gallerte. Das sie bildende Chondromucoid ist eine Verbindung von Eiweiß und Zuckerstoffen.

Bei der Verknöcherung des Knorpels muss dieses vollkommen aufgelöst werden. Dies geschieht durch die Tätigkeit des Blutes. Es kommt nicht einfach zu einer Einlagerung von Kalksalzen in die Knorpelmasse. Der Knorpel wird vielmehr durch die Bluttätigkeit zunächst vollkommen aufgelöst. Die Knochenbildung beim Embryo hängt mit der Verlagerung der Blutzellbildung in das Knochenmark zusammen. Die Blutzellbildung des Embryos findet ja zunächst nicht innerhalb des Embryokörpers selbst statt, sondern in den Hüllen. Sie steht – wie die Darstellungen der frühen Embryonalzeit in der Menschenkunde gezeigt haben – am Anfang der Ausbildung des embryonalen Blutkreislaufes. Hat sich der Embryokörper aus dem flächenhaften Stadium des Keimschildes plastisch herausgebildet, entsteht in der Nähe der Eintrittsstelle der großen Blutgefäße in den Embryokörper die Leberanlage. Die Leber hat in der frühen Embryonalzeit eine ganz andere Struktur und Funktion als später. Da der Mensch zu dieser Zeit noch keine Erdennahrung aufnimmt, muss sie noch nicht für die Verwandlung von Nahrung tätig sein. Sie bildet vielmehr zusammen mit der Milz Blutzellen, das heißt weiße und rote Blutkörperchen.

Schon während der Embryonalzeit, beginnend etwa im dritten Monat, besonders deutlich aber vom fünften Monat ab, wird ein Teil der Blutzellbildungen in das Knochenmark verlegt, nämlich überall dahin, wo bereits Verknöcherungen des Knorpels stattfinden.

Als erste Hinweise auf den Beginn der Verknöcherung des Knorpels erkennt man im mikroskopischen Bild im Inneren des Knorpelschaftes eine blasenartige Auftreibung der Knorpelzellen. Gleichzeitig beginnt die blutgefäßreiche Haut des Knorpels um den Schaft herum mantelförmig eine weiche und blutgefäßreiche Knochengrundsubstanz abzusondern, in der die Blutgefäße sich in einer ganz bestimmten Richtung entlang dem Knorpelschaft verzweigen. In diese Knochengrundsubstanz wird nun die feste Knochenmasse eingelagert in Form von bestimmten Kalksalzen. So bildet sich um den Knorpelschaft herum zwischen Knorpelhaut und Schaft eine Manschette von Knochen.

Die Knorpelhaut enthält viel undifferenziertes Mesenchymgewebe, das durch die Lücken in der sich abscheidenden Knochenmanschette in das Innere des Knorpelschafts wächst und die Knorpelzellen sowie die Knorpelmasse auflöst. Dabei bildet dieses Mesenchym im Innern das Knochenmark, das anfängt, Blutzellen zu bilden. An verschiedensten Stellen aber differenziert sich das Mesenchym in Knochengrundsubstanz, in die sich wiederum Kalksalze einlagert und dadurch fest wird. Die Knochenbildung beginnt also an den langen Extremitätenknochen in der Mitte, im Schaftbereich, an den sogenannten Diaphysen. Sie durchsetzt das Organ nicht vollständig, sondern lässt im Innern Lücken frei, in denen sich das blutbildende Knochenmark ausbreitet.

Fast gleichzeitig mit dem Umbilden des Knorpelschaftes in Knochen ordnen sich in der angrenzenden Zone des Knorpels zu der kopfartigen Seite die Zellen in Reihen entsprechend der Längsrichtung des Knorpels. Man spricht vom sogenannten Säulenknorpel. Die Zellen dieses Säulenknorpels werden vom Mesenchym aufgelöst. Die dazwischenliegende Knorpelgrundsubstanz wird

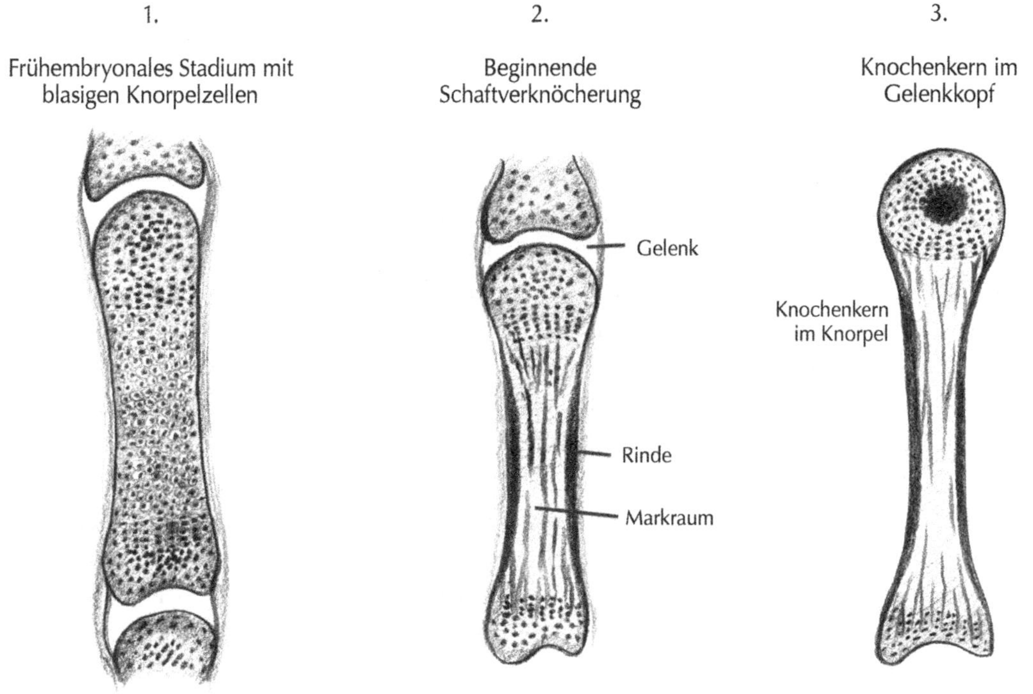

Verknöcherung eines Röhrenknochens

nach einer vorherigen vorbereitenden Verkalkung ebenfalls aufgelöst und durch Knochengrundsubstanz ersetzt, die wiederum durch Einlagerung von Kalksalzen fest wird.

Vergleicht man die Art der Verknöcherung der beiden Enden des langen Röhrenknochens, so stellt man einen Unterschied zwischen dem kopfartigen und dem mehr gliedmaßenähnlichen eingebuchteten Ende fest. An Letzterem setzt sich die Verknöcherung vom Schaft aus einfach über die Bildung von Säulenknorpel immer weiter fort, bis der Knochen schließlich nur noch eine schmale Knorpelschicht übrig lässt, die als Gelenkknorpelfläche erhalten bleibt.

An der entgegengesetzten Seite, die kopfartig gebildet ist, erfolgt die Verknöcherung ganz anders. Hier wächst nämlich aus dem Innern des Knochenschaftes mesenchymales Gewebe bis ins Zentrum der Kugel vor und beginnt von hier aus gesondert mit der Knochenbildung. Somit entsteht zwischen dem bereits verknöcherten Schaft und dem von innen heraus verknöchernden kopfigen Knochenende eine Zone, die lange Zeit knorpelig bleibt, aus der heraus der Knochen aber immer weiter in die Länge wachsen kann, indem immer wieder Knorpelgewebe in Knochen umgebildet wird. Das runde, von innen heraus verknöchernde Ende eines langen Knochens nennt man Epiphyse. Die Wachstumszone, die lange Zeit nicht verknöchert, nennt man Epiphysenfuge. Sie verknöchert erst beim Abschluss des Längenwachstums nach der Pubertät.

Die Verknöcherung der Hand- und Fußwurzelknochen erfolgt aus deren Zentrum heraus, also wie bei dem runden Ende eines langen Röhrenknochens. Die Verknöcherung der Wirbel erfolgt an den Wirbelkörpern ebenfalls von einer zentralen Stelle aus zur Peripherie des Wirbelkörpers hinziehend. Diese Verknöcherung wird aber von der Peripherie aus durch die sogenannten Randleisten an der Grenze zu den Bandscheiben abgeschlossen und ergänzt. Die Wirbelbögen und die Wirbelfortsätze haben eigene Knochenbildezentren, von denen aus die Knochenbildung sich so ausdehnt, dass schließlich der ganze Bogen ergriffen wird und die knöchernen Fortsätze mit dem Bogen und dem Körper knöchern verschmelzen.

Diese, die Form und Struktur betreffende Betrachtung der Knochenbildung kann ergänzt werden durch eine Betrachtung der Substanzbildung. Die organische Knorpelgrundsubstanz, das Chondromucoid, wird bei der Umbildung durch die eiweißhaltige Knochengrundsubstanz, die aus den Ernährungsvorgängen des Blutes abgesondert wird, ersetzt. In diese Knochengrundsubstanz kann der Kalk eingelagert werden. Bei dem das Skelett der Bewegungsorganisation durchsetzenden Kalk handelt es sich nicht einfach um den in der Natur weit verbreiteten und bekanntesten kohlensauren Kalk. Dieser findet sich im menschlichen Skelett nur in etwa 6 bis 7 Prozent. Etwa 80 Prozent der Knochenmasse des Menschen besteht aus phosphorsaurem Kalk oder Apatit. Der Kalk verbindet sich also bei der Skelettbildung mit dem Phosphor. Der Phosphor ist eine besondere Substanz in der Erd- und Menschenbildung. Sein Name bedeutet: Lichtträger. Dieser Name beschreibt, dass die Substanz Phosphor das Licht in die Stoffprozesse trägt. Der Knochen verfällt bei seiner Bildung nicht einfach der Schwerkraft. Durch die Eingliederung des Lichtes lassen sich seine mannigfaltigsten Formen zwischen Schwere und Leichte eingliedern. Der Stoffwechselorganismus des Menschen nimmt also nicht nur den erdhaften schweren Kalk in sich hinein und sondert ihn in die Knochenbildung ab. Er nimmt auch das Licht über die Augen und die Haut auf, metamorphosiert es in die Substanzbildung hinein und trägt es durch den Phosphor an den Kalk heran. Dadurch erreicht der Knochen auf der einen Seite die Festigkeit, andererseits wird er durch die Konstruktion feinster Lamellen und Bälkchen, die sich der Statik und Bewegung des Organismus genau anpassen, leicht und beweglich gemacht. Aus dem Zusammengreifen der beiden geschilderten Substanzkräfte resultiert die Knochenstruktur, die man besonders gut am Oberschenkelhals und Kopf und an der Bälkchenstruktur des Beckens studieren kann. An einem Längsschnitt durch die Knochen des Fußes erkennt man, dass die Bälkchen vom Fersenbein über das Gewölbe des Kahnbeins bis in den Mittel- und Vorfuß hinein einen durchgehenden Bogen beschreiben. Die Bildungen erinnern an die Gewölbestrukturen von Brücken und Gebäuden. Die Bildegesetze des physischen

Organismus werden in der Architektur nach außen gesetzt.

Die Knochenbildung wird nicht während der Kindheit und Jugend fixiert und dann einfach erhalten. Nur die Wachstumsmöglichkeit findet ihren Abschluss am Ende der Kindheit. Die Knochensubstanz aber unterliegt auch in der mittleren Lebenszeit des Erwachsenenalters einem ständigen lebendigen Umbau. Es wird dauernd Knochensubstanz abgebaut und neue Substanz aufgebaut. Damit ist der Knochen in die Stoffwechseltätigkeit eingefügt. Die feste, vom Erdelement getragene Organisation des physischen Leibes hat ständig Verbindung zu der vom Wasserelement getragenen Flüssigkeitsorganisation des Blutes. In sie hinein wird der Kalk gelöst, aus ihr heraus wird neuer Kalk in den Knochen ausgesondert. Dieser Wechselvorgang geschieht aus den in der rhythmischen Organisation angesiedelten Drüsen mit innerer Sekretion, den Nebenschilddrüsen. Bei der Umbildung der als Atemorganisation des Fischkörpers angelegten Kiemenbuchten am Hals des Embryos entstehen in der Kehlkopfzone, die dem Menschen die Erden-Sprachorganisation gibt, die Nebenschilddrüsen. Sie liegen als vier linsengroße Gebilde an der Rückseite der Schilddrüse. Ihre genaue Funktion wird später dargestellt (siehe: Das System der endokrinen Drüsen).

Der lebendige Stoffwechsel des Knochens ist während der Jugend und mittleren Lebenszeit des Erwachsenen Grundlage für eine individuelle Gestaltung der Bewegungsorganisation. Findet die Formbildung des embryonalen und kindlichen Körpers vom Kopfpol her statt, steht im Erwachsenenalter die Formung durch die Gliedmaßentätigkeit im Vordergrund. Die Art der körperlichen Tätigkeit, der Arbeit zum Beispiel, prägt die Gestalt.

Im hohen Alter, besonders im Greisenalter, wird der Stoffwechsel des Knochens immer langsamer. Bei sehr erdverbundenen Menschen führt diese Verlangsamung zu einem gegenüber den Absonderungen des Kalkes aus dem Blut geringeren Abbau des Knochens. Dadurch sklerotisiert das Skelett, wird also besonders dicht. Häufiger jedoch, und besonders bei weniger erdverbundenen Menschen, nimmt der Abbau des Knochens zu. Die Ernährungskraft ist aber nicht mehr so groß, dass der Knochen in seiner Grundsubstanz wie früher regeneriert wird. Dann kann der Kalk nicht mehr vom Knochen einstrukturiert werden und fällt in den übrigen Organismus hinein, wo er zur Sklerosierung der Strukturen führt, die eigentlich von der Flüssigkeitsorganisation erhalten werden sollen: die Arterien oder Schlagadern. Die Arteriosklerose hat ihrerseits wieder eine Mangelernährung der Körperorgane zur Folge.

Diese Veränderungen des Stoffwechsels im hohen Alter sind die Grundlage dafür, dass nicht mehr menschliche, sondern irdische Kräfte die Formung des Skeletts übernehmen. Es kommt zu den Deformierungen des Skeletts, die wir bei degenerativen Vorgängen sehen. Bis zu einem gewissen Grad sind dies normale Altersvorgänge.

Fasst man die dargestellten Vorgänge der verschiedenen Lebensepochen zusammen, so kann man sagen, dass die knorpelige Weichheit des embryonalen, fetalen und kindlichen Bewegungsorganismus Grundlage des Wachstums und der Entwicklung ist. Ein langsames, stufenweises Ergreifen des Erdenleibes ist dem Menschen eigen. Die im Erwachsenenalter erreichte Festigkeit des Knochens, die aber aus dem lebendigen Knochenstoffwechsel gegenüber den Lebensvorgängen des Blutes immer wieder neu hergestellt werden muss, ist Grundlage der individuellen Entfaltung des Erdenmenschen. In den Altersvorgängen werden durch die mangelhafte Neubildung der Knochen Bildekräfte frei, die dem geistig-seelischen Schaffen des Menschen zufließen, wenn sie nicht in der Sklerosierung festgehalten werden.

Die zu den verschiedenen Lebenszeiten normalen Vorgänge können durch Verlagerung in andere Lebenszeiten zu Krankheiten führen. Dies sei an einigen Skelettkrankheiten dargestellt.

Die Rachitis

Die Rachitis ist ein sehr eindrucksvolles kindliches Krankheitsbild, bei dem die Vorgänge der Knochenbildung in Unordnung geraten. Die Krankheit wird auch als englische Krankheit bezeichnet, weil sie zuerst von einem englischen Arzt, Francis G. Glisson, beschrieben und als Rachitis benannt wurde. Das Wort Rachitis kommt aus dem Griechischen und bedeutet Wirbelentzündung.

Die Rachitis tritt in derjenigen Zeit der Skelettbildung auf, in der der Mensch stehen und gehen lernt, also vom Ende des ersten Lebensjahres ab, hauptsächlich im zweiten und dritten Lebensjahr. Sie tritt nicht zu allen Jahreszeiten gleichmäßig stark in Erscheinung, sondern besonders in der lichtarmen Zeit des Winters und Vorfrühlings. Diese Krankheit macht uns gerade die Bedeutung des Lichtes für die Knochenbildung deutlich. Die Rachitis ist vor allem auch in solchen Ländern und Gegenden häufiger festzustellen, in denen das Sonnenlicht, besonders die Ultraviolettstrahlung, nicht durch die Atmosphäre dringen kann, also zum Beispiel in staubigen Industriegegenden. Die ultraviolette Strahlung hat einen besonders starken Einfluss auf die chemischen Prozesse in der Haut.

Man beobachtet an den rachitischen Kindern, dass sie ihre Kopfrundung nicht richtig abschließen und die Strahligkeit ihrer Extremitäten nicht richtig herstellen können. Sie können die Lichtprozesse nicht richtig mit dem Kalk verbinden. Ein wirklicher Kalkmangel liegt meist nicht vor, sondern eine Unfähigkeit, das Phosphorige mit dem Kalkigen zu verbinden. Die Knochenmatrix, also die Knochengrundsubstanz, wird gebildet, sie wird sogar überschießend gebildet, aber sie erhält keine Festigkeit. Dadurch werden die Wachstumszonen der Knochen aufgetrieben. An den gelenknahen Zonen der Extremitäten sieht man kissenartige Verdickungen. Der Knochen der Extremitäten bricht leicht und verbiegt sich. Am Kopf entstehen große Massen von Knochengrundsubstanz im Zentrum der einzelnen Knochenschuppen, die sich aber nicht richtig verkalken. Dadurch entsteht der sogenannte Quadratschädel. Die Schädelknochen wachsen nicht richtig aus, so dass die Lücken zwischen dem Schädelknochen, die Fontanellen, lange offen bleiben. Der Kopf des Kindes ist weich und verformt sich durch Druck. Lagert man ein solches Kind nur einseitig, entwickelt sich der Kopf schief.

Das schwer rachitische Kind ist in seiner Bewegung massiv gestört, kraftlos. Es sitzt in einer typischen Haltung nach vorn gebeugt in seinem Bettchen. Dadurch bildet sich schon früh eine verstärkte Rundung des Rückens. Belastet das Kind seine Gliedmaßen, so entstehen an den verschiedensten Stellen kleine Brüche, die unter einer Verformung des Knochens später verheilen. So kommt es zur Bildung der typischen rachitischen O-Beine. Das Kind stellt sich also mit seiner Beinorganisation nicht mehr richtig in die Verbindung von Schwere und Leichte. Überall wo Wachstumsfugen zwischen Knorpel und Knochen liegen, wuchert die Knochengrundsubstanz, ohne sich zu verkalken und bildet dadurch Auftreibungen am Skelett. Wir erkennen dies zum Beispiel an den Rippen, an dem sogenannten Rosenkranz. Das schwer rachitische Kind ist schläfrig und weinerlich. Es neigt zu Katarrhen der oberen Luftwege, also der Nase und der Bronchien. Die Kinder haben auch in der Regel eine deutliche Anämie.

Diese Veränderungen machen deutlich, dass die höheren Wesensglieder, Ich und Astralleib, nicht in der richtigen Weise in die Organisation eingreifen. Die Wachstumsprozesse wuchern bis zu einem gewissen Grade, werden aber nicht durch Hereinnahme der Lichtkräfte gestaltet. Die mangelhafte Inkarnation des Ich wird besonders deutlich an der Anämie. Sie ist aber auch Ursache dafür, dass der Knochen sich nicht richtig bilden kann und das Kind sich nicht mehr aufrichtet.

Bei der rachitischen Krankheit fällt das kleine Kind in einen frühembryonalen Zustand zurück. Die Weichheit und Bildsamkeit wird stärker, als für die betreffende Altersstufe des Kindes normal ist.

Die Osteomalazie

Die Osteomalazie wird auch die Rachitis des Erwachsenen genannt. Sie tritt überwiegend bei Frauen während des Klimakteriums auf, kann aber auch jüngere Frauen befallen. Charakteristisch für die Osteomalazie ist, dass zwar ebenso wie bei der Rachitis die Knochengrundsubstanz aus den Ernährungsvorgängen gebildet wird, die Verkalkung aber nicht stattfindet, weil die Lichtprozesse nicht in der richtigen Weise in die Organisation metamorphosiert werden können, um den Kalk zu ergreifen. So kommt es auch hier zu einer abnormen Weichheit der Knochen. Das Skelett neigt zu Brüchen, die unter Deformierung wieder spontan heilen. Diese Deformierungen können ganz groteske Formen annehmen, vor allem an der Wirbelsäule, dem Becken und den Beinknochen, die unter den Einfluss der Schwere geraten, während die oberen Extremitäten weniger betroffen sind. An der Wirbelsäule kommt es zur Eindellung der Grund- und Deckplatten der Wirbelkörper, so dass diese in ihrer Mitte tief eingebuchtet werden. Man spricht von Fischwirbelbildung. Insgesamt werden die Wirbelkörper in ihrer Höhe vermindert. Die Menschen sinken in sich zusammen und werden deutlich kleiner. Die Wirbelsäule erleidet natürlich auch Verbiegungen. Am Becken kommt es oft zu einer starken Verbreiterung. Durch die Weichheit der Hüftpfannen werden die Hüftköpfe nach innen in Richtung auf das Beckeninnere gedrückt. Dadurch kann die statische Übertragung der Kräfte von der Wirbelsäule auf die Beine nicht mehr richtig erfolgen. Die Kranken leiden unter erheblichen Schmerzen.

Bei der Osteomalazie kommt es also zu einer Verlagerung von Kräften, die in der Embryonalzeit regulär sind, in die spätere Lebenszeit, oft jenseits der Lebensmitte.

Die Behandlung der Osteomalazie ist sehr schwierig. Im Prinzip erfolgt sie wie bei der kindlichen Rachitis. Voraussetzung für einen Therapieerfolg ist aber, dass die Krankheit rechtzeitig entdeckt wird.

Die Osteoporose

Haben wir es bei der Osteomalazie eigentlich mit einem Zurückfallen ins Kindesalter oder in die Embryonalzeit zu tun, so ist die Osteoporose ein ausgesprochener Alterungsprozess. Bei ihr wird die Knochengrundsubstanz des alternden Menschen nicht mehr richtig gebildet, der Knochen wird also nicht richtig ernährt. Dann kann auch der im Organismus vorhandene Kalk nicht eingelagert werden. Der Knochen des Kranken mit Osteomalazie hat viel Leben und kann nicht richtig absterben. Der Knochen des Kranken mit Osteoporose hat zu wenig Leben. Deshalb wird der Kalk verschoben an Stellen, an denen er zur Sklerose beiträgt.

Die Folge der Osteoporose ist eine enorme Knochenbrüchigkeit. Die Wirbelknochen brechen an verschiedensten Stellen und sinken so immer mehr in sich zusammen, so dass diese Menschen oft mehrere Zentimeter kleiner werden. Je nach Haltung des betreffenden Menschen in seiner Bewegung kommt es auch zu Verbiegungen, zum Beispiel zur Ausbildung eines Buckels. Auch die Extremitätenknochen neigen vermehrt zur Brüchigkeit, so dass ein Schenkelhalsbruch oder ein anderer Knochenbruch an den langen Röhrenknochen auch schon bei einem für den normalen erwachsenen Menschen belanglosen Unfall eintreten kann. Auch die Osteoporose kann durch die Verformung des Skeletts zu erheblichen Schmerzzuständen führen.

Die Osteogenesis imperfecta

Bei dieser Krankheit weisen die Kinder, die von ihr befallen sind, nicht wie bei der Rachitis eine enorme Knochenweichheit auf, sondern eine abnorme Knochenbrüchigkeit. Man kann in der Osteogenesis imperfecta eine Osteoporose des ganz kleinen Kindes sehen. Die Porose als im hohen Alter normaler Vorgang wird in die ganz andere Lebenszeit verlagert und erheblich verstärkt.

Wie bei der Osteoporose des alten Menschen wird bei diesen Kindern das Knochengrundgewebe nicht richtig aus der Ernährung aufgebaut. Infolgedessen kann auch der Kalk nicht richtig eingelagert werden. Diese Krankheit ist angeboren. Sie besteht auch schon im Mutterleib, so dass die Kinder bereits vor der Geburt, ganz besonders aber auch während der Geburt an den verschiedensten Stellen Knochenbrüche erleiden, die nur dürftig unter entsprechender Deformierung des Knochens abheilen. Weil die Knochengrundmasse nicht richtig gebildet werden kann, wachsen die Extremitäten dieser Kinder kaum, bleiben sehr kurz. Die enorme Schwäche des Leibesaufbaus betrifft aber nicht nur die Knochen, sondern auch die übrigen Körpergewebe, die außerordentlich zart und durchlässig erscheinen. Deswegen haben diese Kinder die sogenannten blauen Skleren. Das Weiße in ihren Augen ist bläulich und die normalerweise sehr derbe Augenhülle ist so dünn, dass das dunkle Innere des Auges durchschimmert.

Kinder mit einer derartig schweren Knochenbrüchigkeit sind meist nicht lange lebensfähig. Es gibt aber eine leichtere Form dieser Erkrankung, die man *Osteopsathyrosis* nennt. Dieses Wort bedeutet auch nichts anderes als Knochenbrüchigkeit, denn psathyros heißt brüchig. Es ist aber eine geringfügigere Knochenbrüchigkeit als bei der Osteogenesis imperfecta. Die Menschen mit einer Osteopsathyrosis bleiben oft länger am Leben, haben allerding dann später einen durch viele Knochenbrüche stark entstellten Leib. Stellt schon die Knochenbrüchigkeit eigentlich einen Altersvorgang dar, so finden wir noch andere sonst nur im hohen Alter vorkommende Veränderungen an diesen Kranken. Sie neigen zum Beispiel zu einer frühen Sklerose des Innenohres, das heißt einer sogenannten Otosklerose, die bis zur Ertaubung führen kann.

Die Marmorknochenkrankheit *(Albers-Schoenberg'sche Krankheit)*

Bei dieser Krankheit kleiner Kinder liegt das Gegenteil der Brüchigkeit des Knochens vor, nämlich eine enorme Sklerose. Diese geht so weit, dass der Knochen ganz homogen wird. Er verliert die Lamellen- und Bälkchenstruktur, wird kompakt wie ein Stück Marmor und verliert daher auch seine Markräume. Die Kinder haben also kein Knochenmark mehr. Da die Krankheit alle Knochen des Skeletts betrifft, kann die Blutbildung im Knochenmark nicht mehr stattfinden. Dadurch wird der Vorgang der Verlagerung der Blutzellbildung, der in der Embryonalzeit stattfindet, rückgängig gemacht. Bei diesen Kindern stellen sich die Leber und die Milz wieder auf eine Blutzellbildung ein. Sie sind jedoch nicht in der Lage, erdenreifes Blut zu bilden. Die roten Blutkörperchen, die in Milz und Leber gebildet werden, durchlaufen nicht den richtigen Absterbeprozess. Ihr Zellkern bildet sich nicht zurück. Die Eiseneinlagerung in die roten Blutzellen erfolgt vermindert. Die Kinder mit der Marmorknochenkrankheit leiden also einerseits an einer Verlagerung eines sklerotischen Altersprozesses in den Knochen, der sich darüber hinaus auch noch verstärkt, so dass das Knochenmark mit ergriffen wird, andererseits fallen sie in einen embryonalen Zustand zurück. Sie haben ein Blut, das sie auf die Dauer nicht lebensfähig macht.

Der Morbus Paget

Diese Krankheit tritt meist beim älteren Menschen auf. Es handelt sich um eine eigenartige Vergröberung und Vergrößerung einzelner Knochen, manchmal auch mehrerer Knochen. Wir beobachten solche Veränderungen zum Beispiel an einem Oberschenkelknochen oder einer Beckenhälfte oder einem oder mehreren Wirbelkörpern oder auch im Schädel.

Die betreffenden Knochenabschnitte verlieren ihre schöne normale Form. Ihre Struktur wird grobsträhnig und unregelmäßig und fügt sich nicht mehr in die Statiklinien ein. Manchmal kommt es bei dieser Krankheit zu einer bösartigen Umbildung des Knochens in ein Sarkom, wobei dann der Knochen destruiert wird und die Krankheit sich auch auf die Umgebung wie ein Tumor weiter ausbreitet. Wir haben es bei dem Morbus Paget mit einer Verstärkung des sklerotischen Altersvorganges zu tun, so dass die normale Form und Dichte zerstört wird.

Gleichgewichtsstörungen der Lebenszeitprozesse bei Knochenerkrankungen

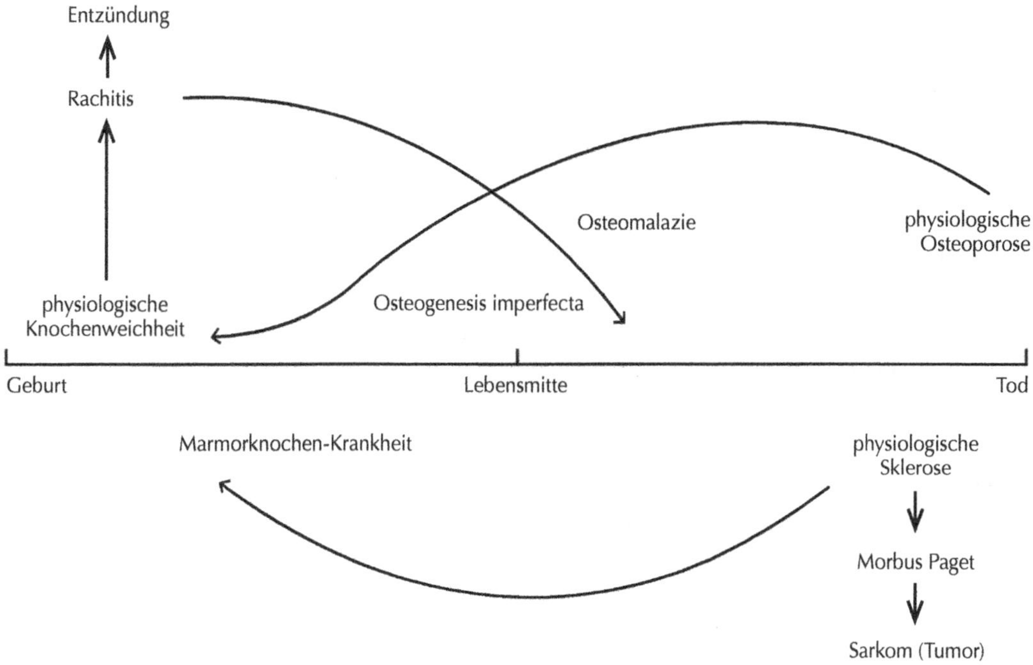

Zusammenfassend ergibt die Darstellung der Knochenkrankheiten einen Überblick über die Deformierung der menschlichen Lebensgestalt in den Lebensepochen.

Man kann darüber hinaus aus dieser Darstellung einen Übergang in zwei grundsätzliche körperliche Krankheitserscheinungen finden: Die Neigung des rachitischen Kindes zu Katarrhen zeigt die Verwandtschaft der Rachitis zur Entzündung.

Der Übergang vom Morbus Paget zum Sarkom zeigt andererseits die Verwandtschaft sklerotischer Vorgänge zur Tumorbildung.

7 Die Sprachorganisation

In der Eurythmie als sichtbarer Sprache und sichtbarem Gesang wird der ganze sich bewegende Mensch Sprachorgan. Die differenzierten Schöpfungen der menschlichen Seele, die in Sprache und Gesang zum Ausdruck kommen, treten in verwandelter Form in einer Art Tanz auf. So offenbart die Eurythmie den geheimen Zusammenhang zwischen Sprache und Bewegung. Wird die Eurythmie als Heileurythmie therapeutisch angewendet, ist eine Kenntnis des Zusammenhangs des ganzen Menschen mit der Sprache und der Bewegung erforderlich. Rudolf Steiner gab im *Heileurythmiekurs* die Anregung, wie man sich gewisse physiologische Kenntnisse, die wie in eine Art Gefühl für die Bildung des menschlichen Organismus übergehen, aneignen muss. In diesen Erkenntnisweg führt er über die Kehlkopf-Metamorphose ein. Sie sollte wie eine Art Urbild für alle menschenkundlichen Betrachtungen im Zusammenhang mit der Heileurythmie erscheinen.

Im vierten Absatz des ersten Vortrages des *Heileurythmiekurses* (GA 315) wird die Kehlkopf-Metamorphose als besonders wichtige Metamorphose eingeführt. Rudolf Steiner legt dabei besonderen Wert darauf, dass man goetheanistisches Anschauen der betreffenden Organe erreicht. Was ist damit eigentlich gesagt? Goethe vereinte in seiner Person Fähigkeiten zu Kunst und Wissenschaft. Er tat das nicht, indem beide Interessen zufällig in ihm vorhanden waren, sondern indem sie eines waren in ihm. Es wäre ein philiströses Bemühen, die physiologischen Grundlagen der Eurythmie zu studieren, wenn nicht eine konkrete Einheit von Kunst und Wissenschaft möglich wäre, die uns in die Lage versetzt, die Kunst heilend anzuwenden. Mit dem Hinweis auf Goethe, den großen Künstler und Wissenschaftler, ist der Weg gewiesen, Kenntnisse zu suchen, die in das Gefühl übergehen können. Man kann hier auch auf Rudolf Steiners Einleitung zum ersten Band der naturwissenschaftlichen Schriften Goethes hinweisen. Das Sträuben gegen eine wissenschaftliche Durchdringung der Eurythmie, das manche Menschen an den Tag legen, zeigt nur, dass sie nicht wissen, dass es einen wissenschaftlichen Weg gibt, der künstlerisch ist. Und dieser Weg ist das goetheanistische Anschauen. Er wird praktisch übbar als plastisch-musikalische Anthropologie.

Einen unkünstlerischen wissenschaftlichen oder gefühlsmäßigen Weg sollte man im Zusammenhang mit der Eurythmie zurückweisen. Dies bedeutet, dass man sowohl alle Abstraktion als auch alle bloße Mystik zurückweisen sollte. So wie im Künstlerischen nicht gilt, was nicht offenbar wird, so gilt auch in der wissenschaftlichen Ergründung der Eurythmie und Heileurythmie nicht, was nicht voll anschaulich ist.

Man kann noch tiefer begründen, dass für die Eurythmie ein goetheanistisches Anschauen notwendig ist, weil es die übersinnliche Wahrnehmung einschließt. Bei Goethe darf man die Idee mit den Augen sehen. Das heißt, man darf anschauen, wie schaffende Kräfte in der Welt und im Menschen walten, Kräfte, die der nur sinnlich wahrnehmende Mensch nicht unmittelbar findet.

Der Bau des Kehlkopfes

Der Kehlkopf kann als eine kopfartig aufgetriebene Fortsetzung der Luftröhre nach oben angeschaut werden. Der Luftweg, der von der Nase zur Lunge zieht, kreuzt den Speiseweg unterhalb des Rachens. Der Kehlkopf umschließt den oberen Teil des Luftweges unterhalb des Rachens. Die Luftsäule der Luftröhre wird im Kehlkopf durch die *Stimmlippen*, die von rechts und links in den Luftraum hineinragen, verengt. Oberhalb der Stimmlippen weitet sich der Luftraum zu einem von oben durch die kurzen, weichen Taschenbänder abgegrenzten Resonanzraum. Über den Taschenbändern überdacht der Kehldeckel den Eingang in den Kehlkopf von oben und vorne. Der Kehlkopf wird beim Schlucken von Flüssigkeit oder Speise angehoben. Dabei senkt sich der Kehldeckel auf den Eingang. Der Speisebrei gleitet seitlich vorbei in den Schlund.

Mit den ihn umschließenden *Muskeln* ist der Kehlkopf in die den Rachen und den Schlund umkleidende Muskulatur eingegliedert. Die Schlundmuskulatur umhüllt den Hohlraum des oberen Speiseweges als beweglicher Schlauch. Sie setzt sich von hinten auf den Kehlkopf fort und zieht in die Stimmlippen hinein. Der innere Schlauch des Kehlkopfes weist eine gegliederte Muskulatur auf, die die umhüllenden Knorpel gegeneinander und die Ansatzstelle der Stimmbänder an der Rückseite des Kehlkopfes bewegen kann. An der Rückseite des Knorpelringes greift die Muskulatur kreuzweise über die Mittellinie hinweg. Diese Muskeln verbinden die beiden Stellknorpel miteinander.

Bei der Kehlkopfmuskulatur handelt es sich um sogenannte quergestreifte, das heißt willkürlich bewegte Muskeln wie bei der Bewegungsorganisation des Rumpfes und der Gliedmaßen. Bei der Muskulatur der Bewegungsorganisation findet man aber mit Ausnahme des Ringmuskels am Mund und des Schließmuskels am After kein Übergreifen von der einen auf die andere Körperseite. Solche die Mittellinie übergreifende Muskelverläufe kennt man nur von der nicht willkürlich betätigten Muskulatur der inneren Organe, zum Beispiel von Darm und Uterus. So

Schlundmuskeln von hinten

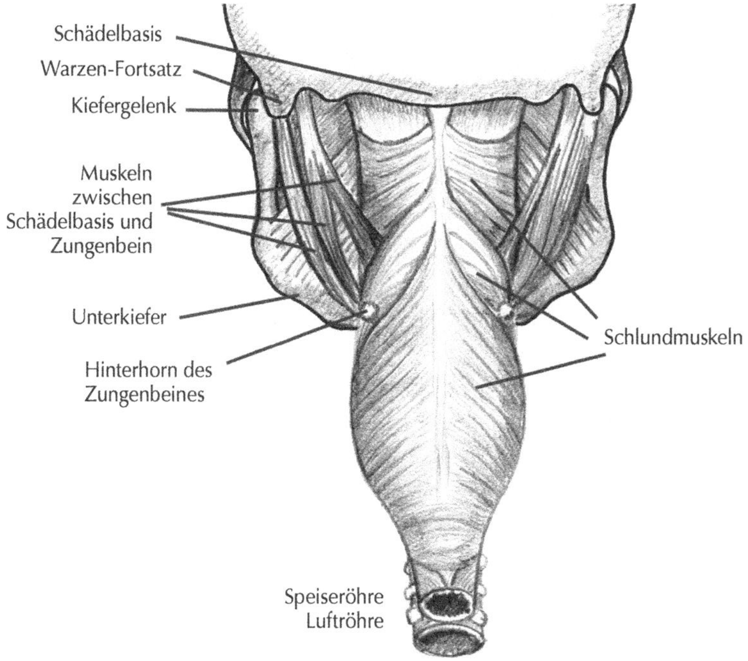

Kehlkopf von der Seite eingefügt in die Schlundmuskulatur

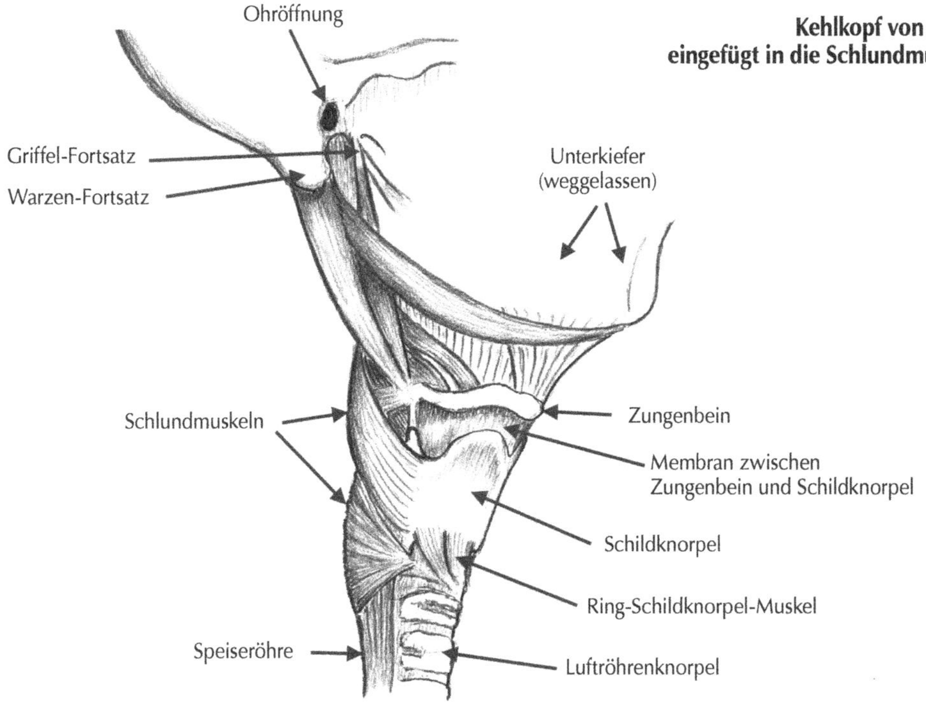

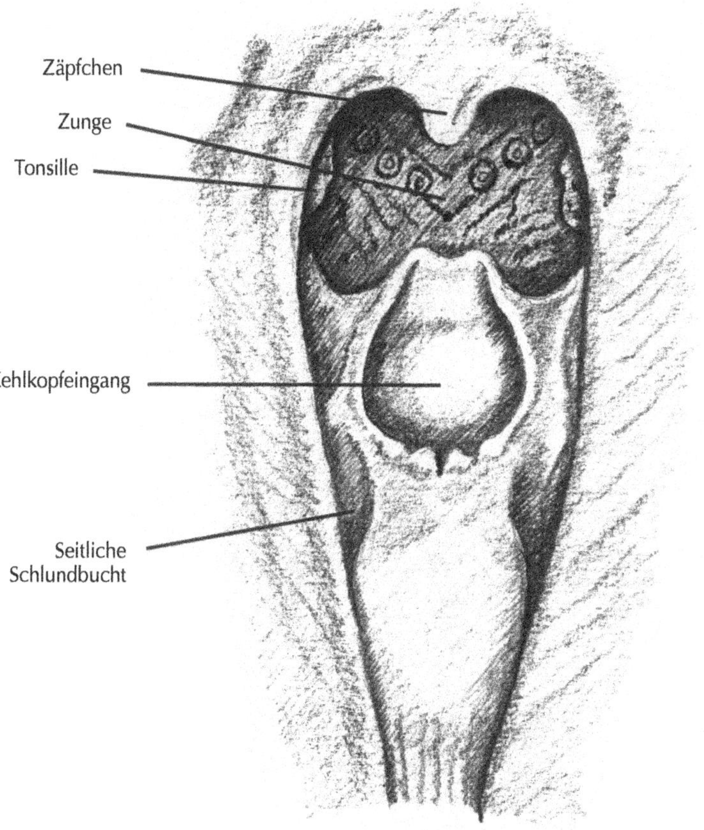

Kehlkopfeingang von hinten bei eröffnetem Schlund

erinnert der Kehlkopf in dieser Hinsicht an ein nicht der Willkür zugängliches inneres Organ.

Das gilt auch für seine *Nervenorgane.* Der inneren Wahrnehmung der Bewegungsvorgänge der Kehlkopfmuskulatur liegen nämlich Zweige des *Nervus Vagus* zu Grunde. Dies ist der große, vom Stammhirn in die Brust- und Bauchhöhle hineinziehende parasympathische Nerv, in dessen übrigem Ausbreitungsgebiet es gerade nicht zu bewussten Wahrnehmungen der Organvorgänge kommt. Die Vagusfasern, die zum Kehlkopf ziehen, machen allerdings gegenüber seinen übrigen Fasern in Bezug auf ihr Ursprungsgebiet im Gehirn eine Ausnahme. Sie kommen nicht originär wie die anderen Vagusfasern aus dem Stammhirn, sondern aus dem in der Großhirnrinde liegenden *Sprachzentrum.* Von dort gelangen die Fasern über das Kerngebiet des elften Hirnnerven, des Nervus accessorius, in den benachbarten zehnten Hirnnerven, des Nervus vagus. Dieser leitet sie zum Kehlkopf.

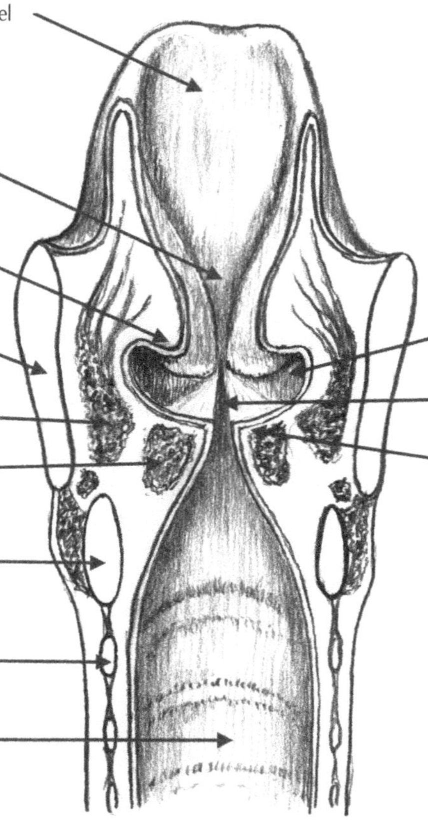

Frontalschnitt durch den Kehlkopf mit Einblick in die vordere Hälfte

In der Muskulatur und den Nerven des Kehlkopfes findet man also eine Übergangsorganisation zwischen der willkürlichen und der unwillkürlichen Bewegung. So verbindet der Kehlkopf die Stoffwechselorgane und die Bewegungsorganisation.

Besondere Aufmerksamkeit ist dem *Knorpelgerüst* des Kehlkopfes zu schenken. Dieses Gerüst ist als eine besonders ausgebildete Fortsetzung der Knorpelspangen der Luftröhre nach oben anzusehen. Die Wand der Luftröhre ist in regelmäßigen Abständen durch Knorpelspangen versteift, die den Hohlraum von vorne und von der Seite her umgreifen. Nur die Rückwand der Luftröhre, die keine Knorpel enthält, ist verformbar.

Als untersten Kehlkopfknorpel, sich an die Luftröhre anschließend, findet man den *Ringknorpel.* Er umfasst den Kehlkopf von allen Seiten und bildet an der Rückseite eine nach oben aufsteigende Platte, so dass der ganze Knorpel die Form eines Siegelringes hat.

Nach oben schließt sich an den Ringknorpel der *Schildknorpel* an, der dem Kehlkopf

Schildknorpel

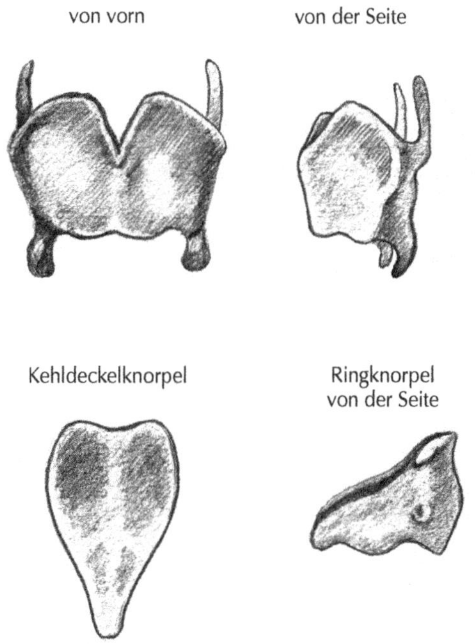

von vorne und von den Seiten eine feste Hülle gibt. Er sitzt wie ein Schild in der Vorderwand. Die hintere Kante des Schildknorpels gibt beiderseits einen Fortsatz nach oben und nach hinten unten ab. Der obere Fortsatz steht über ein Band mit dem hinteren Horn des Zungenbeins in Verbindung. Das Zungenbein ist eine bogenförmige Knochenspange, die – horizontal stehend – in die Muskulatur zwischen Unterkiefer und Kehlkopf eingelassen ist. Durch seinen oberen Fortsatz ist der Schildknorpel also mit den Schluck- und Sprechorganen verbunden. Der untere Fortsatz bildet mit der Außenseite des Ringknorpels ein Gelenk, so dass die beiden Knorpel gegeneinander gekippt werden können.

In der zungenartig von vorn, über dem Kehlkopfeingang liegenden *Kehldeckel* ist ein schuppenförmiger Knorpel eingefügt, so dass auch der Kehldeckel eine Versteifung erfährt. – Ringknorpel, Schildknorpel und Kehldeckelknorpel sind die drei den Kehlkopf von außen befestigenden Knorpel.

Stellknorpel

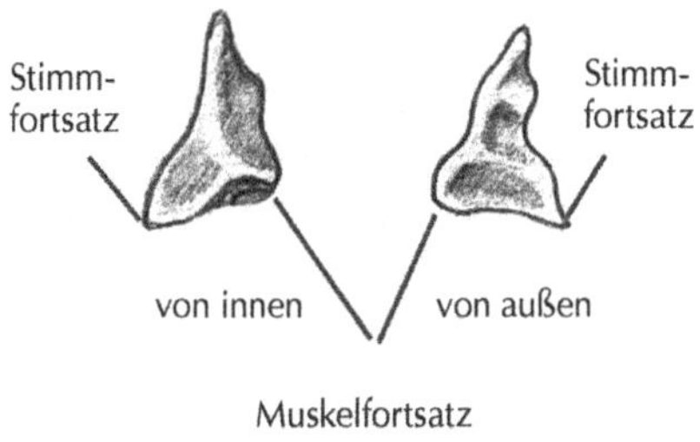

Das Kehlkopfskelett besitzt beiderseits noch einen weiteren Knorpel: den Aryknorpel oder *Stellknorpel.* Diese kleinen Gebilde, die hinten auf der Oberkante der Ringknorpelplatte sitzen und mit einem länglichen Fortsatz in die Stimmlippen ziehen, nennt man Stellknorpel, weil durch ihre Bewegung die Stimmbänder in ihrer Lage und Spannung verstellt werden. Die Stellknorpel, die eine annähernd tetraederartige Gestalt haben, sind durch komplizierte Gelenke mit dem Ringknorpel verbunden. Sie stellen die Ansatzstelle der Stimmbildung dar.

Die Funktion des Kehlkopfes

Der Luftraum des Kehlkopfes wird von unten her durch die Ausatemluft erregt. Die Greif- und Spannungsbewegungen der Stimmlippen um die Stimmritze herum ermöglichen die Tonbildung. Bei der ruhigen Atmung steht die Stimmritze offen und die Stimmlippen sind nicht gespannt. Sobald die Stimmbänder angespannt werden, muss die Luft durch die Stimmritze pfeifen und versetzt die scharfen Ränder der Bänder in Schwingung. Durch minutiöse Beweglichkeit der Kehlkopfmuskulatur werden fein abgestufte Tonbildungen möglich, die durch den Einsatz der sich nach oben an den Kehlkopf anschließenden Organe zu Lautbildungen geführt werden.

Die Kehlkopfmuskeln können nach ihrer Funktion eingeteilt werden in

1. Spannmuskeln,
2. Stellmuskeln und
3. Stimmmuskeln.

Die *Spannmuskeln* liegen am weitesten außen. Sie bewirken eine straffe Fixierung der äußeren Kehlkopfhülle, insbesondere des Abstandes zwischen Ring- und Schildknorpel. Hierzu gehört vor allem der Schild-Ringknorpel-Muskel. Zwischen Ring- und Schildknorpel ist vorne eine Membran ausgespannt, die bei Annäherung der beiden Knorpel zusammengedrückt wird und bei Auseinandertreten bis zu einem gewissen Grade gedehnt werden kann. Die Bewegung der beiden Knorpel gegeneinander erfolgt in den hinten liegenden Gelenken. Der die Knorpel verbindende Muskel zieht sich beiderseits von der Innenseite des Unterrandes des Schildknorpels schräg nach vorne unten an die Vorderseite des Ringknorpels. Die Ansatzstellen des rechten und linken Schild-Ringknorpel-Muskels treffen sich vorn in der Mittellinie. Durch die Anspannung dieser Muskeln wird der Abstand zwischen Ringknorpel und Schildknorpel fixiert, so dass bei Tätigkeit der Stimmmuskeln und Stellmuskeln keine Verkürzung des äußeren Abstandes geschehen kann, die die Wirksamkeit der Stimm- und Stellmuskeln aufheben würde.

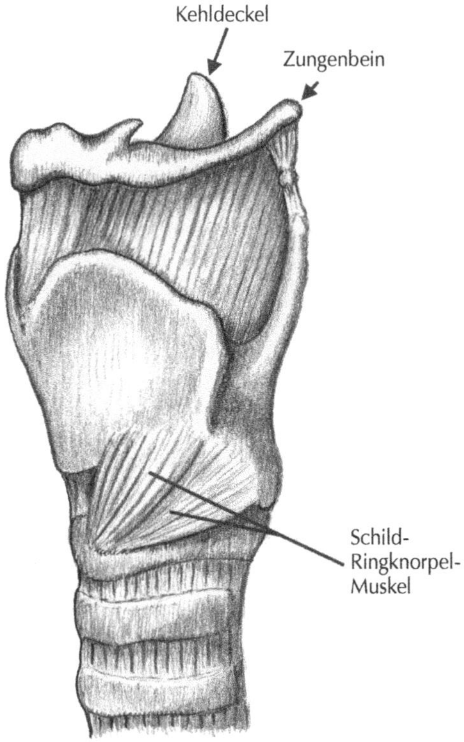

Kehlkopf von der Seite mit den äußeren Spannmuskeln

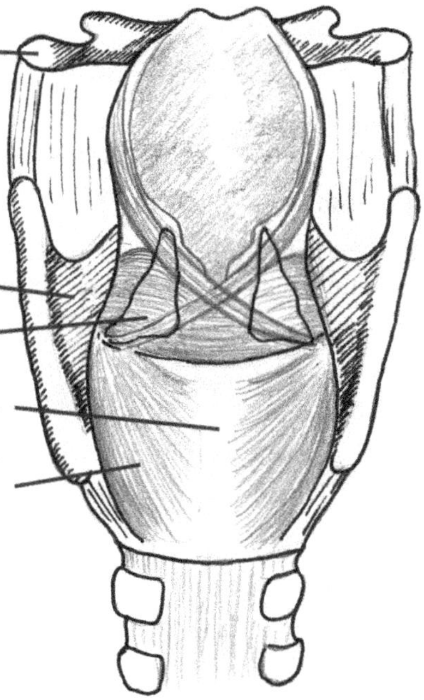

Die Stellmuskeln: Kehlkopf von hinten mit Muskeln und Knorpeln

Die *Stellmuskeln* sind von den verschiedenen Seiten der Kehlkopfhülle auf die Stellknorpel gerichtet. Sie ziehen von der Rückseite des Schildknorpels an die Vorder-Seitenkante des Stellknorpels oder an seinen Muskelfortsatz. Andere ziehen von den Seitenflächen des Ringknorpels oder von dessen Platte zum Muskelfortsatz des Stellknorpels. Wieder andere Muskeln verbinden die beiden Stellknorpel an der Rückseite. Die Schild-Stellknorpelmuskeln und die seitlichen Ring-Stellknorpelmuskeln bewirken eine Drehung der Stellknorpel, so dass deren Stimmfortsätze nach innen und unten wandern. Das heißt, dass diese Muskeln eine Verengung der Stimmritze bewirken. Die quer- und kreuzweise ziehenden Verbindungsmuskeln zwischen den beiden Stellknorpeln rücken die beiden Knorpel so zusammen, dass der hintere Teil der Stimmritze geschlossen wird. Außerdem werden die Stellknorpel aus dem Flächenkontakt an den Gelenken zum Ringknorpel angehoben, so dass sie, von der Muskulatur gehalten, schweben. Nur ein Muskel der Stellgruppe bewirkt eine Erweiterung der Stimmritze. Es ist der von der Rückseite der Ringknorpelplatte nach aufwärts zum Muskelfortsatz des Stellknorpels ziehende hintere Ring-Stellknorpelmuskel (Musculus posticus). Er ermöglicht eine Drehung der Stellknorpel nach außen, so dass der Stimmfortsatz sich nach außen bewegt und etwas angehoben wird. Dieser Muskel tritt immer bei der Einatmung in Tätigkeit.

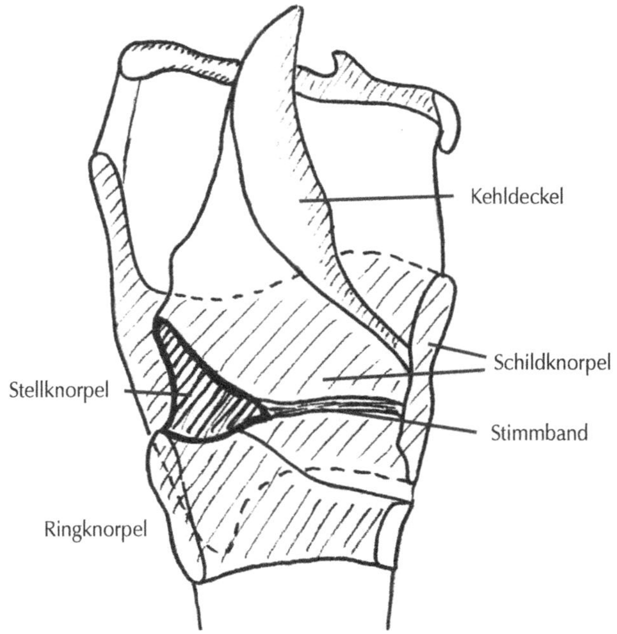

Längsschnitt durch den Kehlkopf mit Knorpeln

Der *Stimmmuskel* findet sich ganz im Inneren. Er verläuft zwischen der Rückseite des vorderen Abschnittes des Schildknorpels und dem Stimmfortsatz des Stellknorpels im Stimmband. Der seitlich liegende Teil dieses Muskels ist sehr dick und zieht außerhalb der Stimmlippenfalte in der Kehlkopfwand fächerförmig nach hinten an die vordere Seitenkannte des Stellknorpels. Der innere Teil des Stimmmuskels, der in dem feinen Rand des Stimmbandes verläuft, kann entlang der Stimmritze die feinsten Bewegungen auslösen. Die rhythmische Tätigkeit dieses Muskels setzt das Stimmband so in Schwingung, dass in der vorbeibrausenden Ausatemluft der Ton erregt wird. Der Stimmmuskel kann als Ganzer kontrahiert werden. Dann wulstet sich das Stimmband sehr stark auf und es entsteht ein tiefer Ton. Die Kontraktion kann auch nur einen inneren Randteil ergreifen, so dass an den Stimmlippen lediglich ein dünner Randstreifen schwingt. Dann entsteht ein hoher Ton.

Die *Stimmerzeugung* im Kehlkopf erfolgt durch ein feines Zusammenspiel der beschriebenen drei Muskelgruppen. Bei ununterbrochener Atmung steht die Stimmritze offen. Sie wird in dieser Stellung durch den hinteren Ring-Stellknorpel-Muskel gehalten. Beim stimmhaften Sprechen und Singen kommt es zum Verengen der Stimmritze, dabei werden die vorderen Kanten der Stellknorpel durch die Tätigkeit des äußeren Schild-Stellknorpelmuskels aneinander gelegt. Durch den querverlaufenden und die überkreuzenden Stellknorpelmuskeln wird der hintere Teil der Stimmritze geschlossen. Durch die Tätigkeit des seitlichen Ring-Stellknorpelmuskels treten die Stimmfortsätze der Stellknorpel aneinander. Die Stellknorpel werden in dieser Stellung aus den Gelenken der Ringknorpel erhoben, schwebend gehalten und der Stimmmuskel kann seine tonerzeugende Tätigkeit einsetzen. Er bewirkt unterschiedliche Spannungen bei gleichbleibender Länge, wobei eine unterschiedliche Zahl von Muskelbündeln in ihm in Tätigkeit treten kann. Durch die unterschiedliche Dicke der schwingenden Massen entstehen unterschiedlich hohe Töne.

Diese innere schwingende Spannung des Stimmmuskels wird nur wirksam, wenn die äußere Spannung der Kehlkopfhülle zwischen Schildknorpel und Ringknorpel durch den äußeren Schild-Ringknorpel-Muskel gehalten wird. Durch die Kontraktion des Stimmmuskels wird die Stimmritze erst vollkommen geschlossen. Dann wird der Verschluss durch Anblasen der aus der Lunge ausströmenden Luft gesprengt. Gleich darauf schlagen die Stimmlippen durch plötzliches Nachlassen des Druckes beim Entweichen der Luft in den weiten oberen Luftraum aber wieder zusammen. Die Höhe des erzeugten Tones ist abhängig von Länge, Dicke und Spannung der Stimmlippen. Bei gegebener Länge der Stimmlippen hängt die Tonhöhe von der Tätigkeit des Stimmmuskels ab. Kontrahiert er sich als Ganzer mit mäßiger Spannung, wird die Stimmlippe gerundet und erzeugt einen tiefen Ton. Kontrahieren sich aber nur die am nächsten der Lippe gelegenen Muskelbündel in sehr starker Spannung, so wird die Stimmlippe zu einem feinen, straff gespannten Band und es wird ein hoher Ton erzeugt.

Die oberen Sprachorgane

In die übrige, sich nach oben anschließende Sprachorganisation sind drei Knochenbögen eingefügt. Der untere, das Zungenbein, ist ein den Schlund von vorn umspannender kleiner Knochenbogen, der ohne gelenkige Verbindung mit anderen Skelettelementen frei in den weichen Organen zwischen Kehlkopf und Unterkiefer hängt. Der mittlere Knochenbogen, der Unterkiefer, hat eine ähnliche Bogenform, ist aber mit der Schädelbasis vor der Ohrgegend gelenkig verbunden. Er steht als Träger der Zähne dem obersten Knochenbogen, dem Oberkiefer, gegenüber, der ebenfalls als Träger von Zähnen ein festes Widerlager bildet.

Die die oberen Sprachorgane haltenden Knochenelemente sind also Bögen, die von unten nach oben stufenweise an Beweglichkeit verlieren. Sie verhalten sich ähnlich wie die drei knorpeligen Skelettelemente des Kehlkopfes. Wie der Ringknorpel den Kehlkopf gegen die Luftröhre abgrenzt und die untere Befestigung des Kehlkopfes bildet, so stellt das Zungenbein die untere Versteifung desjenigen Teiles der Sprachorganisation dar, der nach oben den tönenden Luftstrom formt. Wie der Schildknorpel den Kehlkopf nach vorne schützend umgreift, so der Unterkiefer den formenden Mund-Rachenraum. Er gibt der beweglichen Zunge Halt. Wie der Kehldeckel den Resonanzraum des Kehlkopfes von oben abschließt, so überwölbt der Oberkiefer mit dem harten Gaumen den Mundraum.

Der muskuläre Weichteilschlauch des Kehlkopfes ist zwischen Schildknorpel und Zungenbein unterbrochen. Hier findet sich nur die passiv verformbare Bindegewebsmembran. Innen schließt sich jedoch in der Weichteilwand an den Kehlkopfeingang nach oben die Schlundmuskulatur an, die den ganzen Rachenraum bis zur Schädelbasis nach hinten oben und zur Zunge nach vorne schlauchartig umschließt. Nach außen gliedern sich daran Muskeln an, die die drei genannten Knochenbögen untereinander und mit der Schädelbasis verbinden und in die Zunge einstrahlen. Hals- und Gesichtsmuskeln stehen in vielfältigem Zusammenspiel mit diesen Muskeln der Sprachorgane.

Die gesamte Sprachorganisation ist also gegliedert in einen ton- und stimmerzeugenden Teil, den Kehlkopf und den sprachförmigen Teil, der sich nach oben ansetzt.

Die Lautbildung

Was erleben wir beim elementaren Hervorbringen der Sprache, wenn wir alle theoretischen Betrachtungen außer Acht lassen?

Vom Zentrum der Brust geht die Sprache aus. Daraus wird ein Atemstoß ausgestoßen oder ein Hauch abgegeben und im gleichen Augenblick in der *Stimmerzeugung* wieder festgehalten. Die Ausatemluft wird erzitternd gepresst. Wird das Pressen sehr herangezogen, ergibt das einen tiefen Ton, weil die Stoßkraft der Luft dann nicht so stark ist. Ist sie jedoch stark und das Pressen scharf, gibt es einen hohen Ton.

Bei der *Vokalbildung* kommt es zu einer unterschiedlichen Befühlung des ausgestoßenen Tones. Beim A weicht die Seele vor dem abgegeben Strom zurück und die den Tonweg umschließenden Organe weichen winkelartig auseinander. Beim U fühlt man das Hinausflutende stark. Beim O umschließt man das Ausströmende.

Bei der Bildung des *Konsonanten* wird das Ausströmende geformt. Bei den stimmhaften Konsonanten wie L und M kommt es zu einer weiterklingenden Berührung in der Formung des Stimmstromes. Bei B, P, D, T noch stärker, bei G, K und Q wird der Ausatemstrom abgestoppt, gestoßen, fast des Tonelements beraubt. Beim Hervorbringen des Stoßlautes und des stimmlosen Blaselautes, zum Beispiel des scharfen S in „säuseln“ wird der tönende Luftstrom durch die verengten Zahnreihen bei entgegengestellter Zunge getrieben. Dabei verbinden sich die oberen Sprachorgane stärker mit den unteren als beim Stoßlaut oder stimmlosen Blaselaut.

In der Lautbildung haben wir also ein sehr differenziertes Zusammen- oder Gegenspiel der ausströmenden Seelenkraft und der gestaltenden Kraft vor uns.

Die Kehlkopfmetamorphose

Die von Rudolf Steiner im ersten Vortrag des *Heileurythmiekurses* entwickelte Kehlkopf-Metamorphose lässt die Sprachorganisation in ihrer Beziehung zum ganzen Menschen verstehen.

„Wenn Sie den Kehlkopf zunächst nehmen als eine nach oben gerichtete Fortsetzung der Luftröhre, so werden sie als Charakteristisches finden, wenn Sie ihn seinen Formen nach studieren, dass er ein umgewendetes, von vorne nach rückwärts gewendetes Stück der menschlichen Organisation ist; von einem anderen Orte eine anderes Stück menschliche Organisation umgewendet. Stellen Sie sich das Hinterhaupt des Menschen vor, mit Einschluss der Gehörpartie, insofern sie in diesem Teil des Menschen lokalisiert ist, mit Ausschluss des Vorderhirns zunächst, und fortgesetzt nach unten so, dass es übergeht in den menschlichen Brustkorb mit seinen Rückenwirbeln, aber mit dem Ansatz der Rippen, die vorne das viel weichere Brustbein haben, das überhaupt unten ganz wegfällt. Also Sie stellen sich dieses Organsystem vor, das weniger genau abgegrenzt ist, das ich jetzt angeführt habe: Der rückwärtige Teil des Kopfes, einschließlich der Gehörpartie, hinunter erweitert zum Brustkorb."

„Und nun denken Sie sich diese Partie etwas ummetamorphosiert; denken Sie sich namentlich sehr klein geworden den Durchmesser der Rippen. Denken Sie sich dasjenige, was sehr weit ist an den Rippen, am Brustkorb, hier in eine Reihe verwandelt, das Knochige ins Knorpelige umgesetzt. Dasjenige, was ich als Körperpartie abgesondert habe, das denken Sie sich so ausgefüllt, dass die weniger ausgefüllten, die mehr löchrig gebliebenen Partien des Hauptes ausgegossen wären und dann dasjenige wegbliebe, was jetzt ausgefüllt ist mit etwas dickerer Gewebsmasse; denken Sie sich dasjenige, was im Kopf wirklich mit einer flüssig-festen Masse ausgefüllt ist, ersetzt. Wenn Sie sich diese Ummetamorphosierung denken dieses Teiles des menschlichen Organismus, dann bekommen Sie die Kehlkopfmetamorphose: ein umgedrehtes Hinterhaupt mit daran ausgesetztem Brustkorb. Die Fortsetzung in den Kehlkopf nach oben ist wirklich eine Art Hinterkopf, metamorphosiert. Es ist so, dass die ätherischen Bildekräfte für den Kehlkopf tatsächlich ein Umwenden vollziehen, wenn wir sie vergleichen mit denjenigen, die die Bildekräfte sind für die angezeigte Partie des Hinterhauptes mit dem Brustkorb daran. Wir tragen gewis-

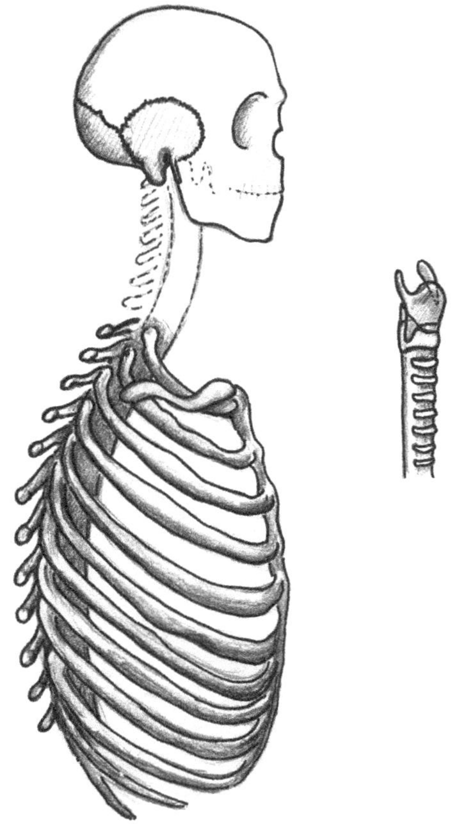

Zu den Ausführungen Rudolf Steiners

sermaßen in unserer Brust, in dem Kehlkopf, wenn wir die Sache ätherisch betrachten, einen zweiten Menschen, der allerdings in einer gewissen Weise verkümmert ist, aber die Ansätze, das Verkümmerte doch in einer gewissen Ausbildung in sich trägt."

Im Blick auf das Hinterhaupt und die Ohrpartie sieht man, wie die Hinterhauptschuppe zwischen den beiden Schläfenbeinen mit den Felsenbeinen sitzt. Das Felsenbein enthält das Ohrorgan. Dieses besteht aus äußerem Gehörgang, Mittelohr oder Paukenhöhle mit den Gehörknöchelchen und aus dem Innenohr. Die Paukenhöhle steht durch die Eustachische Röhre mit dem Luftraum des Rachens in Verbindung. Das Schläfenbein hat Fortsätze, die über Muskeln mit den Sprachorganen und dem Brustkorb in Verbindung stehen: Griffelfortsatz und Warzenfortsatz. Im Blick auf den Brustkorb sieht man, wie die Rippen mit den Rückenwirbeln der Brustwirbelsäule zusammenhängen. Die Rippenbögen werden von oben nach unten immer weiter. Die obersten fünf Rippen stehen mit dem Brustbein einzeln über Knorpelbrücken in Verbindung. Die sechsten bis zehnten Rippen schließen sich mit ihren Knorpelbrücken aufsteigend zusammen und lassen unterhalb des Brustbeines eine Bucht frei. Die beiden untersten Rippen stehen frei in der Muskulatur und haben keine Verbindung zum Brustbein.

Die *Metamorphose* enthält drei Teile:

1. Die Verwandlung aus dem Brustbein
2. Die Verwandlung aus Hinterhaupt und Ohrpartie
3. Die Verwandlung der oberen Kopfhohlräume in fest-flüssige Massen des Kehlkopfes sowie der fest-flüssigen Massen des Kopfes in den Hohlraum des Kehlkopfes.

Zu 1: Die oberen Rippen, die vorne mit dem Brustbein zusammentreffen, werden zum Ringknorpel verschmolzen. Bei der Umwendung kommt der Brustbeinanteil als Ringknorpelplatte nach hinten. Die unteren Rippen, die nicht direkt mit dem Brustbein zusammenkommen, weil es unten wegfällt, werden verkleinert und umgewendet und

Die Verwandlung aus dem Brustkorb

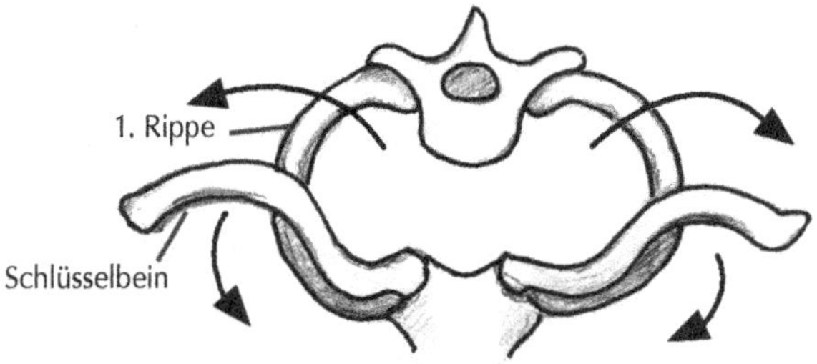

Umwendung des Brustkorbes

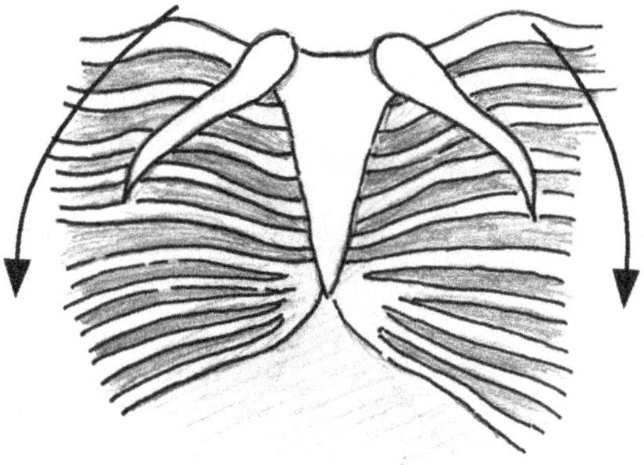

Schwenken der Rippen nach vorn

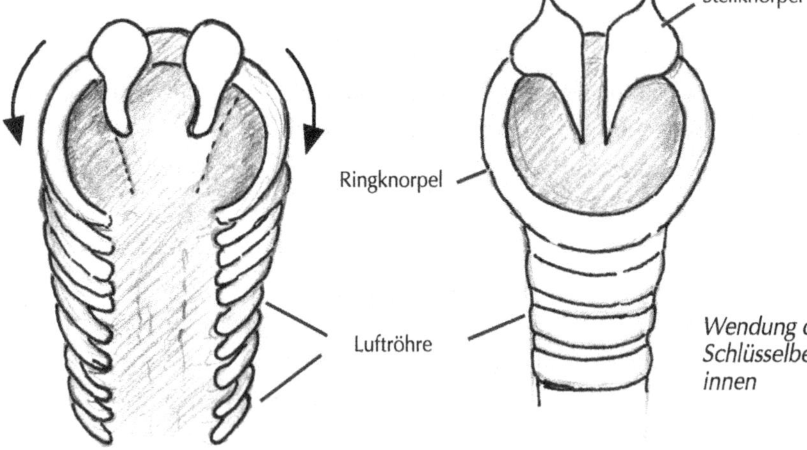

Wendung der Schlüsselbeine nach innen

ergeben die Luftröhrenknorpel, die nur die Vorderwand und die Seiten der Luftröhre umfassen. Die Rückwand der Luftröhre ist knorpelfrei, so, wie unter dem Brustbein am Brustkorb keine Skelettelemente vorliegen.

Zu 2: Das Hinterhauptsbein wird aus dem Verband der seitlich sich anschließenden Schädelknochen gelöst, umgewendet und in den Knorpel verwandelt. So entsteht der Kehldeckelknorpel. Die beiden Schläfenbeine werden hinten zusammengeschoben und mit ihren Fortsätzen zusammen umgewendet. Sie bilden so den Schildknorpel. Wie das Schläfenbein sich durch den Griffelfortsatz über Muskeln mit dem Zungenbein von oben verbindet, so verbindet sich der obere Schildknorpelfortsatz über ein Band von unten mit dem Zungenbein. Wie der Warzenfortsatz hinter dem Ohr über den langen Halsmuskel mit dem Oberrand des Brustbeins und dem inneren Abschnitt des Schlüsselbeins in Verbindung steht, so verbindet sich der untere Fortsatz des Schildknorpels mit dem hinteren Teil des Ringknorpels durch ein Gelenk.

Zu 3: „Dasjenige, was ich als Kopfpartie abgesondert habe, das denken Sie sich so ausgefüllt, dass die weniger ausgefüllten, die mehr löchrig gebliebenen Partien des Hauptes ausgegossen waren und dann dasjenige wegbliebe, was jetzt ausgefüllt ist (am Haupt) mit etwas dickerer Gewebsmasse, denken Sie sich dasjenige, was im Kopf wirklich mit einer flüssig-festen Masse ausgefüllt ist, ersetzt."

Diese Darstellung kann man nur verstehen, wenn man sich anhand eines Frontalabschnittes durch den Kopf und den Kehlkopf deutlich macht, wie die Verteilung der Gewebemassen und der Lufträume ist. Am Kopf liegen im Inneren die fest-flüssigen Massen des Gehirns von Hirnhäuten und Knochen umgeben. In die größte Ansammlung von Knochensubstanz am Felsenbein führt von beiden Seiten eine hohle, lufthaltige Bucht hinein: das Ohrorgan. Es ist ein Sinnesorgan, das die Eindrücke von außen in den Kopf hineinführt. Rudolf Steiner hat die Sinnesorgange oft als Golfe oder Buchten beschrieben, in denen die Außenwelt in den Organismus hineingeführt wird. Das Ohrorgan ist ein solcher Golf. Am Kopf ragt also das Hohle, Lufthaltige von außen, von den Seiten in die fest-flüssigen Gewebemassen hinein. Schaut man den Kehlkopf an, so ist es genau umgekehrt. Der Kehlkopf bildet eine fest-flüssige Hülle um einen Hohlraum, der in der Mitte liegt. Von der fest-flüssigen Gewebemasse ragen die beiden Stimmlippen als dichtes Gewebe in den Hohlraum hinein.

Es ist wichtig, sich diese entgegensetzte Bildung von Ohrorgan und Kehlkopf vor Augen zu führen, weil sie uns den inneren Sinn der Metamorphose deutlich macht. Hinterhaupt mit Ohrpartie tragen ein Sinnesorgan, ein aufnehmendes, wahrnehmendes Organ. Mit dem Ohr nehmen wir dasjenige wahr, was mit dem Kehlkopf hervorgebracht wird: den Ton. Die beiden Organsysteme müssen also gegensätzlich gebildet sein.

Beim Durchführen der Metamorphose mit plastischem Material kann man noch zwei ergänzende Gesichtspunkte finden:

Wie bei der Beschreibung des Kehlkopfes

Die Verwandlung aus Hinterhaupt und Ohrpartie

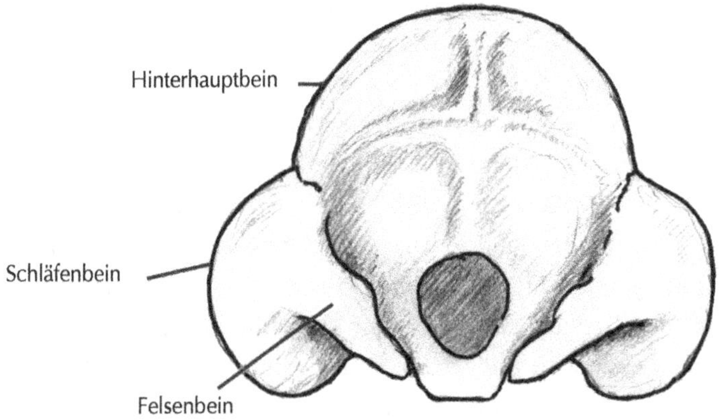

Hinterhaupt und Ohrpartie von innen

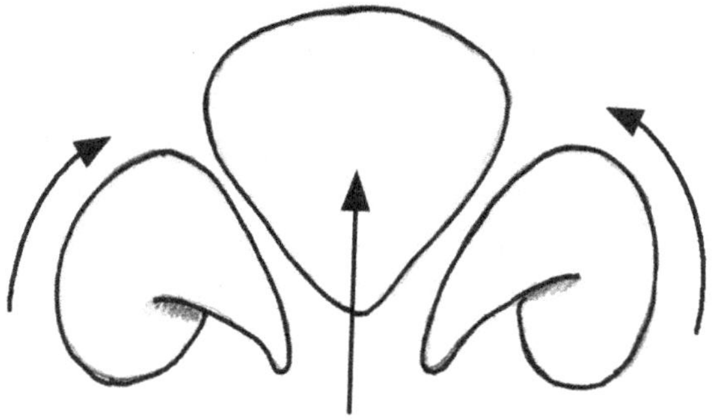

Trennung der drei Schädelknochen

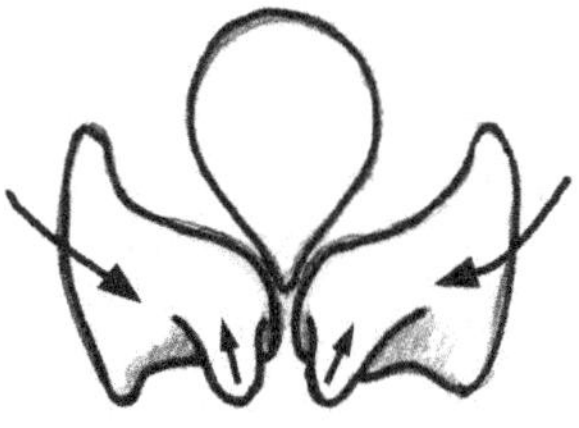

Umwendevorgang von vorne gesehen mit Verschwinden des Felsenbeins

Umwendevorgang von innen (hinten) gesehen mit Erscheinen der Stimmlippen

dargestellt, besteht der die Stimme erzeugende Apparat aus den beiden Stimmlippen und den Stellknorpeln. Die Stimmlippen ragen von den Seitenwänden des Kehlkopfes in den in der Mitte liegenden Luftstrom herein. Die Beziehung der Stimmlippen zu den aus den Schläfenbeinen hervorgehenden Schildknorpelhälften erkennt man erst, wenn man bemerkt, dass die Stimmlippen vorne an der Innenseite des Schildknorpels einen festen, unverstellbaren Ansatz haben, der unmittelbar unter dem unteren Ende des Kehldeckels liegt. Führt man plastisch die Metamorphose durch, so muss man das durchgestülpte Felsenbein gewissermaßen verschwinden lassen und seinen Hohlraum in die Masse der Stimmlippen verwandeln.

Als umgewendetes Ohrorgan erscheint die Stimmlippe also von vorn nach hinten durch den Kehlkopf ziehend, wobei sie sich mit den Seitenwänden verbindet.

Hinten wird die Stimmlippe von einem Gebilde ergriffen, das in der von Rudolf Steiner im ersten Heileurythmie-Vortrag dargestellten Metamorphose nicht erwähnt wird: dem Stellknorpel. Sich die Bedeutung der Stellknorpel klar zu machen, ist für die Eurythmie sehr wichtig. Man kann diese Bedeutung leicht erkennen, wenn man sich anschaut, an welcher Stelle die Stellknorpel lokalisiert sind: Sie stehen in unmittelbarer gelenkiger Verbindung mit der Platte des Ringknorpels. Der Ringknorpel entsteht aber aus den oberen Rippen, die hintere Platte wird aus dem Brustbein gebildet. Man muss also am Menschen diejenigen Gebilde aufsuchen, die oben mit dem Brustbein zusammenhängen. So findet man, dass die Stellknorpel eine Metamorphose der Schlüsselbeine darstellen.

Dass diese Anschauung richtig ist, kann man aus einem Satz des siebenten Vortrages des *Toneurythmiekurses* entnehmen: „Es ist also notwendig, dass Sie sich vor allen Dingen dadurch für die Toneurythmie vorbereiten, dass Sie geradezu Ihr Bewusstsein konzentrieren auf das linke und das rechte Schlüsselbein. Und wenn Sie beginnen zu toneurythmisieren, dann verlegen Sie zunächst Ihr Bewusstsein beim Auftreten in das linke und in das rechte Schlüsselbein. Haben Sie das Gefühl: Dasjenige, was Sie an feinen Bewegungsmöglichkeiten in Arme und Hände hineingießen, das geht von Ihrem Schlüsselbein aus, so wie die Stimme von ihrer Ansatzstelle ausgeht."

Fasst man die aus diesem Metamorphosenbetrachtungen entstehenden Anschauungen der menschlichen Organisation und des Kehlkopfes zusammen, so findet man das Hinterhaupt und die Ohrpartie sowie den Brustkorb in dem ganzen Menschen, der bei der Eurythmie den Ansatz zu seiner Bewegung im Schlüsselbein hat, von wo aus die Bewegung sich in die Arme ergießt. Der Kehlkopf ist gewissermaßen ein kleiner umgewandelter Mensch, der seine Armgliedmaßen in sich hineingesteckt und so verfeinert hat, dass vom Ansatzpunkt der Arme nur noch das innerste Stück des Schlüsselbeins erkennbar ist, während in den Stimmlappen die Arme und Hände nicht als knöcherne oder knorpelige Gebilde physisch erscheinen. Der Hinterkopf und der Brustkorb sind am Kehlkopf umgewendet vorhanden. Auch die Muskulatur des Schultergürtels erkennt man umgewendet am Kehlkopf wieder. Die Muskeln in der Umgebung des Schlüsselbeins an der Vorderseite des Halses und des Brustkorbes bilden metamorphosiert und in der Richtung entgegengesetzt die Stellmuskeln, die an der Rückseite des Kehlkopfes die Stellknorpel bewegen. Der Muskel, der an der Vorderseite des Kehlkopfes Schildknorpel und Ringknorpel verbindet, geht aus dem rückwärtigen Schultergürtelmuskel, dem Trapezius, hervor. Die Arme und Hände sind als physische Gebilde ganz zurückgekommen, um in den sehr feinen Stimmlippen zu verschwinden. In diesen Stimmlippen liegt aber gleichzeitig ein umgewendetes Ohrorgan vor, das von vorne der umgewandelten Gliedmaße entgegenstrahlt. Metamorphosiertes Hörorgan und metamorphosierte Gliedmaße klingen ineinander.

Den sinnlich-übersinnlichen Vorgang des hörenden Bewegens oder bewegenden Hörens finden wir also metamorphosisch im Kehlkopf und im eurythmisierenden Menschen.

Anmerkung

Die zum ersten Vortrag des *Heileurythmiekurses* von Rudolf Steiner gehörende Beziehung des Vorderhirns zur Schilddrüse findet sich im Kapitel 8, *„Das System der endokrinen Drüsen"* (Hg.)

Das System der endokrinen Drüsen

8

Das Nerven-Sinnes-System ist diejenige physische Organisation, in der der Mensch als seelisch-geistiges Wesen leibliche Empfindung und Bewusstsein erreicht. Das Drüsensystem steht ebenfalls im Dienste der Vermittlung des seelisch-geistigen Menschenwesens in die Leiblichkeit. Grundlage für Bewusstseinsvorgänge wird es dabei nur, insoweit es Beziehungen zum Nerven-Sinnes-System hat. Im Wesentlichen führt es dazu, dass die Seele leibschaffend tätig werden kann.

Rudolf Steiner hat das Drüsensystem als hauptsächlich vom Ätherleib durchkraftetes Organsystem dargestellt. Genauer beschreibt er die Drüsen in der „okkulten Physiologie" als Organe, die einen ganz bestimmten, festgelegten Ort in der lebendigen Organisation haben und in ihr einen ganz bestimmten Aufgabenbereich erfüllen. Sie werden als eingegliedert in ganz bestimmte Stellen des Flüssigkeitsorganismus beschrieben. Da haben sie die Fähigkeit, innerhalb der Lebensvorgänge Aussonderungs- und Verwandlungsformen zu übernehmen. Sie ergreifen aus dem Flüssigkeitsstrom des Blutes bestimmte Substanzen und bereiten sie zu einer Absonderung und Ausscheidung vor, wobei ganz bestimmte Stoffe abgegeben werden. Daraus wird erkenntlich, dass die Drüsen Organe sind, die abgrenzend, spezialisierend in der Lebensorganisation darinnenstehen und ihre Tätigkeit bis in den physischen Leib drängen. Das stoffliche Ergebnis sind Drüsensäfte, die in der Tätigkeit des physischen Leibes unentbehrlich sind.

Im Rahmen der Stoffwechselorganisation sind die Speicheldrüsen des Mundes zu nennen, die einen alkalischen Ptyalinsaft bilden, der die dichten pflanzlichen Stärkestoffe zu Zucker abbauen kann. Die Magendrüsen spezialisieren aus dem Blut den sauren pepsinhaltigen Saft, der die erste Stufe der Eiweißverdauung bewirkt. Die Galle sondert aus dem Blutstoffwechsel der Leber die bittere Flüssigkeit ab, die für die Fettverdauung notwendig ist. Die Bauspeicheldrüse bildet einen alkalischen Saft, der verschiedene Fermente enthält, die für den Abbau der Eiweiß-, Fett- und Kohlehydratestoffe von größter Wichtigkeit sind. Man sieht: Aus dem einheitlichen Blut werden bestimmte Substanzen mit ganz bestimmten Eigenschaften ausgeschieden. Die Drüsen sind Orte, Kraftzentren dieser Vorgänge.

Gerade dieses Spezialisieren der Flüssigkeiten macht deutlich, dass die Drüsentätigkeit nicht allein aus dem Eingreifen des Ätherleibes in das physische Flüssigkeitsgeschehen verstanden werden kann. Das Spezialisieren ist Ausdruck des Eingreifens des Astralleibes. Im Verdauungsorganismus sind es sehr dumpfe, gefühls- und begierdenartige Seelenkräfte, die in die Leiblichkeit untertauchen. Dadurch werden Flüssigkeitsstoffe für die mit diesen Seelenkräften zusammenhängenden Aufgaben umgewandelt. Die Ausscheidung der Drüsenstoffe kommt dadurch zu Stande, dass die Seelenkraft zum Bewusstsein gelangt. Die Vorstellung des Nahrungsgenusses und des Appetites tauchen im Bewusstsein auf und die Drüse scheidet aus. Wie sehr das emotionale Triebleben als eine Tätigkeitsäußerung des Astralleibes mit der Drüsenfunktion zusammenhängt, wird daran deutlich, dass eine besonders heftige seelische Anwandlung, zum Beispiel eine Aggression gegen eine Situation oder Person, Anlass zu einer enormen Steigerung der Drüsentätigkeit geben kann.

Alle bisher angeführten Drüsen werden zusammen mit den Drüsen der äußeren Haut, den Schweiß- und Talgdrüsen und den Milchdrüsen als *Drüsen mit äußerer Sekretion* oder *exokrine Drüsen* bezeichnet, weil sie aus dem Inneren des Organismus Substanzen sammeln und in den Verdauungstrakt zu der Nahrung oder von der Haut in die Außenwelt abgeben*). Von diesen Drüsen werden diejenigen mit *innerer Sekretion* oder die *endokrinen Drüsen* unterschieden. Sie haben ebenfalls die Eigenart, dass sie Orte einer Flüssigkeitsabgrenzung, Spezialisierung und Ausscheidung darstellen, üben ihre Ausscheidungstätigkeit jedoch nicht nach außen, sondern in das Blut hinein aus. Sie wenden sich also in die Innenwelt des Menschen zurück. Sowohl in Bezug auf die Entstehung als auch auf die Tätigkeit haben die exokrinen und endokrinen Drüsen vieles gemeinsam. In einigen Bereichen des Organismus stehen sie örtlich zusammen. Dies gilt für den Verdauungsorganismus zum Beispiel für die Bauchspeicheldrüse, deren endokriner Teil durch die Inseln gebildet wird.

Die endokrinen Drüsen sind Stoffwechselorgane. Sie haben jedoch eine besonders enge Beziehung zum Nervensystem. Dadurch erlangen sie eine große Bedeutung für den rhythmischen Menschen. Sie bewirken eine Einordnung in die großen Rhythmen der Natur und des Kosmos.

Rudolf Steiner hat für die Heileurythmie eine urbildhafte Darstellung einer endokrinen Drüse gegeben. Er charakterisiert im ersten Vortrag des *Heileurythmiekurses* (GA 315) die Schilddrüse als ein dekadentes Vorderhirn, das für den redenden und singenden Menschen dem Vorderhin Funktionen abnimmt, aber immer mit dem Vorderhirn zusammen tätig sein muss. Da kommt das Zusammenwirken des Stoffwechselorgans Drüse mit dem Nervensystem ganz deutlich heraus. Von hier ausgehend werden sich die verschiedenen endokrinen Drüsen als Orte im Stoffwechselorganismus mit unterschiedlicher Beziehung zum Nervensystem darstellen lassen.

*) Die noch nicht durch die Darmwand aufgenommene Nahrung kann auch als „Außenwelt" verstanden werden. (Hg.)

Es gibt endokrine Drüsen in den verschiedenen Zonen des Organismus:

Kopf:	Epiphyse (Zirbeldrüse) Hypothalamus (Zwischenhirn) Hypophyse (Schleimdrüse)
Brust:	Schilddrüse Nebenschilddrüsen
Rumpf:	Darmdrüsen – Pankreasinseln Nebennieren (Mark und Rinde) Keimdrüsen (Eierstock, Hoden)

Epiphyse – Hypophyse

Rudolf Steiner hat in seiner „*Okkulten Physiologie*“ (GA 128) wesentliche Ausführungen über die übergeordneten endokrinen Organe Epiphyse und Hypophyse, also die beiden im Zentrum des Kopfes befindlichen Drüsen gemacht. Er führt aus, wie der innere Gegensatz der Nerven-Sinnesorganisation und der Stoffwechsel-Gliedmaßenorganisation hier in einem Spannungsfeld gegenübergestellt ist. Und in „Geisteswissenschaft und Medizin“ stellt er im vierten Vortrag dar, wie das Wahrnehmen einer Unregelmäßigkeit im Zusammenspiel von Epi- und Hypophyse für die Therapie von großer Wichtigkeit ist:

„Und es ist umso wichtiger, das zu beobachten, weil geradeso, wie zwischen positiver und negativer Elektrizität Spannung entsteht, die sich Ausgleiche sucht, fortwährend im Menschen Spannung vorhanden ist zwischen dem Oberen und dem Unteren. In der Beherrschung dieser Spannung liegt eigentlich dasjenige, was man vorzugsweise auf medizinischem Felde zu suchen hat. Diese Spannung, sie drückt sich aus – ich will das heute andeuten, Sie werden das in späteren Betrachtungen hier weiter ausgeführt finden – in den Kräften, die auf zwei Organe konzentriert sind, in der Zirbeldrüse und in der sogenannten Schleimdrüse. In der Zirbeldrüse drücken sich alle diejenigen Kräfte aus, die die oberen Kräfte sind. Da ist ein wirkliches Spannungsverhältnis. Würde man aus dem Gesamtbefinden des Menschen immer sich eine Ansicht bilden über dieses Spannungsverhältnis, dann hätte man sehr gute Grundlagen für den weiteren Heilungsprozess.“

Dieses Spannungsfeld im Inneren des Körpers, das zuerst genauer dargestellt werden soll, ist dasjenige Gebiet, von dem aus der Mensch mit den Tätigkeiten der Ichorganisation und des Astralleibes immer neu das Gleichgewicht zu den verschiedenen Bereichen seiner Lebensorganisation suchen muss.

Im schulmedizinischen Bild des endokrinen Systems vom Reglerkreis mit Hormonausschüttungen und Rückkopplungsfunktionen kommt nur der physisch-funktionelle Aspekt der Drüsentätigkeit heraus. Der Mensch unterscheidet sich da nicht wesentlich vom Tier, das in die Natur- und Organrhythmen einfach eingefügt ist. Hier soll versucht werden, die Beziehung des lebendig funktionellen Systems zur seelisch-geistigen Ebene aufzusuchen.

Die Bildung der endokrinen Kopforgane in der Embryonalzeit

Aus einem einheitlichen Hüllgebilde des wachsenden Eies scheidet sich eine Zweiheit nach innen ab. Diese erste Gliederung führt zur Bildung der Amnion-Fruchtblase und des Dottersacks. Die erste Andeutung des physischen Menschenleibes findet sich als Keimscheibe an der Berührungsfläche dieser beiden blasenartigen Hohlräume. Über die beiden Hüllzonen verwirklichen sich bei der folgenden plastischen Ausbildung des Körpers entgegengesetzte Kräfte. Von der Amnionblase aus wirken diejenigen Kräfte, die das Nerven-Sinnessystem ausbilden. Sie werden in der Bildung des Neuralrohres zunächst wahrnehmbar. Von der Seite des Dottersacks aus wirken diejenigen Kräfte, die den Innenraum der Stoffwechselorganisation schaffen. Sie bilden zunächst den Urdarm. Zwischen Neuralrohr und Urdarm werden aus dem mittleren Keimblatt Organe geschaffen, die beide Funktionen vermitteln.

Das menschliche Individuum taucht aus dem Zustand der Ausbreitung im Geistkosmos in das Leibschaffen unter. Es bringt Kräfte mit, die aus einer Verwandlung der Taten der früheren Inkarnation zu Fähigkeiten metamorphosiert sind, die sich hauptsächlich bei der Ausbildung des Nervensystems, speziell des Kopfmenschen manifestieren. Es bringt aber auch Kräfte mit, die noch nicht durch den Kosmos verwandelt werden konnten und die sich über den zunächst keimhaften unteren Menschen verwirklichen. Die oberen Kräfte drängen die embryonale Bildung in ein übermäßiges Wachstum des Kopfes. Das Gehirn übertrifft zunächst alle anderen Organe im Wachstum. Die von der Gehirn- und Rückenmarkslage auswachsenden Nerven und Nervengeflechte greifen die Gestaltbildung der übrigen Organisation vorweg.

Der Stoffwechselpol hat lange Zeit hindurch seine Hauptbetätigung in den embryonalen Hüllen. Erst allmählich greifen die Kräfte über die Nabelzone in den Keimlingskörper organbildend über. Das erste Organ, an dem die erdenzugewandte Triebkraft sich verwirklicht ist, ist der Urdarm.

Die Nervenanlage und der Urdarm werden durch die Anlage zum Rückgrat, die Chorda dorsalis, voneinander getrennt. Die Chorda schiebt sich als allererste Organanlage noch vor der Bildung von Neuralrohr und Urdarm zwischen die beiden Blätter der Keimscheibe von unten nach oben ein. Wenn dann Neuralrohr und Urdarm auswachsen, entsteht genau vor dem obersten Ende der Chorda an einem Orte, der der späteren mittleren Schädelbasis entspricht, eine Berührungsstelle zwischen Nervenanlage und Urdarm. Über dieser Berührungsstelle bildet sich der Hypothalamus des Zwischenhirns aus. Dieser Hirnabschnitt ordnet sich ein zwischen die Anlagen von Hypo- und Epiphyse. Das Dach des Urdarms schiebt eine kleine Ausbuchtung nach oben, die sich von ihrer Ursprungsstelle abschnürt. Über der Abschnürungsstelle macht die Gehirnanlage eine Verbeugung nach vorn und entsendet einen Zapfen, der das abgeschnürte Gewebe vom Urdarm aufnimmt und mit ihm verwächst. Die Ausbuchtung vom Urdarm geschieht zunächst genau wie bei einer Darmdrüsenbildung. Indem das Gebilde mit dem Nervensystem verbunden wird, verliert es seinen Ursprung und wird zur Anlage einer endokrinen Drüse: der Hypophyse. Die Hypophyse bleibt beim Menschen in einen vorderen und hinteren Abschnitt gegliedert. Der vordere Teil stammt vom Urdarm. Da er die typische innere Struktur einer Drüse behält, wird er auch als Adenohypophyse bezeichnet. Der hintere Teil geht aus Nervengewebe hervor und wird deshalb Neurohypophyse genannt. In dieser Doppelbildung ist eine Gegensätzlichkeit der Funktionen angelegt.

Gleichzeitig mit der Anlage zur Hypophyse erfährt die Gehirnorganisation ihre Ausbildung. Das Gehirn ist zunächst von unten nach oben und über die Nackenbeuge nach vorn gewachsen. Dabei hat es seinen späteren mittleren Abschnitt, das Mittelhirn, ganz weit nach vorn in die Stirngegend geschoben. Als vordersten Fortsatz hat es ein winziges Organ angelegt: die Zirbeldrüse oder Epiphyse (Glandula pinealis). Sie ist ein kleiner physischer Abdruck eines alten übersinnlichen Wahrnehmungsorgans, durch das in alten Zeiten erwärmende, befruchtende Kräfte aus dem Kosmos in den menschlichen Organismus wirkten. Es handelt sich um das in alten Mythen dargestellte Stirnauge.

Die inneren Abschnitte des Gehirns, Zwischenhirn und Mittelhirn, werden also von zwei gegensätzlichen Kräften ergriffen. Aus der Berührung mit dem Urdarm entsteht in der Hypophyse ein Organ, über das der Mensch seinen Durst nach leiblicher Verwirklichung im Stoffdasein ausleben kann. Aus dem Berührtwerden mit der alten Verbindung zur Geistwelt entsteht in der Epiphyse ein Organ, das den zeitlichen Lebensraum schafft, in welchem alte Kräfte verwandelt in das gegenwärtige Dasein einfließen können.

Bei der fortschreitenden Embryonalentwicklung zeigen sich an der Ausbildung des Gehirns immer deutlicher die Kräfte, die den Menschen von der geistigen Welt abschneiden. Als unterste, vorderste Fortsätze der Gehirnanlage wachsen links und rechts die Großhirnbläschen heraus. Sie wachsen in einem großen Bogen nach oben und hinten über das Stammhirn hinweg und bedecken es so vollständig, dass man später nur noch einen kleinen Abschnitt des Kleinhirns frei sehen kann. Gleichzeitig macht im Inneren des Kopfes das Stammhirn eine Rückwärtswendung durch. Dabei wird die Zirbeldrüse nach hinten oben gerichtet und von der Großhirnbildung zugedeckt. Äußerlich hebt sich der Kopf aus der Tierhaltung heraus. Das Gesicht wird unter dem Einfluss der großen Sinnesorgane gestaltet.

Hypophyse und Epiphyse erhalten eine unterschiedliche Beziehung zum Flüssigkeitsmenschen. Um die Hypophyse herum, die später von einer knöchernen Schale der Schädelbasis, dem Türkensattel, umschlossen wird, bildet sich in den basalen Hirnhäuten ein arterieller und venöser Gefäßkranz, von dem aus das Blut in den Gefäßen der Außenseite des Gehirns hinaus- und heruntersprudelt. Das Blutgefäßsystem ergreift die Hypophyse, aber auch die verschiedenen Sinnesorgane, so dass sich in ihnen die speziellen Verhältnisse von Blut und Nerv ausbilden. Auch die Epiphyse erhält einen Blutzustrom. Sie hat aber außerdem eine besondere Beziehung zum Liquorraum. Die Epiphyse liegt an der Oberseite des Mittelhirns genau hinter derjenigen Zone, an der das Gehirn für den Eintritt der Zotten der weichen Hirnhaut geöffnet ist, die in den Hohlraum des Gehirns eindringen, um darinnen den Liquor abzusondern. Die Hypophyse wird von Blut durchdrungen und durch ein besonderes Blutgefäß-System mit dem Zwischenhirn verbunden. Die Epiphyse ist von quellender Liquortätigkeit umgeben. Dichte des Blutes und Leichte des Liquors stehen sich gegenüber.

Die Funktion von Epiphyse und Hypophyse

Weil die Tätigkeit der Epiphyse sich nicht so deutlich stofflich in einer Hormonbildung abdrückt, ist die Funktion physisch sehr schwer fassbar. Den deutlichsten Hinweis auf die Bedeutung der Epiphyse findet man bei seltenen Krankheiten. Wird beispielsweise im Kindesalter das Organ durch eine Tumorbildung zerstört, kommt es zum verfrühten Eintritt der Pubertät. In einem solchen Fall ist sogar eine Schwangerschaft bei einem vierjährigen Mädchen beschrieben worden. Aus diesen pathologischen Vorgängen glaubt man schließen zu dürfen, dass die Zirbeldrüse normalerweise die Pubertät zurückhält, so dass beim Menschen die lange Kindheit entsteht, in der eine tiefe geistig-seelische Entwicklung stattfindet. Wenn diese Zeit nicht durch ein verfrühtes Wachrufen der Kräfte des Intellektes gestört wird, werden in ihr Fähigkeiten aus der Vergangenheit allmählich in die Gegenwart eingeführt. Dabei ist die Kindheit in gewisser Weise eine Wiederholung der früheren Menschheitsepochen. Das Kind lernt in kurzer Wiederholung erneut, was sich die Menschheit als Ganzes in den großen Epochen erworben hat. Die aus einer Verwandlung des alten Hellseherorgans hervorgegangene Zirbeldrüse gibt die Möglichkeit zu diesem Lernen. Erst wenn das Kind die Kräfte des Intellektes rechtmäßig erwirbt, tritt die Drüse in den Hintergrund. Sie verkalkt. Die Erdenreife tritt ein.

In der Kindheitszeit hat die Epiphyse einen bestimmten Einfluss auf das Zwischenhirn und die Hypophyse. Sie bewirkt, dass die Kräfte der Hypophyse zunächst nur dem eigenen Organismus dienen. Das schlägt sich darin nieder, dass die Hypophyse Wachstumshormone bildet und keine Hormone, die die Geschlechtsorgane antreiben. Die Hypophyse fördert mit ihrem Vorderlappen (Adenohypophyse) die aufbauenden quellenden Leibesfunktionen. In das Spannungsfeld mit der Epiphyse eingefügt übt die Hypophyse ihre Wachstumsförderung aber so aus, dass das Wachstum des Körpers und der Organe sich dem Lernprozess der Kindheit anpasst. Im Spannungsfeld von Epi- und Hypophyse liegt also auch derjenige Organbereich, über den man mit erzieherischen Maßnahmen auf die körperliche Entwicklung Einfluss nehmen kann. Unterdrückt man die retardierende Wirkung der Epiphyse durch zu frühes Aufschließen für die Sinneswahrnehmung oder durch Frühintellektualisierung, wird das Körperwachstum schneller erfolgen und die Pubertät verfrüht eintreten. Dabei kommt aber die seelische Reifung zu kurz. Der Körper wird erdenreif. Diese Entwicklungsdiskrepanz gibt die Möglichkeit zum Auftreten mannigfaltiger Krankheitsprozesse.

Aus diesen Darstellungen wird deutlich, dass die endokrinen Drüsen des Kopfes dafür sorgen, dass der Mensch sich in seinem jeweiligen Erdenleben in einer bestimmten Weise in die Entwicklungsrhythmen der Menschheit, damit aber auch der Welt, hineinfügt. Diese Funktion der Kopfdrüsen zeigt sich besonders an einem anderen frühkindlichen Lernprozess: dem Erlernen des Rhythmus zwischen Schlafen und Wachen. Das ganz kleine Kind schläft ja noch überwiegend. Dabei sind die Zeiten der Nahrungsaufnahme und des Schlafens zunächst fast gleichmäßig über Tag und Nacht verteilt. Erst allmählich stellt sich das Kind darauf ein, nachts durchzuschlafen und tagsüber immer wacher zu werden. In dem Zwischenraum zwischen Epi- und Hypophyse liegt das Zwischenhirn als ein Gehirnteil, der die Impulse des Sehsinnes aufnimmt. Der nervale Anteil des Auges entsteht ja aus dem Zwischenhirn. Deshalb wirken auf dieses Organ die äußeren Lichtrhythmen, in die sich das Kind mit seinem Seelenleben allmählich einfügt. Dabei lernt es – wenn der Prozess gesund verläuft – die Eindrücke des Tageslebens beim Ablösen von Ich und Astralleib in die Nachtwelt einzubringen, damit sie von der Weltenseele und dem Weltengeist befruchtet werden können. Die Möglichkeit dazu ist körperlich der Epiphyse zu verdanken. Auf der anderen Seite muss das Kind lernen, am Morgen in die erfrischenden Aufbaukräfte richtig einzutauchen. Das ist eine Funktion der Hypophyse. Der Tag-Nacht-Rhythmus muss so erlernt werden, dass die Seele den Leib als Instrument benutzen kann.

Der Schlaf-Wach-Rhythmus spielt sich in dem Spannungsfeld zwischen Epi- und Hypophyse am Zwischenhirn ab. Mit der Zwischenhirnorganisation fügt sich also der Mensch zwischen Erdenwelt und Kosmos ein. Innerhalb der Hypophyse bildet sich nun noch eine weitere Polarität heraus, die zwischen Adenohypophyse und Neurohypophyse liegt. Grundsätzlich kann man sagen, dass die Tätigkeiten der Adenohypophyse Aufbauvorgänge bewirken, während die Neurohypophyse abbauende oder einengende Funktionen hat. Die Adenohypophyse bildet Hormone, die das Wachstum fördern, die Keimdrüsen und die Milchdrüsen aufbauen und anregen.

Die Neurohypophyse dagegen bildet zwei Hormone: Das Oxytocin fördert die Wehen, bewirkt also die Beendigung einer Schwangerschaft. Später fördert es die Absonderung der Milch beim Stillen. In jedem Fall grenzt es durch Ausscheidung ab. Das Vasopressin der Neurohypophyse bewirkt, dass Wasser aus dem Sammelröhrchen der Nieren in der Mark zurückgenommen wird, so dass der Harn konzentriert wird. Wenn diese Funktion fehlt, werden große Mengen dünnen Urins ausgeschieden, was eine enorme Durststeigerung zur Folge hat (sogenannter Diabetes insipidus). Normalerweise greift also die Neurohypophyse abgrenzend in den Wasserorganismus ein.

Die Beziehung der Hypophyse zu den verschiedenen Schichten des Drüsenmenschen soll bei den untergeordneten Drüsenbereichen dargestellt werden.

Die Keimdrüsen (Gonaden)

Die Keimdrüsen – Eierstöcke und Hoden – sind Organe mit exokriner und endokriner Sekretion. Die exokrine Tätigkeit besteht in der Absonderung von Ei- oder Samenzellen, die endokrine in der Bildung von Geschlechtshormonen.

Die Entwicklung der Keimdrüsen und Sexualorgane am unteren Körperpol steht zunächst ganz unter dem von der Hypophyse ausgehenden allgemeinen Wachstumsstrom. Obwohl vom ersten Tag der Embryonalzeit an das chromosomale Geschlecht festliegt, also aus dem Chromosomensatz der befruchteten Eizelle bestimmt ist, ob das sich entwickelnde Individuum einen männlichen oder weiblichen Körper bekommt, entwickelt sich die Organisation der Genitalorgane zunächst zwittrig, das heißt männlich-weiblich. Die Eierstöcke und Hoden entstehen als zunächst indifferente Anschwellungen aus Bauchfell (also aus Gewebe des mittleren Keimblattes) an der Rückseite des Bauchraumes oberhalb und innerhalb der Anlagezone der Nieren. Die Anschwellungen nehmen Zellen aus dem unteren Teil des Urdarms auf. Die Bauchfellanschwellung ist eine Brutstätte für die Zellen, die sich zu den Urgeschlechtszellen entwickeln. Gleichzeitig mit der Bildung der Anlagen zu Ovarien und Hoden werden die inneren Genitalorgane, also Eileiter und Uterus sowie Samenleiter und Samenkanälchen, bei jedem Individuum angelegt. Erst im zweiten bis dritten Schwangerschaftsmonat werden die Keimdrüsen und die anderen inneren Genitalorgane männlich oder weiblich differenziert. Dabei bilden sich die andersgeschlechtlichen Anlagen zu Nebenorganen um. Die Differenzierung greift auch auf die äußere Gestaltung über, so dass man etwa vom vierten bis fünften Fetalmonat ab das Geschlecht äußerlich und innerlich eindeutig wahrnehmen kann.

Die definitive Geschlechtsausbildung hat einen Einfluss auf die Hypophyse, der allerdings eindeutig erst mit der Pubertät wirksam wird. Die Hypophyse bildet Hormone, die die Keimdrüsen im Wachstum und in der Reifung anregen. Sie werden Gonadotropine genannt. Ihre Bildung erfolgt beim männlichen Geschlecht gleichmäßiger. In früheren Zeiten war sie jahreszeitlich verschieden. Aus einem großen Jahres-Rhythmus hat sich die Tätigkeit allmählich über das Jahr ausgeglichen. Beim weiblichen Geschlecht gerät die Hypophysentätigkeit in Bezug auf die Gonaden von der Pubertät ab in einen 28-Tage-Rhythmus. Für das männliche Geschlecht nimmt die Hypophyse also einen sonnenhaften, für das weibliche Geschlecht einen mondhaften Rhythmus auf. Diese Einflüsse betreffen auch die Ausbildung des Trieblebens und des möglichen geistig-seelischen Lebens, das sich durch das Gehirn verwirklicht.

Während der Fetalzeit bis kurze Zeit nach der Geburt ist die endokrine Funktion der kindlichen Keimdrüsen sehr kräftig. Daraus resultiert das starke Wachstum in der Fetalzeit. Nach der Geburt tritt diese Funktion zunächst bis zur Pubertät ganz zurück. Unter alleiniger Wirkung des vom Geschlecht unabhängigen Wachstumsstromes der Hypophyse wächst der Leib heran. Erst mit der Pubertät tritt die Keimdrüsenfunktion wieder in den Vordergrund. Die Auslösung der Pubertät ist schulwissenschaftlich immer noch nicht ganz geklärt. Man nimmt an, dass die Pubertät vom Zwischenhirn – Hypophysensystem – ausgeht, wahrscheinlich, weil die Epiphyse mit ihrer Retardierung zurücktritt. Aus einer eingehenderen Beobachtung muss man annehmen, dass auch der Eintritt der Pubertät etwas mit einer Wiederholung der Erdenreife der Menschheit zu tun hat, die sich aber allmählich modifiziert. In früheren Zeiten gingen die natürlich-körperhaften und die innerlich-seelischen Reifungsvorgänge Hand in Hand. In neuerer Zeit kommt es immer mehr zu einer Verselbstständigung der beiden Vorgänge.

Mit der Pubertät sistiert das Wachstum des Gesamtorganismus. Die Hypophyse stellt sich auf die Weitergabe der Wachstumskräfte auf die Nachkommen ein. Sie bildet die sogenannten Gonadotropine. Man unterscheidet zwei Arten dieses Hormons. Die eine Art wirkt mehr auf die Entwicklung und Reifung, die andere mehr auf die Bewegung der Keimzellen und die Aufnahme durch die Trägerorgane. Beide Wirkungsweisen sind beim weiblichen Geschlecht besonders deutlich differenziert und wechseln periodisch. Das follikelstimulierende Hormon hat seine Hauptbildungsphase während und kurze Zeit nach der Menstruation. Es bewirkt das Ausreifen des Eies und dessen hormonelle Tätigkeit, die Östrogenwirkung, die ihrerseits einen Wiederaufbau der Uterusschleimhaut nach der Menstruation zur Folge hat. Um die

Zyklusmitte herum scheidet die Hypophyse das luteinisierende Hormon in das Blut ab, welches eine Ausbildung des Corpus luteum, also des Gelbkörpers, bewirkt. Dieser wiederum bildet in der zweiten Zyklushälfte nach dem Eisprung das Progesteron, das die Uterusschleimhaut zur Eieinnistung vorbereitet. Kommt es nicht zur Befruchtung des Eies, hört der Gelbkörper am Ende des Zyklus mit seiner Funktion auf, er verblüht. Die Folge ist die Menstruation. Hypophysäre Gonadotropinbildung ist eine metamorphosierte Wachstumsfähigkeit. Durch das Aufnehmen des Mondenrhythmus wird eine Phase der Sonnenferne erzeugt, in der die Triebkräfte besonders stark werden. Dies ist in der ersten Zyklushälfte der Fall. Die andere Phase, die zweite Zyklushälfte, ist die Vollmondphase. Sie ist die Blütezeit des Corpus luteum. Der Abschluss des Zyklus in der Menstruation, in welcher die individuelle Blutkraft in Erscheinung tritt, ist ein Griff der Ichorganisation.

Wenn eine Schwangerschaft eintritt, wird die pflegende, lebenschaffende Kraft des Corpus luteum erhalten und führt zu einer besonders guten Ernährung des Eibettes im Uterus. Die hypophysäre Tätigkeit tritt ganz in den Hintergrund und die Gonadotropinbildung der Hypophyse sistiert. Der weibliche Organismus wird zum Dauermond. Die bewahrende, aufbauende Kraft wird von den Eihüllen selbst übernommen, die ihrerseits die sogenannten Choriongonadotropine bilden und die Fruchtausstoßung verhüten. Kommt die Schwangerschaft zum Ende, tritt die Hypophyse wieder in Tätigkeit, diesmal jedoch mit ihrem nervalen Anteil, der Neurohyophyse. Sie bildet das Oxytocin, das den Tonus der Uterusmuskulatur erhöht und Wehen auslöst.

Man kann also sagen, dass die Adenohypophyse im weiblichen Organismus einen verwandelten Wachstumsstrom zu den Keimdrüsen sendet, der den Organismus über sich selbst hinausgehen lässt. Die Impulse der Adenohypophyse machen den weiblichen Organismus empfängnisbereit und sorgen dafür, dass überschüssige Lebenskräfte bereitgestellt werden. Die Neurohypophyse dagegen schließt den weiblichen Organismus mit der Oxytocinbildung wieder in sich ab und bewirkt so eine Konzentration und Abgrenzung. Sie hat also ähnlich wie die Menstruation eine Stärkung der Ichorganisation zur Folge oder – besser gesagt – sie ist eine Tätigkeit der Ichorganisation.

Im Unterschied zu der weiblichen Organisation wird die männliche nicht so sehr von der Hypophyse her bestimmt als vielmehr von den Keimdrüsen her. Die geschlechtsbildenden Kräfte greifen also über den unteren Menschen ein. Die Hypophyse muss beim männlichen Organismus keine bewahrenden Kräfte vorbereiten, sie lässt der männlichen Keimdrüse nur die Lebenskräfte zukommen. Die Keimdrüsen geraten deshalb viel stärker in den Bereich der Erdkräfte, die durch den Descensus aus dem bewahrenden Bauchraum hinausgesetzt werden. Die in der männlichen Keimdrüse tätigen Lebenskräfte müssen keine ernährende Stofflichkeit präparieren, sondern gehen in der Ausbildung einer ungeheuren Spermienzahl auf. Es handelt sich um einen Entmaterialisierungsprozess.

Die Schilddrüse

Die Schilddrüse ist ein Organ, das vor dem vorderen unteren Teil des Kehlkopfes und dem oberen Teil der Luftröhre liegt und sich mit seinen beiden Seitenklappen den Vorderflächen des Schildknorpels anschmiegt. Aus diesem Grunde heißt die Drüse auch Schilddrüse. Der Form nach erinnert sie mit ihren beiden Flügeln an die Lunge. Die Schilddrüse muss in ihrer Entwicklung während der Embryonalzeit und auch in ihrer Funktion einerseits im Zusammenhang mit dem Gehirn und andererseits mit der Lunge angeschaut werden. Daher soll zunächst die Entwicklung der Lunge charakterisiert werden:

Die Lunge entsteht in der Embryonalzeit als eine Ausstülpung des vom inneren Keimblatt stammenden vorderen Darmrohres, des Teiles vom Urdarm, der später zur Speiseröhre wird. An der Vorderseite des Übergangs vom Rachen zur Speiseröhre entsteht in der Mittellinie eine Ausbuchtung. Sie gliedert sich bald in ein rechtes und ein linkes Bläschen auf, so dass an einem in der Mitte liegenden, in die Länge wachsenden hohlen Stämmchen, der Luftröhre, zwei Säckchen hängen, die die Anlagen zu den beiden Lungenflügeln sind. Während des weiteren Wachstums kommt es zu einer immer stärkeren Aufgliederung. Zuerst entstehen aus dem einen rechten Lungensäckchen drei weitere als Auswüchse, wovon einer sich nach hinten unten wendet. Es sind dies die Anlagen zu den drei rechten Lungenlappen: dem Ober-, Mittel- und Unterlappen. Auf der linken Seite entstehen aus dem ersten Säckchen zwei kleinere, die die Anlagen zum linken Ober- und Unterlappen sind. Die linke Lunge ist etwas kleiner als die rechte und weist eine Zweigliederung auf. Beide Lungen haben aber je zehn Segmente, die beim weiteren Wachstum als Unterglieder entstehen. Rechts hat der Oberlappen fünf Segmente. Links bekommt der Oberlappen fünf Segmente, der Unterlappen ebenfalls. Der linke Oberlappen ist durch zwei kleinere Segmente, die einem Rudiment des Mittellappens der rechten Seite entsprechen, vergrößert. Die zwei kleinen Segmente bilden zusammen einen zungenartig über dem linken Herzrand liegenden Lungenteil und heißen deshalb Lingula. Mit der Bildung der Segmente ist die Lunge aber noch nicht fertig. Sie gliedert sich vielmehr im weiteren Wachstum immer weiter auf wie ein weitverzweigter Baum. Erst nach zahlreichen Teilungen schließt die Bildung außen mit den Lungenbläschen ab, die wie Tausende kleiner Blätter an dem Bronchialbaum sitzen.

Die Lunge hat in ihrer inneren Bildung eine starke Ähnlichkeit mit einer exkretorischen Drüse, das heißt mit einer Drüse, die aus dem Blut heraus einen Saft absondert und ihn nach außen in den Darmtrakt abgibt. Man kann die Lunge in ihrer baumartigen Aufgliederung gut mit der Bauchspeicheldrüse vergleichen. Nur wächst sie wie ein umgekehrter Baum in den Menschen hinein. Sie wird aus dem Drüsigen metamorphosiert zum Atemorgan, das keinen Saft bildet und absondert, sondern Luft ein- und ausatmet.

Während so die Lunge als metamorphosierte Drüse sich der Außenwelt zuwendet, entsteht etwas weiter oberhalb an der Vorderseite des Halses die Schilddrüse, die zunächst eine ganz übliche Bildung darstellt, aber doch Drüse wird.

Von der Mitte des Zungengrundes aus senkt sich in der frühen Embryonalzeit eine kleine Einbuchtung in die Tiefe nach unten. Daraus wächst ein kleines zweigliedriges Bäumchen hervor, dessen zwei Glieder zum rechten und linken Schilddrüsenlappen werden. Davon bleibt eine Brücke übrig, die die beiden Schilddrüsenlappen verbindet. Das Stämmchen des Drüsenbäumchens aber geht zu Grunde. Dadurch verliert die Drüse ihren Ausführungsgang. Die Krone des Bäumchens wird von Blutgefäßen umwachsen und wird zur endokrinen Drüse, das heißt einer Drüse mit innerer Sekretion, die ihren Saft an das Blut abgibt. Das ganze Gebilde gelangt beim Wachstum in die mittlere vordere Halsregion vor den Schilddrüsenknorpel des Kehlkopfes.

Während ihrer Entstehung ahmt die Schilddrüse also zunächst die Lungenbildung nach, entwickelt sich dann aber weiter zu einem Gebilde, das eher aussieht wie ein nicht sehr schön geformtes Gehirn. Gleichzeitig mit der Bildung zur Schilddrüse vom Zungengrund aus nach unten kommt es vom Rachendach aus zur Bildung der Hypophyse, die bereits beschrieben wurde. Die Hypophysenanlage verwächst mit dem Zwischenhirn. Diesen Teil des Gehirns muss man im Bewusstsein haben, wenn im ersten Vortrag des *Heileurythmiekurses* vom Zusammenarbeiten der Schilddrüse mit dem Vorderhirn die Rede ist.

Die Bedeutung der Schilddrüse für den Menschen kann man am besten aus der Pathologie, aus den Abweichungen in Über- und Unterfunktion verstehen. Die Schilddrüse ist das eigentliche endokrine Organ des Landlebewesens, das ein Luftatmer ist. Deshalb entsteht sie auch in der Kehlkopfzone, die ja eine Umbildung der Wasseratmungsorganisation der Kiemen darstellt. Tiere, die sich von einem Wasserwesen zu einem Landlebewesen entwickeln, wie zum Beispiel die Lurche, können ihre Körpermetamorphose nur vornehmen, wenn sich bei ihnen eine Schilddrüse ausbildet. Hat eine Kaulquappe keine Schilddrüse, so kann sie nicht zum Frosch werden.

Beim Menschen findet diese Umwandlung vom Wasserwesen zum Erdenwesen schon früh im Embryonalleben statt, noch während der Embryo im Fruchtwasser schwimmt. Die Funktion der Schilddrüse ist auch nicht nur auf diese Umwandlung gerichtet, sondern hängt im umfassendsten Sinne mit der Beherrschung und Dosierung der Atmung und auch der daraus hervorgehenden Sprache zusammen.

In der Pathologie der Schilddrüse kann man zwei polarisch entgegengesetzte Zustände erkennen: die Unter- und die Überfunktion. Die Unterfunktion nennt man Hypothyreose, die Überfunktion Hyperthyreose oder Basedowsche Krankheit.

Die Hypothyreose

Die Unterfunktion der Schilddrüse kommt im Kindesalter relativ häufig vor, während die Überfunktion eine Seltenheit ist. Ein Kranker, auch ein erwachsener Mensch, der eine Unterfunktion aufweist, kann in der Regel, insbesondere wenn das Vollbild der Krankheit vorliegt, seine Symptome nicht deutlich formulieren. Im Anfangsstadium kann es sein, dass er über Müdigkeit oder verstärktes Frieren klagt, später jedoch erfahren wir die Veränderungen, die durch die Schilddrüsenunterfunktion bei ihm bewirkt werden, nur über Menschen aus der Umgebung. Der Kranke selbst ist so apathisch, träge und interesselos, dass er von sich aus gar keine Äußerungen tut. Er sitzt in einer Ecke, in der Regel nahe an der Heizung oder am Ofen, oder liegt immer im Bett und zeigt fast keine Tendenz mehr, sich zu bewegen. Wenn er sich bewegt, so geschieht dies außerordentlich langsam und schwerfällig. Auch die Sprache des Kranken ist sehr langsam, wenn er überhaupt eine Äußerung tut. Die Stimme ist leise und wird im Laufe der Zeit heiser und rau. Die Sinnesfunktionen sind herabgesetzt. Der Patient hat dann ganz kleine Augen, scheint gar nicht hinauszuschauen, ist vollkommen in sich gekehrt. Im Laufe der Zeit wird auch seine Gehörfunktion herabgesetzt, was bis zur Ertaubung gehen kann. Auch die übrigen Sinnesfunktionen sind vermindert. Die geistig-seelische Regsamkeit nimmt immer mehr ab, der Kranke ist teilnahmslos, schläft viel oder döst vor sich hin. Der geistige Abbau kann so weit gehen, dass es zu einer völligen Verblödung kommt. Die Stoffwechselfunktionen des Kranken sind hochgradig herabgesetzt, die Nahrungsaufnahme erfolgt ohne Interesse, die Verdauung ist träge, der Stuhlgang verstopft. Die Verwertung der Nahrung ist so schlecht, dass es schließlich auch zu einer Anämie kommt. Das Herz wird nicht richtig ernährt und wird dadurch schwach, so dass dann schließlich auch Ödeme, Wasseransammlungen zum Beispiel in den Beinen, auftreten können. Die Herztätigkeit ist sehr langsam und oberflächlich, der Blutdruck ist niedrig. Auch die Atmung ist langsam und oberflächlich. Besonders charakteristisch sind auch die Veränderungen der Haut und der Bewegungsorganisation. Aus dem trägen Stoffwechsel bildet sich eine schleimartige Substanz, die sich im Unterhautgewebe und in der Muskulatur ablagert. Das führt zu einer teigigen Beschaffenheit der Haut, die wie geschwollen aussieht. Deshalb wird die Unterfunktion der Schilddrüse auch als Myxödem bezeichnet. Die Oberfläche der Haut ist im Übrigen sehr trocken und schuppend. Das schleimartige Stoffwechselprodukt, das sich in der Muskulatur ablagert, bewirkt, dass sie einzelnen Muskeln relativ dick sind, trotzdem aber schlecht beweglich erscheinen.

Diese Schilddrüsenkrankheit entwickelt sich beim Erwachsenen meistens schleichend über viele Monate und Jahre. Nur wenn sie im frühen Kindesalter, unmittelbar nach der Geburt oder beim Erwachsenen nach einer Schilddrüsenoperation auftritt, zeigt sie sich relativ plötzlich.

Der Kretinismus

Eine besondere Form der Schilddrüsenunterfunktion ist der Kretinismus. Diese Krankheit tritt endemisch in gewissen Gebieten und Bevölkerungsgruppen auf. Es sind dies sehr abgeschlossene Alpentäler, in denen Wasser und Erde jodarm sind. Die normale Funktion der Schilddrüse, bei der Jod aus dem Wasser bzw. dem Salz in das Hormon eingebildet wird, findet nicht statt. Die Krankheit des Kretinismus ist – wie man heute weiß – keine Erbkrankheit im eigentlichen Sinne, obwohl sie sich bereits in der Embryonalentwicklung bemerkbar macht.

Die Vererbungskräfte sind nur Durchlass für die von der betreffenden Erdgegend ausgehenden Einseitigkeiten. Es gibt Kretinen, die normale Nachkommen hervorgebracht haben. Die Kretinen haben in ihrem Erscheinungsbild sehr viel mit den myxödematösen Patienten gemeinsam. Ein Merkmal aber unterscheidet sie in der Regel deutlich von diesen. Das ist eine gewisse verschmitzte Schlauheit. Allerdings gibt es verschiedene Grade von Kretinismus. Es gibt Kretinen, die so schwer krank sind, dass sie vollständig idiotisch sind. Sie zeigen meist die gleiche Dumpfheit wie die myxödematösen Patienten. In den häufigeren, weniger schweren Fällen aber erkennt man schon auf dem Gesicht des Kranken den Unterschied. Sie können unter Umständen durchaus einfache Berufe ausüben. Meistens werden sie Hirten oder Knechte auf einem Bauernhof oder zum Beispiel auch Briefträger. Sie führen dann ihre Aufgabe Zeit ihres Lebens mit einer gewissen Treue durch, ohne sich dabei geistig-seelisch besonders zu verändern. Man hat auch äußerlich Mühe, das Alter der Kretinen zu schätzen.

Zwei körperliche Veränderungen der Kretinen treten besonders in Erscheinung. Fast immer liegt eine Störung der Sprache vor. Auch das Gehör ist sehr oft nicht gut ausgebildet. Etwa 30 bis 40 Prozent der Kretinen sind taubstumm. Wenn sie sprechen können, haben sie eine sehr grobe, unartikulierte und raue Sprache und haben auch einen nur sehr geringen Wortschatz. – Das andere wichtige Merkmal betrifft die Bewegungsorganisation. Die Kretinen sind klein, ausgesprochen zwergenhaft mit großem Kopf und haben in ihrer Knochenentwicklung schwere Störungen, vor allem an den Gelenkenden der Knochen. Bei der Ausbildung der Gelenkköpfe kann sich zum Beispiel die Knochengrundsubstanz nicht richtig bilden, weil zu viel Kalk zur Verfügung steht, der sich dann bröcklig in den Gelenkenden absetzt. So entstehen besonders an den Hüftknöpfen schwere Deformationen, die eine gewisse Verwandtschaft mit den Veränderungen bei Morbus Perthes, also der Unterernährung der Hüftköpfe haben. Die Patienten haben dadurch einen typischen Watschelgang und neigen im späteren Leben zur deformierenden Arthrose.

Der Kretinismus ist infolge einer prophylaktischen Jodbehandlung der Bevölkerung in den befallenen Gebieten in unserer Zeit in Mitteleuropa fast ausgestorben.

Die Schilddrüsenüberfunktion

Bei der Schilddrüsenüberfunktion finden wir das genaue Gegenbild der Unterfunktion. Haben wir es bei dieser mit einer enormen Steigerung des Stoffwechsels und damit zusammenhängend der Bewegungs-, Sprach- und geistigen Funktionen zu tun, so ist bei der Schilddrüsenüberfunktion der Stoffwechsel extrem gesteigert. Dies ist am deutlichsten erkennbar an einer starken Bewegungsruhe. Die Patienten werden von ihrer Unruhe getrieben, können ihre Bewegungen nicht mehr beherrschen. Dies gilt auch für die Sprache. Sie reden pausenlos und fühlen sich selbst oft wie mitgerissen von diesem Sprachfluss. Diese seelische Regsamkeit ist ungeheuer stark, aber nicht vom Ich her beherrscht. Die Menschen sind leicht erregbar und kommen auch nachts nicht gut zur Ruhe, haben sehr oft Schlafstörungen. Die Stoffwechselorgane sind wie angekurbelt. Die Patienten leiden unter einem sehr starken Heißhunger, sie essen viel und nehmen trotzdem dauernd an Gewicht ab. Dies zeigt, dass der Aufbau der Organisation aus der Nahrung erheblich gestört ist, weil die Atemtätigkeit zu heftig ist und die Patienten sich gewissermaßen selbst verbrennen. Die Verdauungstätigkeit ist oft so stark, dass die Patienten Durchfälle haben. Die Herztätigkeit ist beschleunigt, der Puls oft unregelmäßig, der Blutdruck meist erhöht. Die Atmung greift zu stark in die Organisation ein. Eine Folge davon ist, dass die Patienten immer schwitzen. Es ist ein besonders charakteristisches Symptom, dass sie angeben, ihre warme Kleidung nicht mehr zu brauchen, sondern nur noch leichte Kleidung zu vertragen, und dass sie immer das Fenster aufreißen müssen, um Kühle herein zu lassen.

Im Gegensatz zum Myxödem entwickelt sich die Überfunktion der Schilddrüse meist relativ plötzlich. Sie befällt bevorzugt Menschen aus dem dritten und vierten Lebensjahrzehnt und hier wiederum oft solche, die schwere Erlebnisse durchgemacht oder sich durch abnorme Anstrengungen verausgabt haben. Es kann auch sein, dass der Schilddrüsenüberfunktion eine andere schwere Krankheit vorausging oder dass der Patient Schicksalsschläge erlitten hat. Die Krankheit kann dann mit psychotischen Symptomen oder auch mit einer Depression verbunden sein. In schweren Fällen kann sie lebensbedrohlich werden. Dann brennt der Organismus gewissermaßen aus. Die hochgradig abgemagerten Patienten geraten schließlich in einen Schwächezustand, in dem sie sich selbst nicht mehr helfen können, ja, in dem sie sogar bewusstlos werden können. Man hat dann das Bild einerseits der Schilddrüsenüberfunktion mit der hochgradigen Abmagerung und den vorstehenden Augäpfeln und andererseits das Bild einer Unterfunktion mit hochgradiger Schwäche vor sich.

Diese Darstellung charakterisiert etwas, was überhaupt bei den Schilddrüsenkrankheiten häufig beobachtet werden kann: dass nämlich die beiden Gegensätze von Über- und Unterfunktion miteinander auftreten oder auch nacheinander, so dass wir das Bild der Verzahnung von Gegensätzen haben. Dies hängt vor allem damit zusammen, dass sich die Schilddrüse zwischen den Kopf bzw. die Hypophyse und die rhythmische Organisation einstellen muss.

Wenn man sich aus den geschilderten Krankheitsbildern die normale Funktion der Schilddrüse ableiten will, so kann man einige Besonderheiten herausstellen: Normalerweise bestimmt die Schilddrüse das Tempo und die Intensität des Stoffwechsels und auch das Tempo des Übergangs vom Stoffwechsel in den oberen Menschen durch das Eingreifen der Atmung. Wir können also sagen, dass sie etwas mit dem Hereinführen des Astralleibes in die menschliche Lebensorganisation zu tun hat. So bewirkt auch die normal funktionierende Schilddrüse das Eingreifen des Seelischen in den Atemstrom für die Sprache. Genauso dosiert sie das Eingreifen des Menschen in seine Bewegungsorganisation, in seine Muskeltätigkeit.

Aus dieser Zusammenstellung kann man ersehen, dass die Schilddrüse ein Regulationsorgan für den rhythmischen Menschen und auch für den sprechenden Menschen ist. Der Zusammenhang mit der Atemorganisation ist unmittelbar deutlich. Der Zusammenhang mit dem Gehirn wird nur deutlich, wenn man sich klar macht, dass die Schilddrüse ihre Funktion nur in Zusammenklang mit der Hypophyse ausüben kann. Die Hypophyse aber ist das übergeordnete endokrine Organ, das menschliche Individualität und den Astralleib in die Lebensorganisation eindringen lässt. Alle Betrachtungen über die Schilddrüse zusammenfassend wird man aufmerksam auf eine Zone im menschlichen Organismus, in der ein bedeutsamer Umschlag stattfindet. Dieser wird von Rudolf Steiner im ersten Vortrag des *Heileurythmiekurses* besonders bei der Schilderung der ersten heileurythmischen Übungen, des Jambischen und des Trochäischen, dargestellt. Es steht der Kopfmensch dem übrigen Menschen gegenüber. Die Schilddrüse, deren Bedeutung im Zusammenhang mit der Kehlkopforganisation erwähnt wird, wird sicher auch durch die ersten therapeutischen Heileurythmieübungen erreicht. Bei ihrer Darstellung wird zwar nicht von Schilddrüsenkrankheiten gesprochen, wohl aber von der Zappligkeit und dem Phlegma. Die charakteristischen Veränderungen durch die Schilddrüsenkrankheiten kann man zusammenfassen in Verlangsamung und Beschleunigung der Köperfunktionen. Beim zappligen Kind haben wir eine übermäßige Tätigkeit der rhythmischen und der Stoffwechselorganisation, beim phlegmatischen Kind beobachten wir eine übermäßige Tätigkeit des Kopfes. Man kann diese Merkmale auch bei den Schilddrüsenkrankheiten sehen: Wenn man das Bild der kleinen rundlichen Kretinen mit dem großen Kopf, dem runden Bauch und den kurzen, stummeligen Extremitäten anschaut, so hat man schon aus der Form den Eindruck, dass hier die Kopfbildung den ganzen Organismus ergriffen hat.

Wenn man aber die seelisch-geistigen Funktionen dieser Patienten ins Auge fasst, so kann man zunächst in Zweifel geraten, ob die Schilddrüsenunterfunktion wirklich eine Verkopfung des Patienten darstellt.

Man kann sagen, dass ein phlegmatischer Mensch oder ein myxödematöser Mensch (Anm. d. Hg.: Unterfunktion) die Kopftätigkeit, und zwar die Kopfwirkung auf die Lebensfunktionen des Gesamtorganismus ausdehnt. Die Schilddrüse eines solchen Menschen kann den Kopf nicht zurückdämmen.

Hingegen sind der übertriebene Stoffwechsel und die übertriebene Atmung beim Patienten mit Schilddrüsenüberfunktion deutlich. Von wachen Kopffunktionen, das heißt Sinnesnervenfunktionen kann man aber bei diesen Patienten mit Schilddrüsenüberfunktion in Zweifel geraten. Der Patient mit der extremen Schlaflosigkeit, der also immer wach ist, zeigt ein Symptom, das zunächst gar nicht an eine Stoffwechseltätigkeit denken lässt. Und dennoch ist es ja keine normale Wachheit des Kopfes, von der aus der ganze Organismus und die Lebensläufe beherrscht werden und zur Ruhe kommen, sondern es ist eine getriebene Wachheit, die zu keiner sinnvollen Betätigung führt. Die Patienten sind nicht in der Lage, die schlaflosen Nachtstunden sinnvoll anzuwenden. Sie sind vielmehr von innerer Unruhe getrieben (Anm. d. Hg.: Überfunktion).

Machen wir mit einem phlegmatischen Mensch oder einem myxödematösen Menschen eine trochäische Übung mit den Armen und Beinen, so erzeugen wir im oberen Menschen eine in den Kopf hinein reflektierende jambische Bewegung, die den Kopf belebt und beschleunigt. Umgekehrt kann der Kopf beim zappeligen Menschen oder beim Hyperthyreotiker seine Verlangsamungsfunktion nicht ausüben, weil die Schilddrüse die Atmung und die Bewegung nicht metamorphosiert. Machen wir mit einem solchen Menschen eine jambische Übung, so erzeugen wir einen sich nach oben reflektierenden Trochäus, der die Verlangsamung des Kopfes anregt.

Aus diesen Betrachtungen ergibt sich, dass man die jambischen und trochäischen Übungen nicht nur – wie im *Heileurythmiekurs* angegeben – für die sogenannten zappeligen und phlegmatischen Kinder anwenden kann, sondern auch bei Patienten mit echten Schilddrüsenstörungen. Es geht dabei darum, die Übungen so zu machen, dass der Patient wirklich seine Atem- und Sprachorganisation von der mit den Gliedmaßen ausgeführten Bewegung frei lässt, so dass jeweils nach oben der entgegengesetzte Rhythmus angeregt werden kann. Da bei Schilddrüsenpatienten sehr oft Übergänge von sogenannter Überfunktion in Unterfunktion vorkommen oder Symptome beider extremen Störungen gleichzeitig auftreten, kommt es darauf an, die jambische und trochäische Übung in seinem bestimmten, für den Patienten jeweils geeigneten Maßverhältnis anzuwenden. Bei einer ausgesprochenen Schilddrüsenüberfunktion wird man das Schwergewicht auf die jambische Übung legen, aber – um das Eurythmische anzuregen – immer auch den Trochäus mitüben. Bei Auftreten von Unterfunktionssymptomen wird man den Trochäus stärker betonen.

Die frühkindliche Schilddrüsenunterfunktion ist ein besonders wichtiges Anwendungsgebiet für die Heileurythmie. Wenn ein

Kind keine Schilddrüse hat oder die Schilddrüse mangelhaft tätig wird, muss der Arzt in der Regel eine Hormonbehandlung durchführen. Die Schilddrüsenfunktion ist für das heranwachsende Kind sehr wichtig. Die Hypophyse kann nämlich ihre Wachstumskraft nicht einbringen, wenn die Schilddrüse nicht dafür sorgt, dass das Kind richtig atmen lernt. Der Atem befeuert das Wachstum. Die Kinder mit Schilddrüsenunterfunktion bleiben klein. Die Gestaltungskraft, die im Erwerben der Sprache und im Gestaltwandel vom Kleinkind zum Schulkind tätig werden soll, bleibt aus.

Die Beziehung der Schilddrüse zum Kalkstoffwechsel

Es wurde schon dargestellt, dass die Schilddrüse für diejenigen Lebewesen wichtig ist, die keine Wasser- sondern Landwesen und somit Luftatmer sind. Bei ihnen wird auch die Flüssigkeitsorganisation gegenüber der Umgebung stärker verselbstständigt. Gegenüber der Wasserorganisation muss das feste Gerüst besonders herausgestaltet werden, muss dabei aber in ständiger lebendiger Beziehung zum Wasserorganismus bleiben, damit es nicht degeneriert. Bei der Abgrenzung des festen Gerüstes gegenüber dem Flüssigkeitsorganismus wird auch die Schilddrüse tätig, verbindet aber die Tätigkeit mit den in derselben Region liegenden Nebenschilddrüsen.

Die Schilddrüse bildet das Calcitonin, das die Einlagerung des Kalkes in den Knochen bewirkt. Wird es nicht ausreichend gebildet, entsteht eine Kalkarmut des Knochens. Die Nebenschilddrüsen haben die entgegengesetzte Aufgabe. Sie müssen Kalk wieder aus dem Knochen herauslösen, damit das Blut immer einen geringen Dichtigkeitsgrad behält.

Die Nebenschilddrüsen (Glandulae Parathyreoideae)

Die Nebenschilddrüsen oder Epithelkörperchen sind sehr kleine, etwa linsengroße Gebilde, von denen der Mensch meist vier besitzt. Sie liegen meistens an der Rückseite der Schilddrüse und sind wegen ihrer Kleinheit erst spät entdeckt worden. In der Zeit der ersten Schilddrüsenoperationen kannte man diese kleinen Organe noch nicht und hat sie deshalb bei der Entfernung der Schilddrüse oft mit entfernt, was zum Krankheitsbild der Tetanie führte.

Wir haben auf der Körperseite zwei Nebenschilddrüsen. Die oberen Nebenschilddrüsen stammen aus einer Umwandlung der vierten, die unteren aus einer Umwandlung der dritten Kiementasche am Embryo. Sie schnüren sich als solide Gebilde von diesen Taschen ab und machen eine sich überkreuzende Wachstumsbewegung durch. Dabei entstehen oft Lagevarianten. Das heißt die Nebenschilddrüsen können an verschiedenen Orten des Halses oder auch im mittleren Brustraum liegen. Sie haben bei ihrer Entstehung eine starke Beziehung zu der Thymusdrüse, die ebenfalls aus den dritten und vierten Kiementaschen entsteht und vom Hals des Embryos bis in den Brustraum vor die Luftröhre wandert. Weil die Epithelkörperchen oft mit der Thymusdrüse verlagert werden, können auch tumorartig veränderte Nebenschilddrüsen in den Brustraum verlagert sein.

Die Funktion der Nebenschilddrüsen hat man lange Zeit nicht richtig von der der Schilddrüse abgegrenzt, weil man die kleinen Organe eben noch nicht gefunden hatte. Heute weiß man, dass die Nebenschilddrüsen eine starke Beziehung zum Kalk- und Phosphatstoffwechsel haben. Beide Stoffe, der Kalk und der Phosphor, kommen im menschlichen Körper sowohl in fester als auch in gelöster Form vor. Etwa zwei Prozent des Organismus bestehen aus Kalzium. Davon befinden sich etwa 99,9 Prozent im festen Knochen. Nur 0,1 Prozent sind im Blutserum gelöst. Die nicht verknöcherten Körperzellen einschließlich der roten Blutkörperchen enthalten kein Kalzium. Nur die Flüssigkeit außerhalb der Zellen enthält Kalzium.

Etwa 1,16 Prozent des Körpers sind Phosphor. Davon sind 80 Prozent in fester Form im Knochen und in den Zähnen gebunden. 20 Prozent befinden sich gelöst im intra- und extrazellulären Raum. Kalzium und Phosphor haben – wenn sie in der Flüssigkeit des Organismus gelöst sind – eine ganz bestimmte Aufgabe. Unter der verdichtenden Wirkung des Kalziums kommt es zu einer Berührung aller Bewegungsimpulse, während Phosphor im Gegensatz dazu die Erregbarkeit steigert. Kalzium und Phosphor bleiben nicht dauernd an derselben Stelle im Knochen oder im übrigen Organismus, vielmehr besteht ein dauernder Stoffaustausch zwischen dem Knochen und den Flüssigkeiten des Körpers. Der Mineralaustausch zwischen dem Skelett und der Körperflüssigkeit ist enorm groß. Man hat zum Beispiel festgestellt, dass Ratten in weniger als zwei Tagen die Hälfte ihres Skelettkalkes gegen gelösten Kalk ausgetauscht haben. Beim Menschen ist dieser Umsatz viel langsamer.

Die Nebenschilddrüsen haben nun etwas zu tun mit der Regulierung dieser Stoffwechselvorgänge an der Grenze zwischen dem Flüssigkeitsorganismus und dem festen Organismus. Man kann sich die Bedeutung der Epithelkörperchen als Drüsen mit innerer Sekretion am besten aus den entsprechenden Krankheitsformen veranschaulichen.

Beim Fehlen der von den Epithelkörperchen gebildeten Hormonsubstanz kann es zu zwei verschiedenen Krankheitsformen kommen:

1. Zu der akuten sogenannten Tetanie, besonders als Folge einer operativen Mitentfernung der Epithelkörperchen bei einer Schilddrüsenoperation. Diese akute Tetanie besteht in einer Erregungssteigerung der Muskulatur mit Zittern und Schwirren und klonisch-to-

nischen Krämpfen. Die Patienten zeigen die typische Pfötchenstellung der Finger.

2. Die chronische Tetanie tritt mehr allmählich auf und besteht in einer Aufbaustörung der Zähne und der Haut mit ihren Anhangsgebilden, so dass es zu Haarausfall und Nagelschädigungen kommt. Es kommt auch allmählich zu einer Trübung der Augenlinsen.

Verantwortlich für das Tetaniesyndrom ist wahrscheinlich die Phosphorvermehrung im Blut. Wenn nämlich keine Epithelkörperchen mehr da sind, wird zu viel Phosphor im Blut gelöst gehalten. Normalerweise wird der Phosphorstoffwechsel so geregelt, dass die notwendige Menge Phosphor in die Knochen gelangt und die überflüssige Menge durch die Nieren ausgeschieden wird. Bei einer Unterfunktion der Nebenschilddrüsen oder einem Fehlen dieser Organe kommt es nicht mehr zu dieser Nierenausscheidung und die Vermehrung des Phosphors im Blutserum sowie im übrigen Körper hat eine enorme Übererregbarkeit der Bewegungsorganisation zur Folge. Außer dieser Phosphoransammlung im Blutserum kommt es bei Fehlen der Nebenschilddrüsen zu einem Kalkmangel im Serum, weil der Kalk nicht mehr im genügenden Maße aus dem Knochen herausgelöst wird.

Ein ähnliches Krankheitsbild wie die geschilderte echte Tetanie kann auch auf ganz andere Weise zu Stande kommen. Das soll erwähnt werden, weil diese Form der Tetanie in der heileurythmischen Tätigkeit vorkommen kann. Es handelt sich um das Bild der Hyperventilationstetanie. Wie der Name schon sagt, tritt dieses Krankheitsbild bei übermäßiger Atmung auf. Wenn ein Mensch, der besonders seelisch oder auch körperlich labil ist, zum Beispiel im Zustand einer starken Aufregung vermehrt atmet, so gibt er unter Umständen zu viel Kohlensäure aus seinem Blut ab. Dies führt dann dazu, dass das Blut zu wenig Säure enthält und zu sehr alkalisch wird, was ebenfalls eine vermehrte Erregbarkeit der Muskulatur zur Folge hat. Dann bekommen die Patienten ganz ähnliche Muskelkrämpfe wie die Patienten mit echter Tetanie. Wenn ein Patient eine derartige Hyperventilationstetanie bekommt, kann man ihm leicht dadurch helfen, dass man ihm eine allseitig geschlossene Plastiktüte vor Nase und Mund hält und ihn eine Weile seine eigene Luft einatmen lässt. Auf keinen Fall darf man ihn verstärkt atmen lassen, sondern muss ihn beruhigen und dazu anhalten, weniger stark zu atmen.

Noch interessanter als der Ausfall der Epithelkörperchen ist deren Überfunktion. Sie kann entweder durch eine Vergrößerung der Epithelkörperchen oder durch eine gutartige Tumorbildung entstehen. Es gibt verschiedene Formen von Krankheitsbildern der Nebenschilddrüsen-Überfunktion:

1. Die reine Knochenform: Ostitis fibrosa cystica generalisata (von Recklinghausen). Bei dieser Form stehen die Skelettbeschwerden im Vordergrund.

2. Die Nierenform: Nierenverkalkungen und Nierensteinbildungen ohne Knochenerscheinungen stehen im Vordergrund.

3. Die Knochen- und Nierenform: Sie be-

steht in einer generalisierten Knochenrückbildung und in der Bildung von Nierenverkalkungen und Nierensteinen.

4. Die akute Form mit akuter Kalkvermehrung im Blut.

Die zweite und dritte Form sind heute besonders beachtenswert wegen der größten Häufigkeit und der möglichen therapeutischen Konsequenzen.

Allen diesen Krankheitsformen gemeinsam ist eine Vermehrung des Kalkes im Blut. Bei langer Krankheitsdauer kommt es zu einer Kalkverarmung des Skeletts. Die Überfunktion der Nebenschilddrüsen bewirkt nämlich eine Herauslösung des Kalkes aus den Knochen. Während normalerweise die Ausscheidung des Kalkes aus dem Organismus vorwiegend durch den Kot erfolgt, also über den Darm, werden bei den Überfunktionen der Nebenschilddrüsen bis zu 90 Prozent des Kalkes über die Nieren ausgeschieden. Die Folge ist eine Verkalkung des Nierengewebes und eine Nierensteinbildung.

Die enorme Vermehrung des Blutkalkes setzt die Erregbarkeit der Muskulatur herab. Dadurch entsteht das Gegenbild der Tetanie. Es kommt zu einer Bewegungsarmut der Muskulatur, auch zum Beispiel der Muskulatur des Darmes.

Die Knochenform dieser Nebenschilddrüsenkrankheit, die sogenannte von Recklinghausen'sche Krankheit, kann in einer generalisierten Knochenentkalkung bestehen, kann aber auch zu umschriebenen Knochenzysten führen. Eigenartigerweise werden die stark beanspruchten Stellen des Skeletts von den Entkalkungsherden bevorzugt. Diese sind der Ober- und der Unterkiefer, die Lendenwirbelsäule, das Becken und der Oberschenkelhals. Knochenschmerzen treten bei dieser Krankheit oft viel früher auf als die Krankheit röntgenologisch sichtbar ist. Später können die Knochendeformationen in Folge der Entkalkung erheblich sein. Es kommt zu einem Zusammensinken der Wirbelsäule, so dass die Patienten erheblich kleiner werden. Die Haut wird gewissermaßen zu groß und in starke Falten gelegt. Auch kommt es bei Knochensubstanzverlust zu einer Verkürzung und Auftreibung der Fingerendglieder durch Stauchung der Weichteile. Manchmal gibt es auch spontane Knochenbrüche an den Stellen von Knochenzysten. Bei langem Bestehen der Krankheit kommt es zu grauenerregenden Deformationen.

Was liegt hier eigentlich vor? Der physisch-mineralische Leib wird nicht richtig erhalten. Das Mineralische gelangt in den Flüssigkeitsorganismus, der dadurch geschädigt wird.

Wie schon erwähnt, kann das Krankheitsbild der Nebenschilddrüsenüberfunktion auch akut auftreten. Es entsteht dabei ein Vergiftungsbild. Der Beginn der Krankheit besteht in einer enormen Harnflut und im Erbrechen. Dann kommt es zu einer hochgradigen allgemeinen Austrocknung mit Bluteindickung, zu einem Kreislaufkollaps, zu Nierenschwäche und Fieber. Es handelt sich dabei um ein sehr bedrohliches Krankheitsbild, das dadurch ausgelöst werden kann, dass einem Patienten mit einer Nebenschilddrüsenüberfunktion entweder Kalk oder auch Vitamin D oder ein dem Hormon der

Nebenschilddrüse ähnlicher Stoff, das sogenannte AT 10 zugeführt wird. Dies kann zum Beispiel passieren, wenn man bei einem Patienten eine Knochenentkalkung diagnostiziert und nicht bemerkt, dass dies die Folge einer Überfunktion oder eines Tumors der Epithelkörperchen ist. Meint man also, einem solchen Patienten die entsprechenden Substanzen zuführen zu müssen, kann man ihn damit sogar umbringen.

Die Nebennieren

In den Nebennieren wird ein eigenartiges Zusammentreffen von Gewebe des mittleren Keimblattes und des Nervensystems erreicht. Diese Drüsen haben ein Mark und eine Rinde. Das Mark entstammt dem sympathischen Nervensystem. Die Rinde ist ein Mantel aus vom Bauchfell abstammendem Gewebe, das um das Mark gelegt ist. Die Organe sitzen wie kleine Kappen auf dem oberen Pol der Nieren. Die Rinde steht in einem innigen Funktionszusammenhang mit dem Hypophysenvorderlappen, das Mark mit dem vegetativen Nervensystem. Die Nebenniere ist dadurch zweifach in den Gesamtorganismus eingegliedert. Die Rinde hat darüber hinaus eine Beziehung zur Keimdrüsenfunktion. In der Embryonalentwicklung steht sie den Keimdrüsen sehr nahe, wird aber abgetrennt. Die Hauptfunktion der Nebennierenrinde ist ein Eingreifen in den Stoffwechsel, so dass Substanzen aus ihm für ein tatkräftiges Leben zur Verfügung gestellt werden. Die hormonelle Grundlage dafür ist das Cortison, das unter Einwirkung des adreno-corticotropen Hormons (ACTH) der Hypophyse aus einer Vorstufe gebildet wird. Diese Hormonstufe hat eine Verwandtschaft mit den männlichen Sexualhormonen, den Androgenen, die zu einem Teil bei jedem Menschen in der Nebennierenrinde gebildet werden. Die Nebennierenfunktion ist so eigentlich eine Verwandlung der männlichen Körperbildung in Tatkraft.

Als groteske Entgleisung dieser Umwandlungsfunktion kennt man das adreno-genitale Syndrom, das bei Individuen auftritt, die kein Cortison bilden können. Weil die Hypophyse bzw. das Zwischenhirn den Cortisonmangel im Blut wahrnehmen können, bildet die Hypophyse vermehrt ACTH (adreno-corticotropes Hormon), was wegen der Unfähigkeit der Cortisonbildung in der Nebennierenrinde nur zur übermäßigen Androgenbildung führt. Das hat eine Virilisierung (Vermännlichung) zur Folge, die wiederum bewirkt, dass die Hypophyse keine Gonadotropine bildet. Die betreffenden Menschen zeigen in ihrer äußeren Körperbildung eine übertriebene, grobe Männlichkeit, sind aber unfruchtbar. Ihre Körperkraft ist minimal, die Kreislauffunktion liegt darnieder, der Blutdruck ist niedrig.

Das adrenogenitale Syndrom hilft durch das pathologische Gegenbild, die normale

Nebennierenrindenfunktion zu verstehen. Außer der Cortisonbildung findet man in der Rinde die Mineralocorticoide. Sie bewirken bei den Ausscheidungsfunktionen der Niere eine Beeinflussung des Verhaltens gegenüber den Blutsalzen, vor allem dem Natrium. Diese Regulation führt dazu, den Menschen kreislaufmäßig leistungsfähig zu machen.

Das Nebennierenmark bildet das Adrenalin, das in der Blutverteilung im Organismus tätig wird. Adrenalin bewirkt an bestimmten Arterienabschnitten eine Tonussteigerung. Dadurch wird die Verteilung des Blutes in den verschiedenen Körperregionen reguliert. Durch die Beziehung zum Sympathikus wird diese Tätigkeit in die Rhythmen der Stoffwechselorganisation eingeordnet.

Zusammenfassend ist die wichtigste Funktion der Nebennieren die Einwirkung auf den zeitlich richtigen Ablauf der Zirkulation. Zeiten der Aktivität und der Passivität müssen wechseln. Das äußert sich für die Zirkulation in Blutdruckschwankungen. Der Tagmensch ist eher hyperton, der Nachtmensch hypoton. Die Nebennieren ordnen die Zirkulation in die Rhythmen des Organismus ein.

Anmerkung

Zu diesem Kapitel sind keine Abbildungen überliefert. (Hg.)

Die Atemorganisation

9

Die physische Atemorganisation besteht aus zwei Teilen: der Lunge mit Luftröhre und Bronchialsystem und dem Brustkorb. Die Lunge ist das Werkzeug des Gasaustausches zwischen der äußeren Luft und dem Blut. Sie besteht aus einem hohlen, mit der Krone zuunterst in den Menschenleib hineingewachsenen Baum, an dessen äußersten Verzweigungen die Lungenbläschen sitzen, deren Wand so dünn ist, dass die sie umspinnenden Blutkapillaren zum Teil unmittelbar von der verinnerlichten Luft erreicht werden. Die Lunge könnte wegen ihrer außerordentlich feinen und dünnen inneren Oberfläche nicht auch die Atembewegung durchführen.

Diese wird von dem die Lunge umschließenden Brustkorb und seinen Muskeln bewirkt.

Die embryonale Lungenbildung

Die Innenhaut von Lunge, Bronchien und Luftröhre entsteht in der Embryonalentwicklung ab der fünften Woche als ein Abkömmling des inneren Keimblattes, das heißt der Innenhaut des Urdarmes im oberen Halsbereich. Die Lungenknospe liegt in der vorderen Mittellinie des Urdarmes an der Stelle, unterhalb derer sich später aus der Anlage der Kiemenregion der Kehlkopf um das obere Ende der Luftröhre herum bildet. Aus der Lungenknospe sprosst die Anlage zur Luftröhre nach unten heraus und gliedert sich sofort in eine rechte und linke Knospe als Anlagen der beiden Lungenflügel.

Das weitere Wachstum erfolgt so, dass durch Verlängerung des Verbindungsstückes zur Luftröhrenanlage ein Stück Bronchus gebildet wird, während die Endbläschen sich weiter aufgliedern. Zuerst entstehen zu dem rechten Stammbronchus drei blasenartige Enden als Anlagen des Ober-, Mittel- und Unterlappens. Links wendet sich der Stammbronchus etwas mehr seitlich als rechts und bildet zwei Endblasen: die Anlagen zum Ober- und Unterlappen. Damit sind dann auch die Anlagen zu den Lappenbronchen (Bronchen zweiter Ordnung) gebildet. Bei der nächsten Aufgliederung entstehen die Bronchen dritter Ordnung: die Segmentbronchen, denn jeder Lungenlappen wird in

Schematische Darstellung der Lunge und des Bronchialbaumes von vorne (verkleinert) mit Lappengliederung

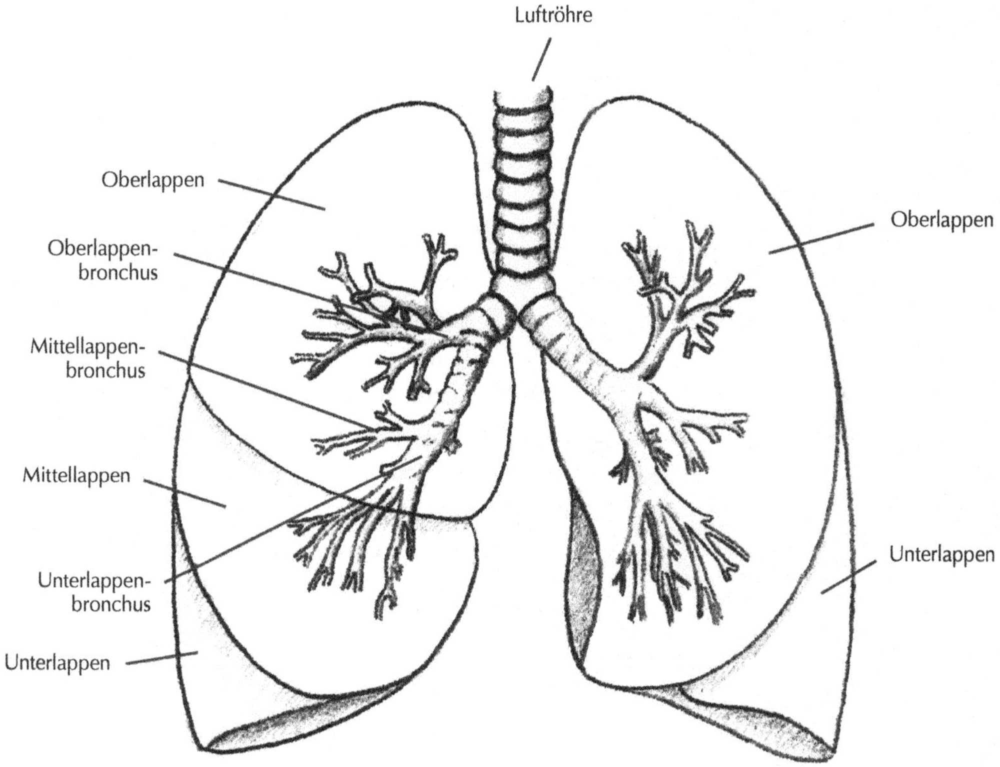

Segmente gegliedert. So entstehen rechts drei Segmentbronchen in der Oberlappenanlage, zwei in der Anlage des Mittellappens und fünf in der Unterlappenanlage. Links bilden sich fünf Unterlappensegmente. Damit ist die Aufgliederung der Lunge und des Bronchialbaumes aber keineswegs abgeschlossen. Bis zur vierundzwanzigsten Embryonal- bzw. Fetalwoche sind etwa sechzehn Generationen solcher Verzweigungen entstanden. Der Verzweigungsprozess geht aber weiter. Sogar nach der Geburt entwickeln sich noch sieben weitere Verzweigungen. Am Ende der Bronchialverzweigungen stehen dann die Alveolarsäckchen, die sich als blinde Abschlüsse des ganzen hohlen Baumes bilden und viele kleine Lungenbläschen tragen. Der ganze Wachstums- und Verzweigungsprozess erfolgt ähnlich wie bei der Bildung einer Drüse, die ja auch eine Ausstülpung aus dem Urdarm ist (siehe dazu die Kapitel über das System der endokrinen Drüsen und über

Lunge von vorn (verkleinert)

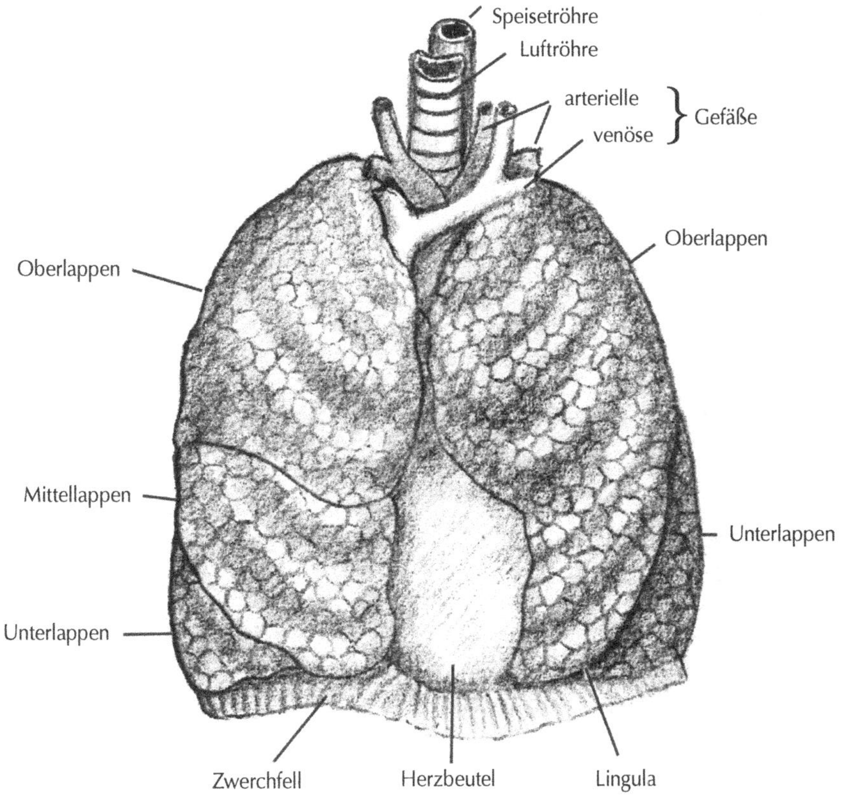

das Verdauungssystem). Die Sprossung der Lunge erfolgt von der Knospe aus in das den Brustraum auskleidende Gewebe des mittleren Keimblattes hinein. Da sich aus diesem Gewebe Blutgefäße bilden, wird die Entstehung der Innenhaut der Bronchen und Lungenbläschen begleitet von der Sprossung der sie umspinnenden Arterien, Arterienästchen und Kapillaren, während die Venen von der Lungenperipherie durch die Segmentspalten nach innen wachsen. Die großen Blutgefäße der Lungen finden ihren Eintritts-, bzw. Austrittsort zusammen mit den großen Bronchen im rechten und linken Hilus (Lungenwurzel). Die Arterien gewinnen durch Sprossungsvorgänge Anschluss an die Lungenschlagader (Arteria pulmonalis) der rechten Herzkammer. Sie führen kohlendioxidhaltiges (sogenanntes venöses) Blut in die Lunge. Die Venen gewinnen Anschluss an den Vorhof der linken Herzseite und bringen nach Einsetzen der Lungenatmung das mit Sauerstoff

Endstück des Bronchialbaumes mit Lungenbläschen und Blutgefäßen (sehr stark vergrößert)

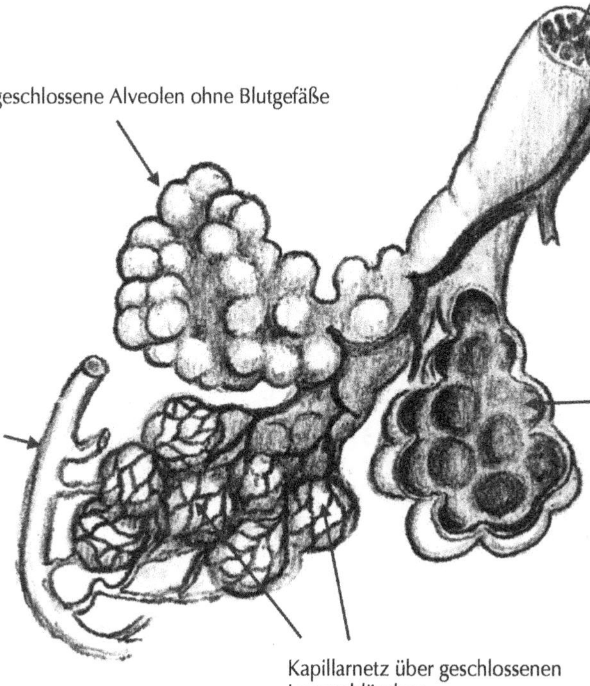

erfrischte (sogenannte arterielle) Blut aus der Lunge zum Herzen.

Während der Embryonal- und Fetalzeit wird die Lunge noch nicht als Atemorgan benutzt. In der letzten Zeit vor der Geburt vollführt der Brustkorb schon Atembewegungen, wodurch die Lunge Fruchtwasser aufnimmt, das sich bei und nach der Geburt nach außen ergießt oder nach innen ins Blut aufgesogen wird.Die Umbildung der Lunge im Bläschenbereich aus einem drüsenartigen Organ zu einem Atemorgan erfolgt bis zur Geburt nur teilweise. Zuerst sind die Bläschenwände verhältnismäßig dick. Sie werden allmählich abgeflacht. Die Blutkapillaren drücken sich wachsend bis an den Hohlraum heran. Dieser Vorgang wird nach der Geburt bis ins achte Lebensjahr fortgesetzt. Er ist aber etwa in der achtundzwanzigsten Schwangerschaftswoche schon so weit fortgeschritten, dass ein Frühgeborenes dieser Entwicklungsstufe schon lebensfähig sein kann.

Die embryonale Brustkorbbildung

Der Brustkorb als die umschließende Bewegungsorganisation der Lunge beginnt sich gleichzeitig mit dieser zu bilden. Die Rippenanlagen wachsen als knorpelig angelegte Bögen von der Wirbelsäule nach vorne herum. Mit ihnen entwickelt sich auch die Zwischen-Rippen-Muskulatur. Das Zwerchfell wird in der Halsgegend angelegt und mit der nach unten sprossenden Lunge nach unten vorgeschoben. Am Anfang des dritten Monats ist der Brustkorb vorne bereits über dem Herzen geschlossen. Das Zwerchfell trennt zu diesem Zeitpunkt bereits Brust- und Bauchraum. Die Brusthöhle ist von einer feinen Haut aus Mittelblattgewebe ausgekleidet: dem Rippenfell. Die den Brustraum auf beiden Seiten ausfüllenden Lungenflügel besitzen ebenfalls einen Mittelblattüberzug: das Lungenfell. Zwischen Rippenfell und Lungenfell befindet sich ein Spaltraum, der luftdicht abgeschlossen ist. Das Lungenfell gleitet bei den Atembewegungen auf dem Rippenfell.

Die Atembewegung und der Gasaustausch

Die Atmung hat zwei Bewegungs- und Substanzphasen: die Einatmung (Inspiration) und die Ausatmung (Exspiration). Zur Einatmung kontrahiert sich unter anderem der muskuläre Teil des Zwerchfells und tritt dadurch nach abwärts. Der Brustraum wird größer, die Lunge gleitet passiv nach. In ihren erweiterten Innenraum kann die Luft hineinziehen. Zur Ausatmung erschlafft das Zwerchfell und tritt höher; der Brustraum wird kleiner; die Lunge wird nach oben gepresst und haucht Innenluft hinaus. Die Einatmung holt sauerstoffreiche Luft hinein, die Ausatmung ist jedoch nie vollkommen luftleer, weil sie nicht ganz zusammengedrückt werden kann. Die Atembewegung des Brustkorbes kann durch Muskeln des Schultergürtels und des Bauches ergänzt werden. Lunge und Brustkorb allein könnten dem Organismus die Atemluft nicht aufschließen. Damit Kohlendioxid aus dem Inneren des Körpers in die Luft und Sauerstoff aus der Luft ins Innere des Organismus gelangen können, muss die Lunge mit dem Blut zusammenarbeiten. Dabei sind unter anderem die eisenhaltigen roten Blutkörperchen die Vermittler der Atmung in die Stoffwechselvorgänge. Die roten Blutkörperchen haben so wenig Eigenleben, dass sie den in der Lunge aufgenommenen Sauerstoff nur zu einem geringen Teil selbst verbrauchen. Sie geben ihn in großer Menge an die nach Sauerstoff lechzenden Gewebe ab. Dort bewirkt der Sauerstoff, dass die Leibesstoffe aus der Tendenz der vegetativen, pflanzenhaften Bildung herausgerissen und dadurch für das Eingreifen von Astralleib und Ich zugänglich werden. Durch den Sauerstoff wird der Kohlenstoff in den Stoffwechselprozessen abgefangen und in Kohlendioxid gebunden. Die Kohlensäure ist – wenn sie in den inneren Stoffwechselvorgängen entsteht – eine lebende Substanz. Sie kann nicht Grundlage der Tätigkeit von Astralleib und Ich werden. Sie kann daher nur entweder ausgeschieden oder verwandelt werden. Zum größten Teil wird sie durch die Lunge in die Außenwelt gegeben. Dort kann sie nur von den Pflanzen verarbeitet werden. Zu einem kleineren Teil wird die Kohlensäure im Organismus selbst verarbeitet. Sie wird vom Kopfmenschen ergriffen und abgetötet. Durch Verbindung mit dem Kalk geht sie in die Knochenbildung ein. Dabei gliedert sie sich den Gestaltbildeprozessen im Skelett ein.

Die Lungenatmung als Lebensgrundlage des beseelten Erdenmenschen

Wie man aus der frühen Embryonalentwicklung ablesen kann, gingen der Lungenatmung andere Atemvorgänge voraus. Erst als der Mensch in der lemurischen Erdenepoche einen abgeschlossenen Leib erhielt, bildete sich auch die Lunge. Rudolf Steiner schildert diesen Entwicklungsschritt in der *Akasha-Chronik* und in frühen Vorträgen. In GA 99: *„Die Theosophie des Rosenkreuzers"*, in dem Vortrag vom 3.6.1907 finden wir zum Beispiel folgende Beschreibung:

„Betrachten wir nun zunächst die Tiermenschen selber. Sie waren allmählich so weit herangereift, dass ihnen das Ich eingegliedert werden konnte. Jetzt haben wir also den Menschen, der aus vier Gliedern besteht (physischer Körper, Ätherleib, Astralleib und Ich), auf der Erde herumwandeln. Jetzt ist es zum ersten Male, dass die frühere schwimmende, schwebende Lage sich ändert und der Mensch beginnt, nach und nach in die senkrechte Lage zu kommen. Sein Rückgrat, sein Nervenstrang im Rücken, wurde aufrecht im Gegensatz zu der durchaus horizontalen Lage, die er während der Mondzeit hatte. Und mit diesem Sichaufrichten ging parallel die Ausweitung der Rückenmarksmasse zum Gehirn; und noch eine andere Entwicklung ging parallel damit. Zu der schwebenden, schwimmenden Bewegung, die der Mensch sowohl in der Mondzeit als auch während der Wiederholung der Mondzeit hatte, als Feuernebelkräfte noch in der Umgebung vorhanden waren, bedurfte er einer Art von Schwimmblase, und die war in der Natur des Menschen auch wirklich vorhanden, wie es bei den Fischen heute noch der Fall ist. Jetzt schlugen sich die Feuernebel („Ruach" haben wir es genannt)* nieder. Ganz allmählich und langsam geschah das. Immer noch freilich war die Luft angefüllt mit dichten Wasserdämpfen, aber die Zeit, wo der Mensch

*) Ruach, von Steiner mit „Feuerkraft" übersetzt, ist ein Begriff aus der jüdischen Mystik, etwa „Geistesatem", „Wind", vergleichbar dem griechischen Pneuma (Hg.)

aus einem Kiemenatmer ein Lungenatmer wurde. Die Schwimmblase wandelte sich um zu Lungen. Dadurch wurde er fähig, die höheren geistigen Wesenheiten in sich aufzunehmen, nämlich die erste Anlage zu dem, was über dem Ich steht, das Geistselbst oder Manas. Diese Umwandlung der Schwimmblase in die Lunge drückt die Bibel aus: ‚Und Gott blies dem Menschen den Odem ein und er ward eine lebendige Seele.' Darin ist ausgedrückt, was sich während Millionen von Jahren mit dem Menschen abgespielt hat. Und alle die Wesenheiten, die wir kennengelernt haben, sowohl die Pflanzentiere, wie auch die Tiermenschen des Mondes und ihre Nachkommen während der Mondzeit der Erde, alle hatten sie noch nicht das rote Blut der jetzigen niederen Tiere. Blutartige Substanz floss von außen in sie ein und aus. Um das rote Blut in sich selbst beherbergen zu können, war noch etwas anderes nötig. Wir werden das verstehen, wenn wir wissen, dass bis zum Hinauswerden des Mondes in der Entwicklung unseres Planeten keine Rolle gespielt hat – das Eisen! Bis dahin gab es auf unserem Planeten kein Eisen; er erhielt es dadurch, dass der Planet Mars durch unsere Erde hindurchging und sozusagen das Eisen zurückließ. Daher stammt der Einfluss des Eisens im roten Blut vom Mars her."

Die Lunge als Innengestalt des ganzen Menschen und als Trägerorgan der empfindlichen Seele

Um ein Organ des physischen Lebens aus den ihn gestaltenden ätherischen Bildekräften entstehend zu erkennen, müssen wir uns auf den Weg zur imaginativen Erkenntnis begeben. Rudolf Steiner hat dazu im *Jungmedizinerkurs* (GA 316, *„Meditative Betrachtungen und Anleitungen zur Vertiefung der Heilkunst"*, Abendzusammenkunft vom 24.4.1924) Anregungen gegeben:

„Nun, nicht wahr, Sie werden nicht gut zurechtkommen, wenn Sie ausgehen von den Details und nicht von dem Umfänglichen. Es würde schon notwendig sein, dass Sie zu solchen Betrachtungen von dem mehr Umfänglichen ausgehen und vor allem auch die Dinge, die schon von mir ausgesprochen sind, meditativ weiterverfolgen. Nicht wahr, wir haben in der Natur, wenn wir die Zusammenhänge umfassend nehmen – ich spreche nur von dem, was allmählich zu einem imaginativen Vorstellen führen muss –, wir haben in der Natur die Tropfenform. Sie wird gewöhnlich so vorgestellt, dass man sich den Tropfen von innen zusammengehalten denkt. Das braucht man aber nicht. Man kann sich den Tropfen auch von allen Seiten her, von außen gebildet, denken. Dann hat man in der Oberfläche eines Tropfen das Eine des Weltenumfanges. (...)"

„Sie müssen natürlich bei diesen Dingen auch bedenken, dass die imaginative Vorstellung auf das Wahre gehen muss und dass die

Rechter Lungenflügel von der Innenseite gesehen mit Lungenwurzel (Hilus)

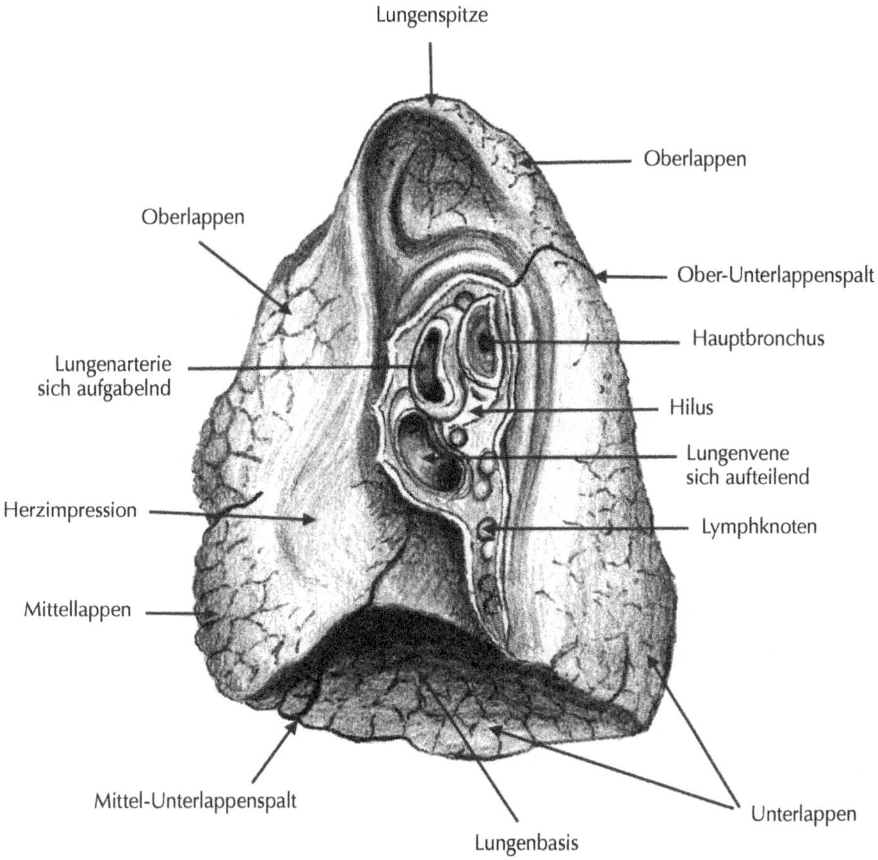

gegenwärtigen Vorstellungen, die man aus der allgemeinen Bildung mitbringt, so weit als möglich von der Wahrheit abweichend sind. Der Mensch hat heute die Vorstellung, dass der unendliche Raum da wäre und darinnen zerstreut die Sterne sind. Nun, von einer solchen Vorstellung ausgehen, heißt in brutaler Weise nichts berücksichtigen als lediglich das, was man erdacht hat. (...)"

„Denn in Wahrheit wirkt das Weltenall wie eine Hohlkugel und wie wenn von der Peripherie überall Kräfte hereingehen. Das ist durchaus wahr, dass man es zu tun hat mit von außen herein fest in sich gestalteten Gebilden, die nur modifiziert werden können, differenziert werden können nach den Sternen, so dass wir schon in der Konfiguration der Sterne, die wir sehen, ein ursprüngliches Bild dessen haben, was wieder in uns vorgeht. So kommt man auf eine Imagination

Linker Lungenflügel von der Innenseite gesehen mit Lungenwurzel und Impressionen von Herz und großen Gefäßen.

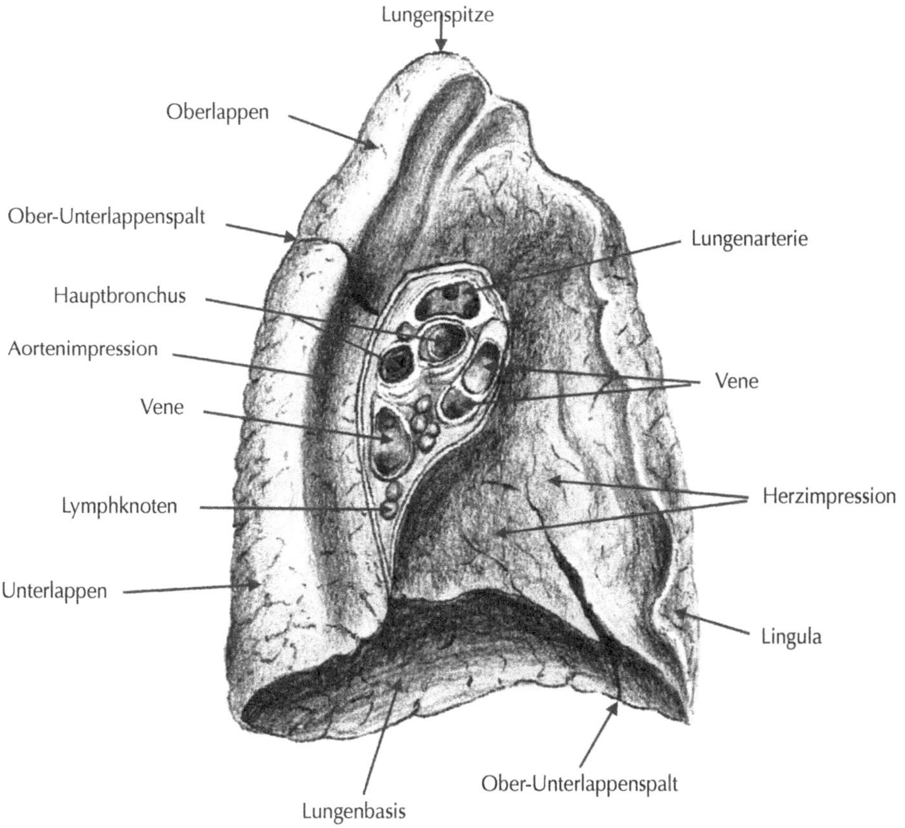

durch diese Vorstellung, die das menschliche Haupt zeigt. (...)"

„Nun denken Sie sich den Tropfen so gebildet, dass sie ihn zum Zylinder ausziehen (es wird gezeichnet). Wenn Sie den Tropfen zum Zylinder ausweiten und sich vorstellen, dass das, was aus dem Kosmos im Kopfe differenziert ist, bleibt, nur dass es, weil Sie den Tropfen zum Zylinder ausziehen, sich in der mannigfaltigsten Weise modifiziert, dann bekommen Sie den Rumpfmenschen. (...)"

„Dann aber müssen Sie sich vorstellen, wenn Sie den Zylinder bekommen haben und ihn hier einstülpen, dass Sie dann die dritte Etappe haben. Dann bekommen Sie den Gliedmaßenmenschen. Sie bekommen den Gliedmaßenmenschen allerdings so, dass Sie das, was ich hier gezeichnet habe, eigentlich zunächst an den Armen bekommen. Also Sie müssen sich vorstellen, dass Sie ausweiten

Plastische Gestaltung der Lunge

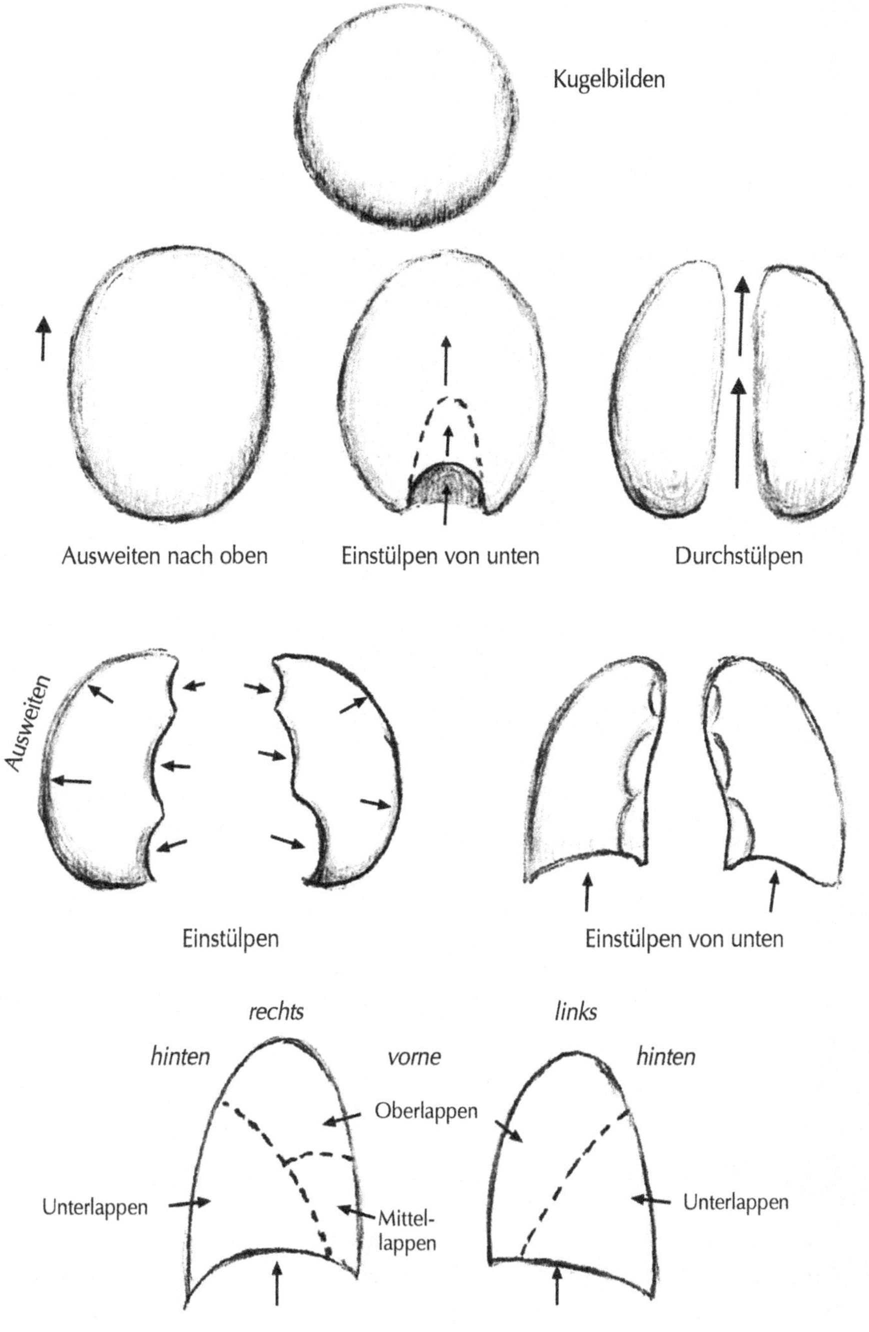

und so eigentlich zuerst die Arme bekommen, und dass die zweite Ausweitung dann allerdings dadurch gebildet wird, dass von innen ein zweites Abbild geschaffen wird, was vom Monde herrührt. Aber lassen Sie die Arme weg, um es einfacher zu haben. So gehen Sie von der Kugel zur Ausweitung über und dann zur Einstülpung. – Wenn Sie sich so gewöhnen, Bilder zu gestalten durch Ausweitung und Einstülpung, dann sind Sie am Anfang dessen, was Sie brauchen, um wirklich die Seele daran zu gewöhnen, Im Imaginativen zu arbeiten. Denn es besteht eigentlich alles organisierte Leben aus Ausweitung und Einstülpung, und bedenken Sie nur, wie wunderbar das eigentlich ist."

„Nehmen Sie also an, ich stelle mir die Kugel vor, dann die verlängerte Kugel, das ist die Ausweitung nach oben, bewirkt durch den Umkreis. Wenn Sie sich als Gegenbild des Umkreises hier die Erde denken mit ihren Kräften, so haben Sie die Erde unter dem Menschen als das, was ihn einstülpt. Nach oben: Der Kosmos weitet sich aus, nach unten: Die Erde stülpt ein. So dass Sie also schon haben das Bild herausgeholt aus dem Kosmos und eingestülpt den Menschen von der Erde. Sie können sich also jetzt imaginativ die Frage beantworten: Was wäre, würde nicht unter dir die Erde und über dir der Sternenhimmel sein? – Und so müssen Sie eigentlich, wenn Sie Imaginationen bilden wollen, jederzeit sich nicht bloß darauf beschränken, so etwas die Bildung im Menschen umzumodeln, sondern Sie müssen sich gewöhnen, im Übergang vom Festen zum Flüssigen das ganze Weltenall als ein Ganzes anzusehen und sich allmählich vorzustellen: feste, scharfe Konturen; gegen das Feste kämpft immer das Flüssige und will es einordnen dem Fluss, dem Strömen des ganzen Weltenalls. Und so kommen Sie überall dazu, dieses Ausweiten und Einstülpen zu sehen. (...)"

„Nun denken Sie sich, es geschieht das so, wie wenn sich irgendein Wässriges fortbewegen würde und starr werden würde. Jetzt schauen Sie sich von diesem Gesichtspunkt aus irgendein Organ an. Überall können Sie bei ihm Erstarrtes, Festgewordenes, Eingestülptes sehen und auf der anderen Seite bemerken, wie es ausgestülpt ist. Und so kommen Sie zu der Form der Organe und zu der Anschauung, wie die Kräfte von den verschiedenen Seiten wirken, und Sie kommen dazu, alle diese Organe auf eine Einheit zurückzuführen. Nur müssen Sie sich klar sein, dass Sie von einem ganz bestimmten Punkte ausgehen müssen, von dem plastischen Elemente. Nun haben Sie schon darauf hingewiesen, man sollte die Formen begreifen durch Plastizieren. Aber versuchen Sie es nur einmal tatsächlich mit irgendeinem plastischen weichen Material, sich tatsächlich ein Gefühl hervorzurufen davon so, dass Sie auf der einen Seite das Material hier nehmen und mit der anderen Hand den Ton nachschieben. Nun versuchen Sie zugleich, wie das wird. Sie bekommen das Gefühl, der leere Raum ist der reine Unsinn. Der Raum ist überall den Kräften nach differenziert, und Sie lernen auf diese Weise nach und nach alles Plastische zu verstehen."

„Nun müssen Sie, wenn Sie plastisch den Menschen verstehen wollen, natürlich auch in die Extreme gehen können. Nicht wahr, ich kann mir zunächst also hier die Kugel vorstellen. Ich stelle mir vor, dass die Kugel auf der einen Seite ausgeweitet, auf der anderen Seite eingestülpt wird. Ja, jetzt denken Sie sich aber, Sie gehen weiter, Sie stülpen hier so weit ein, dass Sie über die Ausweitung hinausgehen, dann kriegen Sie so ein Gebilde, überhaupt zwei Gebilde. Denken Sie aber jetzt weiter, dass die Gebilde nicht bloß auf der einen Seite wirken. Stellen Sie sich vor, Sie machen Ausweitung, Einstülpung – Ausweitung, Einstülpung, dann noch extra von unten Einstülpung und nach oben Ausweitung, dann bekommen Sie, wenn Sie dieses dreifach machen, plastisch ausgebildet die Form der beiden Lungenflügel. So bekommen Sie allmählich eine Anschauung davon, wie der ganze Mensch im Inneren mit solchen Kräften zusammenhängt."

Was in der Bildung der Lunge plastisch wirkt, lebt natürlich auch in ihrem funktionellen Leben. Und auch der Brustkorb passt sich dem an.

In der Lunge wirken aber nicht nur plastizierende Ätherkräfte. Als Organ des Luftstoffwechsels nimmt sich auch den Astralleib auf. Um das Eingreifen des Astralleibes zu erkennen, dürfen wir nicht beim plastischen Bilden bleiben. Deshalb gab Rudolf Steiner im Jungmedizinerkurs folgende Ergänzung:

„Dann aber brauchen Sie das musikalische Prinzip, wenn Sie zu dem luftförmigen Menschen übergehen. Da müssen Sie den Atemprozess verstehen, und wenn Sie wirklich meditieren, dann werden Sie aufmerksam werden auf Ihren Atem. Und es zeichnet sich innerlich der astrale, luftförmige Mensch ab. Und sehen Sie, dann müssen Sie empfinden lernen: Der Mensch geht doch eigentlich ohne Selbsterkenntnis durch die Welt. Jetzt lernt er sich empfinden, mit seinem Atem empfinden. Das ist so etwas, was zu allererst auftritt, dass man, wenn man die Gewohnheit hat, mathematisch, auch qualitativ zu denken, darauf kommt, sich plötzlich einmal zu sagen: Bist du denn drei Halbe? – Man kommt sich so vor, wie wenn man drei Halbe wäre. Worauf beruht das? Darauf, dass man anfängt durch die Atmung zu empfinden, dass man auf der einen Seite eine dreigeteilte Lunge und auf der anderen Seite einen zweigeteilten Lungenflügel hat. Und so kann man dann auf die Weise, dass durch die Luft die innerlichen Gestaltungen in Proportionen erlebt werden, aufsteigen zum Astralisch-Luftförmigen."

Es greift auch das Ich in die Atemorganisation ein. Dies geschieht am aufrechten Menschen durch die Sprache.

Die Atemorganisation als Pforte der Organbildekräfte und Lebensprozesse aus dem Tierkreis und den Planeten

Aus den Darstellungen Rudolf Steiners im *Jungmedizinerkurs* kann man entnehmen, dass die Lunge als aus den Gestaltbildekräften des ganzen Menschen hervorgehendes Organ eine besondere Rolle bei der Ausbildung der Formen und Lebensprozesse der inneren Organe des Erdenmenschen spielt. Rudolf Steiner hat diese Zusammenhänge besonders ausführlich im 15. und 16. Vortrag (28.10. und 29.10.1921) des Zyklus *„Anthroposophie als Kosmosophie"*, zweiter Teil (GA 208) dargestellt. Er schildert zunächst, wie die Formkräfte des physischen Leibes aus den Tierkreisregionen hereinwirken. Als Embryo stellt er sich zunächst in die Kreisform hinein und nimmt aus den zwölf Regionen die Kräfte auf. Später streckt er in der Aufrichtung sowohl den Hauptesanteil als auch den unteren Bereich aus dem Kreis heraus. Dann sind die Formkräfte im dreigliedrig werdenden Menschen tätig.

Die von Steiner benannten zwölf Formen und Lebenskräfte können wir wie folgt den Tierkreiszeichen zuordnen:

Formen des Menschen aus dem Universum: Kopf	
1. Hereinfassen des Universums. Zurückblicken →	Widder
2. Blicken in das Universum. Hereinnehmen der Beweglichkeit des Universums →	Stier
3. Sich selber erfahren (betasten) →	Zwillinge
4. Sich umschließen →	Krebs
Formen des Menschen von innen: Brustmensch	
5. Das Ausfüllende →	Löwe
6. Reifung →	Jungfrau mit Ähre
7. Einordnung in die unorganische Welt. Suchen des Gleichgewichtes →	Waage
8. Giftstachel →	Skorpion
Formen der menschlichen Erdentätigkeit: Gliedmaßen- oder Erdenmensch	
9. Jäger →	Schütze
10. Tierzüchter →	Bock
11. Ackerbauer →	Wassermann
12. Handeltreibender →	Fische

Die im oberen Menschen wirkenden Kräfte erbilden einen Bereich, der aus der Vergangenheit bestimmt wird. Der mittlere Bereich gehört hauptsächlich der Gegenwart an. Gegenwärtige Vorgänge wirken sich hier am unmittelbarsten aus. Die unteren Kräfte tragen in besonderer Weise die Richtung in die Zukunft in sich. Aus dem eurythmischen Umgehen mit den Tierkreiskräften ist die Zuordnung der Körperregionen des aufrechten Menschen bekannt. Für den Übergang vom Kopf zum Rumpf finden wir die Sprachbilderegion dem Stier zugeordnet, den Schultergürtel mit dem Armansatz den Zwillingen; für die anschließende Region ist der Brustkorb aus den Krebskräften geformt; das Herz als Mittelpunkt der Blutzirkulation wird aus den Löwekräften erklärt. Man kann fragen: Wie verhält es sich mit der Lunge? Aus welchem Tierkreisbereich wird sie geformt? Vergegenwärtigt man sich den Lungenbildevorgang, bei dem die Aufgliederung in zwei etwas verschieden große und innerlich verschieden strukturierte Lungenflügel besonders auffällt, so kann man erkennen, dass hier die Zwillingskräfte nach innen metamorphosiert sind. Sie werden umfangen von dem, was die Krebskräfte formen. Betrachtet man dagegen die Lunge in Beziehung zum Herzen, so erkennt man in der Umfassungsgeste wiederum den Krebs wie am Brustkorb.

Aus den Tierkreiskräften kann man die Organformen hervorgehen sehen. Das die Lebensvorgänge bewirkende Schaffen des Ätherleibes geht aus den Pflanzenkräften hervor. Aus den sieben Planetensphären empfangen wir die Anregung des Lebens. Rudolf Steiner schildert dies in dem oben erwähnten Vortrag vom 29.10.1921.

Die sieben Lebensstufen finden wir von oben nach unten so angeordnet:

1. Sinnesleben
2. Nervenleben
3. Atmungsleben
4. Zirkulationsleben
5. Stoffwechselleben
6. Bewegungsleben
7. Reproduktionsleben

Diese sieben Stufen werden genauer charakterisiert und den Planeten zugeordnet:

Nerven-Sinnes-Mensch	1. Sinnesleben – ersterbendes Leben →	♄ Saturn
	2. Nervenleben – bewahrendes Leben →	♃ Jupiter
Zirkulations-Mensch	3. Atmungsleben – bildendes Leben →	♂ Mars
	4. Zirkulationsleben – oder sich verbreitende Organbilder →	☉ Sonne
Stoffwechsel-Gliedmaßen-Mensch	5. Stoffwechselleben – stoffliche Organe →	☿ Merkur
	6. Bewegungsleben – kraftendes Leben →	♀ Venus
	7. Reproduktionsleben – sich erneuerndes Leben →	☽ Mond

In den einzelnen Charakterisierungen wird besonders auf den mittleren Bereich eingegangen:

„Das Atmungsleben dagegen, das bringt dieses flüchtige und sich bewahrende Sinnesleben zur Bildhaftigkeit. Auf der Berührung des Atmungsrhythmus mit den Nervenströmungen beruht es, dass wir uns Bilder machen können von der äußeren Welt. Gedanken, abstrakte Gedanken sind noch durchaus an das Nervenleben gebunden, aber das Bildhafte ist an das Atmungsleben gebunden. So dass man sagen kann: Hier haben wir das bildende Leben. – Wir haben also, indem wir atmen, bildendes Leben in uns. Dieses bildende Leben lebt natürlich in der menschlichen Form. Dadurch, dass es in der menschlichen Form lebt, nimmt es teil an der menschlichen Form."

„Die menschliche Form, sie ist, wie wir gesehen haben, gebildet nach dem Tierkreis. Indem gerade dieses bildende Leben, das durch das Atmen vermittelt wird, in der Form des Menschen lebt, nimmt es auch teil an der gesamten äußeren, aus dem Sternenhimmel herausgebildeten Form. Dadurch gliedert sich diese Form auch in das Innere des Menschen hinein. Und es beruht dann auf dem Atem, dass aus dem Atmungsprozess nicht nur herauskommt, was der Mensch im Bewusstsein hat, sondern das Herauskommen aus dem Atmungsprozess zunächst die Bilder sämtlicher innerer Organe in der Nachbildung an die äußere Form. Die inneren Organe werden also auf dem Umwege durch den Atmungsprozess zunächst als Bilder gebildet. Da sind sie noch nicht substantiell. Der Atem bildet zunächst ein Bild des Menschen, ein Bild des inneren Menschen. Indem wir atmen – wir atmen ja in der Welt, bewegen uns mit der Erde im Tierkreis –, atmen wir fortwährend die Bilder unserer inneren Organisation ein. Aus dem äußeren Leben atmen wir die Bilder unserer inneren Organisation ein. So dass wir sagen können: Hier haben wir das bildende Leben. – Diese Bilder, die da eingeatmet werden, die werden nun durch das Zirkulationsleben über den ganzen Organismus verbreitet. Zirkulationsleben und Atmungsleben zusammen führen den Menschen dazu, innerlich Bild der Welt zu sein. Wir können also sagen: Die sich verbreitenden Bilder, das sich Verbreitende, die sich verbreitenden Organbilder. (...)"

„Im Atmungsleben wird eigentlich unser Ätherleib der richtige Bildekräfteleib, der die Bilder entwirft. Und dass diese Bilder dann wirklich zur gesamten inneren Organisation werden, das vermittelt das Zirkulationsleben. Mit Stoff füllt sich das aus dem Stoffwechselleben. Indem der Ätherleib den Stoffwechsel durchdringt, tingiert er den eigentlichen Bildekräfteleib. Und dann kommt die subjektive menschliche Kraft hinein durch das Leben der Gliedmaßen und so weiter."

Dann wird der Zusammenhang der sieben Lebensstufen mit den Planetenkräften besprochen:

„Der Mars schwächt das wuchtende Leben zur Atmung ab. (...)" „So sehen wir auch das Leben des Menschen aus dem Kosmos hervorgehen."

Es wird aber das Atmungsleben noch einmal besonders hervorgehoben:

„Nun stellen wir einmal dieses Atmungsleben besonders heraus. Ich sagte Ihnen: Die Bilder werden aufgenommen aus dem Kosmos heraus: Form. Also das, was aus dem Tierkreis heraus erlebt wird in der Bewegung, das fließt gewissermaßen als die Bilder der inneren Organe nach innen. Aber der Mensch steht zwischen Geburt und Tod auf der Erde. Das Untere wirkt nach dem Oberen hinauf. Dadurch wird immer alles polarisch ausgebildet. Diese Bilder gehen schon nach innen; sonst hätten wir eben keine Organe, wenn die Bilder nicht nach innen gehen würden und tingiert werden könnten mit dem Stoffe. Aber es findet überall ein Gegenüber statt. So dass wir sagen können: Wenn wir atmen, werden die Bilder – sagen wir zum Beispiel das Bild der Niere – nach innen getrieben. Der Stoff, der füllt dann das aus; aber es entsteht ein Gegenüber, nach oben wiederum. Das heißt, es werden gewissermaßen im Echo diese Bilder wieder zurückgeworfen. Also die Bilder, die hat der Mensch einmal aufgenommen. Sie müssen nicht an Gleichzeitigkeit denken, die Organe sind einmal da. Der Mensch hat die Dinge natürlich gebildet in den ersten Zeiten seines Erdendaseins, aber der Rückschlag kann fortwährend geschehen. (...)"

„Also stellen Sie sich jedes für sich vor: Sie nehmen die Bilder für Ihre inneren Organe mit dem Lebensprozesse auf. Das wird wiederum zurückgestoßen, das heißt, es kommen wiederum herauf, zurück die Echos dieser Bilder, auch der Tierkreis, namentlich mit dem Atmungsleben darinnen. Nun, Sie brauchen bloß an Ihre Ohren zu denken, dann haben Sie diesen Rückschlag. Diese Bilder werden in die Luft hinein gebildet, das sind die Vokale, die Konsonanten! Von den Planeten kommen mehr die Vokale, von den Tierkreisbildern kommen die Konsonanten. Dieser Rückschlag ist die Sprache. Was hineingeht, bildet die Organe. Was wiederum zurückgeschlagen wird, lebt in der Sprache. Konsonanten und Vokale werden gewissermaßen in uns hineingetrieben, bilden die Grundlage unserer Organe. Was mehr Form ist in unserem Inneren, kommt mehr von den Tierkreisbildern, was mehr Leben ist, kommt mehr von den Planeten. Wenn mehr das Leben zurückgeschlagen wird, konsonantieren wir. Das alles hängt in einer gewissen Weise mit dem Atmungsleben zusammen. Nun, in der Sprache haben Sie es ja deutlich, wie sie mit dem Atmungsleben zusammenhängt. (...)"

„Nehmen Sie nun das Atmungsleben und Zirkulationsleben. Das Zirkulationsleben ist es namentlich, welches die planetarische Bewegung abbildet. Unser Blutkreislauf ist im Grunde genommen nichts als eine Abbildung des planetarischen Lebens. So dass wir auch sagen können: Aus dem Zirkulationsleben kommen die Vokale, aus dem Atmungsleben kommen die Konsonanten. Und nun bekommen Sie wieder eine merkwürdige Zuordnung. Das Stoffwechselleben können Sie dem Nervenleben zuordnen; das Bewegungsleben können Sie dem Sinnesleben zuordnen. Das Sinnesleben aber, das ist zugeordnet dem Saturn, der Saturnbewegung. Die Saturnbewegung geht, wenn ich so sagen darf, am nächsten vorbei an dem Tierkreise, gerade so wie im Bewegungsleben der Mensch sich am besten nach außen hinaus abbildet. Will man daher die kosmischen Geheimnisse durch den Menschen abbilden lassen, so hat man zu dem einen Pol das Sinnesleben, zu dem anderen Pol das Bewegungsleben und man bekommt heraus – die Eurythmie. In der Eurythmie ist also unmittelbar ein Abbild der peripherisch kosmischen Beziehung des Menschen zu sehen. Das wollte ich nur zunächst andeuten."

10 Die Zirkulation

Organe der Zirkulation sind das Blut und die Lymphe,
die sie umschließenden Gefäße oder Adern und das Herz.

Das Blut und die Lymphe

Das Blut und die Lymphe sind Organe, die selbst keine Gestalt haben. Sie stellen nur eine lebendige Wirklichkeit dar, solange sie im Schutz der sie umschließenden Gefäße und Organgewebe in ständigem Fließen begriffen sind. Entnehmen wir Blut oder Lymphe dem Körper, um sie mikroskopisch oder biochemisch zu untersuchen, sind sie schon nicht mehr wirklich Blut oder Lymphe. Wenn wir diese Tatsache bei Untersuchungen ihrer Bestandteile außerhalb des Organismus immer im Bewusstsein haben, kann es uns gelingen, die detaillierten Untersuchungsergebnisse wirklichkeits- und wesensgemäß zu verwerten.

Die Zusammensetzung des Blutes

Wenn wir das Blut für eine Untersuchung auf seine Bestandteile zum Beispiel aus einer Armvene entnehmen, so gerinnt es in kurzer Zeit. Es setzt sich ein klumpiges Gerinnsel aus den gerinnbaren Eiweißstoffen zu Blutflüssigkeit und den Blutkörperchen ab und trennt sich von einer durchsichtigen, leicht gelblich gefärbten Flüssigkeit, die nicht gerinnt: dem Blutserum. Wir können aber wissen, dass im Blutgefäßsystem die gerinnbaren Eiweißstoffe sich in einem im Serum gelösten Zustand der Fließlichkeit befinden. Diese lebendige Flüssigkeit nennen wir Blutplasma. Die Blutkörperchen sind in diesem Plasma nicht verklumpt, sondern werden als einzelne Zellen im Blutstrom bewegt.

Eine einfache schematische Skizze gibt uns Auskunft über die verschiedenen Blutbestandteile: In dem linken Glasgefäß ist die Aufteilung des Gesamtblutes dargestellt.

Zusammensetzung des Blutes

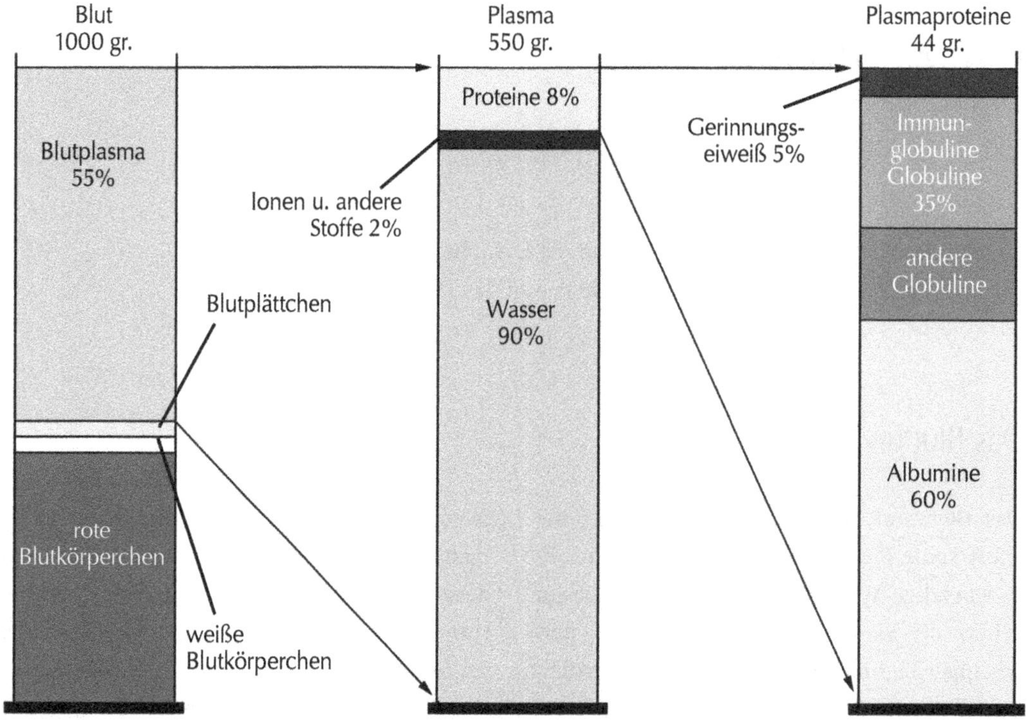

55 Prozent des strömenden Blutes bestehen aus Plasma, der Rest wird durch die Blutzellen, die wir Blutkörperchen nennen, ausgemacht. Die größere Masse bilden dabei die roten Blutkörperchen. Die weißen Blutkörperchen und die Blutblättchen sind zahlenmäßig in der Minderzahl.

Untersuchen wir zunächst das *Blutplasma* weiter. Es ist im zweiten Glasgefäß gleich 100 Prozent gesetzt. Wir erfahren, dass es zu 90 Prozent aus Wasser besteht. Dieses ist das Fließmittel des Blutes und nicht als H_2O für sich bestehend, sondern erfüllt von Proteinen (Eiweißstoffen), die der Flüssigkeit eine innere Lebendigkeit, aber auch eine gewisse Dichte verleihen. Ionen sind gelöste Salzstoffe, wie zum Beispiel Natrium-, Kalium- und Calcium-, oder Chlorid-, Phosphat- und Carbonat-Ionen, um nur einige Beispiele zu nennen. In der fein verteilten Form, wie sie das Blut erfüllen, sind sie Träger mannigfaltiger Lebensprozesse. Schließlich findet sich Zucker („Blutzucker") gelöst im Blut. Er ist Grundlage der verschiedensten Tätigkeiten des Organismus. Das Blutwasser ist also – Proteine, Zucker und Salze enthaltend – lebendiges Wasser, das auch den verschiedensten Regionen des Organismus Leben

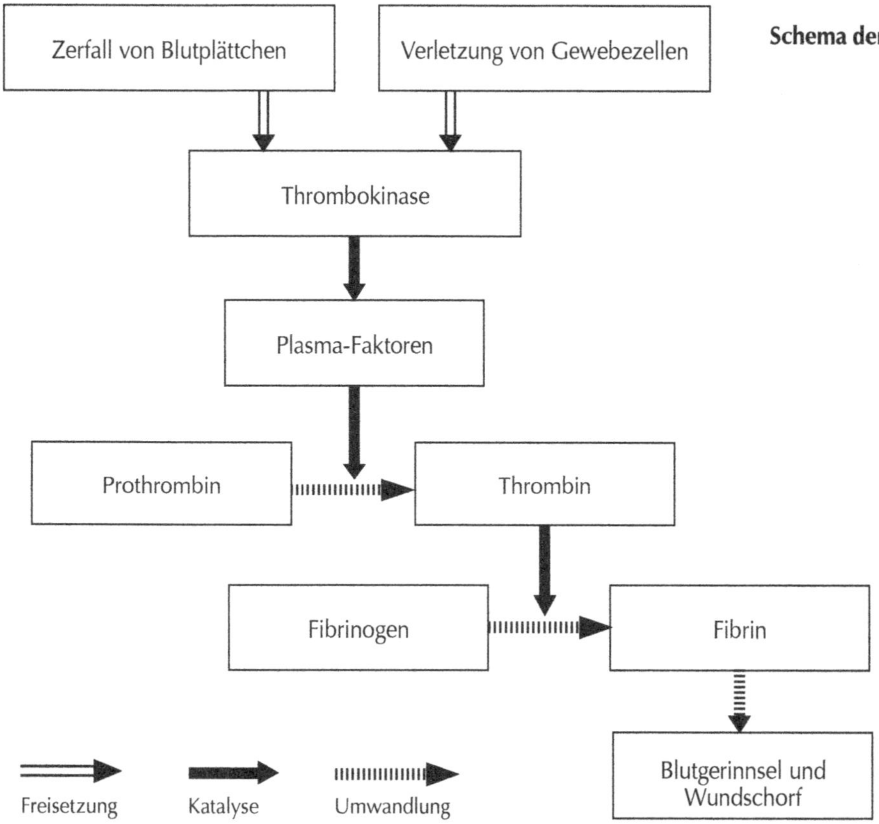

Schema der Blutgerinnung

schenkt. Das im mittleren Glasgefäß aufgeführte Wasser ist nicht das einzige Wasser des Blutes, denn auch die Blutzellen enthalten Wasser, wie jede Körperzelle überhaupt.

Die *Proteine* oder *Eiweißstoffe* sind im dritten Glasgefäß gleich 100 Prozent gesetzt und in verschiedene Arten aufgegliedert dargestellt. Wir erkennen im unteren Teil 60 Prozent *Albumine.* Dies sind wasserlösliche Eiweißstoffe, die eine hohe Wasserbildungsfähigkeit haben. Bei Mangel an Albuminen, zum Beispiel im extremen Hungerzustand, verliert das Blut seine Wasserbindungskraft: Es treten Wasseransammlungen im Gewebe auf, die sogenannten Hungerödeme. Weil diese Eiweißstoffe wasserlöslich sind und nicht so leicht gerinnen, finden sie sich zum Beispiel in der Serumflüssigkeit, die sich bei der Blutgerinnung gegenüber dem Gerinnsel abtrennt. Die *Globuline* sind höhermolekulare Eiweißstoffe, die besondere Aufgaben im Organismus haben. Während die Albumine aus dem einfachen Ernährungsprozess hervorgehen, werden Globuline aus ganz spezifischen Tätigkeiten des Organismus gebildet. Das wichtigste Beispiel sind die Immunglobuline, die in metamorphosierten Lymphzellen, den sogenannten Plasmazellen gebildet werden. Sie entstehen zum Beispiel in der Auseinandersetzung mit bestimmten Krankheitserregern (Bakterien, Viren), die durch die Immunglobuline, die man auch Antikörper nennt, verdaubar gemacht werden. Die Immunglobuline sind also spezifische Bildungen, mit denen sich der Organismus gegenüber ihm fremden Stoffen abgrenzt. – Auch das Gerinnungseiweiß ist ein Abgrenzungsstoff. Es wird in der Leber gebildet und befindet sich im Blut normalerweise in einem noch nicht geronnen Zustand, trägt aber die Fähigkeit in sich, die Gerinnung zu fördern (Plasmafaktoren und Prothrombin) oder selbst zu gerinnen (Fibrinogen → Fibrin). Die Blutgerinnung ist also der Möglichkeit nach im lebendigen Blut gegeben. Das Festwerden tritt aber nur ein, wenn auch aus dem zellulären Bereich des Blutes oder aus verletztem Zellgewebe die Bedingung zur Gerinnung vorhanden ist. (Siehe dazu die schematische Darstellung der Blutgerinnung). Es findet sich also sowohl in der Blutflüssigkeit als auch im zellulären Bereich und hat trotz der lebendigen Fließlichkeit die Fähigkeit zur Abgrenzung und dadurch auch zur Form- oder Gestalterhaltung.

Die Blutzellen oder Blutkörperchen

1. Die roten Blutkörperchen (Erythrozyten)

Sie stellen die weitaus größte Masse der Blutzellen. Ein Kubikmillimeter Blut enthält 4,5 bis 5 Millionen roter Blutkörperchen. Die Gesamtmenge im ganzen Blut geht in die Billionen. Zusammen haben diese Zellen eine riesige Oberfläche, die eine der Grundlagen für den Atemprozess durch den Körper hindurch darstellt. Geringer Sauerstoffdruck in großen Höhenlagen führt zu einer Vermehrung der roten Blutkörperchen. Auch der Fetus im Mutterleib besitzt in Anpassung an den niedrigen Sauerstoffdruck, in dem er lebt, mehr rote Blutkörperchen als das Kind nach der Geburt. Die roten Blutzellen entstehen etwa ab der zweiten Hälfte des intrauterinen Lebens im Knochenmark. Die Stammzellen im Mark sind noch kernhaltig. Der Zellkern wird bei der Ausreifung aber aufgelöst bzw. ausgestoßen. Stattdessen wird im Zellplasma der rote Blutfarbstoff, das Hämoglobin, ein eisenhaltiger Eiweißstoff, eingelagert. Durch die Auflösung des Zellkerns erhält das rote Blutkörperchen eine zentrale Eindellung. Die größte Ansammlung von Hämoglobin liegt um diese Delle herum. Daher erscheinen diese Zellen bei der Betrachtung durch das Mikroskop in der Mitte heller als am Rand. Der Durchmesser der einzelnen roten Blutzellen beträgt 7 μ (7 Tausendstel Millimeter). Durch das Hämoglobin erhält das Blut die rote Farbe. Die einzelnen roten Blutkörperchen erscheinen im durchfallenden Licht grünlich. Ist das Hämoglobin stark mit Sauerstoff angereichert, erscheint es heller rot (arterielles Blut); durch Kohlendioxidanreicherung, bzw. Sauerstoffmangel erscheint es bläulich rot (venöses Blut). Die Lebensdauer der roten Blutzellen beträgt maximal 120 Tage. Die alten roten Blutkörperchen werden in Milz und Leber abgebaut. Das Eisen wird aus dem Hämoglobin herausgelöst und gelangt durch einen inneren Erneuerungsprozess wieder in das Knochenmark und dort in neu gebildete rote Blutzellen. Der übrig gebliebene Farbstoff gelangt als Bilirubin in die Galle.

2. Die weißen Blutkörperchen (Leukozyten)
sind farblose Blutzellen, die in Folge des Fehlens von Eisen leichter sind als die roten Blutzellen. Daher sehen wir bei einer Blutsenkung die roten Blutkörperchen ganz nach unten sinken, während die zahlenmäßig geringeren weißen Blutkörperchen als schmale weißliche Schicht darüber liegen. Ein Kubikmillimeter Blut enthält normalerweise sechstausend bis achttausend Leukozyten. Die verschiedenen Arten der weißen Blutkörperchen kann man nur durch Färbung mit bestimmten Farbstoffgemischen voneinander unterscheiden:

Die *Granulozyten* entwickeln sich wie die roten Blutzellen im Knochenmark. Ihre Stammzellen enthalten einen großen rundlichen Kern, der im Laufe der Reifung im Knochenmark degeneriert, so dass die im Blut schwimmenden Zellen einen segmentierten Kern haben, der sie nicht mehr zur Vermehrung befähigt. Im Zellplasma sind die Körnchen (Granula) eingelagert, die zu der Namensgebung Granulozyten geführt haben. Meistens sind die Körnchen klein und färberisch neutrophil; sie können aber auch dick und basophil (blau) oder eosinophil (rot) sein. – Die Granulozyten haben eine Lebensdauer von nur vier Tagen. Wenn sie plötzlich in größerer Menge gebraucht werden – wie zum Beispiel bei manchen Entzündungskrankheiten – findet im Knochenmark ein überstürzter Bildungsprozess statt und es erscheinen auch sogenannte jugendliche Formen (zum Beispiel stabkernige Zellen) im strömenden Blut. Die Granulozyten haben einen Durchmesser von circa 11 bis 14 μ. Sie sind beweglich wie Wechseltierchen (Amöben) und quetschen sich kriechend aus der Blutbahn durch Gewebespalten. Sie fressen alle Partikel, die in den Körper nicht hineingehören oder die aus Zerfallsvorgängen im Körper hervorgehen. Sie umfließen die Partikel, zum Beispiel auch Bakterien, bilden eine Vakuole um sie, scheiden ein Verdauungsenzym in diese aus und lösen die Partikel auf. Auf diese Weise können sie überall im Körper aktiv werden. Sie durchwandern unter anderem ständig zu Tausenden die Darmwand und stoßen alles Unreine ab. Treten die Granulozyten bei einer Entzündungskrankheit in Massen auf, vernichten sie das Fremde im Entzündungsherd, überfressen sich aber dabei und zerplatzen. Sie bilden auf diese Weise den Eiter, der ausgeschieden werden muss.

Die *Lymphozyten* sind eine andere Art der weißen Blutkörperchen. In einem Kubikmillimeter Blut finden sich normalerweise 2500 bis 3000 Lymphozyten, so dass sie beim Erwachsenen etwa 30 bis 40 Prozent der weißen Blutzellen ausmachen. Bei Kindern sind sie oft viel zahlreicher. Heute ist man der Ansicht, dass auch sie mindestens zu einem größeren Teil im Knochenmark gebildet werden, sich aber in den lymphatischen Organen, das heißt im Thymus, in Lymphknoten, in den Mandeln, in der Blinddarmregion und in der Milz vermehren können. Die Lymphzellen, die das Knochenmark verlassen und sich ins Blut begeben, sind meist etwas kleiner als rote Blutkörperchen. Sie enthalten einen sehr großen, oft bohnenförmigen Kern, was im Gegensatz zu den Verhältnissen bei den Granulozyten schon darauf hindeutet, dass noch Eigenlebens- und Vermehrungsfähigkeit vorliegt. Wahrscheinlich gibt es grundsätzlich zwei verschiedene Gruppen von Lymphzellen. Einmal solche, die vom Knochenmark über das Blut in das Thymus einwandern und dort zu *T-Lymphozyten* und sogenannten T (Thymus)-Helferzellen weitergebildet werden. Man nimmt an, dass sie an ihrer Oberfläche die stofflichen Charakteristika von Antigenen, das heißt zum Beispiel bestimmter Oberflächenstoffe von Krankheitserregern tragen. Wahrscheinlich gibt es verschiedene T-Zellgruppen, die auf bestimmte Antigene spezialisiert sind. Ihre Fähigkeiten können sie als Information an die andere Gruppe der Lymphozyten weitergeben. Diese zweite Gruppe nennt man *B-Lymphozyten* (von bone = Knochen), weil sie direkt vom Knochenmark ins periphere Blut und in die Lymphorgane gelangen. Diese zweite Art von Lymphzellen kann zu verschiedenen Folgeformen umgewandelt werden. Die wichtigste Form sind die *Plasmazellen*, die so genannt werden, weil sie einen besonders großen Plasmabereich ausbilden, in welchem sie die gegen die Antigene gerichteten Antikörper, also Immunglobuline bilden. Diese Stoffe können Fremdpartikel spezifisch, das heißt entsprechend ihrer arteigenen Oberflächenbeschaffenheit verklumpen, so dass sie dann von Enzymen oder Fressklumpen vernichtet werden können.

Aus B-Lymphozyten können auch sogenannte Gedächtniszellen werden, die Träger der Immunität in spätere Lebensphasen nach der Überwindung einer Infektion sein sollen. Ferner können auch T-Lymphozyten als sogenannte körpereigene Zellen auflösen.

Insgesamt ist das Lebensgebiet des lymphatischen Organismus zwar besonders durch die AIDS-Forschung heute besser erschlossen als früher. Es sind aber immer noch viele Fragen offen. Man wird sie nicht klären können, wenn man das stoffliche und zelluläre Geschehen nicht als physische Vehikel für übergeordnete Kräfte auffassen lernt. –So gibt es das Beispiel der Masern, durch die man sich unter Umständen eine lebenslange Immunität erwirbt, so dass bei erneuter Berührung mit Masernviren keinerlei Krankheitserscheinungen auftreten. Hier zeigt sich Immunität als Fähigkeit, die Krankheit ohne neue Reaktion vom Körper fernzuhalten. Die Auseinandersetzung mit einem Fremdeiweiß kann aber auch zu einer Sensibilisierung führen, die bei der nächsten Berührung mit dem gleichen Stoff eine heftige Abwehrreaktion hervorruft. Wir kennen derartige Reaktionen aus der Transplantationsproblematik oder aus dem Gebiet der Allergien. Mit der Masernimmunität hat der Mensch wirklich eine Überwindung fertiggebracht. Im Falle einer Organauflösung nach einer Transplantation möchte man, dass der Körper das Fremde

Körpereigene Infektabwehr des Menschen

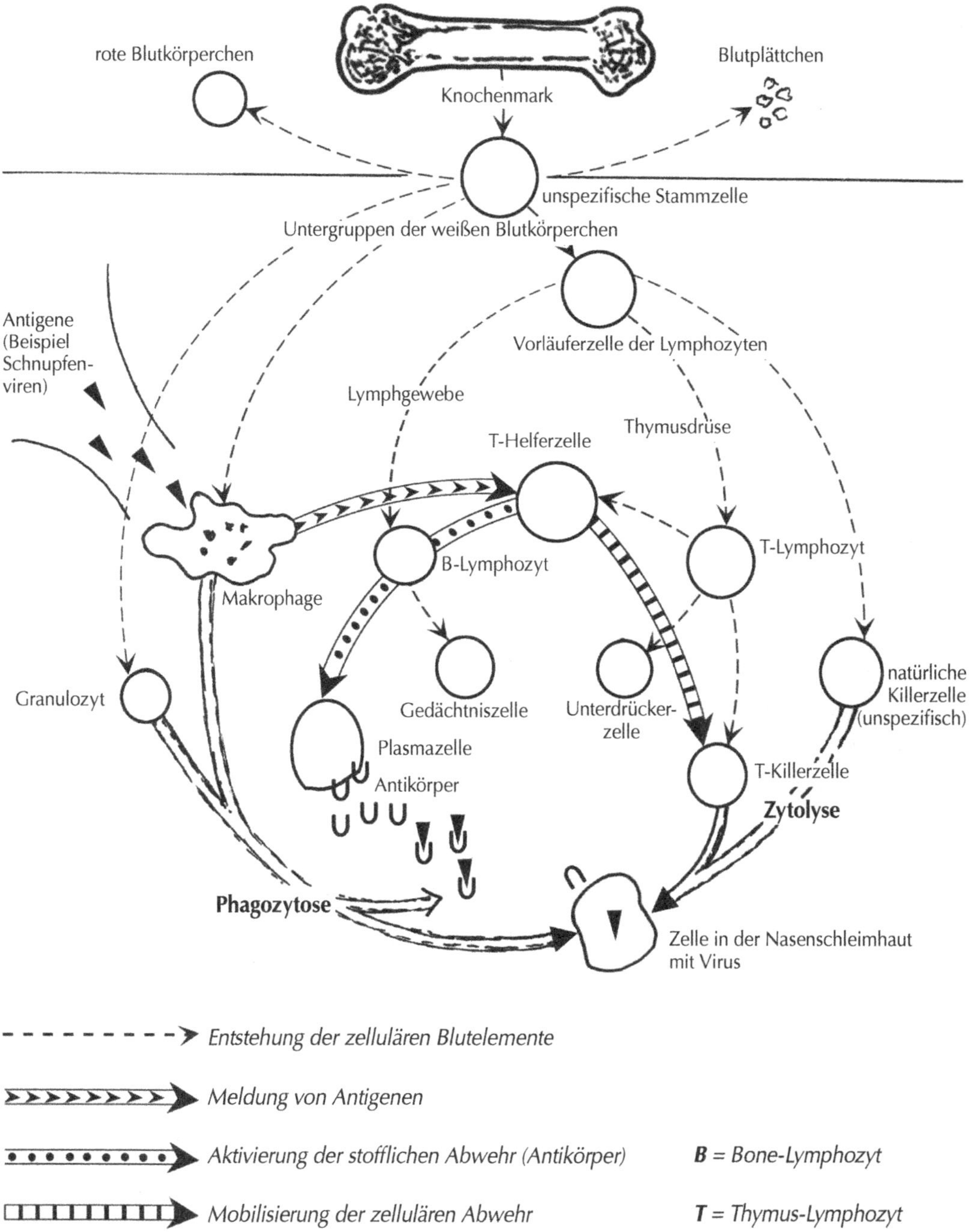

akzeptiert, ohne es zu überwinden. Deshalb muss man seine Ich-Organisation durch Verabreichung sogenannter immunsuppressiver Stoffe zurückdämmen.

Wie man sich heute unter anderem in Folge der AIDS-Forschung die körpereigene Infektabwehr vorstellt, ist in dem beigegebenen Schema aufgezeigt.

Einzelheiten zu diesen Fragen werden in der Krankheitslehre dargestellt.

3. Die Blutplättchen (Thrombozyten)
Eine dritte Gruppe von Gebilden, die zu den Blutkörperchen gezählt werden, sind die Blutplättchen (Thrombozyten). Im Kubikmillimeter Blut finden sich etwa 200.000 bis 300.000 Thrombozyten. Sie stellen unregelmäßig geformte Scheiben von maximalen 4 μ Durchmessern dar und sind Abstoßungsprodukte von Knochenmarks-Riesenzellen. Sie enthalten Fibrinogen und Serotonin und können – wenn sie zerfallen – Thrombokinase freisetzen. Dies ist ein Ferment, das den Prozess der Blutgerinnung in Gang bringt. Das Fehlen oder der Mangel an Blutplättchen führt zu Blutungsneigung mit Blutansammlungen in der Haut oder in Organen. Siehe dazu das Schema der Blutgerinnung.

Die Blutgruppen

Die in dem Schema mit den drei Gläschen zur Demonstration der Blutbestandteile auseinandergelegten flüssigen und zellulären Elemente befinden sich in einem Gleichgewicht zueinander, so dass die Blutzellen normalerweise trotz gewisser abgrenzender Eigenschaften des Blutplasmas immer frei schwimmend gehalten werden. Dieses Gleichgewicht kommt besonders durch die Ausbildung der sogenannten Blutgruppen zum Ausdruck. Zu ihrer Beschreibung sei eine oft zitierte Kurzfassung aus dem bekannten Schulbuch *Linder Biologie* aus dem Schroedel Verlag wiedergegeben:

„Bringt man Blut verschiedener Personen zusammen, so kann es sich entweder einfach vermischen oder es werden die Blutkörperchen zu kleinen Klumpen zusammengeballt. Als Ursache dieser Verballung (Agglutination) hat der Österreicher Landsteiner 1901 zwei verballungsfähige Stoffe A und B erkannt. Die Stoffe A und B liegen in der Membran, deren rote Blutkörperchen einen dieser Stoffe besitzen. Bei anderen kommen beide gemeinsam vor und bei wieder anderen fehlen beide. Die Zusammenballung selbst wird durch zwei verschiedene Antikörper, Anti-A und Anti-B hervorgerufen. Die Antikörper sind im Blutplasma gelöst. Blutkörperchen der Gruppe A werden nur von Anti-A, solche der Gruppe B nur von Anti-B verballt. Die Antikörper können daher im Serum nur dann vorhanden sein, wenn die entsprechenden Blutkörperchen fehlen und umgekehrt. Nach der Verteilung dieser Stoffe hat man beim Menschen vier verschiedene Blutgruppen aufgestellt. Angehörige der Blutgruppe A haben Blutkörperchen mit der Eigenschaft A und im Blutserum den Antikörper Anti-B. Blutgruppe B besitzt Blutkörperchen mit der Eigenschaft B und den Antikörpern Anti-A. Bei der Blutgruppe AB weisen die Blutkörperchen beide Eigenschaften, also A und B auf; sie besitzt im Serum keinen Antikörper Anti-A oder Anti-B und kann daher auch kein fremdes Blut zum Verklumpen bringen. Die Blutkörperchen der Gruppe 0 (Null) haben weder die Eigenschaft A noch B. Das Serum dieser Gruppe enthält sowohl Anti-A als auch Anti-B und kann daher jede andere Blutgruppe außer der eigenen zusammenballen. – Die Antikörper Anti-A und Anti-B werden nicht erst dann gebildet, wenn das betreffende Antigen ins Blut kommt, sondern sind von Geburt an vorhanden.

Außer den vier klassischen Blutgruppen, dem A-B-0-System, kennt man ein weiteres, für die Blutübertragung wichtiges Blutmerkmal, den *Rhesusfaktor.* Er ist ebenfalls an die roten Blutkörperchen gebunden. Entdeckt wurde er 1940 im Blutserum von Kaninchen, das mit Blut von Rhesusaffen zur Antikörperbildung angeregt worden war. Menschen mit dem Rhesusfaktor bezeichnet man als Rh-positiv (Rh), die übrigen als Rh-negativ (rh). Über 80 Prozent der Mitteleuropäer sind Rh-positiv. Ein Antikörper gegen den Rhesusfaktor bildet sich erst nach einer Übertragung von Rh-positivem Blut auf Rh-negative Menschen. Deshalb schadet einem Rh-negativen Menschen die erstmalige Übertragung von Rh-positivem Blut nicht. Da die nach der Erstübertragung gebildeten Antikörper jedoch längere Zeit erhalten bleiben, können weitere Übertragungen bei Rh-positiven Neugeborenen aus einer Ehe zwischen einem Rh-positiven Mann und einer Rh-negativen Frau eine schwere Krankheit, die Erythroblastose, verursachen. Bei der ersten Geburt können Blutkörperchen des Rh-positiven Kindes in das Rh-negative Blut der Mutter übergehen und dort die Bildung von Antikörpern bewirken. Diese gelangen dann bei weiteren Schwangerschaften in das Blut des Kindes und zersetzen dessen rote Blutkörperchen. Dabei entstehen aus dem Hämoglobin gelb und grün gefärbte Abbaustoffe, die Gelbsucht erzeugen. Weitere Kinder aus solchen Ehen werden entweder totgeboren oder sind nur kurze Zeit lebensfähig.“

Die Lymphe

Dass Lymphzellen, die in den Lymphorganen aktiv werden können, innig mit dem Blut zusammenhängen, zeigt, dass man die Lymphe und die Lymphorgane eigentlich nicht isoliert betrachten kann. Die Lymphe ist ein besonderer Bereich des Flüssigkeitsorganismus. Es ist eine feine organische Flüssigkeit ohne Zellen, die aus den Stoffwechselprozessen der Organe entsteht und sich aus Gewebespalten in aus den Organen hinausführenden feinsten Kanälchen sammelt. Diese verlaufen meist parallel zu den Organnerven und streben wie diese dem Herzen zu. Besonders zwischen einzelnen Organabschnitten (zum Beispiel Achselhöhle, Kniekehle, Leistenbeuge) und an den Organpforten (zum Beispiel an Lungen, Leber und Nieren) ziehen diese Lymphgefäße zu mehreren in dort liegende Lymphknoten hinein. In das netzartige Gewebe dieser Knoten ergießt sich die Lymphe und macht einen Reinigungs- und Reifungsprozess durch. Dabei begegnen ihr von der Gegenseite die Kräfte des Blutes, denn an der zum Herzen gerichteten Seite der Lymphknoten treten kleine Arterien in die Knoten ein und umgekehrt verlassen Venen die Knoten. Die Arterien zweigen sich in den Knoten in die sogenannten Keimzentren auf. In diese tritt die Lymphe ein, wird in ihrer Beschaffenheit wahrgenommen und unter anderem von den in den Lymphknoten lebenden Lymphzellen gereinigt. Dann gelangt sie entweder durch Venen ins Blut oder durch hinausführende Lymphgefäße in eine nächste Lymphknotenstation. Schließlich erreichen alle Lymphen das Blut, und zwar das Venenblut kurz vor der Einmündung in den rechten Herzvorhof. Alle Lymphe aus dem unteren Organismus (von beiden Beinen, den Becken- und Bauchorganen) fließt über Lymphgefäße zu einer Sammelstelle im Oberbauch, die auch die milchig-trübe Lymphe vom Darm, den sogenannten Chylus aufnimmt und deshalb Zisterna chyli genannt wird. Sie ist die Ursprungsstelle des Milch-Brust-Ganges (Ductus thoracicus), der hinter der großen Bauch-Schlagader oder links vor der Wirbelsäule nach aufwärts zieht und in den Winkel zwischen der linken Arm- und Kopf-Hals-Vene einmündet. Dazu kommen die Lymphgefäße von der linken Kopf- und Halsregion, von der linken Brustwand und dem linken Arm. In den entsprechenden rechten Venenwinkel münden nur die Lymphgefäße von der rechten Kopf-Hals-Region, der rechten Brustwand und vom rechten Arm.

In den in den Lymphstrom eingeschalteten Lymphknoten werden Flüssigkeiten und Partikel aus den Organstoffwechseln, die noch nicht körpereigen sind, verarbeitet. Die Lymphknoten können gegebenenfalls mit einer Entzündung reagieren.

Geisteswissenschaftliche Betrachtung von Blut und Lymphe

Was als Bestandteile des Blutes und der Lymphe beschrieben wurde, ist physischer Leib dieser Organe. Flüssige Bestandteile und Zellen sind physisch. Im lebenden Zustand aber ist dies alles stärker als irgendein anderer Bereich im Organismus vom Wasserorganismus getragen. Deshalb durchdringt der Ätherleib Lymphe und Blut in ganz besonderer Weise. Auch die gewichtsmäßig schwersten Blutbestandteile, die roten Blutkörperchen, erhalten fortwährend einen Auftrieb, werden in die Leichte, in die Beweglichkeit gehoben.

Der Ätherleib des Blutes ist in besonderer Weise differenziert. Damit liegt im Blut der auch eigentliche Lebensquell des Menschen. Betrachtet man die Substanzseite des Blutätherleibes, wird man auf eine starke Entfaltung des Lebensäthers aufmerksam. Er ist die Ursache für die Zellbildung im Knochenmark. Dort steht der Verhärtung und Gestaltbildung im Knochen selbst eine Zerstückelungskraft in Einzelzellen gegenüber, die sich im Flüssigen aber immer dem ganzen Organismus einordnen. – In dem ständigen Verändern der flüssigen Stoffe des Blutes in den verschiedensten Organprozessen und dem immer wieder zur Einheitlichkeit Zusammenfassen lebt der Klangäther. Er differenziert die Eiweißstoffe aus den Organsphären heraus.

Bildet der Wasserorganismus als Wirkenstätte des Ätherleibes das Blut ganz durch, so taucht aber auch der Luft- und Wärmemensch in das Blut ein. Mit dem Lymphorganismus zieht über den Atemprozess der Astralleib in das Blut ein und das Ich folgt ihm. Über den Atemprozess verbindet sich der obere Mensch mit dem Blut. Er führt auch die aus der Vergangenheit mitgebrachten Organbildekräfte herein.

Im Wärmeorganismus lebt besonders das Ich. Das geistig-seelische Wesen des Menschen kann sich nur über die Wärmebildung in die Vorgänge des physischen Leibes einbringen. Denn das Wärmewesen bildet den Übergang vom Geist zum Leib. – Verbindet sich die Ich-Wärme mit dem Blut, ergänzt dieser Prozess das zellulär-stoffliche Geschehen, das sich an den Lymphzellen abspielt, wenn der Organismus sich in der Auseinandersetzung mit ihm Fremden immer wieder selbst ergreifen muss. In jedem Fieberprozess einer Entzündungskrankheit wird diese Verbindung deutlich. Unterdrückt man zum Beispiel beim Scharlach das Fieber durch eine antibiotische Behandlung, wird keine Immunität erreicht. Der Mensch kann dann nach kurzer Zeit wieder von dieser Krankheit erfasst werden, weil er im Lymphzellengeschehen keine Fähigkeit erworben hat. Blutkräfte und Lymphprozesse müssen sich im Lebensablauf des Menschen ergänzen.

Welche Bedeutung Blut, Lymphe und Chylus (Darmlymphe) für den Menschen haben, erfahren wir aus Ausführungen Rudolf Steiners im ersten Vortrag (vom 6.1.1908) des Zyklus *„Das Hereinwirken geistiger Wesenheiten in den Menschen“* (GA 102). Es ist von verschiedensten Elementarwesen aus dem planetarischen Bereich die Rede, die in menschliches

Tun und menschliches Organleben eindringen und darin im guten oder schlechten Sinne ihre Kräfte walten lassen:

„Alles, was der Mensch tut, ist wie ein Ruf an unbekannte Wesenheiten. Nicht nur an Irre oder an Medien können sich die Mondwesenheiten, unter denen recht böswillige Racker sind, heranwagen, sondern zum Beispiel auch an junge Kinder, wenn sie in so unsinniger Weise überfüttert werden, dass bei ihnen die Fressgier erregt wird; dann können sie sich an sie heranmachen und ihre Entwicklung verderben. (...)"

„Nun sind diese Wesenheiten auch sonst durchaus nicht ohne Beziehung zum Menschen. Sie haben vielmehr eine tiefe Beziehung zu unserem unmittelbaren menschlichen Bau. Von dem, was sich im menschlichen Leibe findet, gehört eigentlich nur eines dem Menschen an oder kann ihm immer mehr angehören: Das ist sein Blut. Des Menschen Blutsaft ist das, was unmittelbar der Ausdruck seines Ich ist. Wenn aber der Mensch nicht immer mehr und mehr darauf schaut, sein Ich durch einen starken und kräftigen Willen, durch seine starke und kräftige Seele innerlich zu festigen, wenn ihm sozusagen sein Ich abhanden kommt, dann können sich auch in seinem Blut andere Wesenheiten verankern, und das ist dann sehr schlimm und böse für den Menschen. Dagegen sind in anderen Teilen des menschlichen Organismus heute noch viele andere Wesenheiten verankert, sind in ihm stark enthalten, und wir wollen einmal sehen, was da eigentlich alles seine Fühlhörner in diesen menschlichen Leib hineinstreckt, was da im menschlichen Leibe sich alles verankert. Da müssen wir ein wenig eingehen auf diesen menschlichen physischen Leib."

„Sie wissen, dass das Blut, das durch die Adern rinnt und sich im Menschenleib ausbreitet, der Ausdruck des menschlichen Ich ist und dass es immer stärker und stärker der Ausdruck des Ich wird, wenn das Ich selbst immer stärker und kräftiger in sich seinen Mittelpunkt, sein inneres Kraftzentrum findet. In Bezug auf andere Teile, auf andere Einschlüsse des Organismus wird das Ich des Menschen erst in einer viel künftigeren Zeit die Herrschaft erhalten. Heute sind in diesen Ingredienzien des menschlichen Leibes noch viele andere Wesenheiten enthalten. Wir wollen die *drei Säftestufen Chylus*, *Lymphe* und *Blut* jetzt einmal zum Zwecke unserer Betrachtung näher ins Auge fassen."

„Sie wissen vielleicht, welche Bedeutung diese drei Arten von Säften für den Menschen haben. Sie wissen, wenn der Mensch seine Nahrung genießt, so wird sie zunächst durch die vorbereitenden Organe in den Magen befördert und mit den entsprechenden Säften, die aus den Drüsen abgesondert werden, untermischt und zubereitet, so dass sie durch die Gedärme verarbeitet werden kann. Da ist die Speise in einen flüssigen Zustand gebracht, den Speisebrei, der durch die Gedärme vorwärts geführt wird. Das, was für den Menschen Nahrungsstoff sein kann, wird dann durch kleine Organe, die man Darmzotten nennt, in den Leib übergeführt, um für diesen Leib als Nahrungssäfte zu dienen, um den Leib immer wieder neu aufzubauen. Das ist eine Sorte von Substanzen, die wir im Leibe haben, die wir den Chylus nennen."

„Dann wissen Sie vielleicht auch, dass außer diesem Chylus, der dadurch zustande kommt, dass von außen die Nahrung in den menschlichen Leib eindringt, auch noch im Inneren des menschlichen Leibes ganz gleichlaufende Gefäße sind, die eine Art von Saft führen, der in einer gewissen Beziehung ähnlich ist der weißen Substanz in unserem Blut. Dieser Saft fließt auch durch den ganzen menschlichen Organismus in gewissen Gefäßen, und diese Gefäße laufen vielfach zusammen mit denjenigen Blutgefäßen, die wir die Venen nennen, weil sie blaurotes Blut enthalten. Diese Gefäße nehmen sogar auch den Chylus auf. Die Flüssigkeit, die sie enthalten, das ist die Lymphe. Das ist ein Saft, der, man möchte sagen, vergeistigt ist gegenüber dem eigentlichen Speisesaft, dem Chylus. Diese Lymphgefäße, welche die Lymphflüssigkeit führen, haben ihren Verlauf im ganzen menschlichen Leib; sie durchziehen sogar das Knochenmark in einer gewissen Beziehung, und das, was sie führen, nimmt dann auch den Speisebrei auf, den Chylus. Alles, was in der linken Körperhälfte und in den unteren Extremitäten ist – von der linken Kopfseite, linken Seite des Rumpfes bis zur linken Hand und den beiden Beinen -, alles, was da an Lymphflüssigkeit ausgebreitet ist und zerläuft, sammelt sich und fließt in die linke Schlüsselbeinvene hinein und mündet dann in den Blutkreislauf. Nur das, was in den Lymphgefäßen in der rechten Kopfseite und in der rechten Seite des Rumpfes ist, vereinigt sich und führt die die Lymphe in die rechtsseitige Schlüsselbeinvene, so dass auf diese Weise die Lymphgefäße der Ausdruck einer wichtigen Tatsache werden."

„Sie sehen, wie der Mensch dadurch in zwei Teile geteilt ist, und zwar nicht symmetrisch, sondern so, dass der eine Teil seine ganzen unteren Körperteile und die linke Hälfte des Rumpfes und des Kopfes umfasst, während der andere Teil von der rechten Seite des Rumpfes und des Kopfes gebildet wird. Das ist ein zweiter Saft, der im Menschen pulsiert, ein Saft, der dem Seelischen viel näher steht, als dies bei dem Chylus, dem Magen- und Darmsaft des Speisebreis, der Fall ist, obwohl ja seelische Zustände auch auf die Verdauung und den ganzen Kreislauf des Speisesaftes ihren tiefgehenden Einfluss haben. Mit den Lymphsäften hängen aber seelische Zustände viel tiefer zusammen. Bei einem Menschen, der stark tätig ist, der sehr aktiv ist, fließt die Lymphe viel lebhafter als bei einem Menschen, der träge und faul ist und nichts tut. Und so können wir viele seelische Zustände anführen, die mit dem Verlauf der Lymphe im menschlichen Leibe zusammenhängen."

„Der dritte Saft ist das Blut, von dem wir öfter gesprochen haben. Es zerfällt in ein rotes, sauerstoffreiches, lebenspendendes Blut, das in den Arterien fließt, und in ein blaurotes, kohlenstoffreiches Blut, das in den Venen fließt. Ebenso wie unser Blut die Offenbarung, der Ausdruck ist unseres Ich, so ist die Lymphe in einer gewissen Richtung der Ausdruck, die Offenbarung des menschlichen Astralleibes. Solche Dinge äußern sich da nicht bloß nach einer Richtung. Nach einer anderen Richtung ist der Ausdruck des astralischen Leibes das Nervensystem. Nach der

Richtung, die wir heute betrachten wollen, ist in der Tat, die Offenbarung, der Ausdruck des astralischen Leibes die Lymphe. (...)"

„Der menschliche Ätherleib ist ebenso der Aufbauer und Bildner für das ganze Drüsensystem, wie auch in einer anderen Weise der Aufbauer, der Organisator, der Bildner und Regulierer des Umlaufes des Chylus, des Speisebreis. (...)"

„Nun müssen wir uns darüber klar sein, dass im menschlichen Astralleib, im menschlichen Ätherleib das Ich durchaus nicht etwa der einzige Herr ist. Der Mensch erlangt durch seine Entwickelung allmählich von seinem Ich aus immer mehr Herrschaft über seinen astralischen und seinen Ätherleib, wenn er seinen astralischen Leib umwandelt in Geistselbst oder Manas, und den Ätherleib umwandelt, dass das Ich die Herrschaft erlangt über den Lebensgeist oder die Buddhi. Aber solange der Mensch nicht die Herrschaft hat über diese Teile seiner Wesenheit, solange sind andere Wesenheiten im Zusammenhange mit diesen menschlichen Gliedern."

„Im menschlichen Astralleib sind, eingebettet wie die Maden im Käse – entschuldigen Sie diesen unappetitlichen Vergleich, aber es ist so –, andere Wesenheiten. Und zwar sind ihm eingegliedert, haben etwas zu tun mit diesem Astralleib jene astralischen Wesenheiten, von denen ich Ihnen gesagt habe, dass sie ihre eigentliche Heimat auf dem Mond oder Mars haben, je nachdem sie gutartige oder bösartige Wesenheiten sind. Die verankern sich im Astralleib. Und die Lymphe, jener weißliche Saft, der den Menschen durchläuft, der gehört zum Leibe derjenigen Wesenheiten, die in unserer astralischen Welt leben. (...)"

„Aber es gibt Wesenheiten, Menschen und höhere Tiere, die Lymphe haben: da, in dieser Lymphe haben diese Wesenheiten (planetarische Elementarwesen) ihre physischen Offenbarungen. So pulsiert in unserem Leibe nicht bloß ein materieller Stoff, sondern in jedem solchen Kreislauf bewegen sich, und zwar in ganzen Scharen, solche Wesenheiten, die durch den Menschen rotieren, sich durch ihn hindurchbewegen und in der Lymphe ihren Körper haben, während der eigentliche Mensch, der Ich-Mensch, zunächst im Blute bloß seinen Körper hat. Und ob einen Menschen mehr Mondwesen dieser Art durchkreisen oder mehr Marswesen dieser Art, das gibt seiner Lymphe den besonderen Charakter. Durchkreisen den Leib in einem Menschen mehr Mondwesen, so neigt er mehr zur Bosheit, zum Zorn, zum Ingrimm; durchkreisen ihn mehr Marswesen, so ist er ein Mensch, der mehr zu Sanftmut, zum Wohlwollen, zur Milde neigt. (...)"

„Wenn Sie nun hellseherisch das erforschen, was man Chylus nennt, was also der äußere Ausdruck zunächst des menschlichen Ätherleibes ist, so haben Sie auch da wiederum ähnliche Wesenheiten verankert und eingegliedert. Das, was da eingegliedert ist, sind zunächst jene Wesenheiten, die wir vorhin charakterisiert haben auf der einen Seite als die guten, auf der anderen Seite als die schlimmen Venuswesenheiten, jene Wesenheiten, die ihre Heimat auf der Venus haben und die sich in unserer devachanischen Welt finden. Dort sind sie für das hellseherische Vermögen Persönlichkeiten, und ihre Äußerung, ihre Offenbarung hier im physischen Leben haben sie in dem menschlichen Speisesaft, in dem Chylus, so sonderbar das auch aussieht. In diesem den menschlichen Leib durchziehenden Speisesaft leben diese Wesenheiten, die ihre eigentliche Heimat auf dem Devachanplan haben und die, insofern sie einen physischen Leib annehmen, auf der Venus ihr physisches Leben haben. Und da die Venus in ihren Kräften in einer gewissen Weise zusammenhängt mit unserer ganzen Erdvegetation und mit allem, was sonst auf unserer Erde lebt, so werden Sie einsehen, welcher Zusammenhang besteht zwischen dem, wovon sich der Mensch ernährt, und dem, was aus dem Menschen durch diese Nahrung wird. Das ist eben ganz und gar nicht gleichgültig. In allen Pflanzen, und natürlich auch in den Tieren, leben die Einflüsse der Venuswesenheiten, auf der einen Seite die der guten, sanften, milden, auf der anderen Seite die jener wilden Venuswesenheiten, die Ihnen geschildert worden sind als raubgierige und miteinander im Kampf befindliche Wesenheiten. Je nachdem die einen oder die anderen Wesenheiten auf unsere Tiere und Pflanzen wirken, sind das Fleisch oder die Pflanzen so, dass, wenn sie sich in Speisesäfte verwandeln, sie dem Menschen Tugenden oder Laster in seinen Leib hineinbauen."

Der Mensch lebt in seinem Flüssigkeitsorganismus, von dem Lymphe und Blut einen wesentlichen Teil ausmachen, in einem Spannungsfeld, das er im Laufe seines Lebens immer mehr durchgreifen muss. Seine Bluteigenschaften werden zunächst bei der embryonalen Bildung von der Vererbung geprägt. Die Tatsache, dass der Embryo seine Blutzellen und Bluteiweißstoffe nicht von der Mutter übernimmt, sondern in dem Vererbungsgefüge von väterlicher und mütterlicher Seite selbst bildet, zeigt, wie er vom Anfang des Inkarnationsgeschehens an die Möglichkeit hat, seine eigenen mitgebrachten Kräfte einzusetzen. Vor allem nach der Geburt, wenn die eigene Atmung in den Blutkreislauf hineinzuwirken beginnt, kann die Individualität über die Blutwärme den Organismus als ihr eigenes Wirkensfeld ergreifen lernen. Sie muss dasjenige, was ihr aus dem Tun im Leibe in der Lymphe und aus dem Verdauen der Nahrung im Chylus entgegenkommt, ergreifen. Sie entzündet sich immer mehr an den Kräften der Welt, die noch nicht ihr Eigentum sind, und wächst immer mehr in die Beherrschung des Leibes hinein. Das Blut trägt die Heilkraft in diese Prozesse hinein, was besonders bei fieberhaften Krankheiten deutlich wird. Im Blut leben die vom vergangenen Karma bestimmten und in der Gegenwart neu errungenen Kräfte. In der Lymphe und erst recht im Chylus stößt werdendes Karma in den Menschen vor (siehe R. Steiner, *„Pastoral-Medizinischer Kurs"*, GA 318).

Die moralischen Kräfte des Menschen, die sich vor allem von dem mittleren Bereich ausbreiten, sind ausschlaggebend dafür, wie der Mensch in die Zukunft hineinlebt.

Bei der Schilderung des Herzens werden wir denjenigen Bereich des Organismus kennenlernen, aus dem die Blutkräfte sich in die Zukunft der Menschheitsentwicklung einbringen können.

Die Blutgefäße und das Herz

Das formlose Blut erhält durch das Gefäßsystem einen geordneten Zusammenhang mit den verschiedenen Organen des Körpers. Das Gefäßsystem ist so eingerichtet, dass das Blut sich zirkulierend bewegt zwischen dem, was man die Peripherie der Organe nennt, und dem Zentrum, dem Herzen. Das Herz ist der zentrale Sammelpunkt des Blutes, in dem sich verschiedene Blutströme treffen.

Der Mensch besitzt als ein durch Lungen atmendes Wesen zwei durch das Herz vereinigte Kreisläufe: den sogenannten großen oder Körperkreislauf und den kleinen oder Lungenkreislauf. Das Herz ist der Knotenpunkt dieser Kreisläufe, die jedoch in ihm nur räumlich eng ineinander verflochten, aber nicht materiell durch Übertritt von Blut verbunden sind. Vom Herzen, das eigentlich nur eine besondere Spezialisierung zweier Blutgefäßabschnitte ist, zieht je ein großes Blutgefäß in den Körperkreislauf und in den Lungenkreislauf: die Hauptschlagader (Aorta) und die Lungenschlagader. Die Hauptschlagader entspringt aus der linken Herzkammer nach oben und biegt wenige Zentimeter oberhalb des Herzens innerhalb des Brustraumes nach hinten und unten um, um vor der linken Seite der Wirbelsäule nach abwärts zu verlaufen. Im Bogen der Aorta oberhalb des Herzens zweigen rechts und links die großen Schlagadern zu den oberen Extremitäten und zum Kopf ab. Unterhalb des Bogens entspringen aus der Aorta, nach ihrem Durchtritt durch das Zwerchfell, teilweise symmetrisch nach rechts und links, teilweise unpaarig nach vorn oder nach einer Seite die Schlagadern zu den Organen des Bauches. In Höhe des Beckeneinganges bildet die Aorta eine Gefäßgabel, aus welcher die Blutgefäße für die Beckenorgane und die Beine hervorgehen. Alle diese vom Herzen in die verschiedenen Organe ziehenden Blutgefäße, die sich innerhalb der Organe baumartig aufgliedern, nennt man *Arterien*. Dieser Ausdruck soll von dem griechischen Wort für Luft = Aër hergeleitet sein. Angeblich haben die Alten geglaubt, dass in ihnen kein Blut, sondern Luft kreise, weil sie in diesen Adern am Leichnam kein Blut fanden. Man kann den Ausdruck aber auch sinnvoll finden, da diese Adern dasjenige Blut führen, welches in der Lunge den Luftsauerstoff aufgenommen hat. Das Wort Arterie könnte aber auch einen Zusammenhang mit dem griechischen Götternamen Ares haben. Er ist identisch mit Mars, sodass ein Hinweis auf den Zusammenhang mit der ersten obersonnigen Sphäre gegeben sein könnte.

Die feinsten Aufzweigungen der Arterienbäume gehen in den Organen über in die *Blutkapillaren*, die Haargefäße. Sie sind außerordentlich fein, so fein wie dünne Haare oder noch feiner und doch hohl wie die anderen Blutgefäße auch. Sie haben eine sehr dünne Wand, die porös und durchlässig ist. Durch die Kapillaren wird die Blutsubstanz auf feinste Weise in den Organen ausgebreitet. Der Blutweg ändert im Kapillargebiet seine Richtung wieder zum Herzen hin. Die Kapil-

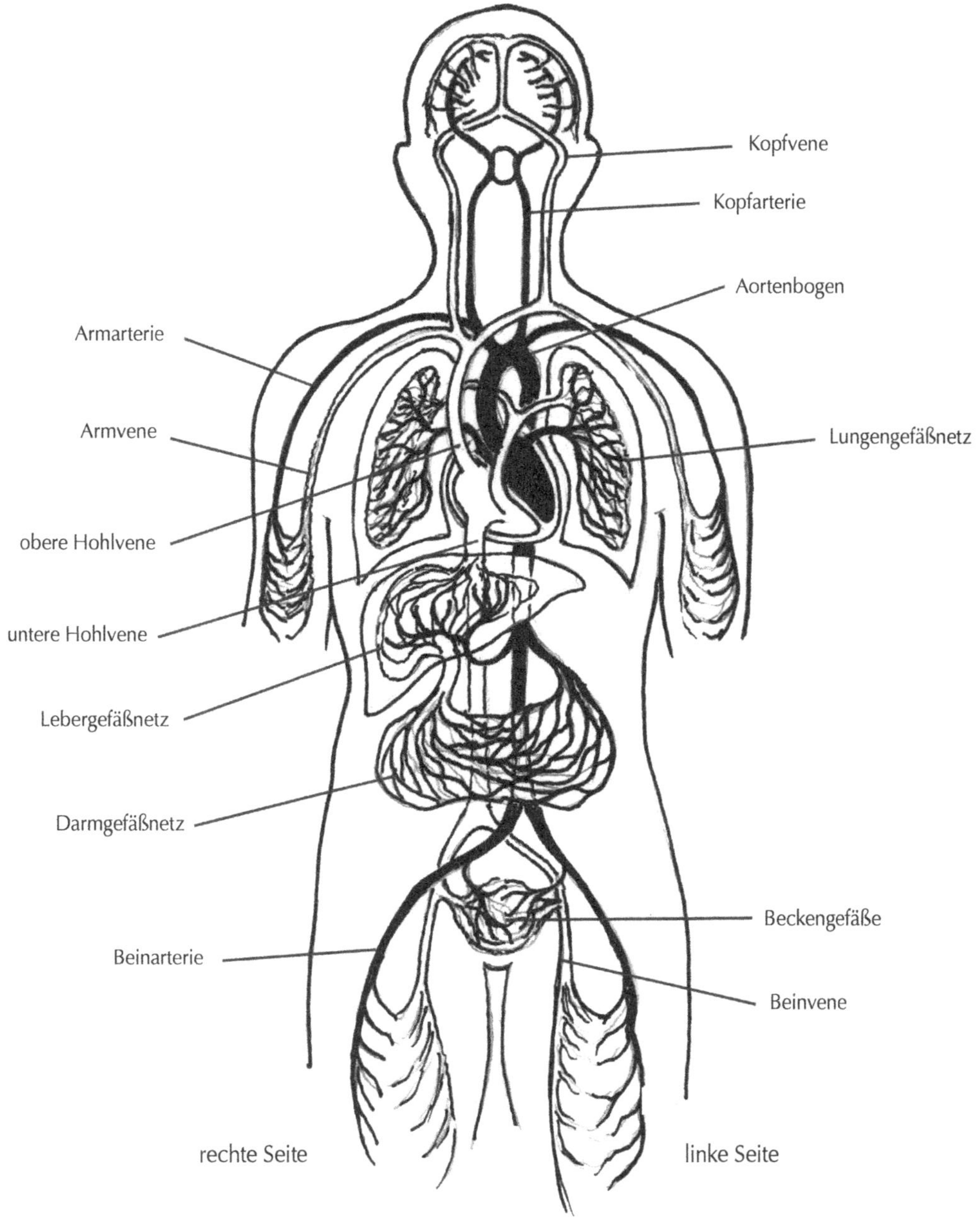

Schematische Übersicht über die Zirkulation

Arterielles Blut schwarz, Venöses Blut hell. Nach Kiss und Szentágothai: *Anatomischer Atlas*

Arterieller und venöser Gefäßbaum

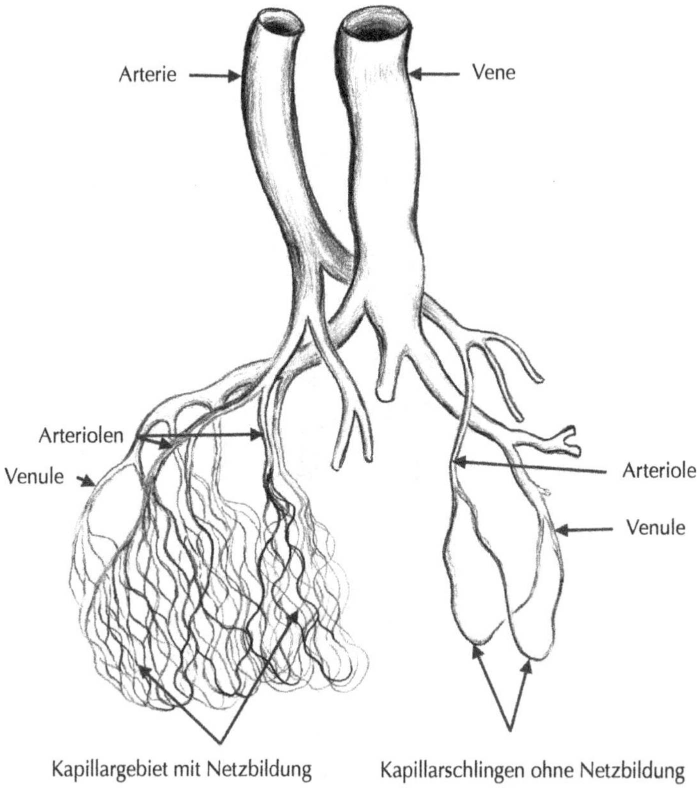

laren sind nicht nur die Endverzweigungen der Arterien, sondern sie gehen meist in der entgegengesetzten Richtung in die Blutadern oder *Venen* über. Aus einem Kapillargebiet sammeln viele kleine Venulen das Blut und führen es in größere Venen, die in die großen Sammelvenen münden, welche das Blut zum Herzen zurückführen. Die Bezeichnung „Vene" könnte von Venus abzuleiten sein. Die zum Herzen als Sonnenorgan hinleitenden Adern stehen den Arterien als Organen der obersonnigen Ares-Marsregion diametral gegenüber und repräsentieren die untersonnige Venusregion. Die obere und untere Hohlvene münden in den rechten Herzvorhof. Damit ist der Weg durch den großen Körperkreislauf abgeschlossen. Das Blut fließt von der rechten Herzseite in den Lungenkreislauf ein. An den rechten Herzvorhof schließt sich nach unten die rechte Herzkammer an. Aus ihr gelangt das Blut in die nach oben aufsteigende Lungenschlagader, die sich oberhalb des Herzens und unter dem Aortenbogen nach rechts und links aufspaltet und in den rechten und linken Lungenarterienbaum aufgliedert. Jeder Lungenflügel erhält also einen

Arterienbaum. Er führt kohlendioxidhaltiges (sogenanntes venöses) Blut zur Lunge. Die feinsten Arterienästchen gehen in die Lungenkapillaren über. Diese umspinnen mit feinen Netzen die Lungenbläschen, welche die äußersten Enden des die Luft in den Brustraum bringenden Bronchialbaumes sind. An den Lungenbläschen ist das Blut in den Kapillaren nur noch durch ein dünnes Häutchen von der Atemluft getrennt. Deshalb kann die aus den Stoffwechselvorgängen der Organe in das Blut gelangte Kohlensäure als Gas in die Atemluft ausgeschieden und der frische Sauerstoff aus der Atemluft in das Blut aufgenommen werden. Die Lungenkapillaren münden in kleine Venen ein, die in größere Lungenvenen übergehen. Die Stämme der großen Lungenvenen münden von rechts und links in den linken Herzvorhof, der mit der linken Herzkammer nach unten verbunden ist. Damit ist der Anschluss an den großen Körperkreislauf erreicht.

Betrachtet man die Organe des Blutkreislaufes in den verschiedenen Bereichen des Organismus genauer, so findet man sie hineingestellt in die Polaritäten von Peripherie und Zentrum und von großem und kleinem Kreislauf. Innerhalb des großen Kreislaufs bemerken wir eine weitere Polarität: zwischen oberem und unterem Menschen. Diese Polarität führt zu einem unterschiedlichen Verhalten der Blutgefäßverteilung in den Organen, aber auch zu anderen mit dem Blut zusammenhängenden Stoffwechselvorgängen.

In den großen Stoffwechselorganen des unteren Menschen, z.B. der Leber oder den Nieren, ist die ganze innere Struktur durch besondere Gestaltungen der Blutgefäßbäume bestimmt. Die Blutgefäße dringen von umschriebenen Eintrittspforten aus tief in die Organe vor und zeigen einen aus den speziellen Stoffwechseltätigkeiten bestimmten Aufbau, der sich innig mit anderen Organgeweben verbinden, besonders stark mit den Stoffwechselgebieten. Mit den Organstrukturen wird ein gesondertes Lymphabflusssystem verbunden.

Bei den Organen des oberen Menschen, speziell den Nerven- und Sinnesorganen stehen dagegen die Strukturierung durch die Nervensubstanz, bzw. die speziellen Sinnesapparate im Vordergrund. Die Blutgefäße fügen sich in ihrem Verlauf diesen Strukturen. Das Blut ist zwar auch im oberen Menschen Vermittler von Stoffwechselprozessen, aber in diese Stoffwechselprozesse spielt das Sinnes- oder Nervenleben hinein. – Am Gehirn breiten sich die arteriellen Blutgefäße in den umgebenden Häuten, unter anderem in der weichen Hirnhaut aus und entsenden an die sogenannte graue Substanz der Hirnrinde und an die grauen Kerne im Inneren zahlreiche Blutgefäße. Das Innere der weißen Fasersubstanz erhält dagegen nur sehr wenig Blut. Das abströmende Blut gelangt wiederum in die umgebenden Hirnhäute und von dort in die großen zum Herzen ziehenden Venen. Eine Besonderheit des Blutgefäßsystems am Gehirn besteht in zottigen Wucherungen der weichen Hirnhaut, die ein ausgedehntes Gefäßnetz enthalten, aus dem sowohl in die Hohlräume des Gehirns als auch in den Umraum zwischen weicher und harter Hirnhaut

(Arachnoidalraum) Flüssigkeit abgesondert wird: das Hirnwasser. Es ist nicht zu vergleichen mit der Lymphe der Stoffwechselorgane, denn es stammt aus dem arteriellen Blut und versetzt das Gehirnorgan in einen Auftrieb, der die besonderen Tätigkeiten dieses Organs erst ermöglicht und es mit der rhythmischen Organisation verbindet. Ähnlich wie sich die Blutgefäßverläufe der Nervenstruktur des Gehirns fügen, geschieht es auch an den großen Kopfsinnesorganen Auge und Ohr (siehe Einzelheiten zu dem Nerven- und Sinnessystem in Kapitel 14 und 15).

Aus der Art der Ausbreitung der Blutgefäße kann man also schon etwas über die gegensätzliche Beziehung der Zirkulation zu den Polen des dreigliedrigen Menschen: Nerven-Sinnes-System und Stoffwechselorganisation erfahren. Wie die Zirkulation selbst in sich Gegensätze vereinigt, wurde schon angedeutet. Verbunden durch die Arterienbäume einerseits und die Venenbäume andererseits finden wir die Gegensätze von Kapillaren und Zentralorgan Herz. Das eine Gebiet: überall hin ausgebreitet, auch in das Herz selbst hinein, nämlich in den Herzkranzgefäßen und ihren Kapillaren, das andere als Organ konzentriert, in der Mitte des Organismus herausgesondert. Die Kapillaren in ihrer physischen Beschaffenheit äußerst fein, die Wände durchlässig. Das Herz kompakt durch eine dicke Muskelwand verstärkt. Die Innenhaut der Herzens (Endocard) zwar zart, aber an den Stellen der Klappen, die die einzelnen Herzräume voneinander trennen, zu derbem Bindegewebe verdickt, das überhaupt keine Kapillaren enthält. Das Klappengewebe ist so tot wie das Gewebe der Augenlinse oder der Hornhaut. Aber es ist nicht lichtdurchlässig wie diese, sondern besonders dicht.

Zwischen dem dichten, muskulären Herzgewebe und der feinen Kapillarperipherie stellen Arterien und Venen wiederum Gegensätze dar. Die herznahen großen Schlagadern sind beim jungen Menschen von einer außerordentlichen Elastizität. Sie können mit dem Pulsschlag mitschwingen. Die Elastizität ihrer Wand bewirkt eine Ausweitung beim Durchstrom des Blutes in der Kammersystole und ein verengendes Zurückwirken während der Kammerdiastole, wodurch während der Diastole der Blutdruck nicht auf null sinkt. – Die sich an die Arterien vom elastischen Typ anschließenden Organarterienbäume enthalten in ihren Wänden meist zirkulär verlaufende Muskelfasern, die ihnen die Fähigkeit der Weit- und Engstellung geben, so dass dieser Bereich die Blutverteilung regulieren kann. Die Venen, die das Blut aus der Peripherie zum Herzen bringen, sind in ihren Wandungen weniger muskulär. Sie besitzen aber Klappen, die einen Blutrückstrom verhindern, weil sie wie Wehre in den Strom hineinstehen.

Die Gliederung und Formung des Herzens um die Blutströmung

Das Herz liegt in der unteren vorderen Mitte des Brustraumes mit der nach unten zeigenden Spitze etwas nach links geneigt. Der Neigungswinkel gegenüber der Vertikalen beträgt gewöhnlich nicht mehr als 35 Grad. Das Herz ist ein hohler Muskel, der mit seinen Höhlungen den Blutstrom gliedert und umgreift. Von außen gesehen hat es eine geschlossene Form, innen jedoch weist es vier Räume auf: die beiden mehr nach oben und hinten liegenden *Vorhöfe* und die mehr nach unten und vorne gelegenen *Kammern*. Die rechte und die linke Herzseite haben je einen Vorhof und eine Kammer, die in der Strömungsrichtung des Blutes hintereinander geschaltet sind. Die rechte und die linke Herzseite sind durch Scheidewände zwischen den Vorhöfen und den Kammern voneinander

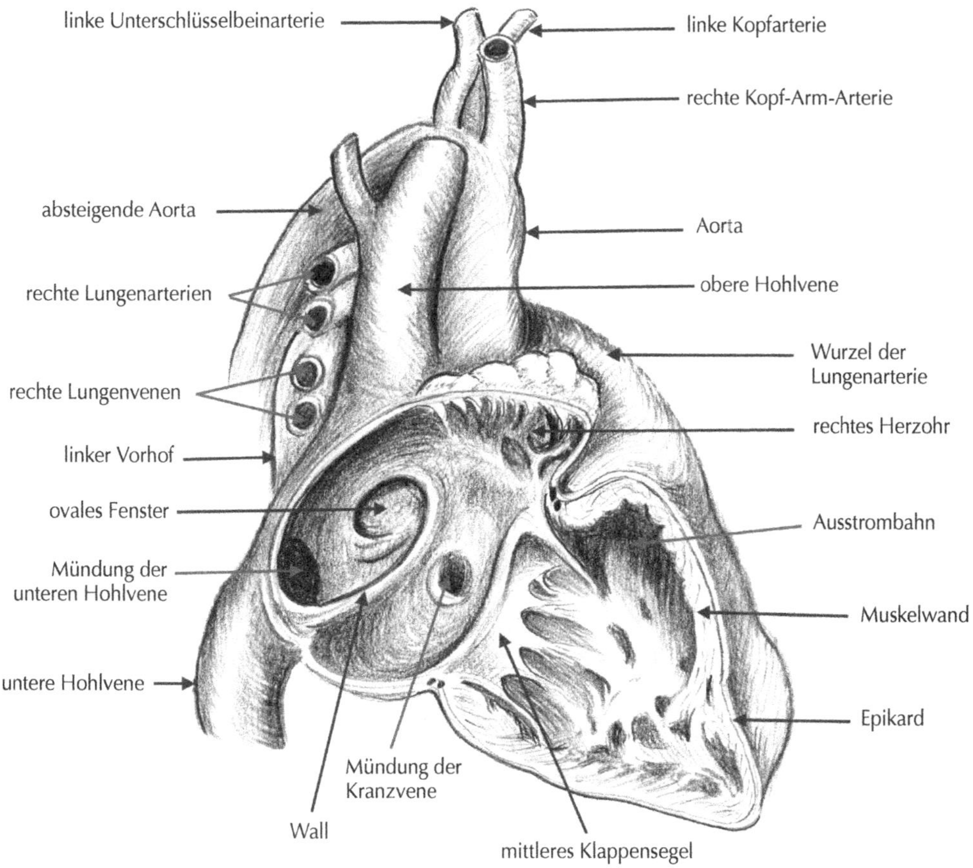

Einblick in den rechten Vorhof und die rechte Kammer von der rechten Seite

Rechte Herzseite mit Fensterschnitten in Vorhof, Kammer und Anfangsstiel der Lungenschlagader

Man sieht das vordere und hintere Segel der Tricuspidalklappe mit Sehnenfäden und Papillarmuskeln sowie zwei Taschen der Klappe zur Lungenschlagader. I

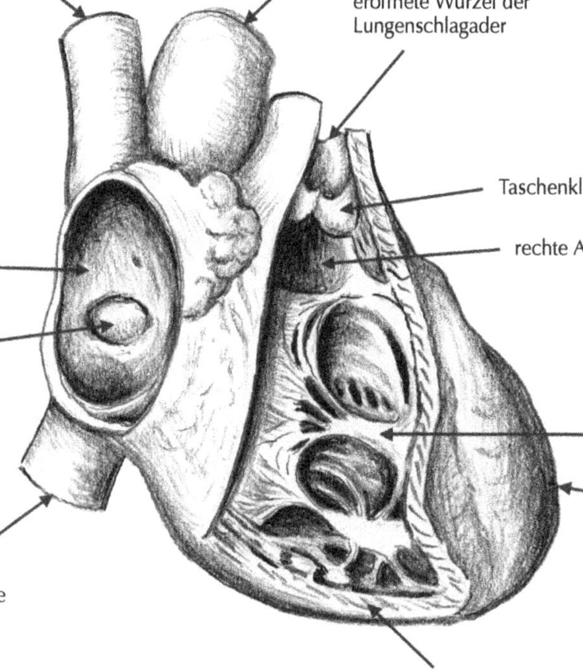

getrennt. Die rechte Herzseite ist vom kohlendioxidhaltigen, sogenannten venösen Blut durchströmt, die linke vom sauerstoffreichen arteriellen Blut.

Der *rechte Vorhof,* der das venöse Blut aus dem großen Kreislauf von oben über die *obere Hohlvene,* von unten über die *untere Hohlvene aufnimmt, ist vertikal orientiert. Die ober Hohlvene,* die das venöse Blut vom Kopf, vom Hals, vom Schultergürtel und den Armen führt, tritt etwas mehr von vorne oben in den Vorhof ein, die untere Hohlvene, die das venöse Blut von allen unter dem Zwerchfell gelegenen Organen bringt, mündet etwas mehr von hinten.

An der Scheidewand zum linken Vorhof (Vorhof-Septum) erkennt man eine ovale flache Grube, die durch einen geschwungenen Wall mit dem Vorderrand der unteren Hohlvene verbunden ist. Es handelt sich um das geschlossene ovale Fenster, durch das das Blut bis zur Geburt aus der unteren Hohlvene in den linken Vorhof hinüberfloss. Der Wall hat den Blutstrom dorthin geleitet, so dass er sich nicht dem Blut der oberen Hohlvene vermischte.

Wenn nach der Geburt das Blut durch den Einstrom von der Lunge in den linken Vorhof nicht mehr auf die linke Seite hinüber fließt und das ovale Fenster allmählich geschlossen wird (siehe Embryonalentwicklung des Herzens), prallen die Blutströme aus den beiden Hohlvenen aufeinander und müssen sich bei geschlossener Klappe zur rechten Kammer durch Verwirbelung vermischen. Das Blut wirbelt dabei auch in den Blindsack des „Herzrohres“ hinein, an dessen Innenwand sich die Form des Wirbelstromes organisch abgebildet hat. Die Durchtrittszone in die rechte Kammer liegt an der Vorderseite des Vorhofs unterhalb vom Herzrohr. Sie ist von dem sehr derben Klappenring umschlossen, an dessen Umfang nach unten die drei Segel der Tricuspidalklappe hängen. Im geschlossenen Zustand buckeln sich die Segel durch Blutandrang von der Kammerseite leicht in den Vorhof vor, während ihre Ränder fest aneinander liegen. Öffnet sich die Klappe, so kann das Blut in die in der Diastole befindliche Kammer einströmen. Die Kammer hat eine mehr unten gelegene Einstromzone und eine mehr nach links oben ziehende Ausstrombahn, die zur Einstromzone an der Herzspitze spitzwinklig abgebogen ist. Die Wand des Einstrombereiches ist durch zahlreiche Nischen zwischen vorspringenden Muskelwülsten unregelmäßig gestaltet. Die Ausstrombahn ist glattwandig. Aus dem Gewirr der Muskelwülste ragen von der Kammerhinterwand, der Vorderwand und der Kammerscheidewand drei Muskelsäulen, die Papillarmuskeln, in den Kammerhohlraum vor, die an ihrer Spitze mit den von den Segelklappenrändern ausgehenden Sehnenfäden verbunden sind. Die Ausstrombahn führt zur Wurzel der Lungenschlagader, die wiederum einen festen Klappenring besitzt, an dem drei muldenförmige Taschenklappen befestigt sind.

Das in der Kammeröffnung oder Diastole in die Kammer einströmende Blut hat im Vorhof einen Vermischungsvorgang durchgemacht. Bei der Austreibung aus der Kammer erfährt es dagegen eine Richtungsänderung. Es dringt in die Muskelnischen der Herzwand und bis zur Spitze vor. An der Spitze muss es in der Systole umkehren. Die Kammermuskulatur zieht sich zuerst an den Papillarmuskeln zusammen und strafft dadurch die Sehnenfäden, während das durch zunehmende Muskelverdichtung der Wand hochgedrückte Blut die Segel von unten erfüllt und in Richtung auf den Vorhof zusammendrängt. Dann muss das Blut durch die Ausstrombahn weiterströmen, stößt die Taschenklappe auf und gelangt als Pulswelle in die Lungenschlagader. – Auf der linken Herzseite geschieht gleichzeitig derselbe Ablauf, nur dass das Blut in den linken Vorhof von rechts und links gelangt und aus der Kammer in die Hauptschlagader eintritt.

Darstellung der Herzhöhlen durch Harzausguss

Diese Formen nimmt das durchströmende Blut an.

(gezeichnet nach Braus/Elze)

Blutstromform des rechten Herzens

(von rechts gesehen)

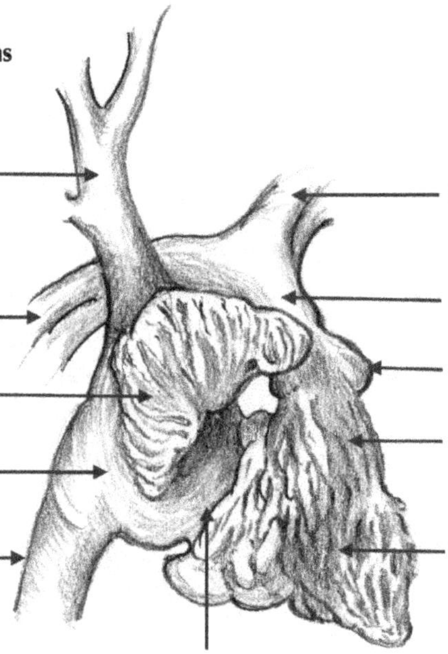

Blutstromform des linken Herzens

(von der Kammer-Scheidewand aus gesehen)

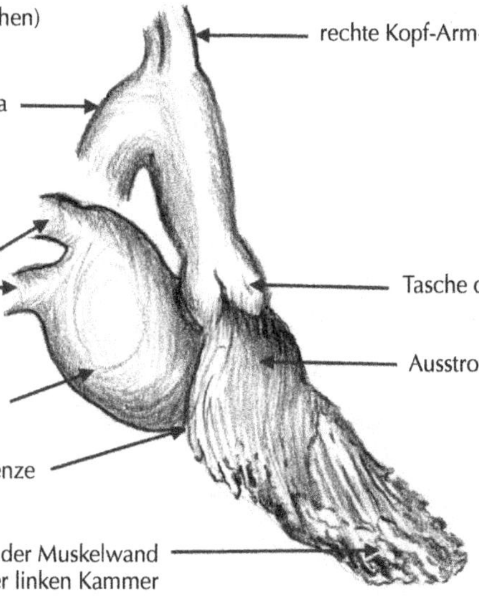

Rechter und linker Herzhöhlenausguss gemeinsam von vorne abgebildet
Man erkennt die plastischen Stauformen, die das Blut beim Durchströmen annimmt.
(gezeichnet nach Braus/Elze: *Anatomie des Menschen, 2. Band)*

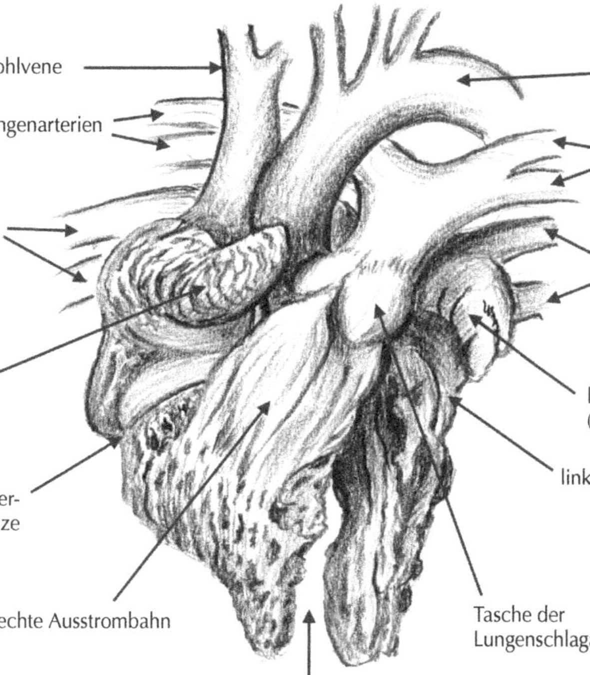

Man kann sich die Strömungsformen des Blutes im Herzen an einem Harzausguss vergegenwärtigen, um den nach Erstarren der Ausgussmasse die Herzwände entfernt wurden. Allerdings muss man sich dieses Bild in das pulsierende Leben übertragen und im Bewusstsein haben, dass Vorhof und Kammer nie gleichzeitig gefüllt sind.

Dann erlebt man, dass die Plastizität des Herzens sich in einem bewegten Wechsel erfüllt. Plastisch gesehen werden die Hohlformen durch Einstülpungen erzeugt. Innen ist das gliedernde Prinzip am Herzen tätig. Die Wandung des Herzens trägt in der Umfassung der einzelnen Räume mehr ein Rumpfbilden in sich. Besonders in der Zusammenfassung beider Herzseiten durch die umfassende Muskulatur zwischen Klappenebene und Herzspitze wirkt das abrundende Kopfbilden.

Oberflächliche Schicht der Muskelfasern an der Vorderwand des Herzens

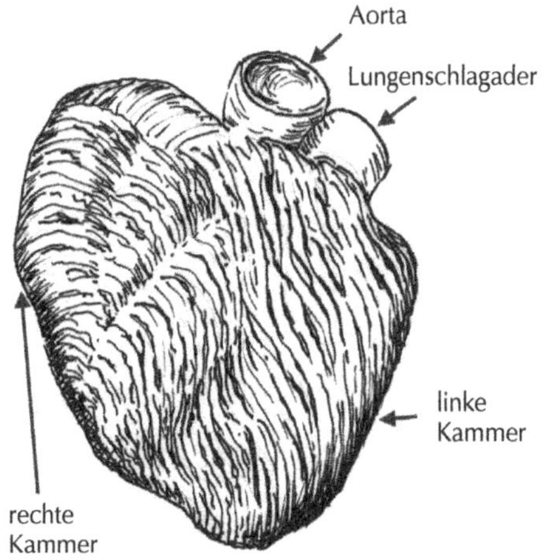

Ringmuskelschicht an der Rückseite des Herzens mit Einstrahlen in die Kammerscheidewand

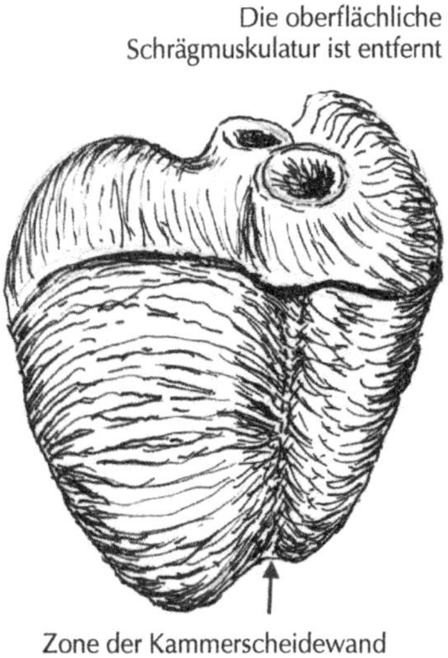

Aufblick auf die Kammerbasis und die Klappenebene (Vorhof ist entfernt)

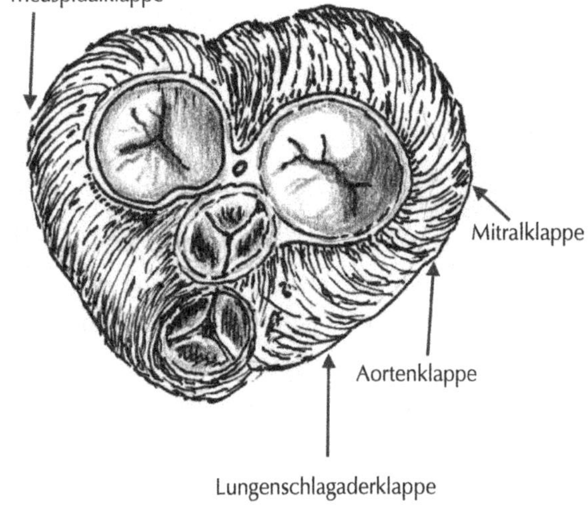

Der Muskelwirbel an der Herzspitze von unten gesehen

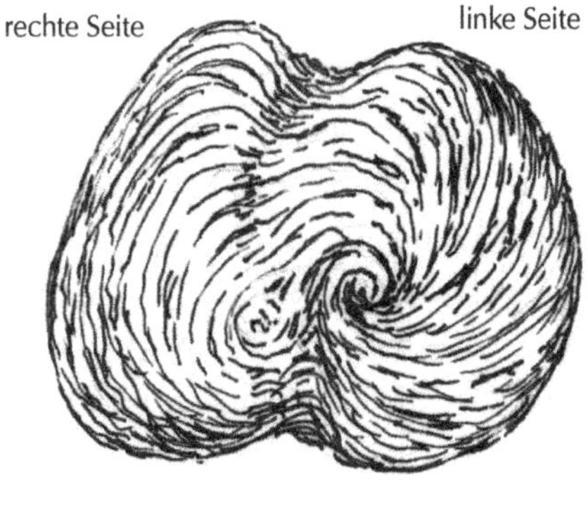

Frei gezeichnet nach Benninghoff/Goerttler:
Lehrbuch der Anatomie des Menschen, Band 2

Die umschließende Herzwand hat drei Schichten: die zarte Innenhaut (Endocard), die Muskelschicht (Myocard) und eine glatte Außenschicht (Epicard). Im Bereich der Vorhöfe ist die Muskulatur nicht sehr stark ausgebildet. An den Kammern ist sie dicker, wiederum an der linken Kammer dreibis viermal so dick wie an der rechten. Die Kammermuskulatur weist einen besonderen Faserverlauf auf. Die jede Kammer für sich umschließende Muskulatur verläuft ringförmig. Die Ringmuskelschicht liegt in der Mitte der Wand. Die äußeren und inneren Schrägfasern strahlen aber teilweise in die Ringschicht ein, so dass die dieser Schicht naheliegenden Schrägfasern relativ flach verlaufen, während die äußersten und innersten sehr steil ziehen. Die äußeren Schrägmuskeln übergreifen beide Kammern, die inneren überziehen die Kammern getrennt. Die Muskelfasern bilden an der Herzspitze einen Wirbel.

Obwohl das Herz ein Hohlorgan ist, das man mit dem Darm oder dem Uterus vergleichen könnte, hat es keine glatten Muskelfasern, sondern wie die Muskeln der Bewegungsorganisation quergestreifte. Nur durch die Verflechtung der Fasern wird man an die Muskulatur der inneren Organe erinnert. Die Herzmuskulatur steht gewissermaßen zwischen der unwillkürlich und der willkürlich bewegten.

Die Nervenverbindungen des Herzens und das Reizbildungs- und Leitungssystem

Das Herz steht über das sympathische und das parasympathische vegetative Nervensystem mit den übrigen Organen, unter anderem den Atemorganen, in Verbindung.

Diese Nervengeflechte haben auch Verbindungen zum Rückenmark und Gehirn, so dass einerseits verschiedene Bewusstseinszustände auf das Herz wirken können, andererseits Veränderungen am Herzen auch andere Missempfindungen hervorrufen können. So kann vom Kopf her über den parasympathischen Nervus vagus eine Verlangsamung der Herztätigkeit oder über den Sympathicus eine Beschleunigung veranlasst werden. Durchblutungsstörungen der Herzkranzgefäße können im Ausbreitungsgebiet vom Rückenmarksnerven Schmerzen zum Beispiel im linken Arm und der Hand bewirken.

Das Herz hat aber noch eine andere sehr eigenartige Beziehung zum Nervensystem. Ein kleiner Bereich seiner Muskulatur ist nämlich so umgewandelt, dass er keine Bewegungen vollzieht. Man beobachtet aber mit dieser speziell umgewandelten Muskulatur zusammenhängende „nervenähnliche" elektrophysiologische Vorgänge, die vom rechten Vorhof ausgehend zu jeder Herzaktion eine Spannung aufbauen und sich wieder ausgleichen lassen.

Das Reizbildungs- und Reizleitungssystem bei Einblick in das geöffnete Herz von vorne

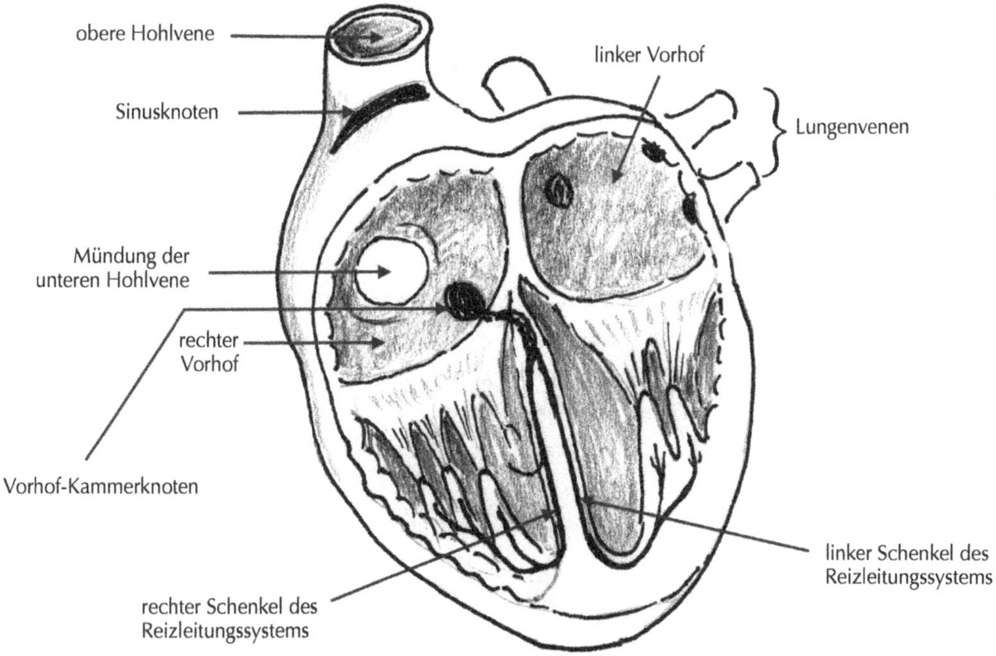

Die bewegliche Muskulatur von Vorhöfen und Kammern ist durch die derbe Bindegewebszone der Klappenebene getrennt. Die besonders umgewandelte Muskulatur schafft eine dünne Verbindung.

Das ganze System besteht aus einem länglichen Knoten in der Umgebung der Einmündung der oberen Hohlvene in den rechten Vorhof: dem Sinusknoten, von dem aus sich strahlige Ausläufer in der Vorhofmuskulatur ausbreiten; ferner dem Vorhof-Kammerknoten am Boden des rechten Vorhofs in der Nähe der Scheidewand; dann einer strangartigen Verbindung von diesem Knoten durch das Kammerseptum mit Einstrahlung nach links und rechts über die sogenannten Schenkel zu den Papillarmuskeln = Reizleitungssystem. Diesem ganzen System wird die Schrittmacherfunktion für den Herzrhythmus zugeschrieben.

Die elektrophysiologischen und pathologischen Vorgänge sind über bestimmte Regionen der Haut zum Elektrokardiogramm (EKG) abzuleiten. Das EKG stellt eine sehr wertvolle Hilfe bei der Diagnostik von Herzkrankheiten dar.

Die materialistische Vorstellung von der Herzfunktion

In der materialistischen Naturwissenschaft und Medizin wird die Theorie der Herzfunktion aus der Maschinentechnik hergeleitet. Ausschlaggebend für die dadurch entstandenen Vorstellungen war hauptsächlich die Tatsache, dass der Blutdruck in den großen herznahen Venen sich auf Null zubewegt, während er in den großen aus den Herzkammern entspringenden Arterien wesentlich höher ist. Für eine mechanistische Denkweise muss der Druck vom Herzen hervorgebracht sein. Dass dabei der Druck des aus der muskelschwächeren rechten Kammer in die Lungenarterie strömenden Blutes deutlich weniger ansteigt (auf circa 30 mm Hg = Quecksilber) als der des aus der muskelstarken linken Kammer in die Aorta einströmenden Blutes (auf ca. 120 mm Hg), spricht dafür, dass die Muskelkontraktion den Druck erzeugt, was mit dem Ingangsetzen der Blutbewegung durch das Herz für identisch gehalten wird. Für die materialistische Vorstellung werden diese mehr mechanischen Abläufe ergänzt durch die elektrischen Phänomene, die mit dem Reizbildungs- und Leitungssystem in Zusammenhang gebracht werden. So erscheint das Herz als ein kompliziertes Organ, das aus zwei Saug- und Druckpumpen (rechtes und linkes Herz) besteht, die muskulär betrieben und durch elektrophysiologische Reizvorgänge zur Tätigkeit veranlasst werden.

Dazu einige Absätze aus „Lexikon der Biologie" (Herder):

„Das Herz des Menschen ist als rhythmisch arbeitender, kräftiger Hohlmuskel in den Blutkreislauf eingeschaltet. Es wird durch eine Scheidewand in zwei vollständig getrennte Hälften geteilt, die funktionell zwei nebeneinander liegenden Druck-Saug-Pumpen gleichen. Kontraktion (Systole) und Erschlaffung (Diastole) der einzelnen Herzabschnitte wechseln in rhythmischer Abfolge. (...) Die Erregung für den Herzschlag wird im Herzen selbst gebildet (Autorhythmie) und über spezialisierte Herzmuskelfasern über das Herz verteilt."

„Phasen des Herzschlags:

1. Der erweiterte Vorhof füllt sich durch Unterdruck mit Blut.

2. Vorhofkontraktionen und – wichtiger noch – Absinken des Drucks in der entspannten Herzkammer unter den Vorhofdruck führen zum Öffnen der Segelklappen und Einstrom des Blutes in die Kammer (Diastole).

3. Die gefüllte Kammer kontrahiert, presst die durch Bänder am „Herausschlagen" gehinderte Segelklappe zu und bewirkt durch den Druckanstieg eine Öffnung der Taschenklappe und Bluteinstrom in die Arterie (Systole).

4. Die Taschenklappe funktioniert als Rückschlagventil, der Vorhof erweitert und füllt sich von neuem. (...)"

„Das Verhalten der Ventilebene (Klappenebene): Während der Kammersystole ist die Ventilebene (bei geschlossener Segelklappe) zur Herzspitze hin verlagert, das heißt der Vorhofraum (bei erschlafter Muskulatur) stark erweitert; damit wird das Blut aus der Vene in den Vorhof gesogen. Bei der sich anschließenden Kammerdiastole verschiebt sich die Ventilebene (bei geöffneter Segelklappe) nach oben in Richtung Vorhof; dabei fließt das Blut in die Herzkammer." (Siehe dazu das Schema der beiden Funktionsphasen, Abb. unten).

Zur „Herzleistung": „In der Kammersystole wird lediglich die Hälfte des Kammerinhaltes von 130 ml Blut in die Aorta gepresst; es bleibt ein Restvolumen von etwa 70 ml in der Herzkammer." „Das Minutenvolumen, das heißt das pro Minute beförderte Blutvolumen, ist ein Maß für die Herzleistung. Es ergibt sich aus dem Produkt von Herzfrequenz und Schlagvolumen: Bei körperlicher Beanspruchung kann das Minutenvolumen stark gesteigert werden, sowohl durch Erhöhung des Schlagvolumens von circa 70 cm^3 in Ruhe bis auf etwa 170 cm^3, als auch der Herzfrequenz bis auf circa 240 Schläge pro Minute. Die Blutmenge, die pro Minute in die Arterie gepresst wird, kann so von vier bis sechs Litern bei einem ruhenden Menschen auf dreißig bis fünfunddreißig Liter bei schwerer körperlichen Arbeit oder sportlichen Höchstleistungen gesteigert werden. Das Minutenvolumen wird durch zum Herzen ziehende vegetative Nervenfasern und durch Hormone beeinflusst."

Man sieht aus dem letzten Satz, dass die mechanistische Auffassung der Herzfunktion aus dem übrigen Organismus in Bezug auf das Herz auch nur äußerlich-stoffliche und elektrophysiologisch-nervale Regulationen vorstellen kann. Wir erhalten kein wirkliches Bild des Herzlebens. Wie Seele und Geist in einem solchen Mechanismus einziehen sollen, bleibt völlig offen.

Die linke Herzhälfte in zwei verschiedenen Funktionsphasen

Frei gezeichnet nach Brauss/Elze: *Anatomie des Menschen, 2. Band*

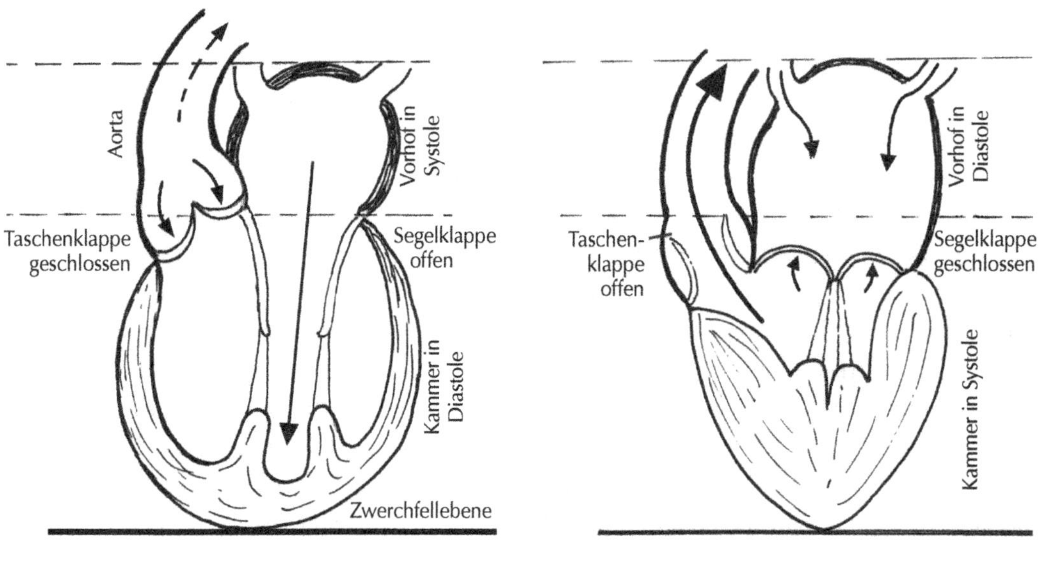

Die geisteswissenschaftliche Herzlehre

Rudolf Steiner hat immer wieder darauf hingewiesen, dass eine der wesentlichen Grundlagen für eine Erneuerung der Medizin eine neue Herzlehre sei. Die ersten Anregungen für die Ärzte hat er im zweiten Vortrag des ersten Medizinerkurses *„Geisteswissenschaft und Medizin"*, GA 312 gegeben:

„Ganz besonders schwierig wird aber die Verbindung der Menschenerkenntnis mit dem, was die Medizin braucht, wenn heute ausgegangen werden soll von der Herzlehre. Ich möchten sagen: Was sich bei der Knochen- und Muskellehre erst in der Anlage zeigt, ist bei der Anschauung, die sich herausgebildet hat über die Lehre vom Herzen, gründlich herausgekommen. Denn was hat man denn eigentlich so landläufig von dem menschlichen Herzen – wir wollen zunächst uns auf dieses beschränken – für eine Ansicht? Man hat die Ansicht, dass es eine Art Pumpe sei, welche das Blut in die verschiedenen Organe hineinpumpt. Man hat auch allerlei interessante Konstruktionen ausgedacht, welches dieses Pumpwerk Herz erklären soll. Nun widersprechen zwar diese mechanischen Konstruktionen durchaus der Embryologie; aber man ist nicht aufmerksam darauf geworden, diese mechanische Herztheorie wirklich einmal für fragwürdig zu halten, sie noch einmal zu kontrollieren, wenigstens nicht sie zu kontrollieren in der landläufigen Wissenschaft. Dasjenige, (...) was man vor allen Dingen berücksichtigen muss bei der Herzanschauung ist, dass dieses Herz ganz und gar nicht ist, was man vor allen Dingen eine Art tätigen Organismus nennen kann. Denn die Herztätigkeit ist nicht eine Ursache, sondern sie ist eine Folge. Verstehen werden Sie diesen Satz nur dann, wenn Sie ins Auge fassen die Polarität, die besteht zwischen all denjenigen Tätigkeiten im menschlichen Organismus, die zusammenhängen mit der Nahrungsaufnahme, mit der weiteren Verarbeitung der Nahrung, mit ihrer Überleitung entweder direkt oder durch Gefäße ins Blut, wenn Sie verfolgen – ich möchte sagen – von unten nach oben gehend im Organismus die Nahrungsverarbeitung bis zu der Wechselwirkung, welche zunächst besteht zwischen dem Blute, das die Nahrung aufgenommen hat, und der Atmung, durch die die Atemluft aufgenommen wird. Wenn Sie sich die Vorgänge, die dabei in Betracht kommen, ganz ordentlich ansehen, – man braucht sie wirklich nur ordentlich anzusehen – so werden Sie finden, dass ein gewisser Gegensatz besteht zwischen all dem, was im Atmungsprozess liegt und dem, was im weitesten Umfange im Verdauungsprozess liegt. Es will da etwas sich ausgleichen. Es will da etwas, was – ich möchte sagen – zueinander hindurstet, sich aneinander sättigen. Man könnte selbstverständlich auch andere Ausdrücke wählen, allein wir werden uns ja im Laufe der Zeit immer besser verstehen. Es findet eine Wechselwirkung statt, die zunächst besteht zwischen den flüssig gewordenen Nahrungsstoffen und zwischen dem, was luftförmig von dem Organismus durch die Atmung aufgenommen wird. Diese Wechselwirkung, sie ist genau zu studieren. Diese Wechselwirkung besteht in ineinander spielenden Kräften. Und dasjenige, was da ineinander spielt, das – möchte ich sagen – staut sich vor seinem gegenseitigen Ineinanderspiel im Herzen. Das steht als ein Stauorgan zwischen dem, was ich nun ferner nennen möchte die untere Betätigung des Organismus, Nahrungsaufnahme, Nahrungsverarbeitung und die oberen Tätigkeiten des Organismus, zu deren unterster wiederum ich rechnen möchte die Atmung. Ein Stauorgan ist eingeschaltet, und das Wesentliche dabei ist, dass die Herztätigkeit eine Folge der Wechselwirkung ist zwischen dem flüssig gewordenen Nahrungsstoff, also zwischen der Nahrungsflüssigkeit und der von außen aufgenommenen Luft. Alles dasjenige, was sich im Herzen ausdrückt, was man im Herzen beobachten kann, muss als eine Folge betrachtet werden und ist zunächst einmal mechanisch zu nehmen. Der einzige hoffnungsvolle Anfang, der gemacht worden ist, wenigstens diese mechanische Grundlage der Herztätigkeit – mehr allerdings nicht – einmal ins Auge zu fassen, der ist gemacht worden von einem österreichischen Arzte, Dr. Karl Schmidt, der Arzt im nördlichen Steiermark war und der darüber eine Veröffentlichung hat erscheinen lassen in der Wiener Medizinischen Wochenschrift 1892 über den Herzstoß und Pulskurve. Es ist nicht sehr viel noch in dieser Abhandlung enthalten, aber man muss sich sagen, dass wenigstens da einmal jemand aus seiner medizinischen Praxis heraus bemerkt hat, dass man es nicht zu tun hat mit dem Herzen als mit einer gewöhnlichen Pumpe, sondern mit dem Herzen als einem Stauapparat. Schmidt denkt sich den ganzen Vorgang der Herzbewegung und des Herzstoßes wie die Tätigkeit des hydraulischen Widders, der durch die Strömungen in Bewegung gesetzt wird. Darinnen liegt das Wahre, was den Ausführungen des Dr. Karl Schmid innewohnt. Aber man ist erst bei dem Mechanischen, wenn man so auffasst alles, was Herztätigkeit ist, als die Folge dieser ineinander gehenden, ich kann sie jetzt symbolisch Strömungen nennen, der flüssigen Strömungen und der luftförmigen Strömungen. Denn letzten Endes, was ist das Herz? Letzten Endes ist das Herz nämlich ein Sinnesorgan, und wenn wir auch dasjenige, was die Sinnestätigkeit des Herzens ist, nicht unmittelbar im Bewusstsein haben, wenn es auch zu den unterbewussten Sinnestätigkeiten gehört, was im Herzen vorgeht, so ist deshalb doch das Herz dazu da, dass die oberen Tätigkeiten gewissermaßen wahrnehmen können die unteren Tätigkeiten des Menschen.“

Der hydraulische Widder und die mechanische Herztätigkeit

Die von Rudolf Steiner in den obigen Ausführungen erwähnte Veröffentlichung des Dr. Karl Schmid enthält außer Einzelheiten über die Pulskurve und den Herzspitzenstoß eine klare Schilderung des hydraulischen Widders, den man früher in Gebirgsgegenden benutzt hat, um Wasser in einem Gebäude in die oberen Stockwerke zu heben, indem man das starke Gefälle der Wildwasser aus-

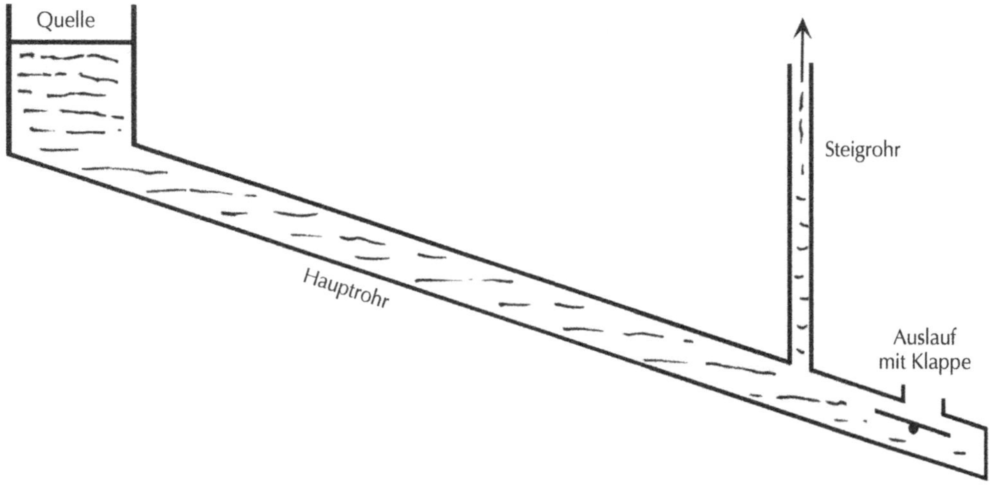

genutzt hat. Dr. Schmid schreibt: „Von einem Quellenfang oder einem Werksgerinne weg führt ein starkes Eisenrohr mit ziemlichem Gefälle abwärts.

Das Ende des Rohres ist verschlossen; kurz davor ist an der oberen Seite der Auslauf von der Weite des Rohres mit einer Klappe darunter. Nahe vor dem Auslauf hat das Hauptrohr eine kleine Öffnung, auf der das Steigrohr aufgesetzt ist. Wie nun das Wasser das Rohr durchströmt und beim Auslauf abfließt, reißt es durch Reibung die Klappe mit und schließt plötzlich den Auslauf. Die ganze in Bewegung befindliche und nun plötzlich aufgehaltene Wassersäule übt einen heftigen Stoß aus auf das Rohr und die Klappe, welcher Stoß sich in der zusammendrückbaren Flüssigkeit nach allen Richtungen fortpflanzt und an der einzigen nachgiebigen Stelle am Steigrohr zur Wirkung kommt; das Wasser wird durch das Steigrohr empor gejagt. Jetzt ruht das Wasser im Endstück des Widderrohres, die Klappe sinkt durch ihr eigenes Gewicht herab, durch den wieder geöffneten Auslauf stürzt das Wasser ab, reißt die Klappe mit, schließt sie und der eben geschilderte Vorgang wiederholt sich in rascher Folge. – Von der Schule her gewohnt, dass Wasser in Kommunikationsgefäßen gleich hoch steht, und dass ein Springbrunnen nicht mal so hoch steigt, als das Gefälle im zuführenden Rohr verlangen würde, weil ja durch Reibung an der Ausflussöffnung und in der Luft an auftreibender Kraft verloren geht, überraschte mich die Widderarbeit. Wie kommt diese Leistung zu Stande? Ein Hammer, ein Kilogramm schwer, drückt auf seine Unterlage mit seinem Gewicht; wenn ich den Hammer schwinge und auf die Unterlage niederschlage, so trifft er sie mit einer Wucht gleich dem Gewicht multipliziert mit der Geschwindigkeit. Die rasch fließende plötzlich aufgehaltene Wassersäule trifft die Wände des Rohres wie ein geschwungener Hammer und die in der unzusammendrückbaren Flüssigkeit nach allen Richtungen fortgepflanzte Stauwelle treibt durch das Steigrohr einen Teil des Wassers auf die mehr als vierfache Höhe des Gefälles empor." Und weiter: „Wenn eine in Bewegung befindliche Flüssigkeit durch einen Klappenschluss plötzlich aufgehalten wird, so muss ein heftiger Stoß und eine Stauwelle entstehen, und wir werden diesen Vorgang mehrfach in unseren Zirkulationsorganen finden." Überwiegend auf das Herz schreibt Dr. Karl Schmid weiter: „Wenn die Herzkammer in der Diastole mit Blut gefüllt, sich systolisch kontrahiert, so drückt sie auf das eingeschlossene Blut und setzt es gegen die nachgiebige Stelle: Gegen die Öffnung zum Vorhof und die noch offene Zipfel (Segel)klappe in Bewegung. Die Zipfelklappe wird dadurch plötzlich geschlossen und gespannt. Die durch den Klappenschluss plötzlich gehemmte Bewegung des Blutes muss wie beim Widder einen Stoß auf die Klappe und eine Stauwelle erzeugen, die später an der Herzspitze anschlägt und das noch vollkommen gefüllte, systolisch erhärtete Herz en masse gegen die Brustwand stößt. (...) Gleichzeitig werden durch diese Stauwelle die Taschenklappen aufgesperrt; jetzt tritt Blut in die Arterie ein."

Dr. Schmid identifiziert also den Kammerhohlraum mit dem Widderrohr, die Segelklappe mit der Ausflussklappe und die Herzspitze mit dem verschlossenen Ende des Widderrohres. Die Ausstrombahn der Kammer und die anschließende Arterie entsprechen dem Steigrohr. Das Rohrgefälle ist durch die Muskelverdichtung ersetzt. Man sieht also, dass er zu der Auffassung des Herzen als Stauapparat kommt und dass er die Bedeutung des Stauvorganges für die Blutbewegung erkennt. Eine darüber hinausführende Anschauung von der Ursache der Blutbewegung und von der Polarität zwischen oberem und unterem Menschen finden wir bei ihm nicht.

Die Embryonalentwicklung des Herzens

Will man über die rein mechanistische Anschauung vom Herzen hinauskommen und es als lebendiges Organ in den Lebensprozessen des durch Seele und Geist ergriffenen Organismus verstehen lernen, so ist es sinnvoll, zunächst der Anregung Rudolf Steiners zu folgen und sich die embryonale Bildung zu erarbeiten.

In der frühen Embryonalentwicklung entsteht nicht zuerst ein Herz, das das Blut bewegt, sondern es entsteht zuerst ein blutartiges Gewebe, das strömende Bewegungen vollführt. Eigentlich kann man sagen, dass die wachsenden, wasserreichen Zellgewebe der drei Keimblätter alle zuerst flüssig sind. Die ersten Organanlagen der Chorda dorsalis, des Nervenrohres und des Urdarms bilden sich durch langsam fließende, sich vermehrende Zellgruppen. Dann nehmen diese Organanlagen allmählich festere Formen an, die sich allerdings weiter wachsend immer noch umformen. Zwischen und in ihnen

Die Herzanlage wird aus der Zone vor dem Kopf zwischen die herumwachsende Amnionblase und den sich abfaltenden Dottersack geschoben.

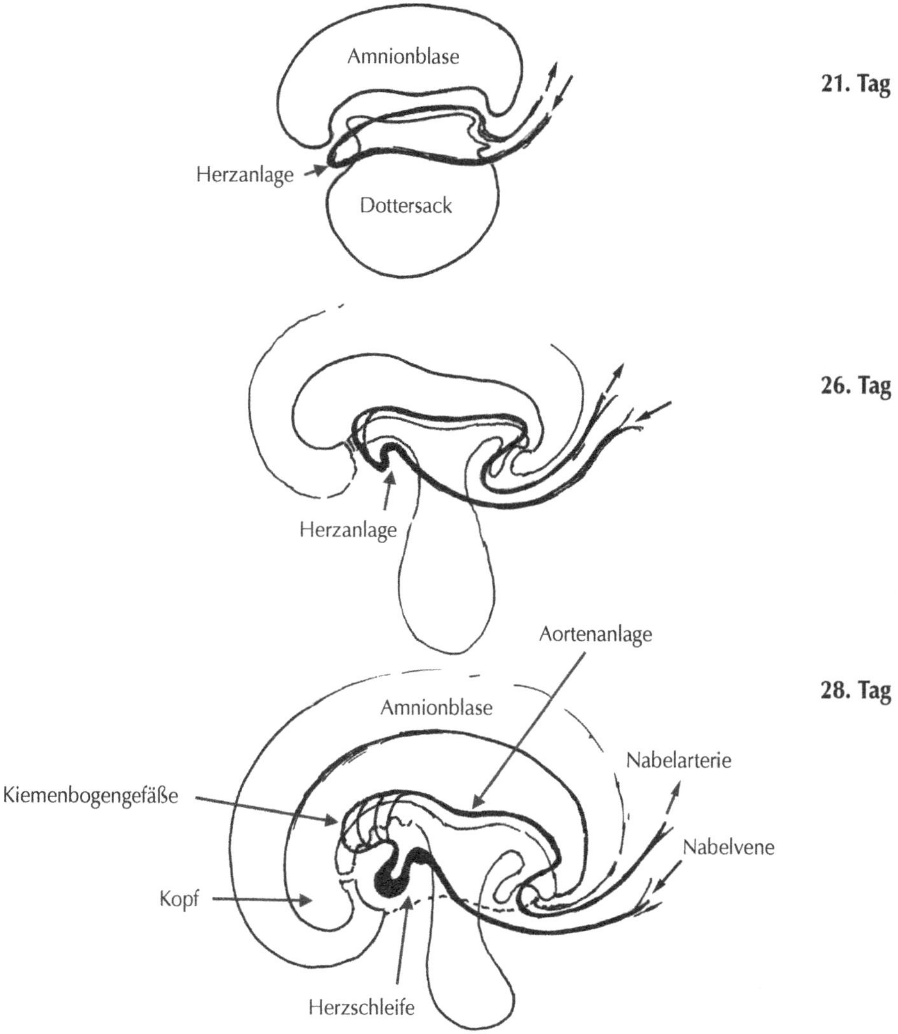

bilden sich Gewebelücken und Strömungszonen, in denen immer mehr nach bestimmten Strömungsbildern Zellen in Flüssigkeit wandern. Die ersten deutlichen Blutwege entstehen im extraembryonalen Mittelblattgewebe des Dottersacks, bald auch der Allantois und des Haftstiels. Vom Dottersack ausgehend gewinnen sie Kontakt zu den Flüssigkeitszonen im Embryo. Die Flüssigkeitszonen werden von Gefäßwänden umschlossen. So entwickelt sich allmählich ein doppelseitiger einfacher Kreislauf, der den Embryo über den Haftstiel mit der ernährenden Zottenhülle verbindet. Es tritt dabei nicht Blut der Mutter in diesen embryonalen Kreislauf ein, sondern der Embryo bildet von Anfang an sein Blut selbst, nimmt aber an den Zotten in dieses Blut Wasser und ernährende Stoffe aus dem mütterlichen Blut auf.

Vor dem Kopfpol der Embryoanlage entsteht im extraembryonalen Mittelblattgewebe rechts und links eine Umwendestelle der Gefäßströme. Das ist die Herzanlage, die zuerst doppelseitig ist. Wenn sich der Embryokörper beginnt plastisch herauszuheben, der Dottersack und die Allantois immer mehr von der im Embryokörper entstehenden Urdarmbildung abgefaltet werden und die Amnionblase sich über den Embryokörper auch nach vorne wölbt, werden diese Herzanlagen vor dem Kopf und der Vorderdarmzone nach unten verschoben und verwachsen in der Mitte miteinander. Dann ist die Herzanlage eine in der Mittellinie vor dem Vorderdarm liegende schlauchartige Sammelstelle für die Blutgefäße aus dem Embryokörper und seinen Hüllen. Die Blutgefäße treten sämtlich von unten an die Herzanlage heran. Die sich abgliedernde Vorhofzone liegt unten, die Kammerzone nach oben zum Kopf gerichtet bzw. in die allmählich entstehenden Kiemenbogengefäße übergehend. – Während die Herzanlage zwischen Kopf- und Bauchregion von außen nach innen verlagert wird, beginnt sie sich bereits unter ständigem Längenwachstum zu krümmen, so dass sich die Vorhofzone nach hinten oben, die Kammerzone nach vorne unten bewegt. Der noch einheitliche Ausstrombereich der Kammer bleibt zum Kopf gewendet. Die Kammeranlage erhält dadurch schon in dieser frühen Bildephase ihren spitzwinkligen Verlauf. So erkennen wir aus der Wachstumsform zu dieser Zeit bereits, dass das Herz ein Stauorgan wird. Aus der Ballung in die Brustregion und dem Verlauf der in die Herzanlage mündenden und aus ihr entspringenden Gefäße wird immer deutlicher, wie die Löwenkraft in der Herzbildung wirkt.

Das zuführende venöse und das aus dem Herzen entspringende arterielle Stromgebiet sind zunächst zweiseitig symmetrisch angeordnet. Die erste Zusammenfassung in der Mittellinie findet am Herzen selbst und an den vor der Rückgratanlage abwärtsziehenden Aorten statt. Letztere verschmelzen zu einer einfachen Arterie. Im Beckenbereich bleibt die Zweiseitigkeit bestehen und lässt später die Zustromgefäße für die beiden Beine entstehen. Aus dem Beckenbereich ziehen auch die beiden aus dem Embryokörper hinausführenden Blutgefäße rechts und links an der Allantois hinaus in den Haftstiel.

Je mehr der Embryokörper in den Hüllen plastisch abgegrenzt wird und Dottersack und Allantois mit dem Haftstiel zusammengelagert werden, bildet sich auch die Nabelzone zu Konzentrationsstelle der in den Embryo führenden Nabelvenen und aus ihm hinausführenden Nabelarterien um.

Während dieser ersten Bildephase ist die Herzanlage eingespannt in die Polarität des wachsenden, sich plastisch herausbildenden Embryos und der ernährenden Hüllen. Die weitere Bildung lässt eine Polarisierung in-

Vorderansicht des Embryoherzens mit stufenweiser Einwirkung asymmetrischer Kräfte und beginnender Rechts-Linksgliederung

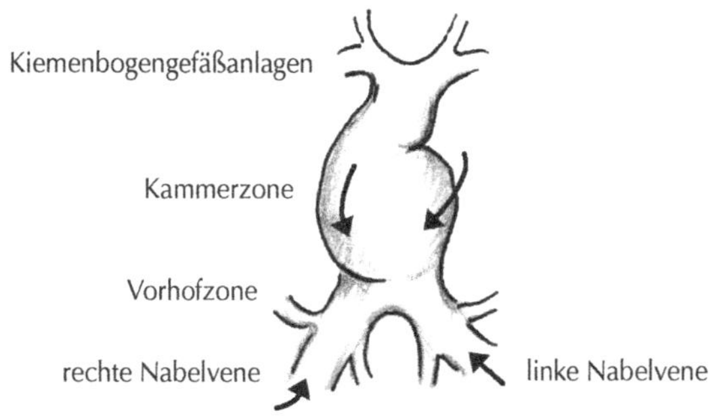

ca. 22. Tag

Die embryonale Herzanlage beginnt sich zu winden.

Die Pfeile geben die Wachstumsrichtung an.

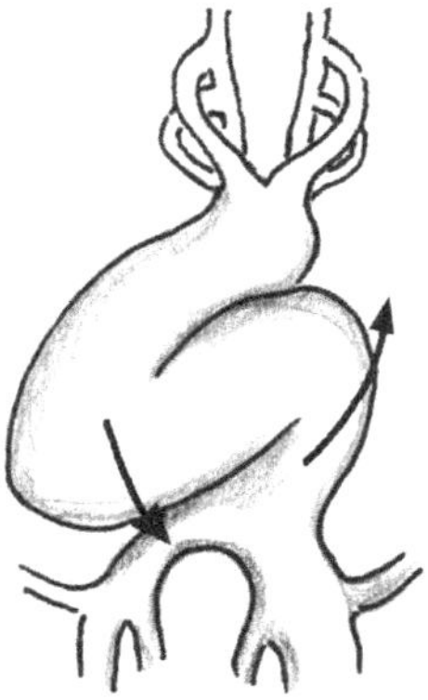

ca. 28. Tag

Wachstum und Gliederung der Kiemenbogengefäße.

Die rechte Nabelvene wird durch das Wachstum der Leber nach rechts weniger durchströmt.

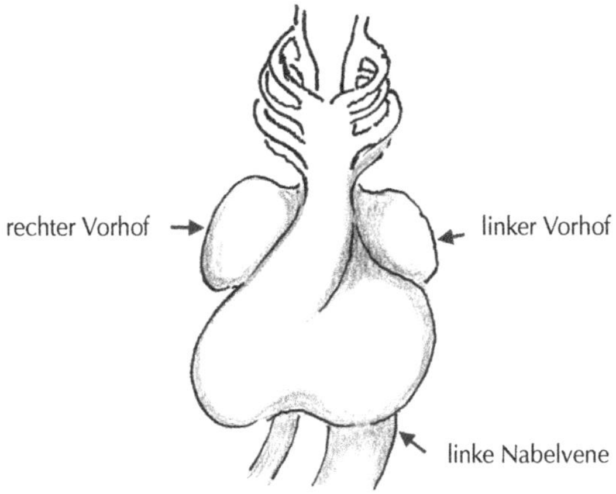

ca. 32. Tag

Es sind 4 Kiemenbogengefäße ausgebildet.

Die Vorhöfe werden hinten hochgeschoben.
Die Kammerzone wird zweiteilig.

nerhalb des Embryos zwischen Kopfzone und übrigem Leib erkennen. Diese innerembryonale Polarisierung wird durch starke, asymmetrisch wirkende Kräfte vom unteren Menschen her erzeugt. Die zunächst ganz auf den mittelständigen Urdarm eingestellte Organbildung, bei der die Leberanlage vor, die Milzanlage hinter dem Urdarm im Oberbauch liegen, wird durch die Schlängelung und das asymmetrische Wachstum der Darmabschnitte in die Asymmetrie getrieben. Wenn die Magenanlage ihre Kurve nach links und der Zwölffingerdarm seine Kurve von rechts nach links ausbildet, wächst die Leber stark nach rechts, die Milz nach links. Dadurch wird die vorher zweiseitig symmetrische Ausbildung der von unten zur Herzanlage ziehenden Venen auch asymmetrisch. Es bildet sich das System der mehr rechtsseitig orientierten unteren Hohlvene heraus. Dagegen wird die rechte Nabelvene, die von der Ernährungshülle erneuertes Blut bringt, durch das rechtsgerichtete Leberwachstum abgedrückt und zurückgebildet. Die linke Nabelvene bleibt mit einem umso kräftigeren Einstrom von unten übrig, gibt dem Herzen zuerst einen Schub von links in der Vorhofzone, wird aber immer mehr nach rechts gezogen und schließlich mit der unteren Hohlvene vereinigt. Der venöse Einstrom von unten gelangt immer mehr auf die rechte Vorhofseite, behält aber im Vorhof die Beziehung zur linken Seite. Dadurch strömt das Blut von unten kommend vom rechten zum linken Vorhofabschnitt hinüber und gelangt so auf die linke Seite der Kammer. Während die Vorhofzone einen Wandel von einer Links- zu einer Rechtsbetonung des Einstroms von unten durchmacht, windet sich die Kammer über rechts nach links und bildet so die beiden Kammerabschnitte vor, die erst später durch eine Scheidenwand getrennt werden. Durch die Verwindung des Herzens in dieser Spiralform wird auch der Einstrom des Blutes von oben in die Asymmetrie getrieben und konzentriert sich auf die rechte Herzseite, indem der venöse Strom von der linken Kopfseite und dem linken Arm sich oberhalb des Herzens nach rechts wendet und mit der entsprechenden rechten Vene zusammen die obere Hohlvene bildet.

In derselben Zeit verändert sich auch das Kiemengefäßgebiet, das sich zunächst symmetrisch an den Ausstrom des Herzens angegliedert hatte und beiderseits rückwärts in die paarigen Aorten überging. Die Kammerausstrombahn wird verwunden, so dass der aus dem linken Kammerteil aufsteigende Blutstrom etwas über rechts nach oben schwingt und vor allem den linken Ast des IV. Kiemenbogens stärker füllt, der sich dadurch zum Aortenbogen ausbildet. Seine Verbindung zum III. Kiemenbogen wird als oberes Arteriensystem ausgebildet, das den Kopf und die oberen Gliedmaßen erreicht. Die I., II. und V. Kiemenbogenarterie werden beiderseits zurückgebildet. Der rechte Ast der IV. Kiemenbogenarterie wird nur als Zugang zum rechten Arm ausgebildet. Die Verbindung zu absteigenden Aorta wird zurückgebildet. – Der aus der rechten Kammerseite aufsteigende Blutstrom schwingt über links vor der Aortenwurzel hinauf und erfüllt das

Entwicklung der herznahen Arterien und der Kiemenbogengefäße

(Ansicht von vorne, alle sich zurückbildenden Gefäßabschnitte sind gestrichelt gezeichnet)

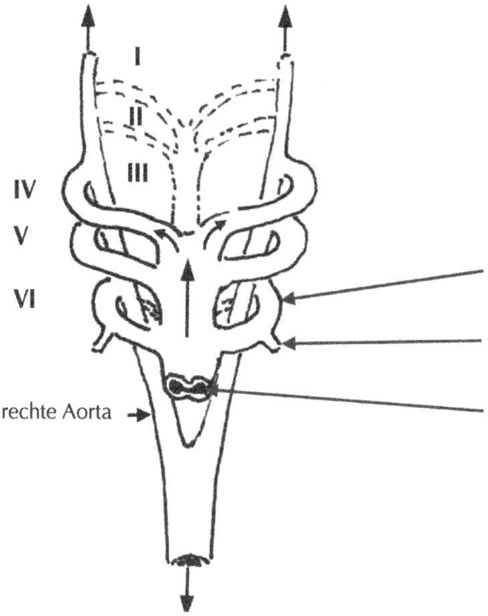

6. Woche

Alle sechs Kiemenbogenarterien angelegt, die I., II. und V. bereits zurückgebildet; das Herz ist nicht dargestellt.

Aus der VI. Kiemenbogenarterie entspringen die arteriellen Lungengefäße.

Das große, nach oben aus der Herzkammer entspringende Gefäß zeigt bereits die Aufteilung in den rechts liegenden Aortenwurzelabschnitt und den links liegenden Lungenarterienteil.

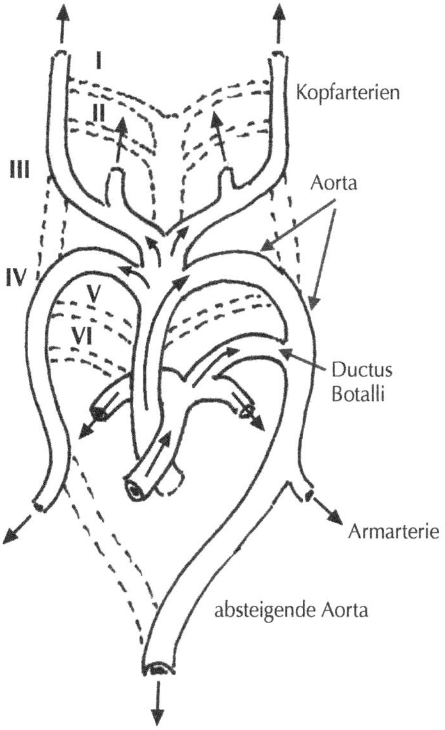

7. Woche

Aus der III. Kiemenbogenarterie entsteht die Verbindung zum Kopf. Aus dem linken Teil der IV. Bogenarterie wird der Aortabogen. Von der VI. Kiemenbogenarterie stammen die Lungengefäße ab. Die rechte Verbindung der VI. Arterie zur absteigenden rechten Aortenanlage ist schon zurückgebildet. Die linke bleibt als Ductus Botalli bis zur Geburt erhalten. Die kleine E-Kreuzung der großen Ausstrombahnen des Herzens ist bereits zu erkennen.

Gebiet der VI. Kiemenbogenarterien beiderseits. Diese Kiemenbogengefäße bilden sich als linker und rechter Ast der Schlagader, die aus der rechten Kammerseite aufsteigt, zu Lungenarterien aus und sprießen baumartig in die Lungenflügelanlagen ein. Die zuerst vorhandene Verbindung zu der absteigenden Aorta wird rechts bald vollständig zurückgebildet. Links bleibt diese Verbindung bis zur Geburt als Ductus arteriosus Botalli erhalten.

Wenn alle diese Bildevorgänge im dritten Embryonalmonat weitgehend abgeschlossen sind, ist das Herz ein Stauorgan zwischen der venösen und arteriellen Seite. Der noch ganz in Wachstumsvorgängen aufgehende obere Organismus steht polarisch dem unteren gegenüber, der stärker unter dem Einfluss des venösen Blutes steht. Der Blutstrom durch das Herz erfolgt dann bis zur Geburt folgendermaßen:

Das von unten aus der Nabelzone kommende Blut, das Nährstoffe und Sauerstoff herbeiführt, gelangt von unten in den rechten Vorhofteil, fließt weiter durch die noch offene Verbindung in den linken Vorhofteil und von dort in die linke Kammeranlage. Durch die Aorta erreicht es zuerst die Abgangsstellen der in den oberen Organismus ziehenden Adern. Erst unterhalb dieser Abzweigungen wird es mit dem über den Ductus Botalli zufließenden venösen Blut vermischt. Der untere Organismus, dessen Organanlagen von den Ästen der absteigenden Aorta erreicht werden, erhält Mischblut. – Das Venenblut vom Kopf zieht über die rechte Herzseite in die Lungenschlagader. Es verteilt sich nur teilweise in die noch schwach durchbluteten Lungenanlagen, während das übrige venöse Blut über den Ductus Botalli in die absteigende Aorta gelangt. – Somit wird der obere Organismus stärker von den ernährenden Kräften und dem Sauerstoff erreicht als der untere.

An der Lunge sprießen die Venen in den sich abgliedernden linken Vorhof hinein. Der Lungenweg ist aber bis zur Geburt nur wenig vom Blut ergriffen.

In den vom Blut weniger und schließlich gar nicht mehr durchströmten Herzgebieten, die man im Vergleich mit entsprechenden Gebieten im Wasserorganismus der äußeren Natur als Totwasserzone bezeichnet, bilden sich die Scheidenwände heraus, die die beiden Vorhöfe, die Kammern und die Ausstromzonen in eine rechte und linke Seite trennen.

Der starke Zustrom aus der unteren Hohlvene hält am Vorhofseptum ein ovales Fenster offen. An diesem Fenster bilden sich auf der linken Seite zwei jalousieartige Falten, die sich erst schließen, wenn nach der Geburt durch den ansteigenden Druck des aus der beatmeten Lunge kommenden Blutes der Einstrom von der unteren Hohlvene zurückgedrängt wird.

Von dem Beginn der Lungenatmung an wird das venöse Blut aus dem unteren Organismus, das dann kein Nabelblut mehr enthält, mit dem venösen Blut vom oberen Organismus vermischt. Rechtes und linkes Herz sind als venöser und arterieller Bereich vollkommen voneinander getrennt.

Entwicklung der herznahen Arterien und der Kiemenbogengefäße
(Ansicht von vorne)

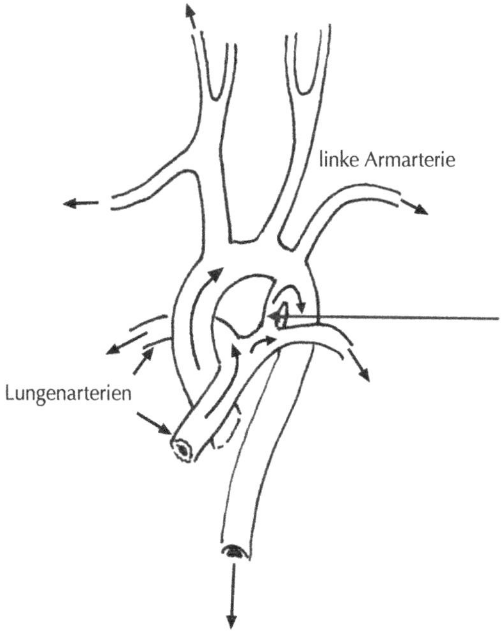

Ab dem 3. Monat

Das durch den Aortenbogen strömende Blut ist überwiegend arteriell und erreicht so den Kopf und die oberen Extremitäten.

Aus dem Lungenkreislauf wird unterhalb der Abgangsstellen der linken Armarterie venöses Blut durch den Ductus arteriosus Botalli dem Blut in den absteigenden Aorten zugemischt.

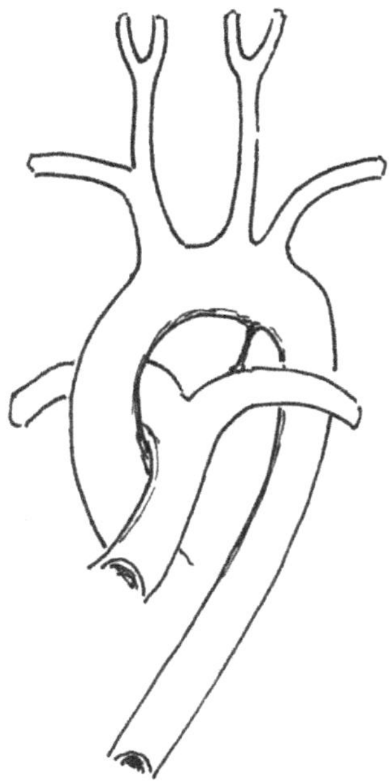

6 Monate nach der Geburt

Der große und der kleine Kreislauf sind im Herzen vollkommen getrennt. Der Ductus Botalli ist nicht mehr durchströmt und zu einer Bandverbindung zwischen der Lungenschlagader und der Aorta geschrumpft.

Menschliches Herz von vorne gesehen

Man sieht das kleine E-Kreuz, das von Aorta und Lungenarterie an der Vorderseite gebildet wird.

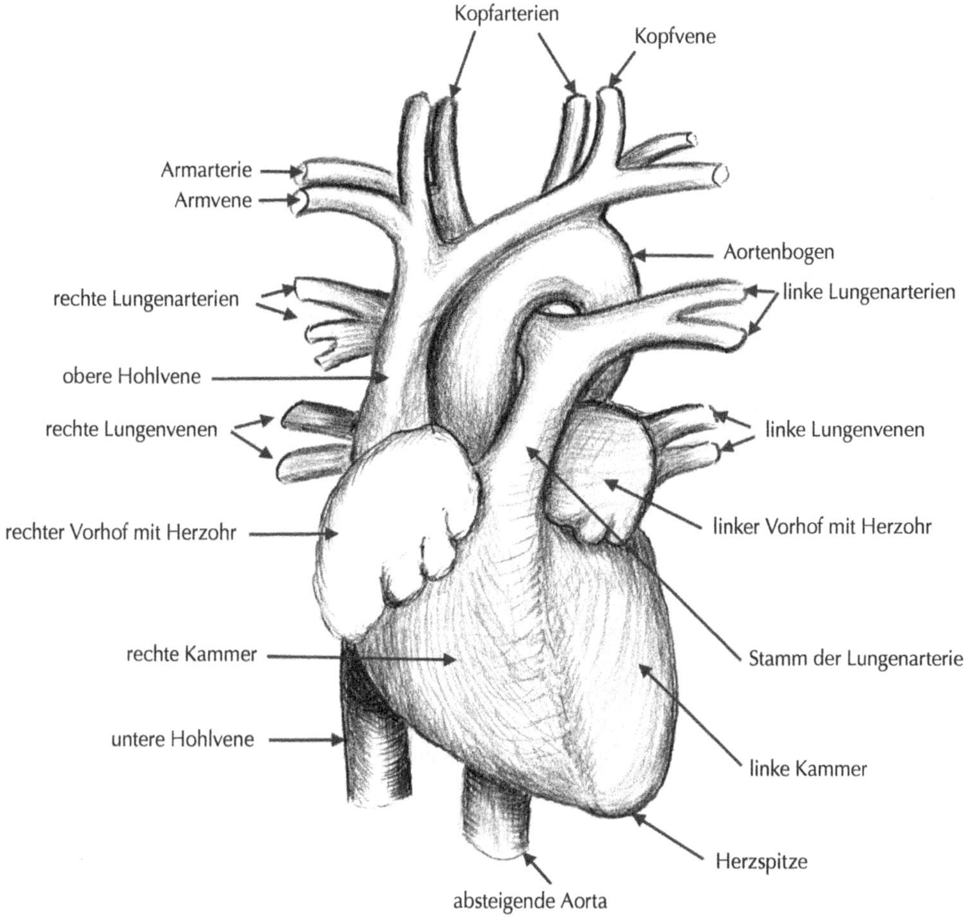

Die Unterteilung der beiden Herzseiten in die drei Zonen: Vorhof, Kammer und Arterienwurzel durch die Klappen entsteht durch Wucherungen der Herzinnenhaut. Die früh in der Embryonalzeit einsetzende, zunächst sehr schnelle Pulsation der Herzanlage ist mehr muskulär bedingt. Die Klappen werden erst allmählich ausgeformt und führen dazu, dass die zuerst weichere Pulsation in das „Schlagen" des Herzens übergeht.

Im werdenden Herzen können wir ein Eingespanntsein in drei nacheinander entstehende Polaritäten unterscheiden:

1. Vom Anfang bis etwa zur siebenten Woche die Polarität zwischen Hüllen und Embryo. Diese Phase führt zur ersten Stauung

Menschliches Herz von hinten gesehen

Man erkennt das große E-Kreuz, gebildet aus dem rechten Vorhof mit den beiden Hohlvenen und den horizontal verlaufenden Lungengefäßen mit dem quergelagerten linken Vorhof.

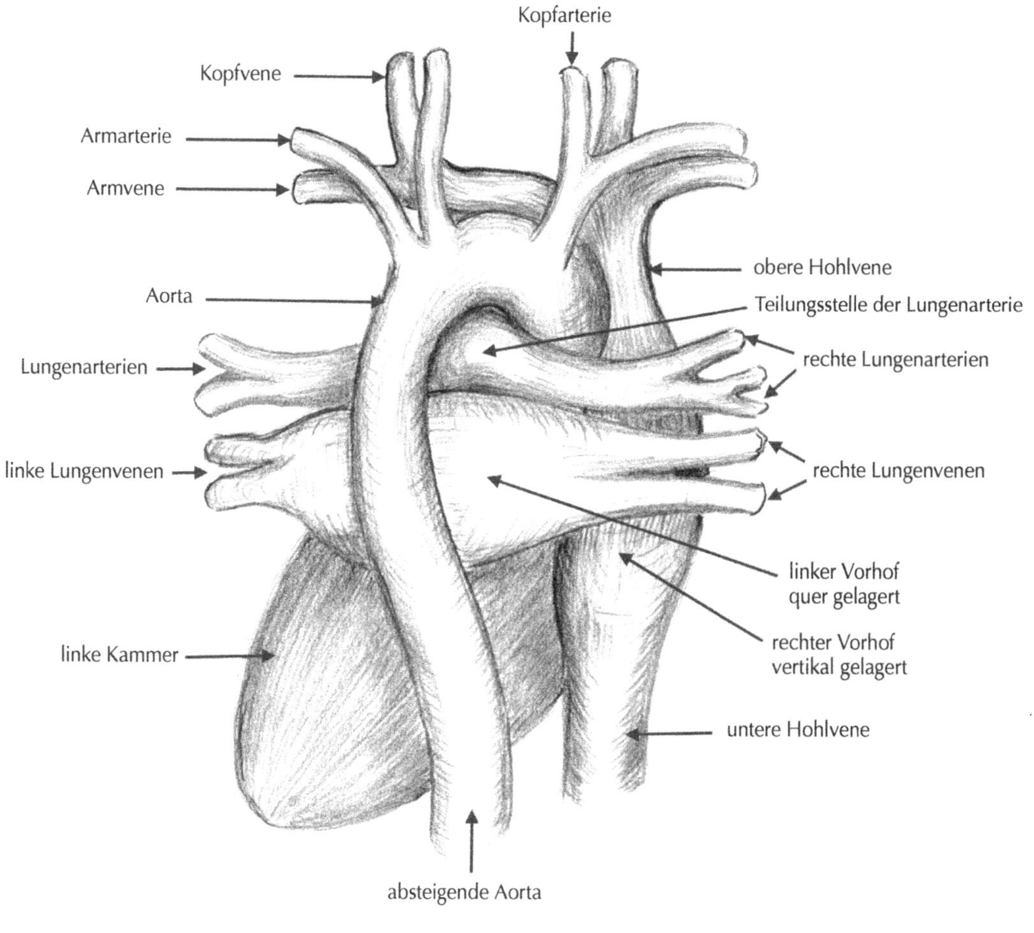

durch Hinaufschieben der Vorhofanlage mit Bildung der Umwendezone an der Herzspitze.

2. Etwa ab dem zweiten Monat bis zur Geburt die Polarität zwischen Wachstumsvorgängen des oberen und unteren Organismus. Symmetriekräfte oben, Asymmetrie- und Drehkräfte unten. Trennung in rechte und linke Herzseite.

3. Ab der Geburt Polarität zwischen oberem und unterem Menschen: - Der obere Mensch immer mehr ergriffen von den äußeren Sinnesprozessen und dem dahin geöffneten Nervenleben. Ruhepol, Bewusstseinspol. - Der untere Mensch hingewendet an die Verarbeitung der von außen aufgenommenen Nahrung.

- In der Mitte das Herz in der Begegnung von Atmung und Blutprozessen.

Vertieft man sich so in die dargestellten Werdeprozesse, dass sie einem allmählich als bewegte Bilde- und Strömungsgesten vor Augen stehen, und verknüpft man sie mit den übrigen Werdeprozessen, kann man eine Ahnung von der Tätigkeit eines umfassenden, in stetigem Wandel begriffenen, schaffenden Zeitorganismus bekommen, der am Menschen wirkt.

Diese Anschauung kann dann zu einem wirklichen Erfassen rhythmischer Vorgänge führen.

Die Verdauungsorganisation

11

Der dreigliedrige Mensch

Es wurde bisher dargestellt, wie der sich bewegende und sprechende Mensch in der Leibesgestaltung lebt. Nun soll umfassender behandelt werden, wie er sich überhaupt in der Leibesorganisation verwirklicht. Dabei soll von der Dreigliedrigkeit ausgegangen werden. Es soll aber auch ausgeführt werden, wie in den verschiedenen Gliedern der totale Mensch erscheint, der einen physischen Leib, einen Lebensleib, einen Astralleib und ein Ich hat.

Die Verwirklichung des Menschseins im Leibe geschieht von zwei Polen aus, die durch eine mittlere Organisation miteinander verbunden sind. Die beiden Pole, das Nerven-Sinnes-System und das Stoffwechsel-Gliedmaßen-System, sind vollkommene Gegensätze.

Im *Nerven-Sinnes-System* ist die Leiblichkeit so ausgebildet, dass sie Durchlass sein kann für ein empfindendes Erleben von in der Natur ausgeprägten Qualitäten und für die geistig-seelischen Erlebnisse und Tätigkeiten. Durch spezialisierte Sinnesorgane wird die Welt aufgeschlossen. Durch das Nervensystem (besonders das Gehirn) werden bewusstes Erleben und Denktätigkeit möglich. Die spezialisierten Organe des Nerven-Sinnes-Systems sind durch die Entwicklung in der Urvergangenheit der Menschheitsentwicklung vorbereitet worden. Diese Werdekräfte werden zwischen den Erdenleben in der Vorbereitung einer neuen Leiblichkeit durch Umwandlung der Stoffwechsel-Gliedmaßen-Organe dem neuen Menschenleib von der Kopfregion her einverwoben. So stammt die Hauptesorganisation als vorwiegend vom Nerven-Sinnes-System her geprägt in zweifacher Weise aus der Vergangenheit: aus der persönlichen Vergangenheit der früheren Erdenleben des einzelnen Menschen und aus der allgemeinen Menschheitsvergangenheit. Die aus diesen alten Kräften zu Beginn des Erdenlebens erbildete Organisation wird bald in einen Zustand der Erstarrung, des Absterbens geführt. Nur so kann sie Grundlage des Sinnes- und Denklebens werden. Dabei verliert diese Organisation die lebendige, leibliche Wandelbarkeit und die Möglichkeit, sich aus den eigenen Kräften stofflich zu erneuern.

Die Kraft der Erneuerung, des Wachstums und der Regeneration aber erhält die polarisch gebildete *Stoffwechsel-Gliedmaßen-*

Organisation. Sie tritt der gewordenen Natur, der aus dem göttlichen Sein herausgetretenen Welt nicht wahrnehmend entgegen. Sie holt sich aus der Auseinandersetzung mit der Welt die Kraft zur Selbstverwirklichung des menschlichen Individuums in der Leibesbildung. Die stoffliche Umwelt des Menschen kann ihm nicht einfach als Nahrung dienen, weil sie nicht menschlich ist. Der Mensch muss seine Leibesstofflichkeit selbst bilden. Er nimmt dabei aber kein originäres Stoffschaffen aus dem Geiste heraus vor, wie es die Throne zu Beginn der Weltschöpfung während des alten Saturns taten, sondern muss vielmehr an das Stoffliche der Naturwesen anknüpfen und dieses bis zu einem gewissen Grade auflösen. Im Zerstörungsorgan der Verdauung erwirbt sich der Mensch die Kräfte, seine eigene Leibessubstanz aufzubauen. Je mehr er es fertig bringt, die Bildekräfte der Naturwesen dabei zu vernichten und rückgängig zu machen, desto stärker wird die von ihm aufgebaute Leiblichkeit, umso kräftiger die Gesundheit. Im Stoffwechsel-Gliedmaßen-Organismus ist der Mensch am meisten leiblich-schöpferisch tätig. Diese Organisation wird bei Beginn jedes neuen Erdenlebens dem aus den Vergangenheitskräften geprägten Kopf gleichsam angehängt. Sie stammt aus den unteren, der Erde zugewandten kosmischen Zonen und der Erde selbst. In dieser Organisation verwirklicht sich der Mensch in die Zukunft hinein.

Die beiden polaren Organisationen: Nerven-Sinnes-System und Stoffwechsel-Gliedmaßen-System sind wie positiv und negativ aufeinander abgestimmt. Sie funktionieren nur im gegenseitigen Miteinander. Das menschliche Leben spielt sich im Spannungsfeld dieser beiden Organisationen ab und wird aus der Spannung unterhalten.

Diese Tatsache weist darauf hin, dass die Tätigkeit des mittleren Menschen, der *rhythmischen Organisation*, nicht nur einfach eine Vermittlung sein kann. Die Gegensätze der Pole dürfen sich nicht vermischen. Das Wesen der rhythmischen Organisation kann also selbst nicht in abgeschlossenen Organen festgelegt und erschöpft sein. Sie muss vielmehr in einem Zustand der Schwebe gehalten werden. Die in der rhythmischen Organisation verhältnismäßig abgeschlossen erscheinenden Organe der Zirkulation und der Atmung stellen also keine Motoren der Rhythmik dar. Die bewegenden Kräfte treten in diesen Organbildungen allerdings nicht voll in Erscheinung. Der Ursprungsbereich des rhythmischen Menschen bleibt daher im Verborgenen. Aus dem Unsichtbaren seines Quellgrundes empfängt der Mensch aber die Kräfte, aus denen heraus er zwischen Vergangenheit und Zukunft sein Schicksal gestaltet.

Der geistig-seelische Wesenskern des Menschen ergreift die Leiblichkeit nicht unvermittelt. In die Weltensubstantialität kann das Ich nur über das Wärmeartige eindringen. Die Flamme des Menschengeistes kann nur durch das ihr verwandte Feuer im Materiellen erscheinen. Die Weltensubstanz selbst hat sich vom alten Saturn her in Stufen entwickelt, so dass aus dem geistigen Willensopfer der Throne Feuer als erste Form in Erscheinung trat. Aus dieser Ursubstanz des Feuers entsprangen alle weiteren Formen stufenweise sich entfaltend während der Weltenentwicklung. Während der alten Sonnenentwicklung verdichtete sich aus dem Wärmeartigen die Anlage für Luft. Aus diesem Verdichtungsprozess konnte wie in eine entgegengesetzte Richtung der Lichtäther aufsteigen. Der Materialisationsprozess war also von einem Entmaterialisierungsprozess begleitet. Die Ätherisierung ließ die verdichtete Stofflichkeit mit dem Geistkosmos in Verbindung bleiben. So ging es weiter durch die großen Werdestufen der Welt hindurch. Während der alten Mondenzeit verdichtete sich ein Teil der Luftsubstanz zu Wasser; gleichzeitig entmaterialisierte sich ein Teil der Luftsubstanz zu dem Chemischen oder Klangäther. Während der Erdenzeit wurde das Erdelement verfestigt, der Lebensäther als Gegensatz geboren.

Die Ich-Entwicklung des Menschen ist mit der Ausbildung des physischen Erdenleibes, der von mineralischer Substanz durchdrungen ist, verbunden. Das Ich kann aber nicht unmittelbar in die feste Bildung eintreten. Es verwirklicht sich stufenweise über Astralleib und Ätherleib. Unmittelbar stofflich tätig werden kann es nur in der Wärme. Es schafft sich eine Wärmeorganisation. Indem das Ich von da her die ätherisch-physische Leiblichkeit ergreift, dringt es über den Luftorganismus in das Tätigkeitsfeld des Astralleibes, über den Wasserorganismus in den Ätherleib und schließlich durch das eigentliche Erdhafte in die physische Leiblichkeit ein. Dabei erregt es aus dem Ergreifen des Astralleibes mittels seiner Wärmeimpulse im Luftorganismus Lichtkeime, die ein verborgenes Lichtleben im Menschen entzünden. Aus dem Ergreifen des Lebensleibes im Flüssigkeitsorganismus erregt die Ich-Wärme den Weltenton, die Sphärenharmonie, die die Impulse des chemischen Äthers in die Leibbildung hineinträgt. Beim Ergreifen des Erdelements erregt das Ich durch die genannten Schichten hindurch im Menschen ätherische Lebenskeime, die ermöglichen, dass das Ich auch im physischen Leibe erscheinen kann.

Dadurch, dass der Mensch aber nicht nur ein leibaufbauendes Leben verwirklicht, sondern auch ein Bewusstsein verschiedener Helligkeitsgrade erreicht, kommt es in der Leiblichkeit auch wieder zu Abbau, zur Zerstörung. Dabei wird Substanz zerstört, Stoff verschwindet wieder. In Stoffbildung, Stoffverwandlung und Neubildung verwirklicht der Mensch sein Dasein.

Der heutige Erdenmensch ergreift die Weltensubstanzen in seiner Leiblichkeit von zwei Seiten her. Vom Kopf aus wirkt am stärksten der Wärmeäther, der die kosmisch-klimatischen Vorgänge in den Menschen einprägt. Von der inneren Stoffwechselregion aus wirkt der Lebensäther durch Zerstückelung der Stoffe verlebendigend. Dagegen spielt das Erdelement die größte Rolle im Kopfbereich in der Schädel- und Gehirnbildung. Das Wärmeelement wird vor allem in den Bewegungsvorgängen des Stoffwechsels erzeugt.

Im mittleren Menschen kommt es zu einer Überkreuzung. Im Stoffwechsel wird im Zusammenhang mit dem Wärmeelement das Luftelement zwar wirksam, aber erst nachdem in allen inneren Lebensprozessen das Wasserelement tätig geworden ist. Das Tätigwerden des eigentlichen Luftelementes liegt dem Kopfpol, also dem Irdischen näher. Es muss aber doch an das Wärmehafte herangebracht werden, damit die Substanzen astralisiert werden können. Das geschieht in der Nierenorganisation. Die dabei frei werdenden Lichtkeime sind Grundlage der seelischen Regsamkeit. Wärme- und Lichtäther werden über die obere Organisation aufgenommen. Sie regen von außen die geistig-seelische Tätigkeit an. Lebens- und Klangäther werden über den unteren Menschen aufgenommen und sind Grundlage der lebendigen Leibbildung. Das Erdelement bildet den Kopfpol. Das Wärmeelement befeuert den Stoffwechselpol. Das Wasserelement bildet die Lebensprozesse fort. Das Luftelement führt die Seele in den Leib.

Die Stoffwechselorganisation

Sind die Bewegungsorgane als Instrumente der irdischen Tätigkeit des Menschen nach außen gewendet, so richten sich die Stoffwechselorgane nach innen.

Dies hängt damit zusammen, dass die menschliche Leibwerdung nicht einfach eine Fortsetzung der naturhaften Bildung ist, sondern dass sie nur dadurch entstehen kann, dass die aus dem Weltenprozess herausgeschaffenen Naturbildungen im Menschen wieder rückgängig gemacht werden. Nur in der Embryonalentwicklung, in der er ganz

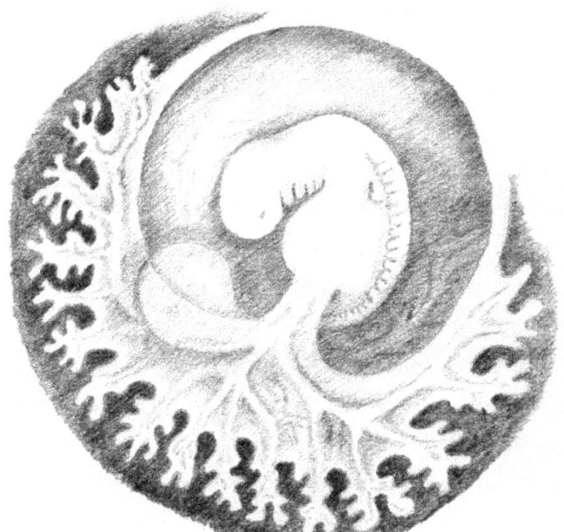

Sechs Wochen alter menschlicher Embryo mit plazentarem Zottenbaum

Dünndarm mit arteriellem Blutgefäßbaum (Schlingen zur Seite gelegt)

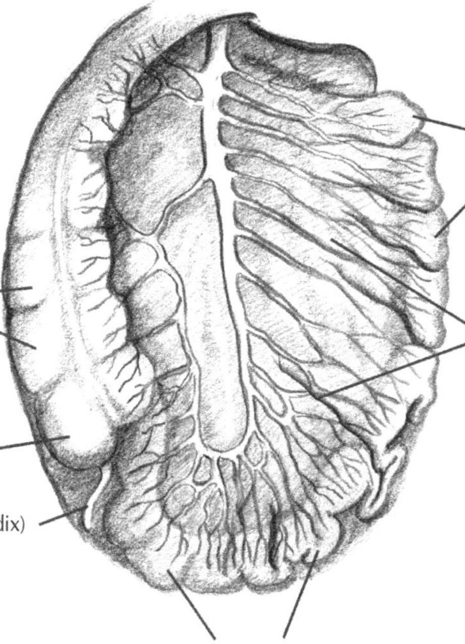

eingehüllt ist in schon vorgebildete Menschensubstanz, kann der Menschenkeim ein nach außen gewendetes Ernährungsorgan ausbilden. Er tut dies zunächst in der Zottenhautbildung der Eiblase, die das mütterliche Schleimhautgewebe des Uterus verdauen und zur Leibbildung aufnehmen kann. Danach bildet er das Ernährungsorgan in die Plazenta um, die ein Wurzelorgan darstellt, mit dem der Embryo seine Nahrung aus dem mütterlichen Blut empfängt und auch seine Ausscheidungen in das mütterliche Blut vornehmen kann. Ein verinnerlichtes und auf die Erde gerichtetes Abbild dieser plazentaren Wurzelorganisation schafft sich der Mensch in seiner inneren Dünndarmregion und der damit in Verbindung stehenden Blutorganisation.

Bei der Entstehung dieser Organisation ist zu beachten, dass die menschliche *Darmbildung* während der ganzen Embryonalzeit von der Außenwelt abgeschlossen ist und deshalb nicht mit der einfachen Darmbildung niederer Tiere im Sinne einer Gastrulation verglichen werden kann. Bei der Gastrulabildung niederer Tiere kommt es einfach zu einer Einbuchtung der Außenhaut, durch die die Außenwelt des Wassers unmittelbar in das Innere des Tieres eindringt. Die erste Anlage der

Darmbildung des Menschen steht aber nicht mit der Außenwelt in Verbindung und auch nicht in dem Sinne wie das bei eierlegenden Tieren, zum Beispiel Vögeln der Fall ist. Bei diesen Lebewesen entwickelt sich nämlich die Darmorganisation über dem Dotter, der als Nährsubstanz von dem Muttertier in das Ei abgesondert wurde. Die menschliche Keimesbildung enthält zwar einen Dottersack, aber keine Dottersubstanz. Der Dottersack, der an der Bauchseite der Keimscheibe liegt, ist beim Menschen lediglich der Ort, durch den die spätere Auseinandersetzung mit der Erdenstofflichkeit angezeigt wird. Von diesem Ort her bildet sich der Mensch in der Embryonalzeit seinen Magen-Darm-Trakt als ein differenziertes Verinnerlichungsorgan aus.

Die plastische Bildung des menschlichen Embryokörpers beginnt nach der Anlage der Rückensaite oder Chorda dorsalis als Anlagezone des Achsenskeletts mit der Ausbildung des Nervenrohrs auf der Seite der Amnionhöhle und des Urdarmes auf der Seite des Dottersacks. Die Anlage zum Gehirn und Rückenmark entsteht also aus dem äußeren Keimblatt, die Anlage zum Darmblatt aus dem inneren Keimblatt. Beide Organisationen werden von den Geweben des mittleren Keimblattes ergriffen und somit von der sich bald ausbildenden Blutzirkulation belebt. Diese Blutzirkulation verbindet die inneren Organanlagen des Embryos zunächst über den Haftstiel, später über die Nabelschnur mit dem plazentaren Ernährungsorgan.

Der *Urdarm* des Menschen ist keine rundliche Höhlenbildung wie der durch die Gastrulation bei niederen Tieren zu Stande kommende Innenraum. Er stülpt sich viel mehr vom Dottersack aus gleich in Längsrichtung des Embryokörpers nach oben und unten aus, wobei er zunächst in der Mittellinie des Embryokörpers an der Vorderseite der Chorda dorsalis liegt. Von seiner Ursprungsstelle am Dottersack streckt sich der Urdarm nach oben in die Kopfanlage und bildet hier den Mund aus. Nach unten erstreckt er sich bis zu der Stelle des späteren Afters am Steiß des Embryos. Die weitere Ausbildung des Darmes geschieht durch ein starkes Längenwachstum des Darmrohres, welches viel stärker ist als das Wachstum der sich um diese Organisation ausbildenden Körperhöhlen. Dadurch beginnt der Darm sich zu schlängeln. Die erste Kurvenbewegung, die der Darm dabei ausführt, liegt noch genau in der Mittellinie. Es handelt sich um die sogenannte *Nabelschleife*, die genau hinter dem Abgang des Urdarmes aus dem Dottersack liegt. Diese Abgangsstelle wird später am Körper durch den Bauchnabel bezeichnet. Der Darm wächst also zunächst in Richtung auf den Nabel in die Länge. Auch derjenige Teil des mittleren Keimblattes, der den betreffenden Abschnitt des Urdarmes umkleidet und die Blutgefäße an den Darm heranbringt, wird durch die Ausbildung der Nabelschleife verändert. Die vom Blut durchpulsten Gewebe des mittleren Keimblattes, die mit dem Darm in Kontakt treten und auch die sich allmählich abschnürende Bauchhöhle auskleiden, nennt man das Bauchfell. Dieses *Bauchfell* übergreift die Urdarmanlage von hinten her und nimmt die Äste der großen, vom Herzen

Darmentwicklung (Seitenansicht von rechts)

Frühe Embryonalstufe

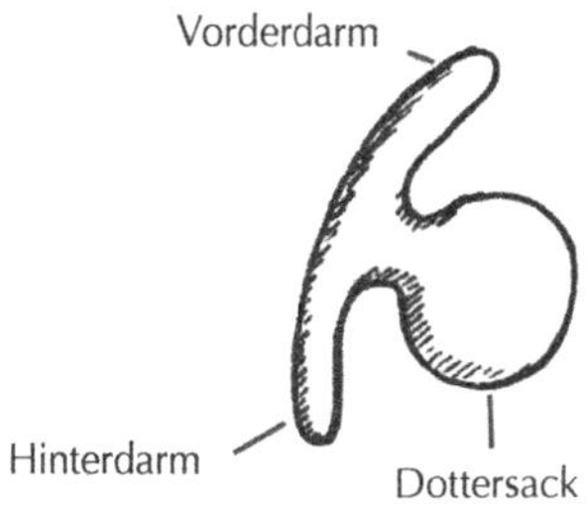

Spätere Embryonalstufe

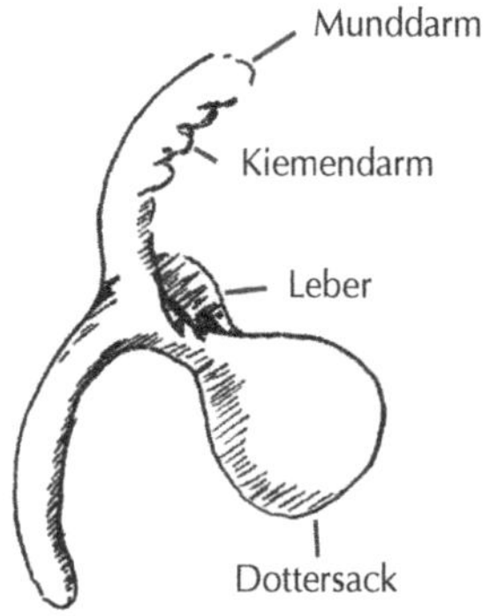

Ende des 2. Embryonalmonats

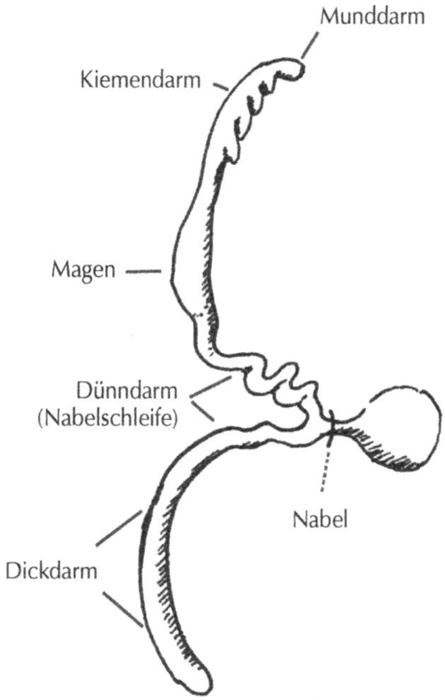

Endgültige Anordnung

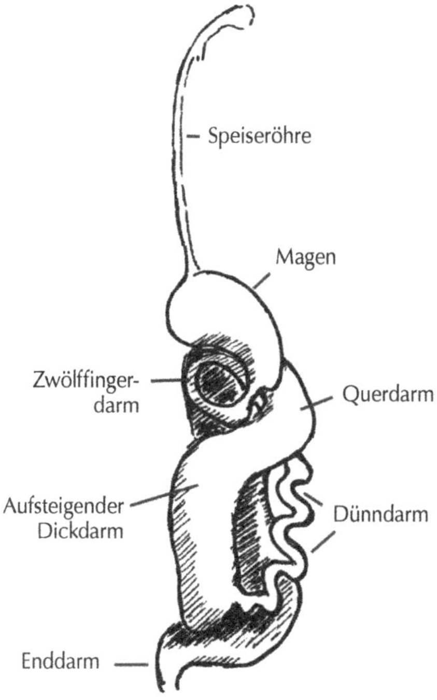

Darmentwicklung (Vorderansicht)

Frühe Embryonalstufe

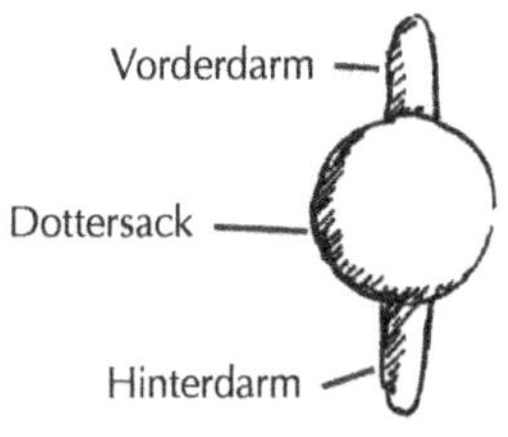

Spätere Embryonalstufe

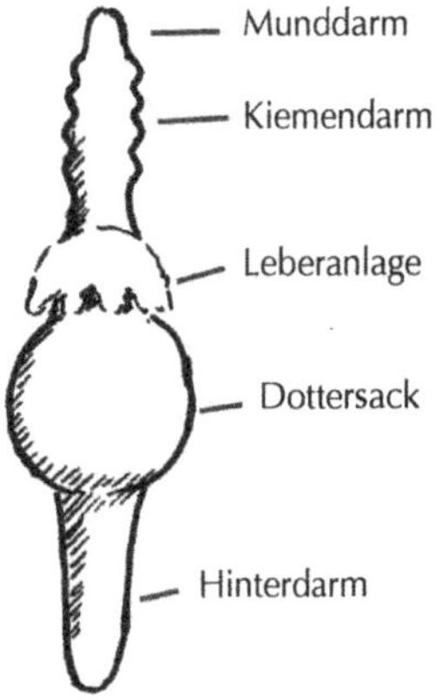

Wachstumsbewegung des Darmes

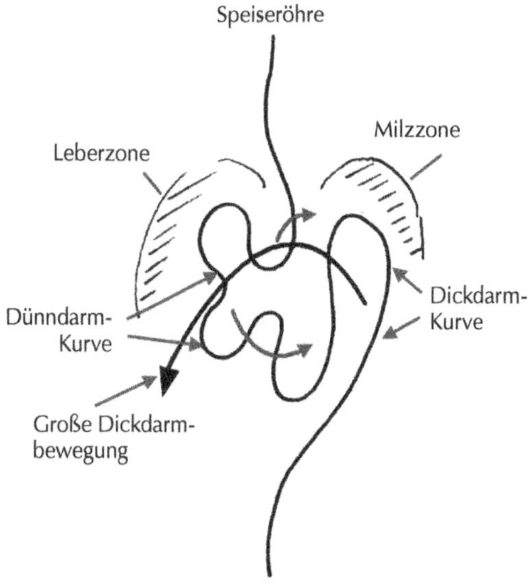

Endgültige Anordnung

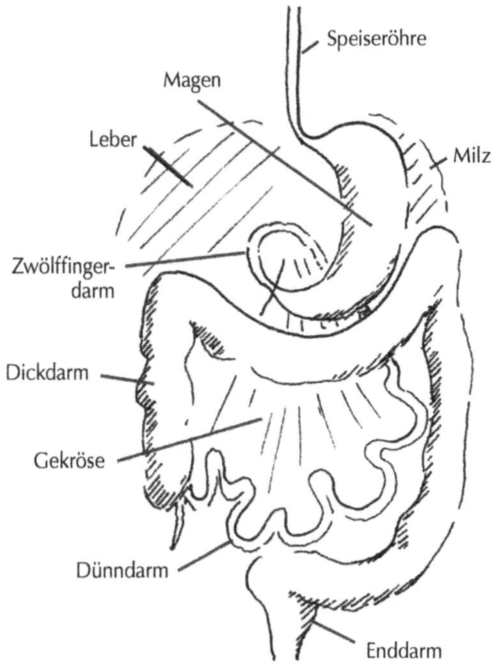

in die Stoffwechselorgane ziehenden Hauptschlagader von hinten in sich auf. Bei der Entwicklung der Nabelschleife nimmt der nach vorne wachsende Darmabschnitt eine Falte dieses Bauchfellgewebes mit, in der sich ein von der Hauptschlagader abzweigendes Blutgefäß baumartig verzweigt, das das arterielle Blut an diesen Darmabschnitt heranbringt. Gleichzeitig bildet sich auch in dieser Bauchfellfalte ein das Blut über die Leberanlage zum Herzen führendes Venensystem aus.

Beim weiteren Wachstum des Darmes verlässt dieser nun die Mittellinie und bewegt sich seitwärts. Auch die sich nach oben und unten an die Nabelschleife anschließenden Darmabschnitte wachsen in die Länge und verlassen dabei ihre ursprüngliche Lage. Aus der Nabelschleife geht durch weiteres Wachstum der Dünndarm hervor, der in Bezug auf den ganzen übrigen Darmtrakt das mittlere Stück darstellt. Weil der Dünndarm zunächst in der Bildung der Nabelschleife weit nach vorne gewachsen ist, behält er auch bei der weiteren Ausdehnung nach rechts und links den großen Abstand von der Rückseite des Bauchraumes bei. Der zugehörige Bauchfellüberzug behält aber seinen Ursprung an der Rückseite des Bauches an der Eintrittsstelle der Dünndarmarterie im Oberbauch. So entsteht durch das Längenwachstum des Darmes eine sehr starke Auffaltung desjenigen Teiles des Bauchfelles, an dem der Dünndarm befestigt ist. Dieser Bauchfellabschnitt entwickelt sich wie ein stark gekräuselter Wickelrock, an dessen Saum der Dünndarm liegt. Diesen Wickelrock nennt man wegen seiner Form und Anordnung das *Gekröse.* Die Anhaftungsstelle des Gekröses an der rückwärtigen Bauchwand nennt man die Gekrösewurzel. Das starke Längenwachstum des Dünndarmes und die Ausbildung des Gekröses sind die Grundlage dafür, dass die Dünndarmschlingen eine außerordentliche Bewegungsfreiheit innerhalb der Bauchhöhle aufweisen.

Die übrigen Abschnitte des Verdauungstraktes erfahren zwar im Wachstum auch starke Verlagerungen und Umbildungen, ihre Bauchfellüberzüge sind aber nicht so lang, so dass diese Organe später innerhalb des Bauchraumes weniger stark beweglich sind.

Nur im allerobersten Teil des Verdauungstraktes, nämlich da, wo die *Speiseröhre* entsteht, behält das Darmrohr die ursprüngliche Lage weitgehend bei. Beim Wachstum der Darmanlage im Oberbauch – also zwischen Speiseröhre und Dünndarm – wächst der obere Abschnitt, der später zum *Magen* wird, nach links, so dass er sich im Anschluss an die mehr hinten liegende Speiseröhre von hinten über links nach vorne unten bewegt, um dann wiederum nach rechts oben etwas anzusteigen und in den nach rechts hinten gerichteten Zwölffingerdarm überzugehen. Dieser *Zwölffingerdarm* vollzieht dann in seinem Wachstum eine Bewegung nach rechts hinten unten und steigt über der Gekrösewurzel ganz hinten im Oberbauch nach links oben an, um hier schließlich durch eine Bewegung nach vorn in den Dünndarm überzugehen. Dieser verläuft in vielen Windungen von links oben nach rechts unten. Die Entwicklung des Magens und des Zwölffingerdarms geschieht zusammen mit den Anlagen der späteren großen Oberbauchorgane: Leber, Galle, Bauchspeicheldrüse und Milz. Die *Leberanlage* liegt zunächst vorn in der Mitte vor dem Urdarmrohr. Die *Milzanlage* liegt ganz hinten oben in der Mitte. Die Anlage des *Gallensystems* entwickelt sich mit der Leber, so dass sie sich zunächst vorne an demjenigen Darmabschnitt befindet, der durch spätere Rechtsbewegung zum Zwölffingerdarm wird. Eine Anlage der *Bauchspeicheldrüse* liegt vorne unterhalb der Leber, eine zweite, größere entwickelt sich zunächst nach hinten etwas unterhalb der Milz. Das Wachstum der Oberbauchorgane erfolgt nicht gleichmäßig. Die Leber wächst aus ihrer Anlage heraus mehr nach rechts, die Milz mehr nach links. Dabei werden auch die Anlagen der Gallenwege und der Bauchspeicheldrüse sehr stark verlagert, so dass die Gallenblase später rechts unterhalb der Leber liegt, die Bauchspeicheldrüse von der Mitte des hinteren Oberbauches nach links oben ansteigt.

Die Ausbildung und das Wachstum des *Dickdarmes* erfolgen in anderer Weise als die des Dünndarmes. Von der Enddarmanlage aus wächst zunächst eine Schlinge nach links oben. Von hier aus wächst die Dickdarmanlage über dem Nabel so weit nach rechts, dass die Übergangsstelle vom Dünndarm zum Dickdarm schließlich im rechten Unterbauch liegt und der Dickdarm dann von rechts unten nach rechts oben, von dort quer über den Oberbauch und nach links oben, von dort nach links unten und schließlich in einer S-förmigen Schleife nach vorn und über rechts nach hinten unten zieht. Wenn also der Dünndarm mit seinen vielen Windungen in der Mitte des Bauchraumes liegt, umgreift der Dickdarm in einer großen kreuzartigen Schlinge diesen Darmabschnitt. Der Dickdarm unterscheidet sich äußerlich vom Dünndarm durch die größere Weite.

Fasst man die embryonale Darmentwicklung zusammen, so werden drei Abschnitte deutlich:

1. Durch das Hinaufwachsen des Urdarmes in die Kopfregion entsteht ein die Speisen hineinführender Abschnitt des Verdauungstraktes mit Mundhöhle, Schlund, Speiseröhre, Magen und Zwölffingerdarm.

2. Der sich aus der Nabelschleife entwickelnde Dünndarm stellt einen mittleren Abschnitt dar, aus dem später die stoffliche Leibbildung angeregt wird.

3. Der den inneren Dünndarmabschnitt umfassende Dickdarm, der nach unten zum Enddarm zieht, bildet eine Abschnitt, in dem sich Ausscheidungsprozesse derjenigen Substanzen vollziehen können, die nicht in den Verwandlungsprozess der Leibbildung eingehen können.

Die Verdauungsorganisation in engerem Sinne

Die Verdauungsorganisation im engeren Sinne wird durch den schlangenartig durch das Innere von Hals und Rumpf gewundene Hohlorgan des Magen-Darm-Traktes gebildet. Diese Organisation formt einen Innenraum zur Aufnahme und Verarbeitung der Nahrungssubstanzen. Die Verdauung der dem Organismus zunächst fremden Stoffe ist ein Vorgang, der gleichzeitig Aufnahme und Abgrenzung bedeutet. Die aufgenommene Nahrung und die aus ihr entstehenden Abbauprodukte dürfen in das Leibesinnere nicht umverwandelt eintreten. Aber auch die zur Zerstörung der Nahrung abgesonderten Drüsensäfte müssen dem Körperinneren ferngehalten werden, da sie wie Gifte sich gegen den eigenen Körper wenden würden. Die Strukturen des Verdauungstraktes stellen sich auf diese gegensinnige Funktion mannigfaltig ein.

Lage und Form des Verdauungstraktes

Der Verdauungstrakt beginnt im Kopfgebiet mit der Bildung der *Mundbucht*. Sie weist nach oben hin die durch den Oberkiefer mit dem harten und weichen Gaumen und dem Zahnfortsatz gebildete feste Form auf. Nach unten zu ist sie trotz der Einspannung des Unterkieferbogens und des Zungenbeines verformbar und durch Muskelbildungen begrenzt. Die Zunge unterteilt die Mundhöhle, indem sie von unten hinten her als beweglicher verformbarer Muskelkörper in den Hohlraum vorragt. Die weiche Schleimhaut wird ganz außen, über den Knochenbögen des Ober- und Unterkiefers von den *Zähnen* durchbrochen. Derartig harte Gebilde finden wir sonst im ganzen Verdauungstrakt nicht. Die Zähne wenden sich auf Grund ihrer festen Form und ihrer Härte der Form und Struktur der Nahrungsmittel entgegen, um diese zu zerstören. Die ganz vorn im Ober- und Unterkiefer sitzenden Schneidezähne besitzen eine scharfe Kante. Die Eckzähne stellen eine Übergangsform zu den Backen- und Mahlzähnen dar. Sie sind beim Menschen nicht so stark ausgebildet wie bei manchen Tieren, zum Beispiel den Raubtieren, bei denen sie durch die säbel- oder spießartige Form Reiß- und Stoßfunktion haben. Die hinten liegenden Backen- und Mahlzähne, die mehrere rundliche Höcker in ihrer Kronenoberfläche haben, treten beim Kauvorgang mit einer Mahlfunktion hervor. Zwischen ihnen wird die Nahrung zerrieben.

Die Zähne sind Gegenbilder der Sinnesorgane. Sie nehmen fremde Qualität nicht auf, sondern zerstören sie. Man kann den Gegensatz zu den Sinnesorganen deutlich aus den Formbildungen ablesen. Bei der Bildung eines typischen Sinnesorganes, des Auges zum Beispiel, buchtet sich die Anlage zum Lichtaufnahmeapparat der Linse als

Die Zähne sind Gegenbilder der Sinnesorgane

Frühembryonale Augenanlage

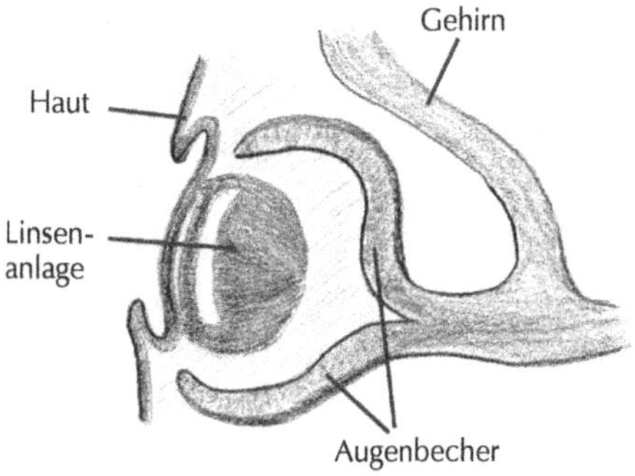

Sagittalschnitt durch das Auge

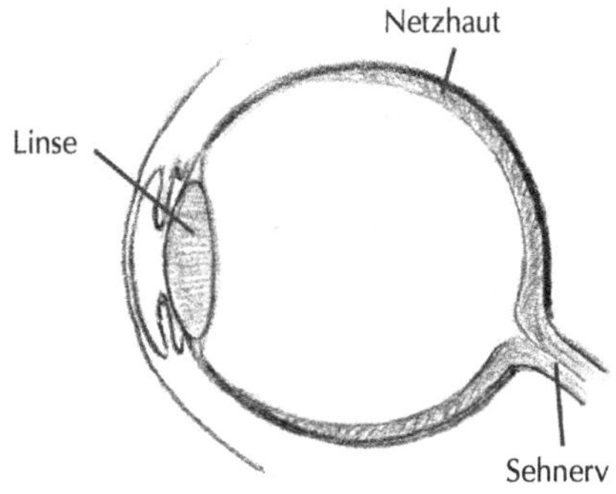

Fetaler Zahnkeim

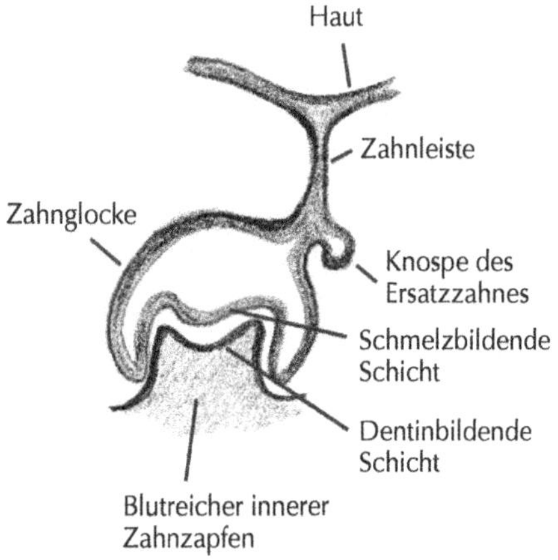

Schnitt durch einen fertig ausgebildeten Zahn

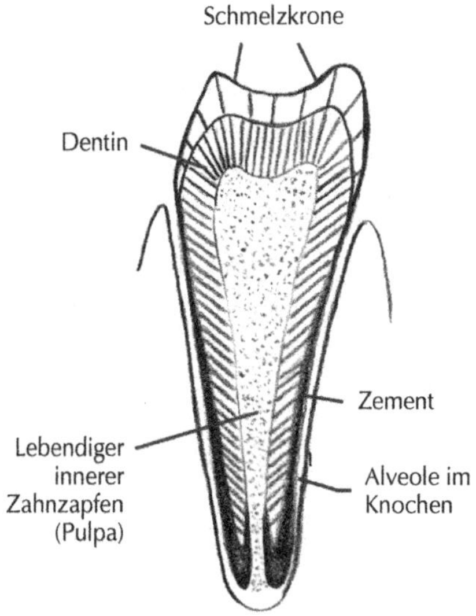

Abkömmling der äußeren Haut nach innen ein. Von der Gehirnanlage her wächst diese Einbuchtung der aus Nervensubstanz bestehende Augenbecher entgegen und umschließt sie. Das Innere umfasst also ein Äußeres. Bei der Zahnbildung jedoch wächst Haut als gebogene Leiste in die Tiefe der Knochenanlage des Ober- und Unterkiefers ein. Von dieser Zahnleiste schnüren sich glockenförmige Gebilde ab und umfassen das innere Gewebe, das dem Zahn dann das Leben gibt, in dem es ein Blutgefäß in das Innere führt. Dieses weiche Innere des Zahnes wird von etwas von außen Stammenden fest umschlossen. Die von außen vorgeschobene Zahnglocke sondert die feste Außenschicht der Zahnkrone, den sogenannten Schmelz ab. Die weiche Bildeglocke geht später beim Durchbruch der Zähne zu Grunde. Die Schmelzkrone besteht überwiegend aus Kalziumhydrogenphosphat oder Kalziumapatit und anderen, zum Teil fluorhaltigen Apatiten. Die prismatische Feinstruktur des Schmelzes stellt sich senkrecht auf die Kauflächen ein. Von den inneren lebendigen Strukturen des Zahnes wird das Dentin dem Schmelz genau entgegengebildet. Es handelt sich um eine knochenharte Substanz, die sich strahlig nach außen strukturiert. Der Durchbruch der Zähne aus dem Keimstadium nach außen bedeutet vor allem für das bleibende Gebiss ein Abschließen der individuellen Gestaltungskräfte im physischen Leib.

Die Tendenz der Ausbildung einer harten und rauen Oberfläche klingt bei der Bildung der *Zungen*oberfläche noch etwas nach. Die gesunde Zunge ist nicht glatt, sondern weist viele kleine Zottenfortsätze auf, deren Oberfläche durch Verhornung rau ist. So kann auch die Zunge trotz ihrer sonstigen Weichheit am Zerreiben der Nahrung teilnehmen.

Alle übrigen Oberflächenstrukturen des Verdauungstraktes sind viel weicher. Die den ganzen Verdauungstrakt auskleidende *Schleimhaut* geht als meist einzellige, hauchdünne Schicht aus dem inneren Keimblatt hervor. Sie hat die Bezeichnung Schleimhaut erhalten, weil sie durch den abgesonderten Drüsenschleim ständig feucht und glänzend gehalten wird. Da sie keine Verhornung wie die äußere Haut erreicht, bleibt sie für die Farbe des unter ihr zirkulierenden Blutes durchlässiger und erscheint daher rot.

Die Mundhöhle wird durch den Gaumenbogen nach hinten abgegrenzt und geht durch eine Verengung am Zungengrund in den viel weiteren *Rachen* und den *Schlund* über. In diesem Abschnitt kreuzen sich der Speise- und der Luftweg. Der Kehlkopfeingang liegt an der Vorderseite des Schlundes. Der Speiseweg zieht hinter dem Kehlkopf nach abwärts. Unterhalb der Kehlkopfzone geht er in die *Speiseröhre* (Oesophagus) über. Diese ist gegenüber dem Schlund deutlich enger. Sie verläuft hinter der Luftröhre und dem Herzen vor der Wirbelsäule nach abwärts und tritt etwas links der Mittelzone durch das Zwerchfell hindurch und in den Bauchraum ein. Hier geht sie in den als Kurve schräg im Halbkreis von oben hinten über links nach vorne unten verlaufenden *Magen* über.

Dieser stellt eine etwa zwanzig cm lange sackartige Erweiterung des Verdauungstraktes dar, die sich unter der linken Zwerchfell-

Geschlossenes Bild der Bauchorgane von vorne

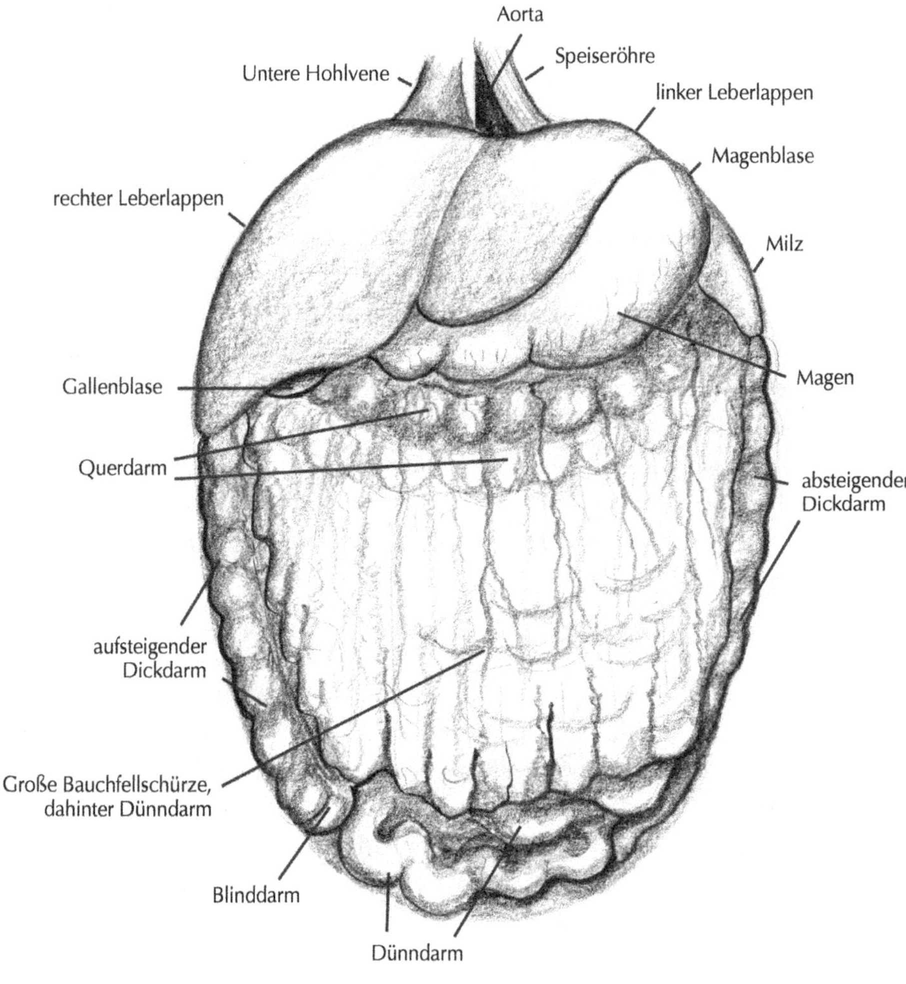

kuppel blasenartig empor wölbt, nach unten sich aber allmählich etwas verengt, um schließlich vom Zwölffingerdarm durch den engen Magenpförtner (Pylorus) abgegrenzt zu werden. Der obere blasige Abschnitt heißt Magenblase (Fornix), der sich daran anschließende Hauptteil Magenkörper (Corpus ventriculi). Unterhalb des Magenwinkels wird durch eine oft sehr tiefe Einschnürung der Pförtnerkanal (Antrum) abgegliedert, der vor dem Pförtner liegt. Die tiefe Einschnürung heißt linke Canalisschlinge, weil sie den Pförtnerkanal links abgrenzt. Die rechte Canalisschlinge ist der Pförtner. Hinter

Übersicht über Magen und Zwölffingerdarm von vorne

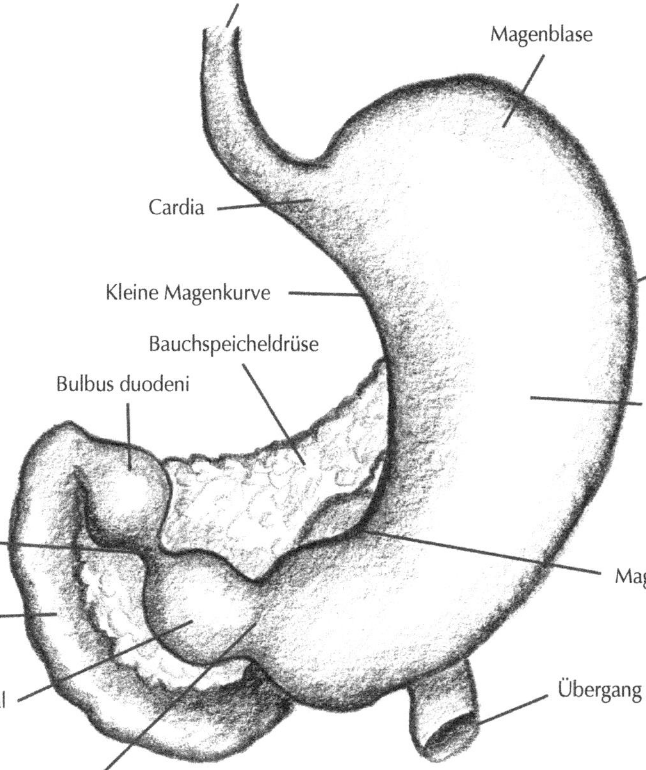

dem Pförtner findet sich der *Zwölffingerdarm* (Duodenum), der so benannt wurde, weil er etwa so lang ist wie zwölf nebeneinander gelegte Querfinger. Der Zwölffingerdarm beschreibt einen C-förmigen Bogen um den Kopf der Bauchspeicheldrüse. Dabei zieht er vom Magenpförtner etwas nach rechts und hinten, fällt dann einige Zentimeter nach abwärts und steigt hinter der Gekrösewurzel des Dünndarms nach links oben auf. Der Zwölffingerdarm ist hinter dem Pförtner auf die Gestalt einer mittelgroßen Zwiebel (Bulbus duodeni) erweiterbar. Der übrige Abschnitt ist rohrartig schon ähnlich dem Dünndarm.

Dünndarm mit Gekröse

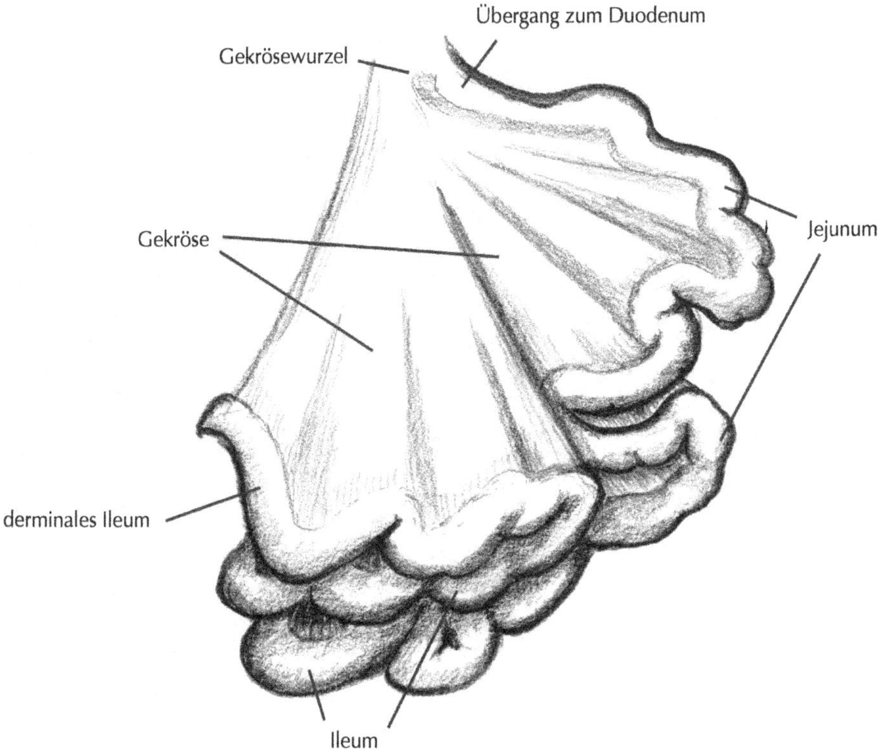

Der *Dünndarm* ist mit 1,5 bis 3 m der längste Darmabschnitt des Menschen. Er gliedert sich in zwei Abschnitte. Die mehr oben links im Bauchraum liegenden Schlingen des Leerdarmes (Jejunum) gehen bei äußerer Betrachtung (zum Beispiel bei einer Operation) unmerklich in die mehr unten und rechts liegenden Schlingen des Krummdarmes (Ileum) über.

Der *Dickdarm* (Colon) legt sich als Girlande außen um die inneren Bauchorgane, vor allem den Dünndarm. Es schließen sich folgende Dickdarmabschnitte aneinander:

Im rechten Unterbauch der Blinddarm mit dem darüber rechts aufsteigenden Dickdarm (Colon ascendeus) und die unter der Leber liegende rechte Biegung (Flexura hepatica), im Oberbauch quer verlaufend der Querdarm (Colon transversum), links unter dem Zwerchfell und vor der Milz die linke Biegung (Flexura lienalis) und nach links unten anschließend der absteigende Dickdarm (Colon descendeus), daran sich nach vorne rechts

Dickdarm schräg von links vorne dargestellt

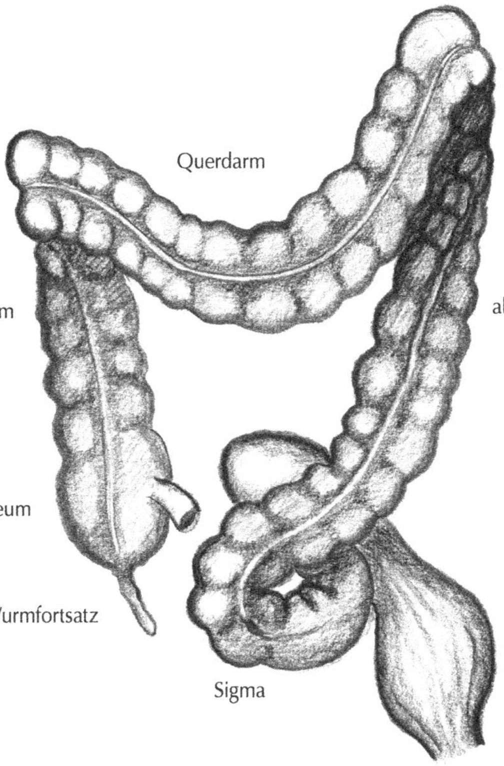

anschließende S-förmige Dickdarm (Sigma), der nach hinten in die Mittellinie übergeht und dort in den Enddarm (Rektum) einmündet.

Die verschiedenen Abschnitte des Verdaungstraktes haben eine sehr unterschiedliche, aber meist nicht starre *Oberflächenbeschaffenheit*. Sie ist durch die Bewegungsvorgänge verformbar. Trotzdem gibt es charakteristische Bilder der verschiedenen Abschnitte: Die Mundhöhle und der Schlund weisen abgesehen von der Zunge und den Lymphbezirken der Mandeln eine weitgehend glatte Oberfläche auf. Die *Speiseröhre* ist im leeren Zustand in Längsrichtung gefaltet, so dass ihr Innenrelief aussieht wie die Negativform einer kanelierten Säule.

Beim Schlucken kann die Speiseröhre sich dehnen und hat dann vorübergehend eine glatte Oberfläche.

Der *Magen* weist ähnliche Verhältnisse wie die Speiseröhre auf. Die Schleimhaut des leeren Magens ist stark gefaltet. Bei Füllung

Hintere Hälfte von Magen und Zwölffingerdarm mit Innenrelief der Falten

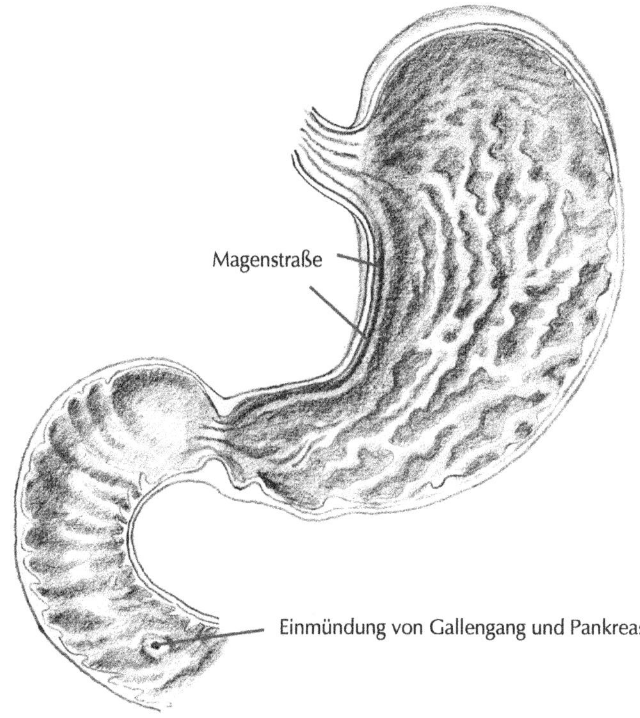

des Magens verstreichen die Falten, so dass die innere Oberfläche glatter wird. Die Magenfalten verlaufen nur an der inneren, sogenannten kleinen Kurve in Längsrichtung des Organs. Sie bilden hier die sogenannte Magenstraße, die flüssigen Inhalt an dickerem Brei vorbei nach abwärts leitet. Im übrigen Magen verlaufen die Falten nach der großen Kurve zu schräg aus. Unterhalb des Magenwinkels ziehen die Falten zum Teil mehr zirkulär. Im Magenpförtner ziehen sie in Längsrichtung, sind aber sehr kurz.

Im *Zwölffingerdarm* finden sich ringförmig oder halbringförmig verlaufende hohe Falten, die zum Teil durch schräge Zwischenfalten verbunden sind. Auf den Falten sitzen Tausende kleinster Zottenfortsätze, die der Zwölffingerdarmoberfläche ein samtartiges Aussehen geben.

Während die beiden *Dünndarm*abschnitte Jejunum und Ileum äußerlich nicht voneinander zu unterscheiden sind, weisen sie an ihrer inneren Oberfläche deutliche Unterschiede auf. Das Jejunum hat ringartig in den Hohlraum vorspringende Falten wie das Duodenum. Darauf sitzen feine Zotten. Das Ileum jedoch ist nicht gefaltet. Gleichwohl ist es von Tausenden feiner Zotten überzogen.

Blinddarm („Wurmfortsatz") mit Einblick in die Mündung des Ileum

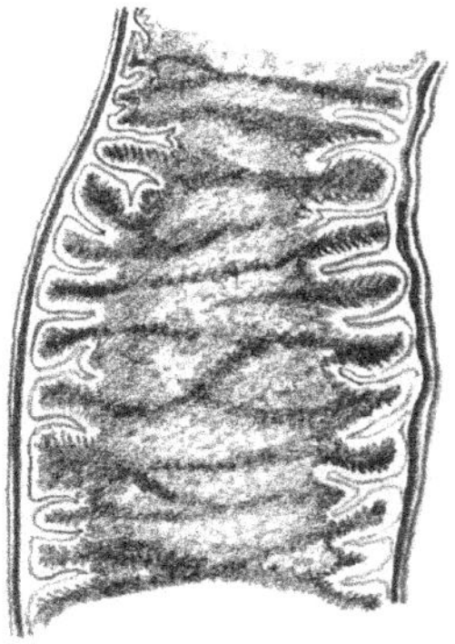

Innenrelief im Jejunum mit Falten und Zotten

Schnitt durch ein Stück der Wand des Jejunum mit Falten und Zotten (vergrößert)

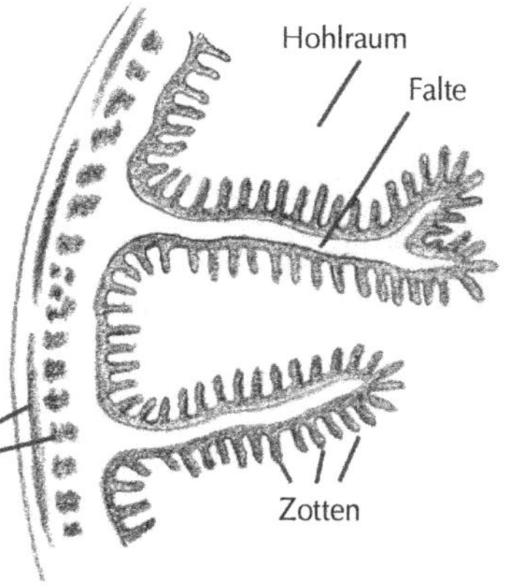

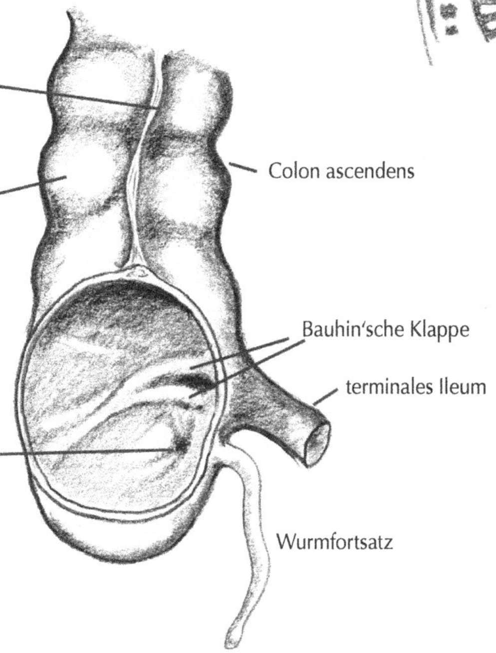

Das Ileum tritt im rechten Unterbauch in den viel weiteren Dickdarm über. Die Übertrittsstelle ist durch zwei Falten so abgegliedert, dass meist kein Inhalt aus dem Dickdarm in den Dünndarm zurücktritt. Diese Falten bilden die *Bauhin'sche Klappe.*

Der *Dickdarm* kann sich im Zustand maximaler Füllung oder noch eher im Zustand einer Darmlähmung wie ein Schlauch aufweiten und dann eine glatte Oberfläche haben. In der Regel aber stellt er bei Vollfüllung in regelmäßigen Abständen zirkuläre und in Längsrichtung verlaufende Falten in den Hohlraum hinein, so dass dazwischen aufgewülstete, schlaffe Vertiefungen bleiben. Dadurch entsteht das für den Dickdarm typische Bild der Haustrierung. Als Haustren bezeichnet man die ausgesackten Stellen, in denen der Inhalt eine Weile stehen bleibt. Haustre heißt Schöpfstelle. Damit ist eine Aushöhlung gemeint, in der aus dem Inhalt das Wasser in das Blut genommen wird. Die Haustren finden sich am ganzen Dickdarm etwa bis zur Mitte des Sigma. Der untere Sigmaabschnitt zeigt eine stärkere Fältelung. Das Rektum ist im ruhenden Zustand eine glattwandige Ampulle. Die typische abschnittsweise Faltung des Dickdarms mit der Haustrierung wird bei Entleerungsbewegungen aufgehoben. Dann wird der ganze Dickdarm innen in feinste Falten gelegt. Die Schleimhautoberfläche des Dickdarms ist normalerweise glatt. Sie besitzt keine Zotten.

Die Bewegungsorganisation des Verdauungstraktes

Der ganze Verdauungstrakt ist von Muskulatur, die in den Außenschichten der Wand verläuft, umgeben. Bei dieser Muskulatur handelt es sich an Speiseröhre, Magen, Zwölffingerdarm, Dünndarm und Dickdarm um die nicht willkürlich bewegliche, glatte Muskulatur, die diesen Namen erhalten hat, weil sie sich von der Bewegungsorganisation durch das Fehlen der Querstreifung unterscheidet. Nur an den äußersten Enden des Verdauungstraktes, am Mund und Schlund sowie am After ist der Hohlraum von quergestreiften Muskeln umgeben. Deshalb werden ja auch die Beiß-, Kau- und Schluckbewegungen sowie die Entleerung weitgehend willkürlich betätigt. Die glatte Muskulatur der Darmwand gliedert sich in zwei Schichten, die innere Ringmuskelschicht und die äußere Längsmuskelschicht. Die Gewebefasern der Ringmuskulatur verlaufen zirkulär oder auch spiralig um den Hohlraum herum. Die Längsmuskulatur hat dagegen in Längsrichtung verlaufende Fasern. Nur im Magen gibt es auch noch schräg von oben in die große Kurve nach unten ausstreichende Muskeln.

Entsprechend dem Faserverlauf ziehen auch die Bewegungen des Darmtraktes. Die Ringmuskeln bewirken durch fortschreitende Einschnürungen ein Vorwärtsschieben des Inhalts oder auch ein Pendeln. Die Längsmuskeln bewirken Verkürzungen des Darmes, die sehr plötzlich einsetzen und schnell ablaufen können, so dass der Inhalt vorwärts gestoßen wird. Beide Muskelschichten sind in ihrer Tätigkeit aufeinander abgestimmt. Die Bewegungsabläufe erfolgen normalerweise durch den ganzen Verdauungsschlauch in bestimmter rhythmischer Gesetzmäßigkeit, die von der Eingliederung der Mahlzeiten in den Tagesablauf abhängig ist. Die Bewegungen der willkürlichen Muskeln an den Enden des Verdauungsweges sind stark vom seelischen Erleben und Verhalten abhängig. Von den Bewegungen der glatten Muskulatur sind diejenigen des Dünndarms am wenigsten von der Verhaltensweise des Individuums beeinflussbar. In den Übergangsgebieten der Speiseröhre und des Magens und auch des Dickdarms ist jedoch die Beeinflussbarkeit größer. Die normalerweise gleichmäßig, wellenförmig über die *Speisenröhre* fließenden Schnürbewegungen, die den Inhalt sehr schnell vom Schlund in den Magen befördern, können in Erregungszuständen durch viele kleine krampfartige Einschnürungen vertieft und schließlich gestört werden. Im Zustand einer ausgeprägten seelischen Starre, zum Beispiel im schizophrenen Stupor, kontrahiert sich die Speiseröhre unter Umständen gar nicht.

Eine besondere Aufgabe hat die Einmündungsstelle der Speiseröhre in den Magen, die sogenannte *Cardia*. Auf Berührung durch den hinabrutschenden Inhalt öffnet sie sich abrupt und ziemlich weit, um sich gleich wieder zu schließen, so dass kein Mageninhalt zurückwandern kann. Bei sehr starkem Widerwillen gegen Speisen verkrampft sich diese Stelle, so dass kein Eintritt in den Magen, sondern sofort ein Rückstoß erfolgt. Dieser Mechanismus kann auch durch einen heftigen Widerwillen gegen einen Menschen oder eine Lebenssituation eintreten und manchmal zu einem Dauerleiden werden, das dann den Mageneingang und meist auch die untere Speiseröhre umfasst und in Folge des Rückstaus zu Erbrechen und zu einer manchmal hochgradigen Erweiterung der Speiseröhre nach oben führt.

Die Bewegungen des *Magens* sind im oberen Abschnitt, dem Körper, vom Pförtnerkanal unterschieden. Während die unter der linken Zwerchfellkuppel liegende Magenblase in der Regel kaum Bewegungen zeigt, beobachtet man am Magenkörper eine Peristaltik. Das ist eine den Inhalt umschließende und vorwärts treibende Schnürbewegung, die am Magenkörper wellenartig verläuft. Die Einschnürung beginnt oberflächlich etwa zwei bis drei cm unterhalb der Einmündung der Speiseröhre in den Magen. Nach unten, in Richtung auf den Pförtnerkanal vertieft sich die Einschnürung immer mehr und endet etwa drei cm vor dem Pförtner mit einer vorübergehenden zirkulären Abschnürung in der Zone der sogenannten linken Canalisschlinge. Eine einzelne derartige Bewegung verläuft also von oben nach unten trichterförmig. Jede Einschnürung löst sich wieder und wird von der nächsten gefolgt. Dadurch erhält man zum Beispiel bei der Magendurchleuchtung das Bild mehrerer peristaltischer Wellen mit rhythmischer Gliederung des Magens. Diese peristaltische Bewegung

Die Bewegungen des Magens

Einzelne trichterförmige Schnürung

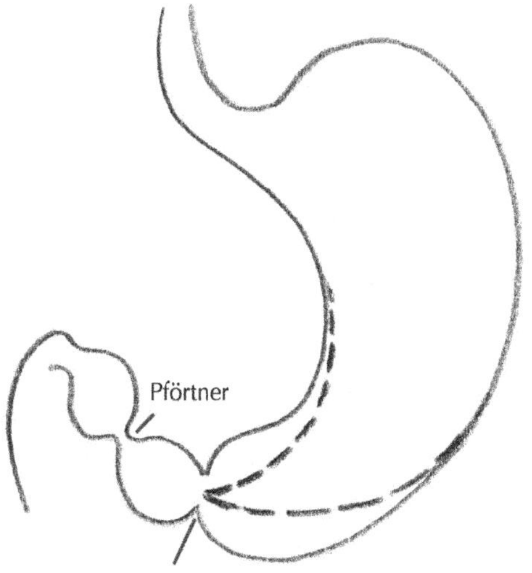

Peristaltische Wellen

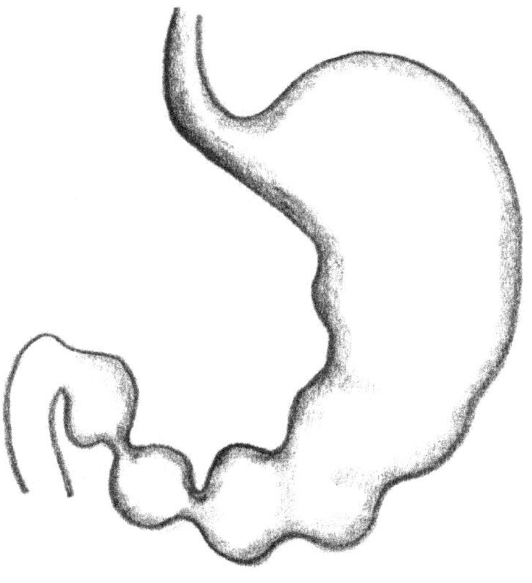

schiebt den Inhalt an der Magenwand vorbei, so dass dieser den von der Wand abgesonderten Saft beigemischt erhält. Die Einschnürung schiebt einen kleinen Teil des Inhalts vor sich her und schnürt ihn schließlich in den Pförtnerkanal ab. Durch die tiefe Durchschnürung an der linken Canalisschlinge wird der Inhalt eine Weile in dem weitgestellten Pförtnerkanal abgelagert und – wenn er durch die Sinnestätigkeit dieses Abschnittes als gut vorverdaut befunden ist – portioniert in den Zwölffingerdarm abgegeben. Dabei öffnet sich der Pförtner und der Pförtnerkanal zieht sich zusammen. Ist der Inhalt noch nicht gut vorverdaut, bleibt der Pförtner geschlossen. Der Speisebrei wird durch eine Kontraktion des Pförtnerkanals in die Mitte des Magens zurückgeschoben.

Der Pförtnerkanal hat also keine einfach Schnürperistaltik wie der Magenkörper. Beobachtet man diesen Abschnitt zum Beispiel bei einer Röntgenuntersuchung von der Aufnahme des ersten Speisebisses an, so stellt man fest, dass der Pförtner in Ruhe offen steht und oft den ersten Speisebatzen gleich in den Zwölffingerdarm durchlässt. Dann jedoch schließt sich der Pförtner. Der Magen füllt sich allmählich. Die Speisen gelangen bis zum Pförtner hin und schichten sich nach oben auf. Dann setzt die Peristaltik des Magenkörpers ein, bewirkt die Vermischung mit Magensaft und schiebt denjenigen Inhalt, der der Wand nahe liegt, vorwärts in den offen stehenden Pförtnerkanal. Die treibende peristaltische Welle schnürt die Portion durch die Kontraktion der linken Canalisschlinge

Bewegungen um den Pförtnerkanal

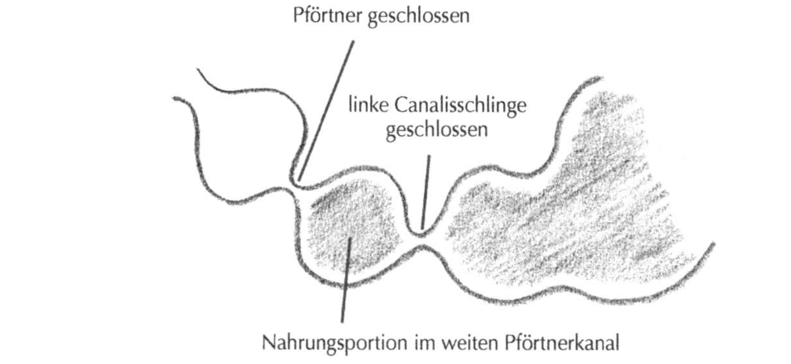

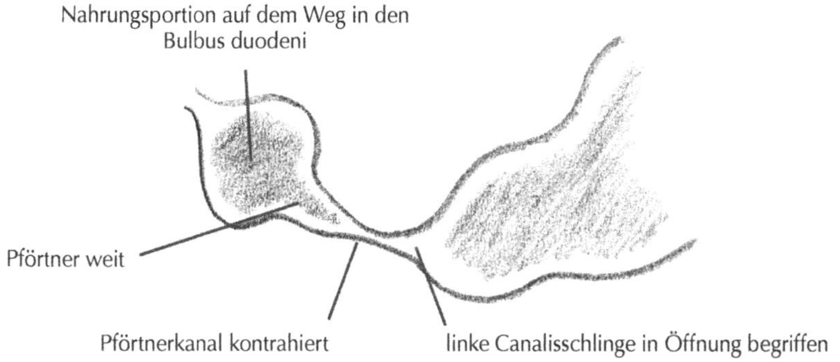

nach oben ab. Ist der Inhalt gut durchkaut, so beobachtet man jetzt, dass der Pförtner sich öffnet, der Pförtnerkanal sich kontrahiert und den Inhalt ausstößt. Am Schluss dieser Bewegung steht die Auflösung der Kontraktion der linken Canalisschlinge. Anschließend geht das Bewegungsspiel um den Pförtnerkanal, beginnend mit der Pförtnerkontraktion von neuem los.

So wechseln sich ab:

1. Pförtnerkontraktion, Erweiterung des Pförtnerkanals, Kontraktion der linken Canalisschlinge als Endpunkt der von oben kommenden Peristaltik.

2. Pförtneröffnung, Kontraktion des Pförtnerkanals und Erschlaffung der linken Canalisschlinge.

Das Spiel von Ballen und Lösen, das wellenartig über den ganzen Verdauungstrakt gleiten kann, wird also am Magenausgang, das heißt am Übergang in den den bewussten Eingriffen vollkommen entzogenen Darmabschnitt, durch eine besondere Rhythmisierung unterbrochen. Es wechselt am

Magenausgang der Rhythmus von Ballen-Lösen-Ballen mit dem Rhythmus von Lösen-Ballen-Lösen.

Im Zusammenhang mit der chemischen Drüsenfunktion im Magen und dem Verhalten gegenüber flüssigem und luftartigem Inhalt wird sich die Bedeutung dieses Wechselrhythmus erhellen. Die rasche Bewegung von Schlund und Speiseröhre wird im Magen aufgehalten. Es tritt eine Verlangsamung und Rhythmisierung ein. Der Inhalt verweilt je nach Schwere der Nahrung ein bis sechs Stunden im Magen. Die Abschlussfunktion des Magenpförtners erlaubt normalerweise keinen Rücktritt von Duodenalinhalt in den Magen. Im *Zwölffingerdarm* setzt eine Pendelperistaltik ein, die den verflüssigten Inhalt hin- und her schaukelt. Diese Bewegung setzt sich im *Jejunum* fort und verläuft hier meist relativ rasch. Innerhalb von einer halben bis einer Stunde ist das Jejunum leer. Im unteren Dünndarm, dem *Ileum*, verweilt der Inhalt länger. Die Passage dauert hier etwa zwei Stunden. Auch hier wird der Inhalt durch Pendelperistaltik hin- und her bewegt. Dabei werden Portionen zwischen zwei spindelartigen Kontraktionen abgeschnürt und längere Zeit liegen gelassen. Nur am terminalen Ileum verläuft die Bewegung relativ rasch.

Der *Dickdarm* umgreift den Inhalt mit der trägen Einstellung seiner Haustren. Die Abgliederung der Haustren in der Längsrichtung ist Folge einer besonderen Anordnung der Längsmuskulatur. Sie ist am Dickdarm auf drei schmale Streifen beschränkt, sodass die Kontraktion in der Längsrichtung nur drei schmale Bezirke des Querschnittes betrifft.

Beim gesunden Menschen verweilt der Inhalt im Dickdarm etwa zwölf bis sechsunddreißig Stunden. Den Impuls zu einer Beschleunigung der Dickdarmbewegung gibt sehr häufig die Einnahme einer weiteren Mahlzeit, oft der Morgenmahlzeit. Besonders stark wirkt der Genuss von Bohnenkaffee. Der Inhalt von Colon ascendens und transversum wird langsam in das Colon descendens und Sigma vorgeschoben. Aus diesen Abschnitten erfolgt die Entleerung rasch unter Vortreiben in die Rektumampulle, deren Dehnung die Entleerung auslöst. Bei der Entleerungsbewegung der unteren Dickdarmhälfte kommt es in der oberen Dickdarmregion zu einer Gegenbewegung, die den Inhalt dieses Abschnittes in Richtung auf den Blinddarm zurückstößt, wodurch die Eindickung in diesem Abschnitt besonders gefördert wird.

Nervenorgane des Verdauungssystems

Nur im Kopfbereich ist der Sinnesvorgang aus den Stoffwechselprozessen deutlich herausgehoben. Im übrigen Verdauungstrakt tauchen die Sinnesvorgänge im Stoffwechselprozess unter. Wir haben kein Bewusstsein von den Vorgängen. Nur ein dumpfes Erleben von Wohlbefinden und Sattheit oder Hunger und Durst taucht auf. Entsprechend sind auch die Organe ausgebildet. Nur am Kopf sind Sinnesorgane in der Riechschleimhaut der oberen Nasenzone und den Geschmacksknospen an der Zunge deutlich abgegrenzt. Jedoch sind auch an diesen Organen, besonders an den Organen des Geschmackssinnes, die zusammen mit speichelabsondernden Drüsen ausgebildet sind, die Verbindungen

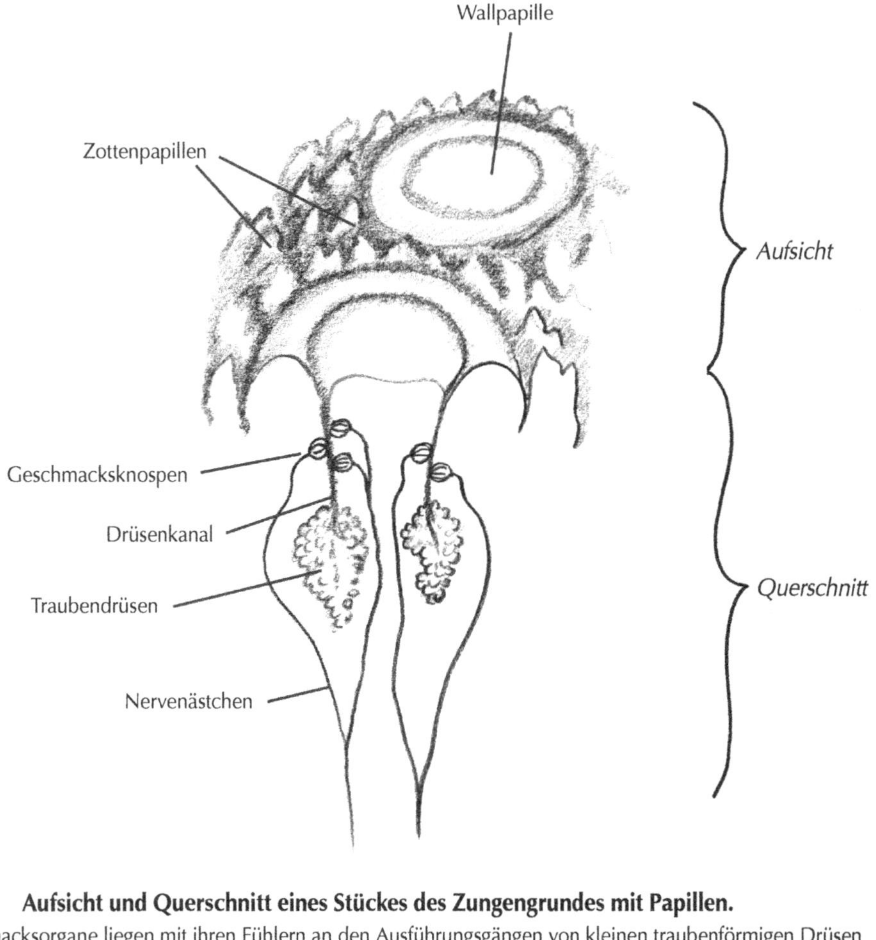

Aufsicht und Querschnitt eines Stückes des Zungengrundes mit Papillen.
Die Geschmacksorgane liegen mit ihren Fühlern an den Ausführungsgängen von kleinen traubenförmigen Drüsen (stark vergrößert).

zum Stoffwechsel deutlich. Die dumpfen Wahrnehmungen des übrigen Darmtraktes werden durch das nicht zentralisierte Nervensystem vermittelt.

Das Nervensystem des Verdauungstraktes gliedert sich in das autonome und das vegetative System.

Das *autonome System* besteht aus Nervenzellen und Geflechten in der Darmwand. Sie liegen an der Innenseite der Ringmuskulatur und zwischen der Ring- und Längsmuskelschicht. Diese Geflechte, die ganz ohne Zusammenhang mit dem übrigen Nervensystem funktionieren können, dienen der gegenseitigen Wahrnehmung der Darmorgane. Mithin vermitteln sie ein Bewusstsein, das gar nicht in die Tageshelle hinaufdringt, ein tiefes Trancebewusstsein, das als Unbewusstheit erlebt wird. Dieses Nervensystem hat eine sehr große Bedeutung für die Abstimmung der verschiedenen Abschnitte des Verdauungstraktes aufeinander.

Das *vegetative Nervensystem* ist in sich zweigliedrig. Der eine Teil wird Sympathikus genannt, weil man sich vorstellt, dass er die auseinander differenzierten Organe miteinander verbindet.

Der andere Teil heißt Parasympathikus, das heißt Nebensympathikus. Diese beiden Teile wurden durch ihre unterschiedliche morphologische Zuordnung zu den anderen Abschnitten des Nervensystems und durch ihr unterschiedliches Verhalten bei Anwendung von verschiedenen, die Stoffwechseltätigkeit beeinflussenden Stoffen (zum Beispiel dem Atropin, dem Gift aus der Tollkirsche) differenziert.

Der *Sympathikus* hat fast keine Beziehung zum Gehirn und zu den obersten und untersten Abschnitten des Rückenmarkes. Er hat aber eine starke, morphologisch nachweisbare Verbindung zum Brustmark. Er bildet nämlich vor, bzw. neben der Brustwirbelsäule den sogenannten Grenzstrang aus. Dies ist ein beiderseits an der Brustwirbelsäule entlang laufender Nervenknotenstrang, der entsprechend dem Rückenmark segmental gegliedert ist.

Die etagenweise angeordneten Knoten haben Verbindungsfäden über die Rückenmarksnerven zu den Seitenhörnern der grauen Rückenmarksmasse. Sie entsenden außerdem in alle Organe des Körpers Gespinste feinster Fasern, die dort Netze bilden. Die in den Hals hinaufziehenden Teile des Sympathikus treten nicht mit dem Rückenmark des Halses in Verbindung. Sie entsenden aber Fasern zu den Speichel- und Tränendrüsen und zum Ziliarkörper der Augen, der die Pupillentätigkeit reguliert. Vom Grenzstrang des Sympathikus ziehen vor allem Fasern in den Brust- und Bauchraum, wo sie weit verzweigte Geflechte bilden. So gelangt der Sympathikus auch an das Herz. Im Oberbauch, zwischen Nieren, Leber, Magen, Milz und Bauchspeicheldrüse bildet der Sympathikus ein ausgedehntes Nervengeflecht, das *Sonnengeflecht* (Plexus solaris), das große und kleine Ganglienknoten enthält und Fäserchen in die Oberbauchorgane und das Nebennierenmark entsendet.

Das Nebennierenmark ist ein Gewebe, das vom Sympathikus abgeschnürt wurde. Es ist von einem aus Bauchfell gebildeten Mantel,

Sympathisches Nervensystem mit Verbindung zum Brustmark und zu den Eingeweideorganen

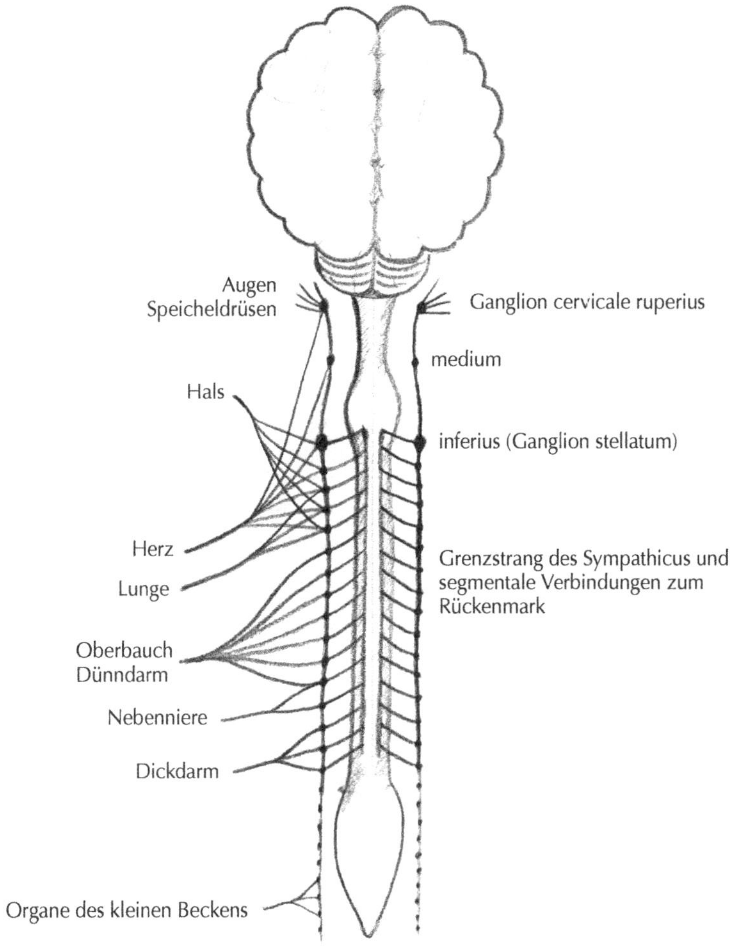

der Nebennierenrinde umgeben. Mit dem Sonnengeflecht vermischen sich auch Fasern des großen parasympathischen Eingeweidenerven, des Nervus vagus. So ist das Sonnengeflecht ein aus beiden vegetativen Nervengliedern verschmolzenes Geflecht. Seine feinen Ausläufer ziehen mit den arteriellen Blutgefäßen in das Innere der Organe.

Der *Parasympathikus* verhält sich morphologisch im Verhältnis zum Zentralnervensystem entgegengesetzt wie der Sympathikus. Seine Hauptverbindung zum übrigen Nervensystem hat er in den unteren Abschnitten des Stammhirns, der Medulla oblongata, und dem Mittelhirn. Aus diesen Hirnabschnitten verbreiten sich parasympathische Fasern im

Schema des Parasympathikus

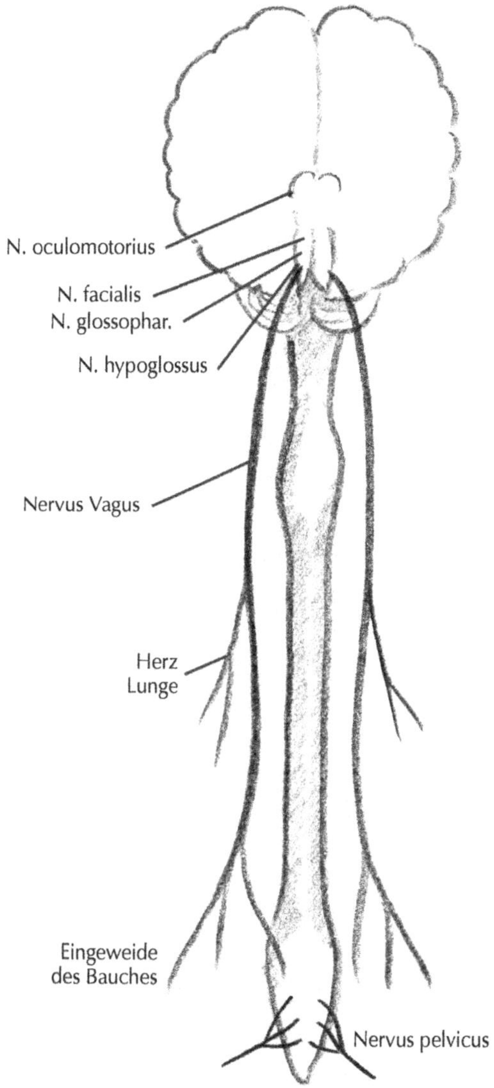

Nervus oculomotorius zur Augenpupille, im Nervus facialis, glossopharyngeus und hypoglossus zu den Speicheldrüsen. Den größten Nerven des parasympathischen Systems bildet der Nervus vagus (zehnter Hirnnerv), der vom Stammhirn in den Brust- und Bauchraum zieht, ohne dabei mit dem Rückenmark Kontakt zu bekommen. Seine Fasern verbreiten sich in Brust- und Bauchraum mit den Sympathikusfasern zusammen in die inneren Organe.

Somit haben wir ein eigenartiges Bild der Verteilung des vegetativen Nervensystems vor uns. Beide Nervenarten verteilen sich miteinander in die verschiedensten Organe, um an ihren Stoffwechselprozessen teilzunehmen. Ihr Wahrnehmungsgebiet ist dort also gleich. Der eine Anteil aber tritt in Verbindung zum mittleren Rückenmark, der andere zum Stammhirn.

Die naturwissenschaftliche Medizin ist aus den Versuchen der Reizung und Lähmung dieser beiden vegetativen Nervensysteme mittels pharmakologischer Substanzen zu der Überzeugung gekommen, dass der Parasympathikus derjenige Teil des vegetativen Nervensystems ist, der mit den Aufbauprozessen zu tun hat. Der Sympathikus wird mit den Abbauprozessen in Zusammenhang gebracht. Auf diese Ansicht ist man gekommen, nachdem man gesehen hat, dass eine Reizung des Parasympathikus eine Verlangsamung des Herzens, eine Reizung des Sympathikus aber eine Beschleunigung des Herzens verursacht. Außerdem hat man beobachtet, dass unter Reizung des Parasympathikus die Saftabsonderung der Drüsen und die Bewegung des Magen-Darm-Traktes zunehmen, während unter Reizung des Sympathikus die Verbrennung der Stoffe im Sinne einer Energielieferung für die willkürliche Bewegung des Köpers gefördert wird. Dabei hat man für das vegetative Nervensystem dasselbe Denkmodell wie für die motorischen Nerven. Man meint nämlich, dass auf mechanische, elektrische oder chemische Reizung hin Organvorgänge ausgelöst werden. Diese Ansicht ist sicher nicht richtig.

Man hat in Wirklichkeit davon auszugehen, dass die primär in der Stoffwechselorganisation entwickelten Nerven im autonomen System der Darmwand und in den vegetativen Geflechten zwischen den großen Stoffwechselorganen, also vor allem dem Sonnengeflecht, zu suchen sind. In ihnen ist eine uralte Bildestufe erhalten, die erst später mit den höheren Stufen des Nervensystems, dem Rückenmark und Gehirn, Verbindung erhielten. Dabei vermittelt das autonome Nervensystem der Darmwand eine Wahrnehmung der Abschnitte des Darmtraktes untereinander. Das dadurch entstehende Bewusstsein steht auf der Stufe des Mineralseins. Das vegetative System verbindet den Darm mit den Stoffwechselorganen und diese untereinander. Es vermittelt das Bewusstsein auf der Stufe des Pflanzenseins. Die Verbindung über den Sympathikus zum Rückenmark lässt das träumend-instinktive Bewusstsein, das die Stufe des Tierseins vermittelt, hereinwirken. Die Verbindung über den Parasympathikus führt zum Hereinleuchten des Erden-Gehirn-Bewusstseins. Das Hereinwirken dieses Bewusstseins führt im Bereich der lebendigen Zirkulation zur Verlangsamung und gar zur Lähmung. Im Bereich der Nahrungsaufnahme, vor allem im Magen, bewirkt diese Verbindung eine Anregung im Ergreifen und Zerstören der Erdenstofflichkeit. Das Verdauungssystem wird also durch das Nervensystem in den Menschen eingefügt.

Die Drüsen des Verdauungstraktes

Die Drüsen sind eine besondere Einrichtung des Verdauungssystems. Sie sind Hohlraumbildungen, die durch eine Einstülpung des vom inneren Keimblatt abstammenden Schleimhautbelages in den Bauchfellüberzug des Darmes entstehen. Ihre Hohlräume, die wie der Darm von Schleimhaut ausgekleidet sind, können kurze schlauchartige, größere traubenartig oder baumartig aufgegliederte oder spiralig gewundene Gebilde darstellen. Sie können in ihrer Ausdehnung auf die Darmwand begrenzt bleiben oder als hohle Bäume über die Darmwand in den Körper hineinwachsen. Dabei vergrößert sich der blutführende Bauchfellüberzug zu einer besonderen Organgestalt. Auf die Wand des Verdauungstraktes begrenzte Drüsen sind die Schleimdrüsen der Speiseröhre, die Saftdrüsen des Magens und Dünndarms und die Schleimdrüsen des Dickdarms. Über

Beispiele verschiedener Drüsenbildungen (Querschnitt des Darmes vergrößert)

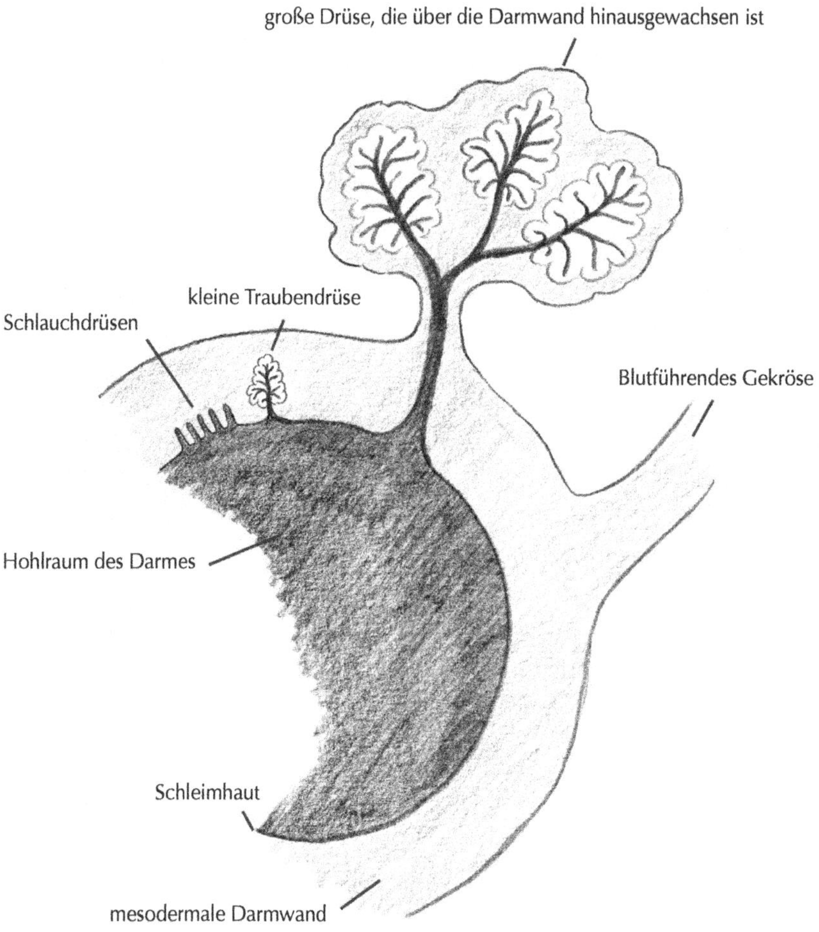

die Wand hinausgewachsene große Drüsen sind die Speicheldrüsen im Mundbereich, die Bauchspeicheldrüse und die Gallendrüse in der Leber. Die Hohlraumbildung der Drüsen ordnet sich in besonderer Weise mit den Blutgefäßen zusammen. Die Arterien der Drüsen bilden ein feines Kapillarnetz um die Innenschicht. Aus dem Zusammenspiel von Kapillaren und Drüsengewebe wird der Drüsensaft produziert und in den Hohlraum ausgeschieden, von wo aus er in den Darm abläuft. Das Blut geht aus dem Kapillarnetz in das abführende Venensystem über. Die einzelnen Drüsen gehen eine ganz spezifische Verbindung mit dem Blutsystem ein, so dass sie befähigt werden, aus dem Blut heraus verschiedenartige Speichel abzusondern. Sie entziehen dabei dem Blut bestimmte Stoffe, die bestimmte Nahrungssubstanzen abbauen und abtöten können. Dabei haben der Mundspeichel, der Rachenschleim, der Magensaft, der Bauchspeichel, der Gallensaft und das Dünndarmsekret ganz verschiedene Aufgaben.

Die *Speicheldrüsen im Mund* stellen Drüsenbäume mit sehr langen Abfluss-Schläuchen dar. Die eigentlichen Drüsenkörper liegen an der Außenseite des Unterkiefers vor den Ohren (daher Ohrspeicheldrüse, Parotis) bzw. am Mundboden. Lange Kanäle führen das Sekret an der Innenseite der Wangen und am vorderen Zungenansatz in den Mund. Das Sekret der Speicheldrüsen ist alkalisch (basisch) bis schwach sauer und enthält als einziges Ferment das Ptyalin. Das ist ein Stoff, der Zuckerstoffe (Kohlehydrate), das heißt Pflanzenstärke verdauen kann. Den Abbau in zuckerartig schmeckende Stoffe kann beim Zerkauen von Kartoffeln oder Getreideprodukten gut schmecken. Der dichtere Stärkegeschmack geht in den leichter zugänglichen Zuckergeschmack über.

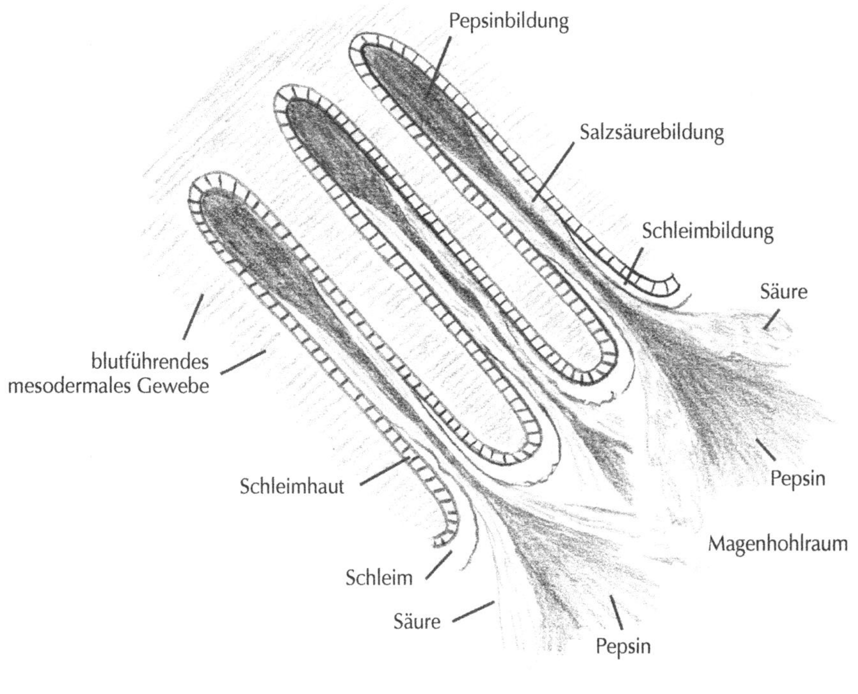

Längsschnitt durch drei schlauchförmige Drüsen des Magenkörpers mit Darstellung ihrer Sekretionstätigkeit (sehr stark vergrößert)

Im *Magen* gibt es zwei verschiedene Arten von Drüsen. Alle Magendrüsen sind schlauchförmig. Die Drüsen des *Magenkörpers* und der Magenblase sind dreigliedrig. Im obersten Teil, der dem Magenhohlraum zugewendet ist, erfolgt eine Schleimbildung, die dem Magen die Möglichkeit gibt, eine Selbstverdauung durch die Magensäure abzuwehren. Der Schleim überzieht die Magenwand mit einer Schutzschicht. Im obersten Teil der Drüsen wird die Pepsinbildung vorbereitet (Pepsinogen, Vorstufe von Pepsin), die Aktivierung von Pepsin (unten) erfolgt durch die Magensäure im mittleren Teil der Drüsen. Das Pepsin ist ein Saft, der das Eiweiß verdaut. Die eine Art der Magendrüsen produziert also aus dem Blut zwei sehr aggressive Verdauungssäfte: Die Säure und das Pepsin.

Die Drüsen des *Pförtnerkanals* sind zweigliedrig. An ihnen fehlt der mittlere, säurebildende Teil. Sie bilden nur Schleim und Pepsin. Die Drüsen der Schleimhaut gleichen in diesem Abschnitt schon eher denen des Dünndarms.

Der Magen hat im Magenkörper und im Pförtnerkanal unterschiedliche Funktionen. Im Magenkörper herrscht die Verdauungstätigkeit mit der Saftbildung vor. Der Pförtnerkanal hat dagegen auch eine Sinnesfunktion. Hier wird nämlich wahrgenommen, wie stark der Inhalt unter der Einwirkung der Säure und des Pepsins steht. Von hier aus wird auch die weitere Säurebildung des oberen Magens angeregt oder abgeschwächt. Über das Blut geschieht eine entsprechende Wirkung auf die Drüsen im Körperabschnitt.

Am Beispiel der Säurebildung des Magens kann man erkennen, wie ein einzelnes Organ in den Gesamtorganismus hineingefügt ist und wie dies durch rhythmische Funktionen geschieht. Die Säurebildung ist eine sehr extreme Stoffbildung. Der Salzsäurestoff wird dem Blut entzogen. Das Blut darf sich nicht so verändern, dass es zu stark basisch wird und aus dem inneren Gleichgewicht gerät, in dem die Individualität leben soll. Die Säureausscheidung, die das Blut basisch werden lässt, muss ausgeglichen werden. Dies geschieht durch eine Basenausscheidung durch die Nieren. Ebenso wird eine sehr starke Basenausscheidung, das heißt zum Beispiel durch die Bauchspeicheldrüse, durch eine Säureabgabe andernorts, nämlich zum Beispiel durch Kohlensäureabgabe in den Lungen, ausgeglichen. Der obere Verdauungstrakt mit Magen, Zwölffingerdarm und Bauchspeicheldrüse ist so sehr stark mit der übrigen Stoffwechselorganisation verbunden. Außer der Einordnung in den übergeordneten Organismus findet auch ein Gleichgewichtsuchen zwischen den zwei verschiedenen Richtungen der chemischen Tätigkeit der Oberbauchorgane Magen und Bauchspeicheldrüse statt. Für dieses Gleichgewicht spielt die Sinnesorganisation des Pförtnerkanals des Magens eine große Rolle, ebenso wie der sich an den Magenpförtner rechts anschließenden Abschnitt des Zwölffingerdarms.

Die *Bauchspeicheldrüse* entsteht in der Embryonalzeit aus zwei baumartigen Ausbuchtungen der Anlage des Zwölffingerdarmes. Sie verwachsen später miteinander und besitzen

Pankreas mit Duodenum (Drüsenbaum freigelegt)

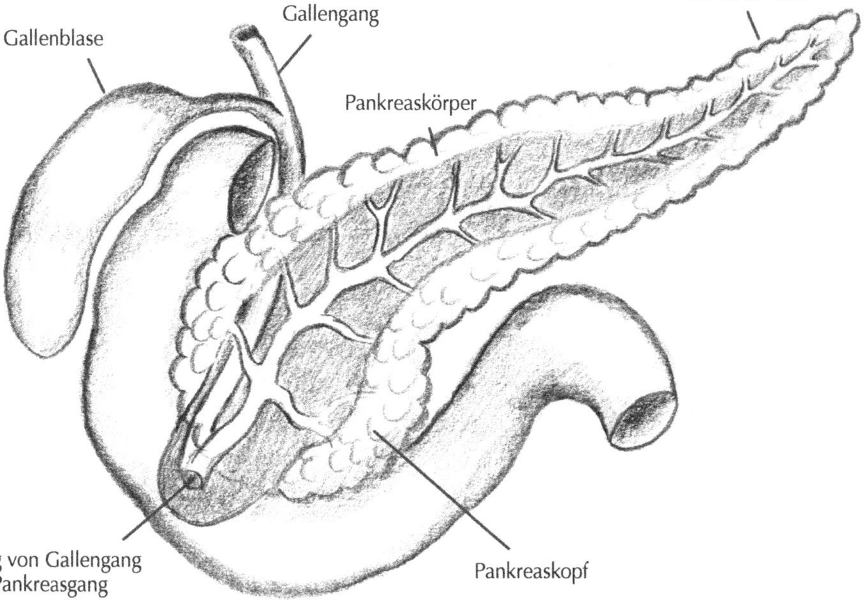

dann einen gemeinsamen Ausführungsgang. Die Mündung in den Zwölffingerdarm liegt nahe der des Gallenganges. Viele Menschen haben sogar eine gemeinsame Mündung von Gallen- und Bauchspeicheldrüsengang an einem Punkt an der Innenseite des absteigenden Teils des Zwölffingerdarmes. Die Bauchspeicheldrüse schmiegt sich mit dem am rechten Ende liegenden Kopfteil in die C-förmige Schlinge des Zwölffingerdarms. Nach links schließt sich der Körperteil an, der nach links hinter dem Magen aufsteigend sich in den Schwanz verschmächtigt. Von der Form und Konsistenz her stellt die Bauchspeicheldrüse ein Gegenbild zum Magen dar. Der Magen hat seine größte Weite links oben und verschmächtigt sich nach rechts unten; die Bauchspeicheldrüse macht es umgekehrt. Der Magen hat einen sehr weiten Hohlraum, der hohle Drüsenraum der Bauchspeicheldrüse ist sehr feingliedrig. Sie hat aber einen fleischigen Drüsenkörper. Deshalb nannten die Griechen die Drüse im Gegensatz zum Magen *Pankreas*, das heißt „alles Fleisch". An der Oberfläche erkennt man viele kleine Läppchen, die quasi den Blättern des Drüsenbaumes entsprechen. Sie sind von Kapillarenbäumchen umsponnen. Die diese Kapillaren mit Blut speisenden Arterien stammen wie die Arterien des Magens und des Zwölffingerdarms aus der oberen Baucharterie, die sich unter dem Zwerchfell aus der Bauchschlagader abzweigt. Die Venen, die aus der Bauchspeicheldrüse austreten, geben ihr Blut in die Pfortader, die zur Leber zieht.

Die gleichmäßige Struktur des Drüsenbaumes ist im Bauchspeicheldrüsenschwanz etwas abgewandelt. Hier gibt es Bezirke, die keinen Zusammenhang mit dem Hohlraum haben, sondern inselartig zwischen den Drüsenläppchen liegen. Man nennt diese Bezirke deshalb auch die *Inseln.* Sie empfangen Blut aus den Arterien und geben ihre eigenen Stoffwechselprodukte an das Venenblut, das zur Leber fließt, ab. Sie werden deshalb als Drüsen mit *innerer Sekretion* (endokrine Drüsen) bezeichnet im Gegensatz zu den Drüsen mit äußerer Sekretion (exokrine Drüsen), die ihren Saft über einen Hohlraum nach außen geben. Das Pankreas ist also eine Drüse mit äußerer und innerer Sekretion. Das exkretorische Sekret des Pankreas hat in sich die Fähigkeit, die drei großen Gruppen der Nahrungsstoffe anzugreifen und zu zerstören: Eiweiß, Fett und Kohlehydrate. Das Eiweiß der Nahrung, das im Darm vorliegt und das schon von Pepsin des Magensaftes im sauren Milieu vorbereitet wurde, wird durch das Trypsin der Bauchspeicheldrüse weiter abgebaut. Das Trypsin erlangt die Fähigkeit der Eiweißverdauung erst durch Vermischung mit dem Dünndarmsaft. Zur Fettverdauung bildet das Pankreas die Lipase, einen fermentartigen Stoff, der den Abbau des Nahrungsfettes zusammen mit dem Gallensaft besorgt. Zum Kohlehydratabbau bildet die Bauchspeicheldrüse die Amylase, die auch ohne Mitwirkung des Dünndarmsaftes und der Galle die Zuckerstoffe verdauen kann.

Hat das Pankreas also durch seine exkretorische Tätigkeit nach außen die Fähigkeit, Zuckerstoffe unmittelbar zu zerstören, so bildet es nach innen in den Inseln einen Saft, mit dem es den inneren Blut- Zuckerstoffwechsel beherrschen kann. Das Pankreas bildet inkretorisch zwei Hormone: das Insulin und das Glukagon. Mit dem Insulin bewirkt es, dass der Organismus die Fähigkeit erhält, die aufgenommenen Zuckerstoffe in der Leber und in der Muskulatur abzulagern. Mit dem Glukagon wird das Gegenteil erreicht. Das Glukagon im Blut bewirkt, dass der abgelagerte Zucker fein dosiert zum Aufbau der verschiedenen Organe und als stoffliche Grundlage der Körperbewegung abgegeben wird.

So erkennt man, dass die Bauchspeicheldrüse in sich eine Geste nach außen und eine nach innen vollzieht. Sie wendet sich einerseits gegen die fremden Nahrungsstoffe, andererseits in den inneren Leibaufbau hinein. In der Beziehung zu den Eiweißen und Fetten steht sie in Zusammenarbeit mit anderen exokrinen Verdauungsdrüsen.

Die Bauchspeicheldrüse kann man als Organ und als Funktionssystem verhältnismäßig gut abgrenzen. Das *Gallensystem* dagegen ist viel stärker mit anderen Organen verflochten, und zwar mit der Leber und der Milz. Morphologisch ist es vor allem mit der Leber verbunden, indem es ihren Drüsenanteil

Bauchspeicheldrüse und Zwölffingerdarm mit Blutgefäßen

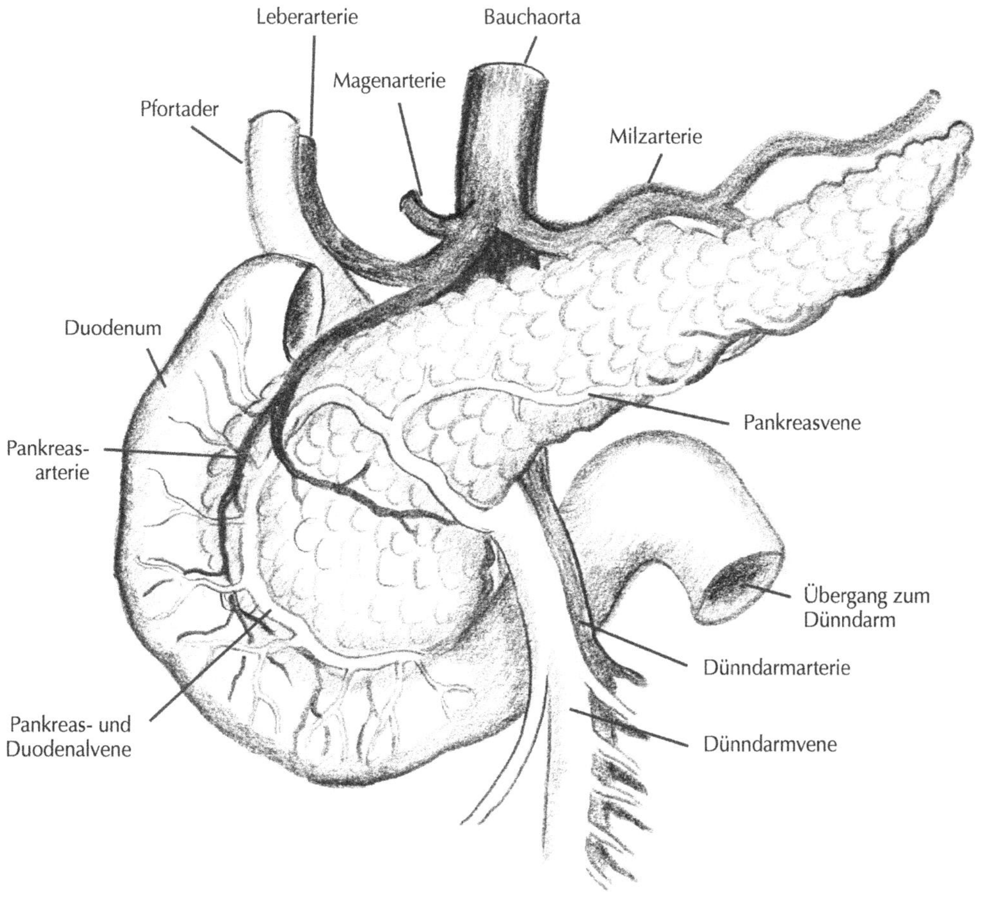

darstellt. Das Gallensystem ist ein Drüsenbaum, der sich in der Embryonalzeit aus der Vorderseite des Zwölffingerdarms ausbuchtet und mit außerordentlich feinen Kanälchen in das Innere der sich bildenden Leber eindringt. Dabei bildet sich unterhalb der Einmündungsstelle die Gallenblase als eine Art Blindsack. Bei der Wachstumsdrehung der Oberbauchorgane wird die Abzweigungsstelle des Gallenganges aus dem Zwölffingerdarm über hinten nach links gedreht und gelangt in die Nähe der Abzweigungsstelle des Pankreas.

Der innere Drüsenarm des Gallensystems in der Leber wird vollkommen in das Leberorgan hineingebaut.

Gallenbaum, der seine Krone in der Leber ausbreitet

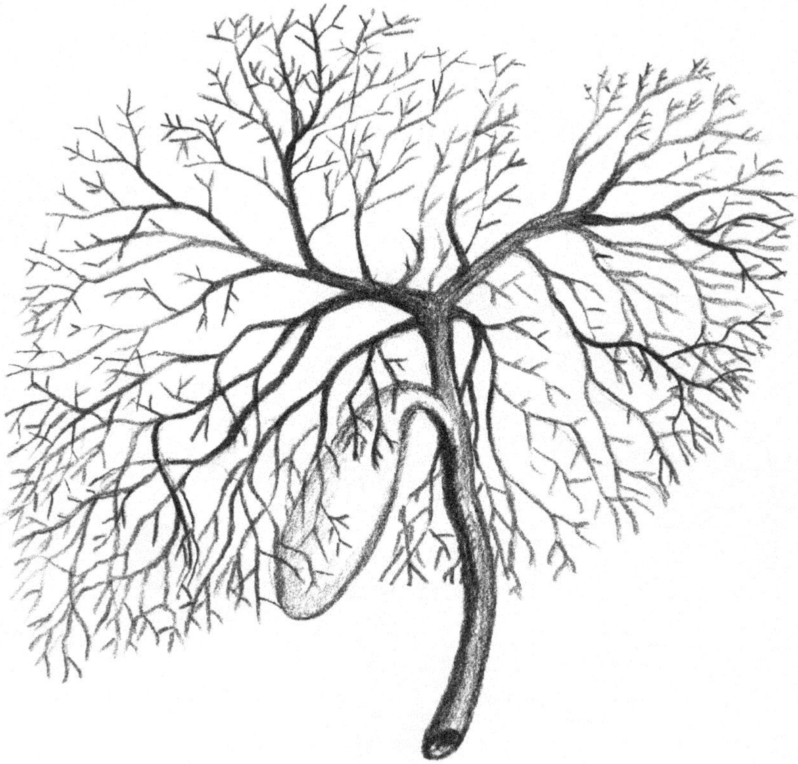

Das Sekret des Gallenbaumes, die Galle, wird in der Blutabbautätigkeit der Milz vorbereitet und durch die Leber weiter gebildet. Der Gallensaft dient dann vor allem der Fettverdauung. Er kann in dem Reservoir der Gallenblase angesammelt werden, um bei der Aufnahme einer fettreichen Mahlzeit durch eine heftige Kontraktion der Gallenblase in das Duodenum ausgeschüttet zu werden. Die dichte Substanz der Fette wird durch die Gallensäuren emulgiert und kann dann von der Pankreaspiase zerstört werden.

Die *Dünndarmdrüsen* bilden einen alkalischen oder neutralen Saft, der vor allem die Aufgabe hat, den Darminhalt immer stärker zu verflüssigen und die chemischen Wirkungen des Pankreas- und Gallensaftes zu verstärken.

Die *Dickdarmdrüsen* sind schlauchartig kleine Bildungen, die aus Becherzellen Schleimtröpfchen absondern. Sie bewirken keine Verdünnung mehr, sondern eine Verklebung des festwerdenden Darminhaltes.

Die lymphatischen Darmorgane

Die Zersetzungsvorgänge in der Nahrung geben Anlass zu Stoffbildungen, die fremde Lebensprozesse ermöglichen. Sobald es irgendwo in der Natur oder im Menschen dazu kommt, dass eine Stoffbildung nicht mehr von dem sie hervorbringenden Wesen ergriffen wird, treten zersetzende Kräfte auf. Naturgemäß müssen die Verdauungsvorgänge solche Kräfte entstehen lassen. Es besteht dadurch die Möglichkeit, dass auch der verdauende Organismus selbst zersetzt wird. Äußerlich führen solche Zersetzungsvorgänge zum Auftreten von parasitären Lebewesen wie zum Beispiel Bakterien und Viren.

Gegen die durch Bakterien angezeigten Zersetzungskräfte muss der Mensch sich schützen, weil sie ihn sonst zerstören würde. Der ganze mittlere Darmtraktus des Magens und Dünndarms ist in der Regel durch die Einwirkung der Magensäure frei von derartigen Kräften. Durch die Säurewirkung schafft der Organismus einen nur dem Individuum gehörenden Stoffraum, aus dem heraus der eigentliche Leibaufbau geschieht. Im oberen und unteren Abschnitt aber wirken andere Kräfte. Da muss der Mensch durch lymphatische Organe seine Grenze aufbauen. Das geschieht durch die Organe des lymphatischen Rachenringes und die Lymphorgane am Übergang von Dünndarm zum Dickdarm. An diesen Organen werden Zellen abgesondert, die Zersetzungsprodukte und Bakterien aufnehmen und verarbeiten. Es gibt Zellen, die bei dieser Tätigkeit zu Grunde gehen und einfach im Verdauungsprozess aufgehen. Andere wandern in den Lymphorganen nach innen und führen zur Bildung von Stoffen, die dem Organismus die Fähigkeit geben, sich an die Auseinandersetzung mit bestimmten Fremdprozessen zu erinnern und sie abzuwehren. Die „Antikörper"-bildungen werden dem Blut einverleibt und verleihen dem Organismus eine Immunität.

Der Vorgang der lymphatischen Reaktion ist im ganzen Darmtrakt möglich, wie auch überall Blutzellen die Darmwand durchdringen und Bakterien und Viren phagozytieren. Im lymphatischen Rachenring und dem Übergang vom Dünndarm zum Dickdarm sind diese Vorgänge gesteigert in den Bildungen der Gaumen- und Rachenmandeln (Tonsillen) und in den Peyer'schen Haufen des terminalen Ileums und im Wurmfortsatz des Blinddarms.

Im oberen Abschnitt des Verdauungsweges würden die Zersetzungsvorgänge auf den eigenen Organismus, zum Beispiel die Atemwege und die Kopforgane, übergreifen, wenn die Organe des lymphatischen Rachenringes diese nicht abwehren würden. Am Übergang zum Dickdarm wird derjenige Teil der zersetzten Nahrung abgetrennt, der nicht der Leibbildung dienen kann, weil er wegen seiner Grobheit in den Stoffverfeinerungs- und Auflösungsprozess nicht vollkommen eingehen kann. Diese Stoffe sind aber besonders anfällig für Gärungs- und Fäulnisprozesse, in denen Bakterien gedeihen. Die Colibakterien sind ganz normale Besiedler des Dickdarms, sie müssen aber vom Inneren ferngehalten werden. Sie spielen überall da eine Rolle, wo der Inhalt in die aus den Lebensprozessen ausgeschiedene Kotbildung übergeht. Im gleichen Bereich aber wird das Lösungswasser, das durch die Drüsen zur Verdauung ausgeschieden wurde, wieder in das Blut zurückgesaugt. In den Trennungsvorgängen der nach innen und außen gehenden Substanzen spielen die unteren Lymphorgane des Darmes eine große Rolle. Sie wehren die auszuscheidenden Fremdkörper ab, so dass diese ihre Kräfte nicht nach innen in den Organismus eindringen lassen können.

Die Blutorgane des Verdauungssystems

Mit der Blutsubstanz steht der Mensch im Darmorganismus („Darmrohr") ständig der Außenwelt der Nahrung gegenüber. Das Blut muss gegenüber der Außenwelt in sich selbst im Gleichgewicht erhalten bleiben und doch zu seiner eigenen Erneuerung mit ihr in Auseinandersetzung treten. So ist es verständlich, dass die Blutorgane nirgends direkt in den Hohlraum des Darmes übergehen, dass aber Organe einer engen Berührung vorhanden sein müssen.

Im Bereich von Mund, Speiseröhre und Magen sind die Zirkulationsorgane sehr den umliegenden Organen angepasst. Im Dünndarm- und Dickdarmbereich findet sich eine spezielle zirkulatorische Einrichtung. Über den Bauchfellfächer des Gekröses steht dieser Darmabschnitt mit der übrigen Zirkulation in Verbindung. An der Gekrösewurzel zweigt sich hinten im Oberbauch aus der Bauchschlagader die obere Gekröse- oder Dünndarmarterie ab, die das arterielle, von der linken Herzseite kommende Blut in einem großen Gefäßbaum zum Dünndarm und dem aufsteigenden und querverlaufenden Dickdarm verteilt. Der Baum verzweigt sich in viele Äste, die zum Teil untereinander in Verbindung stehen und an der Peripherie des Gekröses in ein feines Arteriengeflecht übergehen, das den Dünndarm und Dickdarm umspinnt.

Von diesem Geflecht dringen viele feine Ästchen in die Tiefe der Darmwand und umspinnen deren Organe mit Kapillarnetzen. Im Dünndarm sind es zwei gegensätzlich ausgebildete Wandorgane, die Kapillaren erhalten: *Drüsen* und *Zotten*. Die Verbindung der Blutgefäße mit den Drüsen ist schon beschrieben worden. Während sich die Drüsen vom Darmhohlraum aus nach dem Organismus zu einbuchten, wachsen die Zotten von der Oberfläche der Darmwand oder deren Falten in den Hohlraum hinein. Sie ziehen wie kleine Saugwürzelchen in den Darminhalt. Die mit ihnen in Verbindung stehenden Blutgefäße bilden in ihnen nicht wie in den Drüsen Absonderungsorgane, sondern Aufnahmeorgane. Die arteriellen Kapillaren dringen an die Peripherie der Zotten und bilden unmittelbar unter der Schleimhaut feinste Netze,

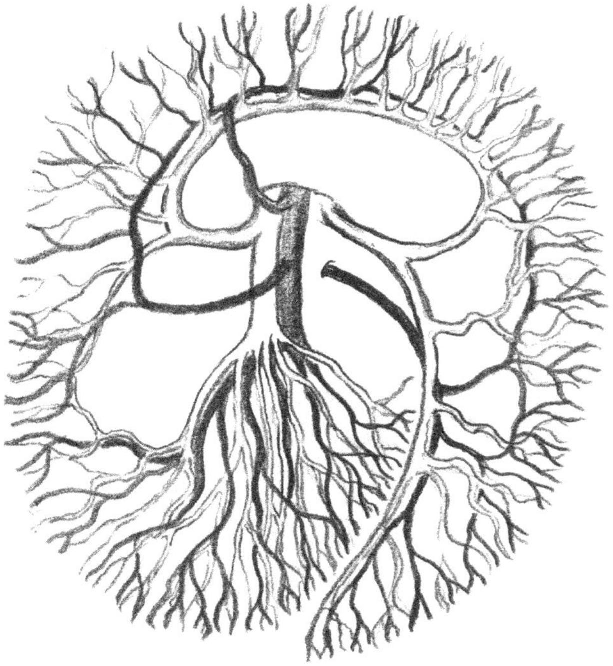

Arterien- und Venenbaum im Dünndarmgekröse und im Dickdarmkranz

Die Arterien (schwarz) kommen aus der Bauchschlagader, die Venen (hell) ziehen zur Leberpfortader.

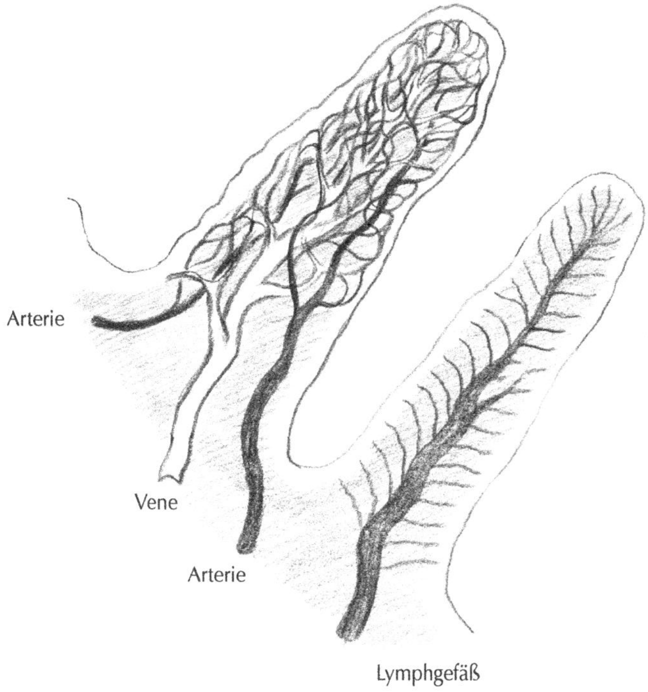

Zwei stark vergrößert dargestellte Dünndarmzotten mit Blut- und Lymphgefäßen

die den durch die Schleimhaut aufgenommenen, verwandelten Darminhalt aufsaugen können. Es handelt sich um die in feinster Weise im wässrigen aufgelösten Mineralien, Zucker und abgebauten Eiweißprodukte. Die abführenden Venen führen das Blut durch das Innere der Zotte einwärts. Entsprechend dem arteriellen Gekrösebaum gibt es einen das Blut zurücknehmenden Venenbaum, in den die Darmwandvenen einmünden. Der Stamm dieses Baumes führt nach oben bis zur Gekrösewurzel und geht dann in die zur Leber überziehende Vena portae, die Pfortader über. Das Blut vom Dünndarm und Dickdarm fließt also zunächst in die Leber und nicht gleich zum Herzen. Der linke Bogen des Dickdarms erhält sein arterielles Blut aus der unteren Gekrösearterie. Die von diesem Dickdarmabschnitt herkommende Vene zieht im Oberbauch ebenfalls wie die andere Darmvene zur Pfortader.

Nur der Enddarm im kleinen Becken gibt sein Blut in die untere Hohlvene, die auch das Blut von den Beinen, den Geschlechts- und Harnorganen aufnimmt und es zum rechten Herzvorhof leitet.

Die Lymphgefäße des Darmes

Außer dem Blutaufnahmeweg aus dem Darm gibt es auch einen Lymphweg. Dieser erhält keinen Zustrom aus dem Organismus. Die Lymphgefäße beginnen als feinste Spalten zwischen den Schleimhautzellen der Zotten des Dünndarms. Die feinen Hohlräume vereinigen sich im Zentrum der Zotten zu einem kleinen Lymphgefäß, das neben der Zentralvene nach innen zieht und in den abführenden Lymphbaum einmündet, der durch das Gekröse aufwärts zieht. Der Stamm dieses Lymphbaumes wird im Oberbauch neben der Hauptschlagader erreicht. Er zieht als sogenannter Milchbrustgang (Ductus thoracicus) vor der Wirbelsäule durch den Brustraum nach oben und mündet in den Winkel zwischen der linken Kopf- und Armvene. Er geht also schließlich in den venösen Teil des Blutsystems über.

Dieses Lymphgefäß-System des Darmes nimmt bestimmte Substanzen aus dem Darm selektiv auf, nämlich vor allem die Fettstoffe. Der gelblich-weißliche, trübe Lymphsaft, der nach fettreichen Mahlzeiten durch diese Gefäße aufgenommen wird, wird Chylus genannt. Er hat der Farbe und Konsistenz nach eine gewisse Ähnlichkeit mit Milch. Dadurch kommt auch die Bezeichnung für den Gefäßstamm: Milchbrustgang zu Stande. Natürlich handelt es sich beim dem Chylus nicht wirklich im Milch, und schon gar nicht hat dieser Saft etwas mit dem Ausscheidungsprodukt der Milchdrüsen zu tun. Die fettigen Nahrungsstoffe werden im Lymphweg lediglich gereinigt, sonst aber unverändert ins Venenblut gebracht. Unter Umgehung der Leber gelangen diese Stoffe ins Herz und in die Lunge. In der Lunge kommt es zu einer

Lymphgefäße des Dünndarms und ihr Abfluss in den Milchbrustgang

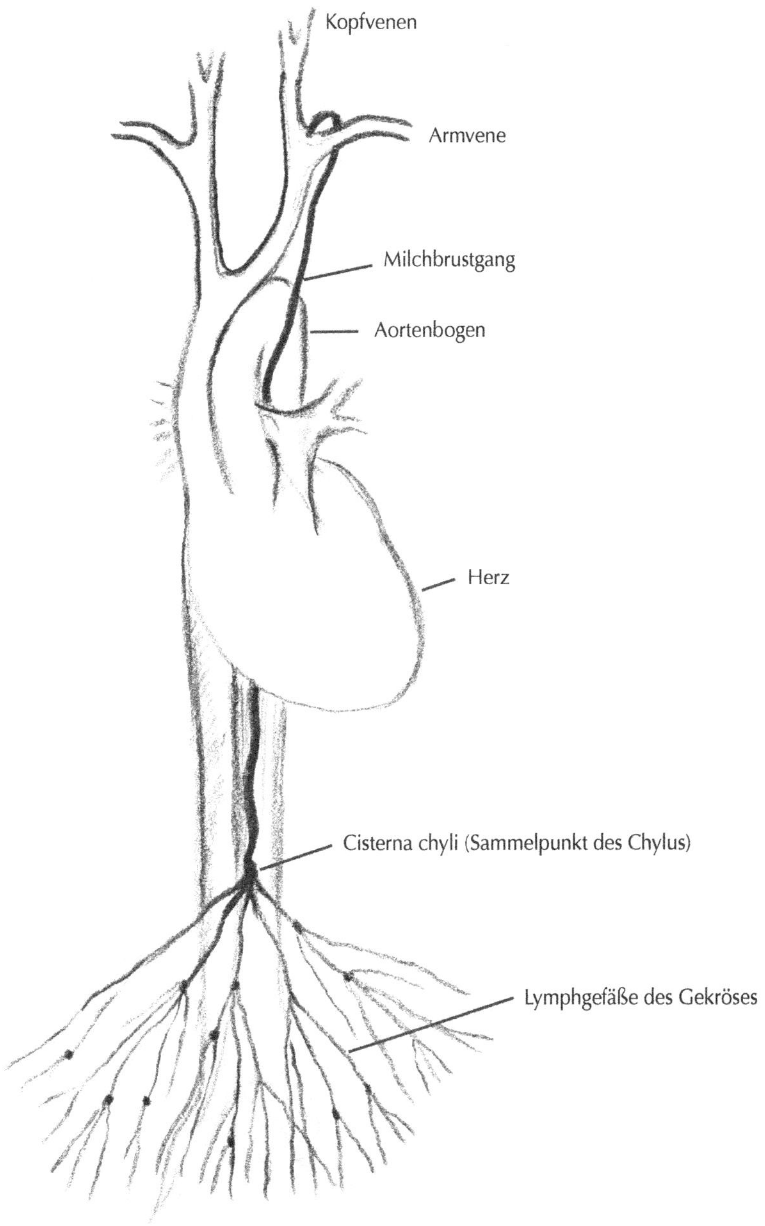

feinen tröpfchenartigen Verteilung; dann gelangt das Fett nochmals ins Herz. Von hier aus wandert es mit dem arteriellen Blut in die verschiedenen Organe.

Substanzprozesse der Verdauung

Die Natursubstanzen und die in anderen Lebewesen gebildeten Stoffe können dem Menschen nicht als Leiblichkeit dienen. Durch ihre eigene Entwicklung während der Erdenzeit haben sich die verschiedenen Lebewesen vom Menschen so weit entfernt, dass sie in ihren Körpern Stoffe ausbilden, die dem Menschen fremd sind. Da der Mensch sich bei der Erneuerung seiner Leibesstofflichkeit im Stoffwechsel nicht bis an den Erdenurbeginn zurückversetzen kann, um die Stoffe aus dem Geiste heraus zu verdichten, muss er seine Nahrung aus der Natur nehmen. Die Leiblichkeiten der Naturwesen muss er dabei zerstören.

Die substantielle Grundlage des Verdauungsvorganges besteht in einer Verwandlung der vier Zustandsformen der stofflichen Natur innerhalb der *vier Elemente* Erde, Wasser, Luft und Feuer. Alle vier Bereiche tauchen in der Nahrung auf. Die Nahrung enthält feste Bestandteile, die eine bestimmte Form und Härte haben können. Ein großer Teil der Nahrung besteht aus Wässrigem. Die Luft erreicht den Organismus zwar durch einen besonderen Aufnahmeweg, die Atmung, es wird bei jeder Nahrungsaufnahme aber auch Luft verschluckt, die im Verdauungsprozess eine Rolle spielt. Jede Nahrung und jedes Getränk hat eine bestimmte Temperatur,

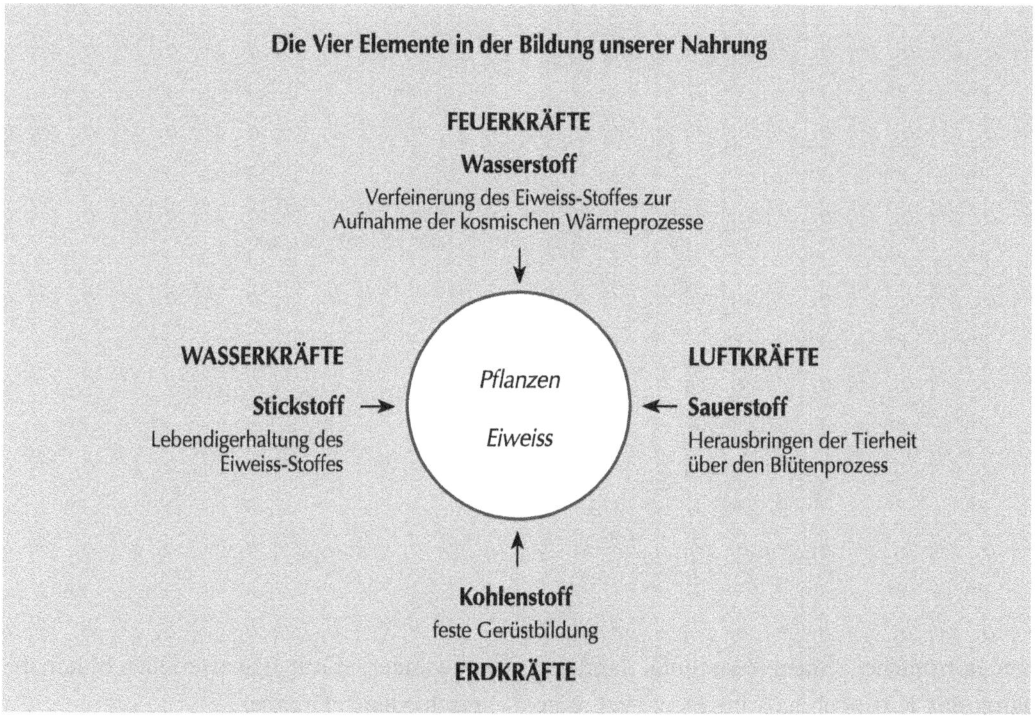

die nicht unbedingt mit der Eigentemperatur des Menschen übereinstimmt. Sie muss also auch verwandelt werden.

Diesen vier Zustandsformen tritt der Mensch bei der Verdauung mit seiner eigenen elementaren Organisation entgegen.

Wenn die festen Formen der Nahrungsmittel nicht schon durch die Zubereitung der Speisen zerstört sind, benutzt der Mensch beim Abbeißen und Kauen seine härtesten Organe zur Zerstörung: die Zähne, aber auch die rauen Fortsätze der Zunge. Schon beim Kauvorgang wird deutlich, dass die Verdauung zu einer Vermischung der Zustandsformen der vier Elemente führt. Die zerkauten Nahrungspartikel werden mit dem flüssigen Speichel vermischt. Dadurch und auch durch das Einmischen von flüssiger Nahrung kommt es zur Auflösung der Stoffe im Wässrigen. Die Flüssigkeitsmenge, die mit der Nahrung aufgenommen wird, wird dabei durch die Drüsensäfte ergänzt. Sobald die gewohnte Essenszeit heranrückt und der Sinneseindruck der Speisen lebhaft aufgenommen wird, beginnen die verschiedenen Drüsen mit der Saftproduktion. An der Speichelbildung im Mund kann man die Intensität dieses Geschehens gut erleben. Man muss sich aber vorstellen, dass die Tätigkeit der Drüsen in den anderen Gebieten des Verdauungssystems noch viel intensiver ist. Der Saft quillt im Magen aus den Tausenden kleinster Poren mit einer solchen Schnelligkeit, dass der bei einer Hauptmahlzeit aufgenommene Inhalt in ein bis zwei Stunden vollkommen durchsaftet ist. Besonders heftig sind die Ausscheidungen von Bauchspeichel und Galle. Diese Sekrete werden aus der Mündungsstelle von Gallen- und Pankreasgang geradezu ausgespritzt. Die Gallenblase, in der der Gallensaft bei der Absonderung aus der Leber aufgefangen und durch Flüssigkeitsentzug etwas eingedickt wird, kann ihren Inhalt in wenigen Minuten ausschütten. Alle Drüsen des Verdauungssystems sondern im Laufe von vierundzwanzig Stunden zusammen zwischen 3.000 und 11.500 ml Flüssigkeit ab. Dabei entfallen auf:

den Mundspeichel:	500 bis 1500 ml
den Magensaft:	1000 bis 5000 ml
den Gallensaft:	100 bis 1000 ml
den Bauchspeichel:	700 bis 1000 ml
denn Dünndarmsaft:	700 bis 3000 ml

Während der Vorgang der Zerstörung der feinsten Formen und des Überwindens der Härte der Nahrung hauptsächlich im dem Bewusstsein zugänglichen Abschnitt der Verdauungssystems, im Mund, stattfindet, ist das Wasserelement durch das ganze System, hauptsächlich aber im unbewussten Teil tätig. Das wässrige Element bewirkt aber die Auflösung der Nahrung nicht allein. Eine nicht zu unterschätzende Bedeutung hat die Luft. Überall da im Verdauungstrakt, wo sich Luft in größeren Mengen ansammelt, kann sie zu Spannungszuständen führen, die den Menschen quälen. Dies kann vom Magen oder vom Dickdarm aus geschehen. Normalerweise aber ist die Luft sehr nützlich. Die verschluckte Luft sammelt sich am stehenden oder sitzenden Menschen zunächst oben in der Magenblase an, bleibt da aber nicht liegen, sondern wird durch die Bewegungen des

Magens in den Nahrungsbrei hineingemischt. Wenn man in der Küche einen Kuchenteig oder Schlagsahne rührt und schlägt, mischt man Luftbläschen in die Flüssigkeit oder den Brei. Dadurch wird vorbereitet, dass die Speisen beim Erhitzen oder Backen durch die Lufträume aufgelockert werden und so dem Verdauungsprozess besser zugänglich sind. Einen eben solchen Vorgang nimmt der Magen vor. Die Portionen, die er in den Zwölffingerdarm abgibt, enthalten in feinen Bläschen Luft beigemischt, wodurch der flüssige Mageninhalt eine schaumige Konsistenz erhält und die schweren Speisen leichter werden.

Auch im Bereich des Wärmeelements gibt es eine Verdauung. Das alle Abschnitte des Verdauungssystems durchpulsende Blut sorgt für die Angleichung der Temperatur. Allzu große Hitze der Nahrung führt zu einer Zerstörung der Oberfläche des Darmtraktes, da sind vor allem Mund und Speiseröhre betroffen. Aber auch sehr kalte Speisen und Getränke fördern den Verdauungsvorgang keineswegs. Kälte führt zu Verkrampfungen an Speiseröhre und Magen und kann sich bis in die Dünndarmtätigkeit nachteilig auswirken. Beim normalen Verdauungsvorgang hat der Inhalt des Dünndarms dieselbe Temperatur wie das Blut im Bauchraum.

Alle vier Elemente: Erde, Wasser, Luft und Feuer treten also durch den Verdauungsvorgang in eine innige Verbindung ein, die sie erreichen, wenn die verarbeitete Nahrung in der inneren Zone des Verdauungssystems, im Dünndarm, angekommen ist. Die Bewegungen von Magen und Darm führen diese innige Verbindung herbei. Aus diesem Substanzzustand kann der Leibaufbau beginnen.

Nicht alle Stoffe können in den Leibaufbau eingehen. Einige lassen sich nicht in einen Zustand bringen, in dem sie für die Vorgänge im Menschen fein genug sind. Deshalb findet eine Ausscheidung solcher Stoffe statt und das Ausgeschiedene des Darmes wird fest. Die Mischung, die im Elementarbereich im oberen Verdauungsweg eingetreten ist, wird im Dickdarm rückgängig gemacht. Ein großer Teil des Wassers wird durch die Eindickungstätigkeit dieses Darmabschnittes ins Blut gesaugt. Der Lebensleib zieht in diesem Organ sein „Lebenselement", das Wasser, zu sich heran. So kommt es, dass von all dem vielen Wasser, das als Lösungsmittel im Darm war, nur etwa hundert ml pro vierundzwanzig Stunden ausgeschieden werden. Auch die Luft entmischt sich im Dickdarm und sammelt sich manchmal in größeren Mengen an. Sie wird normalerweise ins Blut aufgenommen. Die beschriebenen Vorgänge in den vier Elementen sind die Vorbereiter der eigentlichen Stoffverwandlung, die ein komplizierter und vielschichtiger Prozess ist.

Man kann die *chemische Verdauung* unter dem Gesichtspunkt der Stoffzugehörigkeit der Nahrung betrachten. Dabei begegnet man im Wesentlichen vier Stoffgruppen: den mineralischen Stoffen (zum Beispiel Salzen), den Zuckerstoffen (Kohlehydraten), den Eiweiß-Stoffen und den Fettstoffen.

Aus der mineralischen Stoffwelt können all diejenigen Stoffe über den Darm in den Blutstoffwechsel gelangen, die im Wasser löslich sind. Löslichkeit bedeutet, dass der Kohäsionszusammenhang des betreffenden

Stoffes bei der Verteilung in Wasser vollkommen aufgegeben wird, so dass sich der Stoff den im Wasser vorhandenen Lebenskräften einordnet. Zu einer solchen Löslichkeit sind in erster Linie bestimmte Stoffe aus der anorganischen Natur befähigt, die trotz ihres Mineralseins chemisch so beschaffen sind, dass sie eine Verbindung zwischen kosmischen und irdischen Kräften darstellen. Diese Doppelseitigkeit tragen vor allem die *Salze* in sich. Wenn man einen geformten Kochsalzkristall (Natriumchlorid) vor sich sieht, meint man, etwas vollkommen Formstabiles vor sich zu haben, ist aber erstaunt zu sehen, dass schon die Feuchtigkeit der Luft genügt, den Kristall zu verändern. Er ist – wie man sagt – hygroskopisch. Das heißt, dass er das Wasser aus der Luft anzieht, weil er eine starke Tendenz zur Auflösung hat. Man kann das Salz auch noch anders anschauen, nämlich als einen Ausgleichsstoff, der aus dem Zusammenwirken zweier chemischer Extreme entstanden ist: aus Säure und Base. Kochsalz kann man im Laboratorium entstehen lassen, indem man Natronlauge, einen basischen Stoff und Salzsäure, einen sauren Stoff, aufeinander einwirken lässt. Diese beiden Stoffarten spielen in der Chemie eine große Rolle. Überall da, wo man mit Basen (Alkalien, Laugen) umgeht, hat man es stark mit der Tendenz zum Verdichten im Irdisch-Physischen zu tun. Säuren sind dagegen Stoffe, denen starke Feuerkräfte innewohnen. Den Unterschied zwischen Basen und Säuren kann man gut aus dem Geschmack erfassen. Säuren haben etwas Brennendes, Basen etwas Seifig-Laugenhaftes im Geschmack. Salze aber, die aus Säure und Base hervorgegangen gedacht werden können, tragen die beiden Tendenzen des Feurigen und des Erdhaften latent in sich. Sie offenbaren diese Eigenschaften da, wo sie sich über die Löslichkeit im Wasser den Lebensvorgängen zur Verfügung stellen.

Andere Stoffe aus dem Mineralbereich, die sich nicht ohne Weiteres in Wasser lösen lassen, können nicht so leicht in das Lebensfeld von Organismen aufgenommen werden.

Die sogenannten *organischen Stoffe*, die in Lebewesen gebildet wurden, sind in der Regel nicht wasserlöslich. Sie können daher auch nicht ohne Weiteres in einen anderen Organismus aufgenommen werden. Das Lebensfeld eines Organismus, das heißt der stoffliche Tätigkeitsbereich des Lebensleibes, kann nämlich keine Stoffe aufnehmen, die die Prägung eines anderen Organismus in sich tragen. Dies gilt vor allem für die Eiweiß-Stoffe und die Kohlehydrate. Eine Verdünnung dieser Stoffe in Wasser, die ohnehin nicht zu einer echten Lösung führt, genügt nicht als Vorbereitung für die Aufnahme. Der menschliche Organismus bewerkstelligt den Abbau der organischen Stoffe durch besondere Wirkstoffe, *Fermente*, die er in den Drüsen bildet und ausscheidet. Das sind Stoffe, die man nicht nur unter dem Gesichtspunkt ihres chemischen Aufbaus und der chemischen Wirkung anschauen kann. Sie sind Träger von Kräften, die sich den fremden Bildekräften genau entgegenstellen. Sie sind also von den höheren Wesensgliedern des Menschen ergriffen. Ich und Astralleib sind durch diese Kräfte unmittelbar tätig. Sie tauchen wirkend in die Stofflichkeit ein.

Kohlehydrate sind Stoffe, die im Pflanzenbildeprozess entstehen. Sie haben ihren Namen dadurch erhalten, dass in ihnen der Kohlenstoff hydriert ist, das heißt mit Wasser chemisch verbunden ist. Die Kohlehydrate bestehen aus Kohlenstoff, Sauerstoff und Wasserstoff. Die Pflanzen bilden Kohlehydrate durch ihren Assimilationsprozess. Dieser Vorgang führt zu einem Zusammenspielen von irdischen, atmosphärischen und kosmischen Substanzen. Aus der Erde nehmen die Pflanzen das Wasser auf, in dem auch Salze gelöst sein können. Aus der Luftumgebung nehmen sie das Kohlensäuregas auf. Aus Wasser und Gasigem dichten die Pflanzen ihren Leib. Die Verbindung von Wasser und Kohlensäure zu Zuckerstoffen können die Pflanzen aber nur durch die Aufnahme des Sonnenlichtes fertigbringen. In der Nacht assimilieren sie nicht, sie brauchen zur Aufnahme des Sonnenlichtes auch das Blattgrün (Chlorophyll). Dieser Stoff, der das Grün der Blätter bewirkt, hat in seinem chemischen Aufbau eine große Ähnlichkeit mit dem roten Blutfarbstoff des Menschen (Hämoglobin). Nur ist im Blattgrün das Eisen durch Magnesium ersetzt. Dadurch erhalten die Pflanzen die Fähigkeit, den Sonnenäther in sich leibaufbauend tätig werden zu lassen.

Die Pflanzen bilden zunächst einfache Zucker, die in Wasser löslich sind. Sie verdichten die Zuckerstoffe aber auch und lagern sie als Stärke in Speicherorganen, zum Beispiel Samen oder Wurzeln, ab. Wenn sie die Kohlehydrate noch weiter verdichten, bilden sie schließlich Zellulose. Die Stärkeverdichtung können die Pflanzen durch Lösungsvorgänge wieder rückgängig machen. Das tun sie zum Beispiel bei der Samenkeimung. In der Zellulosebildung ist aber eine Gerüstsubstanz zu sehen, in die hinein die Pflanzen ersterben. Alle Faser-, Holz- und Rindenbildungen können von den Pflanzen selbst nicht mehr aufgelöst werden. Aus diesen Stoffbildungen ist die lebendige Tätigkeit des Ätherleibes hervorgegangen. Solche Stoffbildungen sind in der Natur die Grundlage für Absterbeprozesse in der Torf- und Kohlebildung gewesen.

Die Tiere und der Mensch sind zu einer Bildung von Zuckerstoffen aus Kohlensäure und Wasser nicht fähig, weil ihr Lebensleib sich nicht nach außen in die Naturelemente ausbreitet, sondern eine Innenwendung erfahren hat. Der Leibaufbau des Menschen kann daher nicht unter Einwirkung des Sonnenlichtes geschehen. Der Mensch braucht aber zu seiner Leibentfaltung die Zuckerstoffe. Deshalb muss er sich ernähren und pflanzliche Bildungen verdauen. Kohlehydrate kann er nur als Zucker oder Stärke verdauen, also in denjenigen Formen, die auch die Pflanze zur Ausbildung ihrer Keime benutzt. Dichtere Kohlehydrate, wie die Zellulose, kann der Mensch nicht abbauen, das können nur Tiere, die eine besonders starke Darmorganisation ausbilden und darin die Tätigkeit von Kleinlebewesen benutzen. Das sind zum Beispiel die Wiederkäuer unter den Säugetieren.

Der Mensch muss die Kohlehydrate auflösen. Nur der Traubenzucker hat eine solche unmittelbare Beziehung zur Ichorganisation, dass er unmittelbar in das Blut hineingelassen wird. Er ist im Wasser löslich und muss lediglich darin verdünnt werden. Die Pflanzenstärke und andere dichtere Zuckerarten, wie zum Beispiel Rohrzucker, Malzzucker und Milchzucker, müssen erst zersetzt werden, so dass sich wasserlöslicher Zucker bildet. Wenn man Stärkemehl in Wasser zerrührt, bekommt man eine Aufschwemmung, aber keine echte Lösung. Sobald man nicht mehr rührt, setzt sich das Stärkemehl wieder ab. Der Mensch kann die Stärke durch zwei Tätigkeiten zu Traubenzucker machen: durch das Ptyalin im Speichel und die Amylase im Bauchspeichel. So findet die Stärkeverdauung im Mund und im Dünndarm statt. Das Ptyalinferment der Mundspeicheldrüsen wirkt am besten in schwach alkalischem oder chemisch neutralem Milieu. Es kann deshalb unmittelbar im Mund seine Wirkung ausüben. Wir merken diesen Abbau am Auftreten des süßen Geschmacks. Im Magen wirkt das Ptyalin an denjenigen Speisen noch nach, die in der Mitte, nicht an der Nähe der Magenwand liegen. Sobald die Speisen von Säure durchsetzt werden, kann das Ptyalin nicht mehr wirken. Die bis dahin nicht verdauten Kohlehydrate werden im Dünndarm von der Amylasewirkung aus dem Bauchspeichel ergriffen. Dichtere Kohlehydrate, vor allem die Zellulose, gelangen in den Ausscheidungsprozess. Nur in ganz geringem Umfang werden sie durch Gärung im Blinddarm und Dickdarm abgebaut. Im Wesentlichen bilden sie einen Anreiz zur Entleerung, indem sie die Ballaststoffe vermehren. Damit tragen sie zum Hinführen der Ausscheidung in die Erdbildung bei.

Die *Eiweiß-Stoffe* sind die stoffliche Grundlage für die plastische Bildung der Organe und Köpergestalten. Da diese Kräfte an den Pflanzen ganz anders als an den Tieren und am Menschen wirken, sind auch die pflanzlichen Eiweiß-Stoffe anders als die tierischen und menschlichen Eiweiß-Stoffe gebildet. Zwischen der Pflanzen- und Menschenbildung findet eine Umkehrung der Stoffbildung statt. Deshalb bedeutet auch die Verdauung pflanzlicher Eiweiß-Stoffe eine größere Anstrengung für den Menschen als die Verarbeitung von tierischen Produkten. Die Tiere nehmen in ihrer Eiweißbildung schon einen Teil der Umkehrung vorweg.

Die Eiweiß-Stoffe setzen sich aus vier Grundbestandteilen zusammen: aus Kohlenstoff, Stickstoff, Sauerstoff und Wasserstoff. In geringerer Menge kommt auch Schwefel vor. Die *pflanzliche Eiweißbildung* ist nach außen orientiert. Diese Orientierung offenbart sich deutlich an der nach außen aufgegliederten Gestalt. Für die Eiweißbildung erhält die Pflanze die Impulse aus den vier Stoffrichtungen, denn Kohlenstoff, Stickstoff, Sauerstoff und Wasserstoff sind in die die Raumgestalt bildenden Kräfte verschieden eingeordnet.

Der *Kohlenstoff* ist die Grundlage für die Ausbildung von festen Gerüststoffen und bestimmt wesentlich die stoffliche Struktur der Eiweiße. Da die Pflanzengestalten sich von unten nach oben aufgliedern, ist der Kohlenstoff in dieser Richtung tätig. Aufgenommen wird er aber aus dem Luftumkreis durch die Blätter.

Der *Stickstoff* ist ein in den lebendigen Aufbau- und Abbauvorgängen wirkender Stoff, der sein Hauptentfaltungsgebiet in den Blättern hat. Aufgenommen wird der Stickstoff für die Eiweißbildung aus dem Luftstickstoff. Dazu sind nämlich meist nur niedere Lebewesen wie Bakterien und Pilze befähigt. Im Wesentlichen gelangt Stickstoff über Nitrate, also stickstoffhaltige Salze, die im Wasser gelöst sind, in die Pflanze. Von der Wurzel her dringt er in die Eiweißbildung der Blätter ein. Die Stickstoffwirkung hält den Eiweiß-Stoffwechsel der Pflanze offen für die artbildenden Formkräfte. Das quellend Lebende, das vor allem in den Blättern zu Hause ist, wirkt überall in den Stoffwechsel hinein und sorgt dafür, dass die pflanzlichen Eiweiß-Stoffe auch aus einem Ablagerungszustand wieder in die Lebensvorgänge gelöst werden. Diese vom Stickstoff stammenden Kräfte bewirken, dass sich die pflanzlichen Eiweiß-Stoffe innerhalb des Pflanzenorganismus erneuern und nicht aus dem Organismus ausgeschieden werden müssen. Die pflanzlichen Eiweiß-Stoffe sind nur von der Tätigkeit des Lebensleibes geprägt, nicht von der des Astralleibes. Daher unterscheiden sie sich auch in Bezug auf die Tätigkeit der Wesensglieder von den Eiweiß-Bildungen der Tiere und des Menschen. Die Tiere und der Mensch müssen die abgebauten Eiweiß-Stoffe durch die Nieren ausscheiden. Im Pflanzenorganismus sind die Eiweißbildungskräfte nur nach außen orientiert und empfangen aus dem Stickstoff die Wandlungskräfte.

Der *Sauerstoff* wirkt an der Pflanze hauptsächlich über die Blüten. Zwar atmen auch die grünen Blätter Sauerstoff ein. Dieser Atemvorgang ist aber in den Blüten viel stärker ausgeprägt. Bei manchen Blumen ist er vor allem nachts sehr intensiv und führt dann auch zu einer gewissen Wärmebildung. Man beobachtet dies zum Beispiel beim Aronstab und der Victoria regia. Der Sauerstoff hat also mit demjenigen Prozess an der Pflanze zu tun, der den Organismus nach außen für das Tierische aufschließt. Der Sauerstoff wirkt aber an den Blüten nicht so tief greifend, dass eine wirkliche Tierbildung zu Stande kommt.

Der *Wasserstoff* wird am Pflanzeneiweißaufbau verfeinernd tätig. Stofflich wird er aus dem aufgenommenen Wasser befreit und in den organischen Aufbauprozess einbezogen. Innerhalb der Eiweiß-Stoffe hat er die Tendenz zur sauren Reaktion, während der Stickstoff mehr zur basischen Reaktion tendiert. So werden in der Eiweißbildung über den Wasserstoff die Feuerkräfte wirksam.

Die Eiweiß-Stoffe sind Substanzen, die sich vielseitig für die plastische Organbildung eignen. Die an der Pflanze ausgebreiteten Kräfte werden im Tier verinnerlicht. Beim *Menschen* wirken die aufbauenden Eiweißbildekräfte aus dem verinnerlichten Ätherleib so, dass die vier Organsysteme: Lunge, Leber, Niere und Herz tätig werden. Aus den Organen werden die Kräfte zur Eiweißbildung beim Menschen so wirksam, wie es an der Pflanze von außen Kohlenstoff, Stickstoff, Sauerstoff und Wasserstoff tun. Damit die Organe jedoch den Eiweißaufbau vollziehen können, müssen die pflanzlichen und tierischen Bildekräfte erst vollkommen aus den Stoffen ausgetrieben werden. Es muss eine Löslichkeit in Wasser erreicht werden. Der Abbau zu den als abgetötet anzusehenden Aminosäuren geschieht im menschlichen Verdauungsorganismus durch zwei polarisch wirkende Kräfte, die vom Magen und von der Bauchspeicheldrüse ausgehen. Im Magen ist es das Pepsinferment im sauren Milieu des Magensaftes, im Pankreas das Trypsin. Die Salzsäure führt zuvor zu einer Gerinnung und Aufstockung der Eiweiß-Stoffe. Dann zersetzt das Pepsin das Eiweiß zu den sogenannten Peptonen. Diese sind noch nicht ganz abgetötete Eiweiß-Abbaustoffe. Der Prozess wird im Duodenum und im Dünndarm zunächst im basischen, weiter unten im neutralen Milieu fortgesetzt. Das Trypsin zerschlägt die letzten das Eiweiß zusammenhaltenden Kräfte und bewirkt die Bildung der Aminosäuren. Der ganze Vorgang des Eiweißabbaus geschieht also durch eine chemische Zerreißung durch die Wirkung der Feuerkräfte einerseits und der abtötenden Kräfte andererseits.

Die Aminosäuren sind im Wasser löslich, weil sie in sich Tendenzen zur Säurebildung und Basenbildung tragen. Im Eiweiß sind diese Tendenzen zwar auch vorhanden, aber verborgen. Das Eiweiß lässt sich deshalb nicht in Wasser lösen. Es behält seine Zusammenhangskraft bei.

Die *Fettstoffe* sind schwer verdauliche Stoffe. Dies liegt aber nicht daran, dass sie Träger von fremden Bildekräften sind. Fett ist vielmehr eine Substanz, die sich von den Bildekräften wenig beeinflussen lässt. Es ist nur deshalb so schwer verdaulich, weil es in sich eine starke Zusammenhangskraft hat und sich deshalb nicht in Wasser auflöst. Es wird von den Lebenskräften nicht gut erreicht. Damit es sich überhaupt in Stoffwechselvorgänge hineinbegibt, muss das Fett verbrannt werden. Das geschieht aber nicht in der Verdauung, sondern im inneren Stoffwechsel.

Die Verdauung der Fettstoffe ist so eingerichtet, dass der Zusammenhang des Stoffes durch Emulgierung in viele kleine Tröpfchen zerstört wird. Dieser Vorgang geschieht durch die Darmbewegung vor allem unter chemischer Wirkung der Gallensäuren. Fermentativ wird das Fett im oberen Verdauungsweg zunächst überhaupt nicht abgebaut, sondern erst weit innen durch die Gallensäure, die eine Zerspaltung des Fettes in Glycerin und Fettsäuren bewirkt. In dieser Form kann das Fett in die Lymphspalten der Darmzotten aufgenommen werden.

Wenn der Verdauungsvorgang normal abläuft, der Mensch also die Mischung der Elementarsubstanzen und den chemischen Abbau richtig vornehmen kann, dann liegt schließlich in der inneren Dünndarmzone eine aus den Lebensprozessen herausgelöste, im warmen Wässrig-Schaumigen der Drüsensäfte aufgelöste und ausgebreitete Substantialität vor, die sich in die Stofflichkeit des physischen Leibes einfügt. Die vielen Würzelchen der Dünndarmzotten können diese Substantialität aufsaugen. Sie nehmen die Abbauprodukte der Eiweiß-Stoffe, den Zucker und die Salze mit dem Wasser in das Blut auf, das über die Pfortader zur Leber fließt. Die Lymphspalten aber nehmen die Fettsubstanzen auf und führen sie über den Milchbrustgang in das Venenblut und schließlich zum Herzen. Über diese beiden Wege müssen die Substanzen in die Tätigkeitsfelder von Ätherleib, Astralleib und Ich gebracht werden.

12 Milz und Leber

Die innere Stoffwechselorganisation

Die innere Stoffwechselorganisation hat die Aufgabe, die Leibessubstanz aus der aufgenommenen Nahrung zuzubereiten. Mehrere Organsysteme nehmen an dem Aufbau teil. In ihnen sind die Wesensglieder in der verschiedensten Weise tätig. Die Vorgänge in der inneren Stoffwechselorganisation sind deswegen vielschichtig und verwickelt und können nicht einfach und in linearer Überschau dargestellt werden. Die Reihenfolge der hier gewählten Darstellung richtet sich nach den großen Etappen des Eingreifens von physischem Leib, Lebensleib, Astralleib und Ich. Da aber die Tätigkeit der Wesensglieder nicht stufenweise abgeschlossen wird, sondern sich durchdringt, bedarf es der Überschau über die ganze Darstellung, um den Sinneszusammenhang zu erfassen.

Die großen Oberbauchorgane Leber und Milz

Im Oberbauch unter den beiden Zwerchfellkuppen und über dem Konvolut der Gedärme bilden Leber, Galle, Magen, Zwölffingerdarm, Bauchspeicheldrüse und Milz eine auf komplizierte Weise gegliederte und arbeitende Organisation. Der eine Teil dieser Organisation, der nach außen auf die Verdauung der Nahrung eingestellt ist, wurde schon dargestellt: Magen und Zwölffingerdarm und die beiden großen Drüsen Galle und Pankreas. Es sind Organe, die sich durch eine Weiterentwicklung aus der Anlage des Urdarmrohres des inneren Keimblattes bilden. Der andere Teil der Oberbauchorganisation, die Leber im engeren Sinne (ohne Berücksichtigung der mit ihr verbundenen Galle) und die Milz entwickeln sich aus Geweben des mittleren Keimblattes, also aus Geweben, die auch die Blut- und Zirkulationsorgane dieses Systems bilden. Daraus kann man schon entnehmen, dass dieser Teil der Oberbauchorgane es mit der Verarbeitung der Nahrung für das Blut zu tun hat. Die Tätigkeit der Milz ist ausschließlich auf die Vorbereitung des Blutes in der inneren Verdauung und auf die Rhythmisierung des Organismus hingerichtet. Die Leber setzt diese Richtung in der Gallebereitung und in der Verarbeitung des Eisens fort. Sie ist aber auch nach innen gerichtet, indem in ihr ein wesentlicher Teil der aus der Pfortader stammenden Substanzen für den Leibaufbau vorbereitet wird. Die Leber ist das Zentralorgan des Wasserstoffwechsels und der inneren Stoffbildung.

Die Milz

Die Milz liegt ganz oben hinten im linken Oberbauch unter dem Zwerchfell. Sie schmiegt sich der Zwerchfellwölbung und der unteren Brustkorbrundung an. Sie ist ein sehr weiches Organ, das in einem schwammigen Grundgerüst sehr unterschiedliche Mengen Blut aufnehmen kann und daher auch unterschiedlich groß ist. Durch das viele Blut, das durch sie hindurchfließt, hat die Milz eine dunkelrote Farbe. Die Form entspricht einer länglichen Bohne. An der Innenseite finden sich oft mehrere Kerben. Das Organ ist beim erwachsenen Menschen etwa zwölf bis fünfzehn cm lang, fünf bis sechs cm breit und zwei bis drei cm dick. Die Größe kann aber durch die unterschiedliche Blutfülle sehr wechseln. Da die Milz sehr weich ist, verursachen die Nachbarorgane Magen und linke Dickdarmbiegung je nach ihrem Füllungszustand mehr oder weniger tiefe Eindrücke an der Milzoberfläche.

Das lockere schwammige Netzwerk des Milzgewebes wird außen von einer bindegewebigen Kapsel gehalten, von der aus Septen in das Organinnere ziehen und es strukturieren. An der rechten Seite tritt in die Milz die von der hinteren Körpermitte aus der Bauchschlagader kommende Arterie, die sich innerhalb des Organs zunächst in den bindegewebigen Septen aufzweigt. Die zahlreichen Äste dieser Zweige treten in das Milzgewebe ein. Sie sind an vielen Stellen von lymphatischem Gewebe eingescheidet.* Dieses lymphatische Gewebe sieht man mit bloßem Auge an der aufgeschnittenen Milz als etwa stecknadelkopfgroße weißliche Knötchen. Dabei sieht man aber nicht die von den Knötchen zur Milzpforte ziehenden Lymphscheiden um die Arterienästchen. Diese findet man nur bei einer feingeweblichen Untersuchung. Die Lymphscheiden an den Arterienästchen sind immer vorhanden. Die Lymphknötchen bilden sich an den Astgabeln der Arterien immer wieder neu und vergehen auch wieder. Beim Aufsprießen drängen die Knötchen die Arterien ein wenig zur Seite, so dass diese an der Seite der Knötchen verlaufen. Die Lymphscheiden der Arterien finden vor der

*) „Lymphscheide" ist als anatomischer Begriff zu verstehen, der das Umhüllen der Arterien durch Lymphstrukturen beschreibt. (Hg.)

Die Milz von der Außenseite

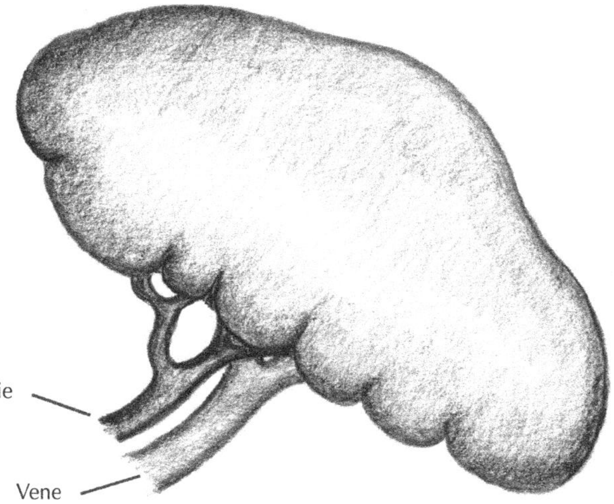

Die Milz von der Unterseite

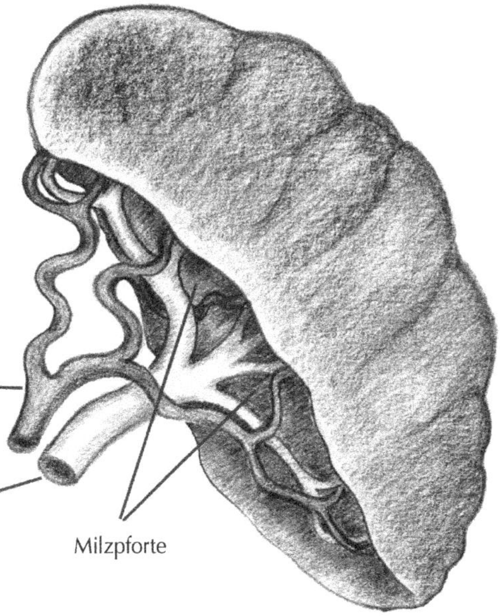

Teildarstellung des Milzgewebes (stark vergrößert)

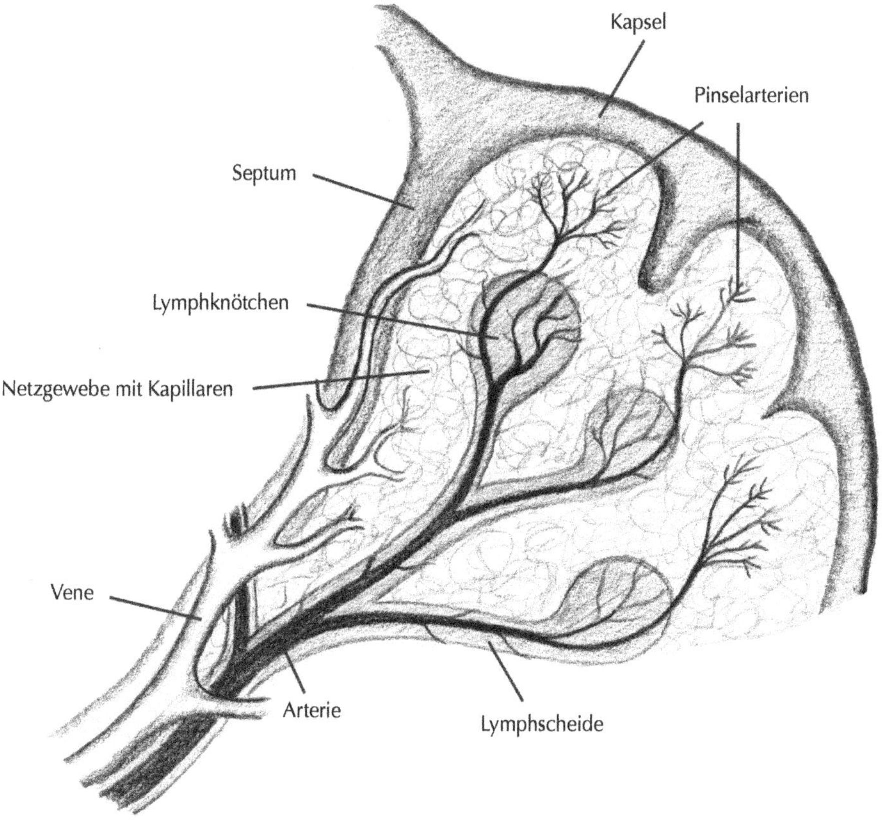

Milzpforte Anschluss an Lymphgefäße, die ihren Inhalt über die Cisterna chyli an den Milchbrustgang, also ins allgemeine Lymphsystem abgeben. Andererseits stehen die Lymphscheiden der Arterien auch mit dem Schwammwerk des Milzgewebes in Verbindung. Die Arterienäste geben in die Lymphknötchen feine Kapillaren ab. Nach dem Austritt aus den Lymphknötchen verzweigen sich die Arterien innerhalb des Milzgewebes. Sie enden darin mit den Pinselarterien, aus denen das Blut in die sehr weiten Kapillarräume austritt, die das Netzwerk durchsetzen. Der Blutaustritt kann an den Pinselarterien durch Hülsen gedrosselt werden. Aus den Räumen des Milznetzes sammelt sich das Blut in Venen, die in den bindegewebigen Septen zur Milzpforte ziehen und in die große Sammelvene münden. Diese bringt das Blut über die Pfortader in die Leber.

Die Tätigkeit der Milz

Das in die Milz über den Arterienbaum eintretende Blut macht zwei Prozesse durch. Der erste besteht in einer Verarbeitung in den lymphatischen Organen, der zweite in einer Aufnahme und Reinigung im Blutschwamm. Da die lymphatischen Knötchen sich bei entzündlichen Krankheiten, zum Beispiel Tuberkulose oder Malaria, vermehren und vergrößern und andererseits die Lymphscheiden der Arterien bei Tumorkrankheiten mit Metastasen oft prall gefüllt sind mit abgestorbenen Tumorzellen, während die Milz selbst keine Tumormetastasen entwickelt, nimmt man an, dass die lymphatischen Milzorgane Fremdsubstanzen und Gewebe, die sich nicht in das Ganze des Organismus einordnen, verarbeiten.

Bei Entzündungskrankheiten zerstören die Lymphknötchen die ins Blut eingedrungenen zerfallenden Stoffe, Zellen und Bakterien und bilden Abwehrstoffe. Bei Tumorkrankheiten (Krebs) nehmen die Lymphknötchen die wuchernden Krebszellen aus dem Blut auf und zerstören sie ebenfalls. Alles, was aus dem Gesamtorganismus herausfällt, wird vernichtet. Die Milz hat also in ihren Lymphorganen die Fähigkeit, die Ganzheit des Organismus wieder herzustellen.

Im kapillaren Blutschwamm richtet die Milz ihre Kraft auf das eigene Blut und seine zellulären Elemente. Sie hat die Fähigkeit, die alt gewordenen roten Blutkörperchen herauszufischen und zu zerstören. Sie bewirkt an den roten Blutzellen die Hämolyse. Die Körperchen platzen auf und entleeren ihren Inhalt, den roten Blutfarbstoff, das Hämoglobin. Das ist ein eisenhaltiger Eiweiß-Stoff, der im Knochenmark gebildet wird. Dort wachsen die roten Blutzellen im Knochenmarksgewebe heran und sind zuerst noch sehr lebendige Zellen. Sie verlieren aber schon im Knochenmark ihre Fähigkeit, sich zu vermehren, indem ihr Zellkern zu Grunde geht. Dann wird das Eisen in das Plasmaeiweiß hineingebildet. Dadurch werden die Zellen zu Vermittlern der Sauerstoffatmung in den ganzen Organismus, denn der Sauerstoff wird in der Lunge vom roten Blutfarbstoff aufgenommen. Da die roten Blutkörperchen ihre Eigenlebendigkeit zur Aufnahme des Hämoglobins hingegeben haben, sind sie auch nicht lange lebensfähig. Die Milz zerstört sie und gibt den zerfallenden roten Blutfarbstoff in die Leber weiter. Dort wird der Abbau fortgesetzt. Die hämolytische Tätigkeit der Milz kann auch von der Leber übernommen werden, nicht jedoch die lymphatische Tätigkeit.

Die Milz hat also in Bezug auf die Tendenz der Einzelzellbildung eine abbauende Funktion. Sie hilft dadurch die Ganzheit des Organismus immer wieder herzustellen. In Bezug auf den Stoffwechsel bewirkt sie durch die Eisenbefreiung die Vorbereitung des menschlichen Eigenrhythmus, der ein Gegenrhythmus des an der Pflanze ablesbaren Naturrhythmus ist.

Die Leber

Die Leber liegt im rechten Oberbauch. Ihr großer rechter Teil, der rechte Leberlappen, schmiegt sich unter die rechte Zwerchfellkuppel und reicht ganz rechts so weit abwärts, dass der untere Leberrand am Brustkorbrand steht. Vorne reicht der rechte Leberlappen etwas weiter nach unten als hinten. Nach der linken Seite schließt sich der kleinere linke Lappen an, der sich an den Magen anlegt. Bei Betrachtung der Unterfläche der Leber sieht man noch zwei sich zwischenfügende kleinere Lappen. Die Leber ist mit einer Bauchfellfalte am Zwerchfell aufgehängt und steht durch eine andere Bauchfellfalte mit dem Zwölffingerdarm in Verbindung.

An der Unterfläche der Leber liegt die Leberpforte. An ihr tritt die große Vene aus dem Bauchraum, die das Blut aus dem Dünndarm, dem Magen, der Bauchspeicheldrüse und Milz aufgenommen hat, in die Leber ein. Sie wird deshalb auch die Pfortader genannt. Außerdem tritt links daneben eine etwas dünnere Arterie ein, die auch aus der Bauchschlagader kommt. Rechts neben der Pfortader sieht man den Gallengang, der an der Pforte austritt und zum Duodenum zieht. Die Gallenblase schmiegt sich unter den vorderen Leberrand. An der Oberseite der Leberkuppel tritt die Lebervene aus. Sie mündet unmittelbar anschließend in die untere Hohlvene, die hinten aus dem Bauchraum heraufzieht und das Leberblut zum Herzen bringt.

Die Leber weist also gegenüber anderen Organen eine Besonderheit auf. Sie hat außer einer zuführenden Arterie, die Blut vom Herzen bringt, eine zuführende Vene. Die Aufgaben der Leber lassen sich schon aus dieser übersichtartigen Darstellung erahnen. Sie bestehen in der Verarbeitung des Bauchvenenblutes zur Ernährung des Organismus.

Die Pfortader und die Arterie verzweigen sich – wie vorher schon für den Gallengang dargestellt – baumartig in das Leberorgan. Sie tun dies zusammen mit dem Gallengang, so dass man im Lebergerüst immer Ästchen der Pfortader, der Arterie und des Gallenganges nebeneinander findet. Die nach oben ziehende Lebervene bildet ebenfalls eine Baumkrone, die aber den anderen drei Kronen entgegenwächst und ihre Endverzweigungen aus der Gegenrichtung an die von unten kommenden heranbringt. Alle vier Baumkronen bilden miteinander im Lebergewebe kleine gemeinsame Organbezirke, die man *Leberläppchen* nennt, obwohl sie nicht flächenhaft, sondern plastisch gebildet sind. Das einzelne Leberläppchen ist höchstens so groß wie ein Metallstecknadelkopf und eben mit dem bloßen Auge an der körnigen Struktur der Leber zu sehen. Die ganze Leber enthält mehrere Millionen solcher Läppchen. Die feinen Verzweigungen der drei von unten kommenden Baumkronen – also der Pfortader, der Arterie und des Gallenganges – umspinnen die Läppchen von außen und geben nach innen noch feinere Ästchen ab, die radiär in das Lebergewebe eindringen. Die relativ weiten Pfortaderäste münden mit den dünnen Arterienästen zusammen in die sehr weiten, nach innen

Leber von vorne

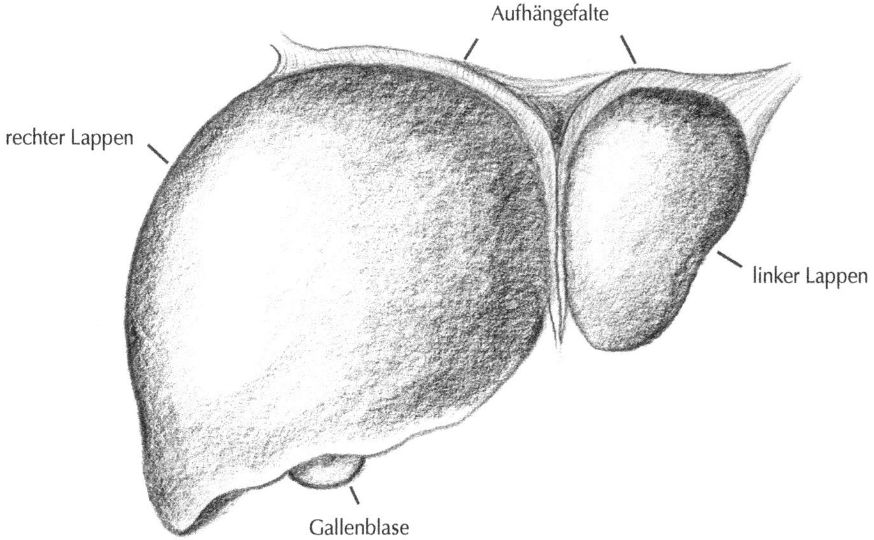

Leber von unten

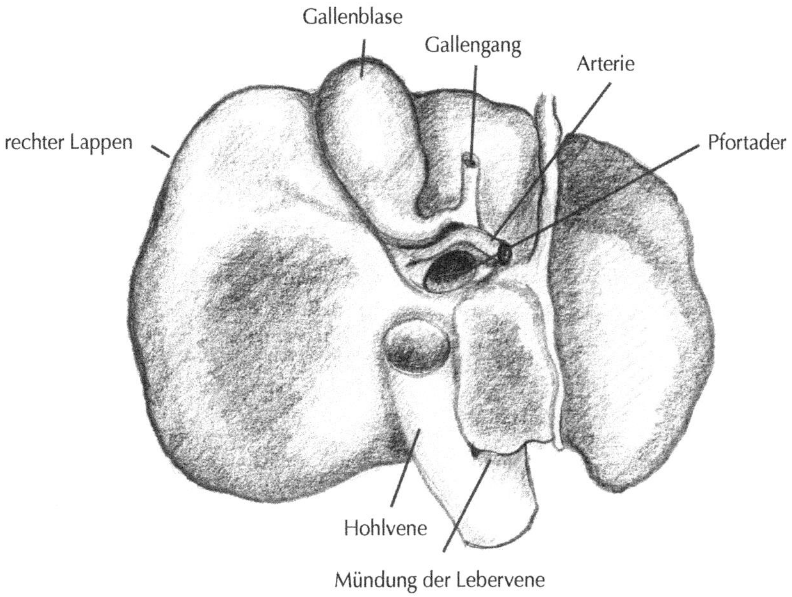

Leberläppchen (stark vergrößert)

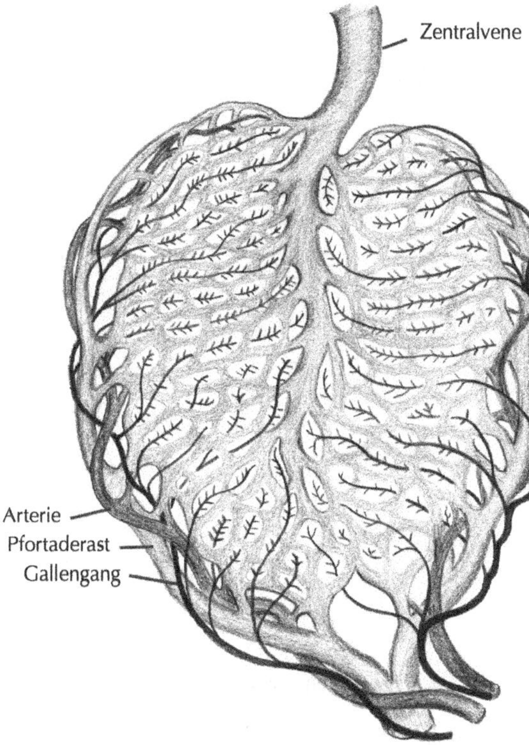

führenden Kapillaren. Die hauchdünnen Gallenkapillaren verzweigen sich zwischen den Leberzellen unabhängig vom Blutweg. Die Blutkapillaren der Läppchen gehen nach innen in den zentralen Venenbaum über, der ein Ästchen der abführenden Vene ist. Über die Peripherie der Läppchen erfolgt also der Zustrom des Blutes aus Pfortader und Arterie. Die beiden Blutadern werden in den Leberkapillaren gemischt. Der Abstrom des Blutes erfolgt über das Läppchenzentrum. Der Abstrom der Gallenflüssigkeit dagegen erfolgt über die Peripherie zum Gallengang in Richtung auf den Zwölffingerdarm.

Es gibt noch einen weiteren Abfluss aus dem Leberläppchen. Er findet seinen Anfang in Spalträumen zwischen Leberzellen und Blutgefäßen, die man Dissesche Räume nennt. Sie nehmen die Lymphflüssigkeit der Leber auf und münden in Lymphgefäße, die von der Läppchenperipherie zur Leberpforte ziehen. Die eiweißhaltige Leberlymphe fließt nach Lymphknotenpassagen in die Cisterna chily ein, ebenso wie die Milzlymphe. Die Leber hat kein einziges lymphatisches Abwehrsystem. Erst die Lymphknoten der Leberpforte bilden gegenüber Krankheitserregern eine erste Barriere. Wird diese durchbrochen, gelangen die Fremdpartikel in das Venenblut.

Die Tätigkeit der Leber

In der Leber strömen im Läppchen folgende Blutarten zusammen:

1. Das Venenblut aus dem Darm, das die Nahrungsstoffe in viel Wasser gelöst heranbringt.
2. Das Venenblut aus dem Magen- und Pankreasbereich, das resorbierte Zuckerstoffe enthält und aus der Tätigkeit in der Verdauung Fähigkeiten erworben hat, die sich in hormonstofflichen Bildungen wie Insulin und Glukagon niederschlagen.
3. Das Venenblut aus der Milz mit den freigewordenen Eiweiß-Stoffen und dem Eisen aus dem Blutabbau.
4. Das arterielle, sauerstoffreiche Blut, das auch Stoffe aus dem Organismus enthält, die in den Abbau eingehen müssen.

Das in die Leber einströmende Blut enthält also einerseits Stoffe, die in den Leibaufbau eingehen, andererseits solche, die abgebaut werden müssen. Es enthält aber auch im Eisen befeuernde, in den Hormonen bewegend verwandelnde und im Sauerstoff belebende Kräfte. Aus dem Leberläppchen geschehen in zwei Richtungen Absonderungen. Nach innen werden die aufgebauten Nährsubstanzen in die Zentralvene eingeschieden, aber auch Abbauprodukte mitgegeben, deren Ausscheidung andere Organe, vor allem Lunge und Niere, vornehmen. Nach außen geschehen die Ausscheidungen über die Galle in den Darm.

Die Tätigkeit des Lebergewebes erfolgt ebenso wie die Strömungen des Blutes aus den verschiedenen Richtungen nicht kontinuierlich und gleichmäßig. Der Stoffwechsel ist vielmehr rhythmisch in 24 Stunden eingegliedert. In Bezug auf den Gesamtorganismus hat die Leber für den Menschen eine ähnliche Funktion wie die Blätter für die Pflanze. Die Leber ist das zentrale Aufbauorgan für den Menschen, in dem die Nahrungsstoffe in das Tätigkeitsfeld des Ätherleibes aufgenommen werden. Zwar sind am Eiweißaufbau auch andere Organe wesentlich beteiligt, die Leber hat aber als Zentralorgan des Wasserhaushaltes eine Schlüsselstellung für das Eingreifen des Ätherleibes in die Stoffprozesse inne. Der Stoffwechselrhythmus der Leber offenbart, dass die Leber die Stoffbildung genau umgekehrt vornimmt wie die Pflanzen. Die Pflanzen bauen ihre Leibesstofflichkeit aus dem Wasser des Bodens, den Gasen der Luft und dem Licht aus dem Kosmos in der hellen Tageszeit auf. Nachts können sie mit den Blättern atmen, aber nicht lebend wachsen. Der Leberrhythmus des Menschen ist umgekehrt. Er ist natürlich von der Nahrungsaufnahme und der Verdauung abhängig und kann sich bei unrhythmischer Lebensweise verschieben. Bei einem Menschen, der tagsüber arbeitet und auch seine Nahrung zu den üblichen Tageszeiten aufnimmt, gelangt etwa gegen Mittag das erste aus der Verdauung der Morgenmahlzeiten stammende Pfortaderblut in die Leber. Die damit zusammenhängende Verarbeitung der Substanzen nimmt zum Abend hin immer mehr zu und erreicht ihren Höhepunkt gegen Mitternacht. Die Leber ist von der äußeren Lichteinwirkung unabhängig. Sie schafft im Dunkeln. Sie holt aus den Kapillaren die Zuckerstoffe heraus und dichtet sie zunächst in ihr eigenes Gewebe hinein. Sie macht aus dem Traubenzucker dank der Kräfte, die ihr aus den Inseln des Pankreas (Insulin) zuströmen, einen stärkeähnlichen Stoff, das Glykogen. Damit hält sie den Zucker zunächst fest, so dass er nicht den Organismus überflutet. Die Leber lagert das um die Mittagszeit gebildete Glykogen im Läppchenzentrum naher der Zentralvene ab. Dann stopft sie bis Mitternacht vom Zentrum zur Peripherie wachsend die Läppchen voll. In ähnlicher Weise beginnt die Leber auch das Eiweiß aufzubauen und in sich zu halten. Zu gleicher Zeit nimmt die Fähigkeit der Gallenbildung immer mehr ab und kann schließlich nur noch oberflächlich in der Läppchenperipherie stattfinden. Man kann sich also vorstellen, dass auch die Gallevorbereitung in der Milz mit absteigendem Tag zurückgeht. Bald nach Mitternacht, etwa um 2 bis 3 Uhr morgens, kommt es zum Umschlag der Lebertätigkeit. Von der Peripherie der Läppchen her zum Zentrum fortschreitend löst sich unter Einwirkung des Glukagon vom Pankreas das Glykogen in Traubenzucker auf und fließt über die Lebervene in den Organismus. Dieser Vorgang nimmt immer mehr zu, sobald der Mensch sich regt und nach dem Aufwachen an seine Arbeit geht. Ganz zum Schluss, um die Mittagszeit, wird das am meisten zentral liegende Glykogen gelöst. Bei dem Umschlag in der aufsteigenden frühen Morgenzeit setzt auch die Gallensaftbildung ein. Zuerst wird nur in der Läppchenperipherie Galle abgesondert. Der Prozess schreitet aber zum Zentrum fort. Die also noch in der Nacht abströmende Galle sammelt sich aus Tausenden feinster Kanälchen zum Hauptgallengang und wird in die Gallenblase gebracht. Der zuerst sehr flüssigen Galle wird in der Blase Wasser entzogen, das über das Blut in die Leber zurückwandert. Der Gallensaft wird dadurch eingedickt.

Während die Leber also mit dem Aufbau und der Verlebendigung der Nahrungsstoffe im Verhältnis zur Pflanze einen Gegenrhythmus aufweist, spielt sie sich umgekehrt für die Abbauvorgänge, die an der Gallebildung deutlich werden, mit der Milz auf den Tagesrhythmus ein.

Schaut man darauf hin, wie die Leber den in der Milz beginnenden Gallebildungsprozess durch ihren Stoffwechsel hindurchnimmt, so sieht man, wie die Tätigkeit des Ätherleibes in der Leber auf das Ich-Wesen hinorientiert wird. Eine wesentliche Rolle spielt dabei das Eisen. Beim Abtöten der roten Blutkörperchen in der Milz wird das Eisen aus der Verbindung mit dem Eiweiß des Hämoglobins gelöst. In der Leber wird es nur zu einem geringen Teil in die Gallenflüssigkeit abgegeben. Das meiste Eisen wird in das Lebergewebe selbst aufgenommen. Es macht da einen innerlichen Erneuerungsprozess durch und gerät dann über das Blut wieder in das Knochenmark, wo es wieder in rote Blutkörperchen gelangt. Der vom Eisen befreite Blutfarbstoff wird in der Leber abgebaut und als Bilirubin in die Galle ausgeschieden. Das Bilirubin verursacht die schöne goldgelbe

Farbe des Gallensaftes. In der Gallenblase und im Darm erfolgt ein weiterer Abbau, der auch grüne Farbstoffe entstehen lässt. Dem Gallensaft werden in der Leber weitere Abbauprodukte beigegeben. Das sind vor allem die aus dem Fettstoffwechsel (Cholesterin) entstehenden Gallensäuren zu nennen, die im Darm die Emulgierung der Fette bewirken. Alles was in der Leber aus dem Lebendig-Strömenden des Wässrigen herausfallen möchte, wird in den Gallenprozess gegeben. So enthält die Galle auch magnesium-, kalium-, und kalziumhaltige Salze, die den bitteren Geschmack der Galle bewirken. Bei der Eindickung der Galle in der Blase kann es zu Kristallisationen kommen. Sie sind eine Grundlage für die Gallensteinbildung.

Während die Leber also in sich quellende Lebensvorgänge aufweist und aus der Milz die ichhaften Blutkräfte einschlagen, tendiert die Galle zum Hinführen in das Irdisch-Dichte. Daher auch die Beziehung der Gallenbildung zu den Vorgängen im Darm.

Am Kohlehydratstoffwechsel der Leber wird deutlich, dass noch ein anderes als das „Milzeisen" eine Rolle spielt, nämlich das Eisen in den mit dem Arterienblut ankommenden roten Blutkörperchen, die die Atemfunktion ausüben und den in der Lunge aufgenommenen Sauerstoff in die Leber tragen. Das Eisen in diesen roten Blutkörperchen ist für die Leber das Gegenstück zu dem Magnesium im Blattgrün der Pflanzen. Dadurch, dass das Eisen den Sauerstoff in den Kohlehydratstoffwechsel der Leber einführt, gibt es diesem die Richtung zur Menschenbildung. Der Pflanzenbildeprozess wird dabei umgekehrt. Der Sauerstoff verhindert, dass bei der Verdichtung der Kohlehydrate in der Leber der Absterbevorgang mit Bildung von Zellulose eintritt. Der Kohlenstoff in den Kohlehydraten, der die Tendenz zur Verholzung in sich trägt, wird durch Sauerstoff in die Bildung von Kohlensäure hineingerissen und so zur Ausscheidung vorbereitet.

Im Eiweiß-Stoffwechsel wirkt die Leber mit anderen Organen zusammen. Die Leber sorgt vor allem dafür, dass der Eiweiß-Stoffwechsel lebendig bleibt. Sie baut aus den abgetöteten Aminosäuren des Pfortaderblutes Eiweiß auf, das noch nicht eine feste Prägung trägt, sondern für mannigfaltige Organvorgänge offen ist. Andererseits nimmt die Leber aus dem Arterienblut verbrauchte Eiweißstoffe heraus und baut sie ab. Es entstehen Harnstoff und Harnsäure, die nicht durch die Galle ausgeschieden werden können, weil sie in das Tätigkeitsfeld des Astralleibes hineinmüssen. Sie werden daher durch die Nieren ausgeschieden.

Die Darstellung der Leber macht deutlich, wie in den physischen Vorgängen des Leberorgans der Ätherleib verinnerlichend tätig ist, so dass die Ich-Organisation eingreifen kann.

Die Nieren

13

Die Nierenorganisation

Wie die Lunge ist das Nierensystem zweigliedrig. Die Unterteilung in den rechten und linken Organabschnitt ist aber noch tiefgreifender, so dass auf jeder Seite ein abgeschlossenes Nierenorgan mit Nierenbecken und Harnleiter vorliegt und nur die den Harn im kleinen Becken aus den Harnleitern auffangende Blase als einheitliches Organ in der Mitte liegt. Die Ausbildung der Doppelseitigkeit der Organe ist eigentlich ein hauptsächlich im Kopf verwirklichtes Prinzip, das wir vor allem an den großen Sinnesorganen finden. Die Nierenorganisation trägt dieses Prinzip in die Stoffwechselorganisation und bildet es sogar stärker aus als die Lunge. Die Nieren sind aber – wenn auch weniger als die Lunge – doch nicht ganz symmetrisch angeordnet. Die rechte Niere steht etwas tiefer als die linke Niere. Das rechte Nierenhohlraumsystem, das Nierenbecken, ist meist etwas weiter und plumper als das der linken Niere.

Die Nierenorgane liegen ziemlich weit oben an der Rückwand des Bauchraumes nahe dem Zwerchfell. Sie sind deshalb auch durch die Atembewegung verschiebbar. Die Organe haben eine bogenförmige Gestalt mit einer konvexen Wölbung nach den Seiten und einer Einbuchtung an der Innenseite. Die Nieren sind glatt begrenzte Organe, deren Konsistenz fester ist als die der Leber oder gar der Milz. An der Einbuchtung der Innenseite, der sogenannten Nierenwurzel (Hilus), treten die schräg von oben innen aus der Bauchschlagader kommenden Arterien ein. Die Venen ziehen von dieser Stelle aus nach innen oben zur unteren Hohlvene. Das Hohlraumsystem des Nierenbeckens liegt unmittelbar innerhalb des Hilus hinter den großen Blutgefäßen und gibt den Harnleiter nach unten ab. Das Nierenbecken hat eine nach der Seite zu sich öffnende Glockenform, die in den Körper der Niere hineinragt und sich in die Nierenkelche aufgliedert. In jeder Niere findet sich in der Regel eine obere, mittlere und untere Kelchgruppe mit mehreren Kelchen, deren Schalen die aus dem Nierengewebe zum Hilus hin gerichteten Markkegel aufnehmen. Hier begegnen sich im Inneren der Nieren das den Harn auffangende Hohlraumsystem und das den Harn bildende Nierengewebe, das aus Rinde und Markkegeln besteht. Die Kegel enthalten viele kleine Kanälchen, aus denen der im Nierengewebe gebildete Harn in die Kelche

Blutgefäße der Niere

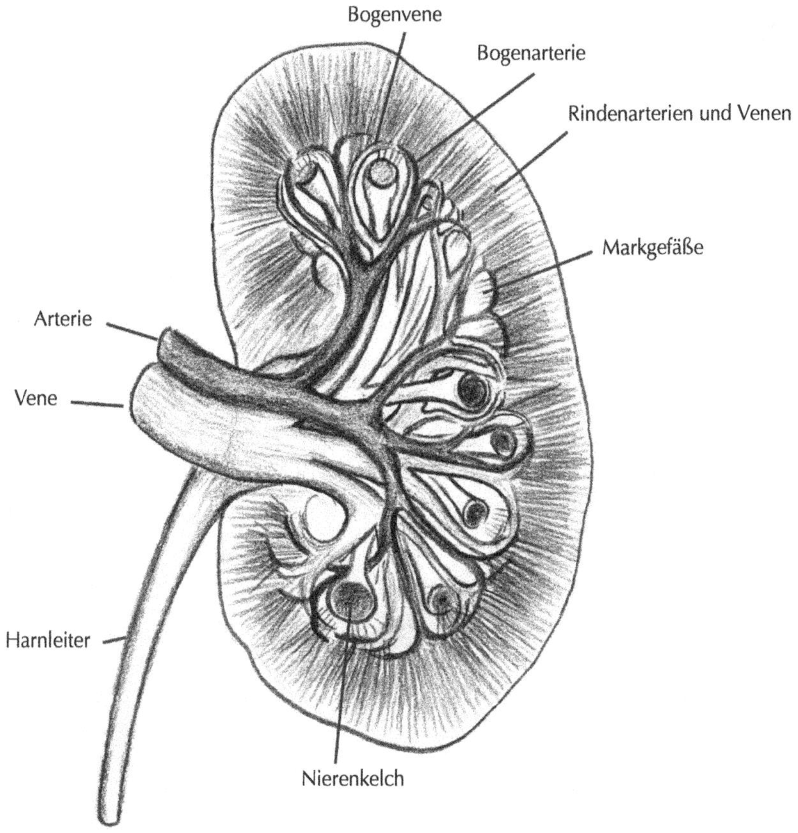

tropft. Die Spitzen der Markkegel weisen an der in die Kelche hineinhängenden Oberfläche viele kleine Poren auf. Das sind die Öffnungen der Harnkanälchen (Sammelröhren). Die Markkegel gehen nach außen in das Gewebe der Nierenrinde über.

Die im Hilus in die Niere eintretende Arterie zweigt sich im Inneren in mehrere Segmentarterien auf. Diese ziehen zwischen den Verzweigungen des Hohlraumsystems und den Markkegeln zur Peripherie. Sie gehen in die Bogenarterien über, die sich zwischen Mark und Rinde verzweigen. Die Bogenarterien geben sowohl an die Rinde als auch entgegengesetzt in die Markkegel Ästchen ab, die sich strahlig nach außen und innen ausbreiten. Die in die Markkegel eindringenden Ästchen behalten einen strahlig gestreckten Verlauf und gehen in ein haarnadelförmiges Kapillarsystem über, aus dem die abführenden Markvenen erreicht werden. Die Strahlenarterien der Rinde geben nach der Seite viel kleinere Blutgefäße an die kugeligen Nierenkörperchen ab. In diesen Nierenkör-

Einzelnes Nephron in Rinde und Mark (stark vergrößert)

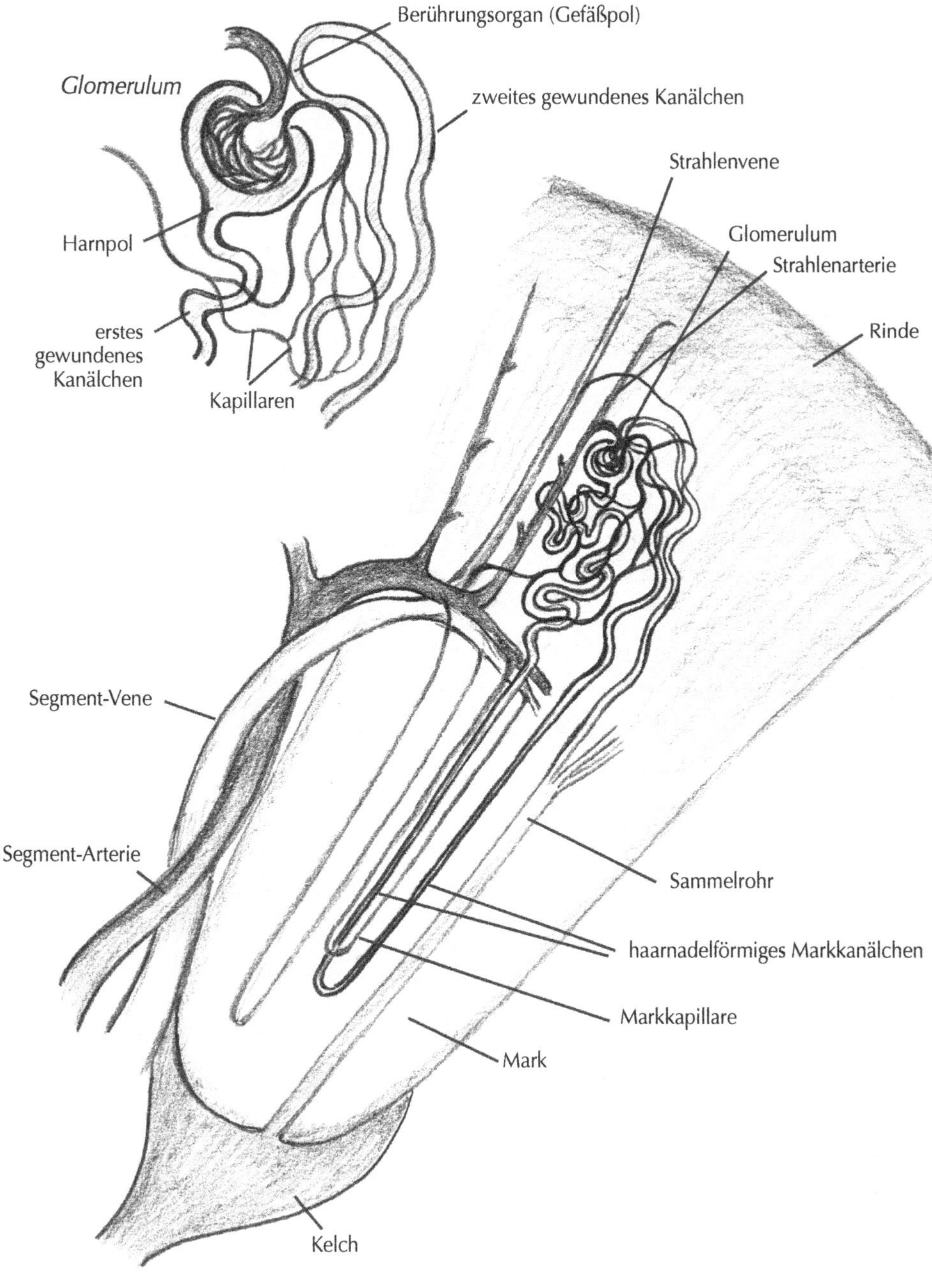

perchen (Glomerula) findet sich ein Kapillargefäßknäuel, das in den Anfangsteil eines Harnkanälchens hineindrängt, welcher das Knäuel wie ein Becher umfängt. Das Kapillarknäuel geht nicht in ein Venensystem, sondern in ein arterielles Gefäß-System über. Neben der relativ weiten, in das Knäuel hineinführenden Arterie liegt die schmalere hinausführende Arterie, die in ein Kapillarnetz übergeht, das die Harnkanälchen im Rindengebiet umspinnt und schließlich in das ableitende Venensystem mündet. Die aus der Rinde abführenden Venen verlaufen strahlig neben den hineinführenden Arterien. Die Venen aus den Markkegeln und der Rinde ziehen von zwei Seiten auf die Bogenvenen zu, die zwischen Rinde und Mark das Blut sammeln und in die Segmentvenen führen. Diese münden in die aus dem Hilus austretende Vene ein.

Zwischen den Nierenkörperchen mit dem Gefäßknäuel und den den Harn auffangenden Nierenkelchen erstreckt sich ein kompliziertes Kanälchensystem, das das Nierengewebe mit Tausenden kleiner Organellen füllt. Jedes der kleinen Systeme beginnt in der Rinde mit einer das Knäuel umfassenden Kugel, die an dem dem Eintrittspunkt der Gefäße gegenüberliegenden Harnpol in ein feines, langes Kanälchen übergeht. Dieses Kanälchen hat zwei Abschnitte, die in der Nierenrinde liegen, und einen dazwischen liegenden Abschnitt, der durch den Markkegel führt. Der sich an das Glomerulum anschließende, in der Rinde verlaufende Abschnitt ist relativ lang und vielfach gewunden. Dieser Abschnitt zieht in Richtung auf den Markkegel und geht an der Grenze zum Mark in einen haarnadelförmigen, gestreckten, zum Teil sehr engen Abschnitt über.

Dieser zieht als absteigender Schenkel in Richtung auf den Nierenkelch, mündet aber nicht in diesen ein, sondern biegt um und geht in den zur Rinde führenden aufsteigenden Schenkel über. Innerhalb der Rinde hat das Kanälchen einen zweiten gewundenen Abschnitt, der etwas kürzer ist als der erste. Dieser Abschnitt geht eine Verbindung mit dem Gefäßpol des Glomerulum ein (macula densa), so dass Harnkanälchen und Blutsystem sich berühren. Das Harnkanälchen zieht weiter in Richtung auf den Markkegel und geht hier schließlich mit anderen Kanälchen zusammen in ein Sammelrohr über, das durch das Mark zum Nierenkelch zieht. Die gewunden verlaufenden Kanälchen der Rinde werden von dem aus dem Knäuelgefäß entspringenden Kapillarnetz umsponnen. Die gestreckten Harnkanälchen des Marks dagegen stehen mit den sie begleitenden gestreckten Markkapillaren in Beziehung.

Das ganze System eines Harnkanälchens mit Gefäßknäuel und Kapillaren wird als ein Bauelement der Niere angesehen und als Nephron bezeichnet. Die Nieren des Menschen enthalten ein bis drei Millionen solcher Nephrone, die dicht nebeneinander und umeinander gelagert sind, so dass man die Nierenstruktur selbst bei der Lupenbetrachtung nicht ohne Weiteres entwirren kann. Mit bloßen Auge sieht man am Nierenschnitt nur die strahlige Gliederung und in der Rinde die Glomerula als Punkte gerade angedeutet.

Zwei Nephrone in Rinde und Mark mit Andeutung der niederen und hohen Salz- und Harnstoffkonzentration (hell und dunkel).

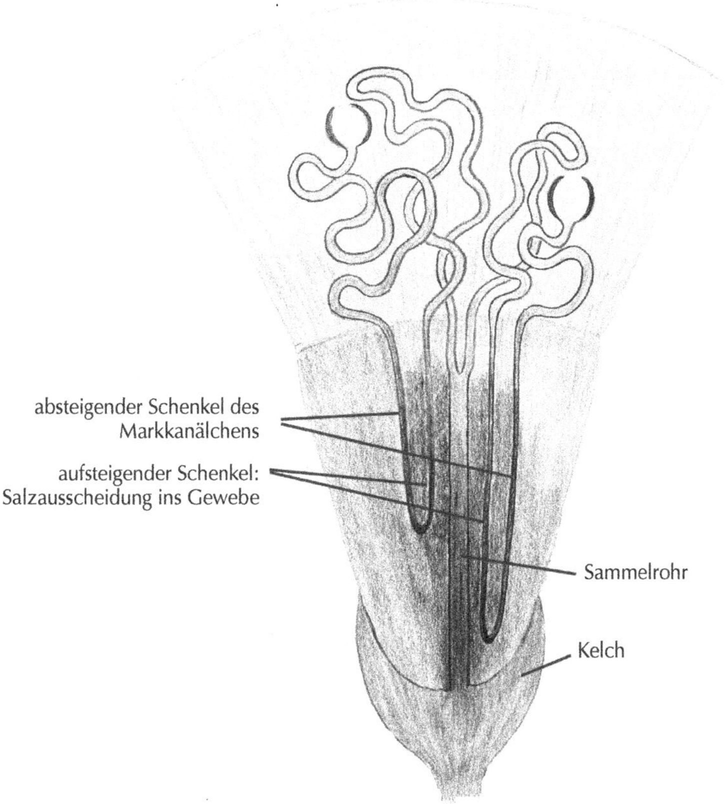

Fasst man den ganzen Aufbau der Niere zusammen, so hat man ein wunderbar blütenhaft ausgebildetes Organ vor sich. Das Blütengebilde ist nur gegenüber den Blüten der Pflanzen nach innen gewendet. Die kelchartigen Formen treten zweifach auf und breiten sich von unten her im Nierenorgan aus. Einmal sieht man eine große kelchartige Bildung am Hohlraumsystem des Nierenbeckens mit den Kelchen. Diese Gebilde werden in der Embryonalzeit von unten her, von der Anlage der Harnblase über die Harnleiterknospe in die Niere geschoben. Sie stammen wie der Darm vom inneren Keimblatt ab. Die sich nach innen anschließenden Kanälchen wiederholen verkleinert die Form von Nierenbecken und Harnleiter. Diese Gebilde gehen jedoch wie die Blutgefäße aus dem mittleren Keimblatt hervor. Den sich nach innen in das Nierengewebe wendenden Kelchformen wachsen die Strukturen der Blutgefäße entgegen. Die Nierenblüte wendet sich also nicht nach außen, sondern nach innen zur Innenwelt des Blutes.

Die Tätigkeit der Nieren

Die Nieren sind Ausscheidungsorgane für die Abbauprodukte des Eiweiß-Stoffwechsels und der Kernsäuren aus den Zellkernen. Die Zerfallstoffe aus dem Eiweiß der Organe werden in der Leber zu Harnstoff abgetötet, aus dem Kernsäuren und Harnsäure gebildet werden. Wird Harnstoff in ungenügender Menge ausgeschieden, kommt es zur Harnvergiftung oder Urämie mit Bewusstseinsstörung. Vermehrung von Harnsäure im Blut führt zu Ablagerung dieses Stoffes im Knorpel- und Kapselgewebe vor allem der Gelenke im Sinne einer Gicht mit schmerzhaften Gelenkdestruktionen.

Beide Nieren zusammen umfassen etwa 1/200 des Körpergewichtes des ganzen Menschen. Die Blutmenge, die durch sie hindurchzieht, überschreitet dieses Verhältnis bei weitem. Etwa 20 bis 30 Prozent der kreisenden Blutmenge wird von den Nieren an sich gerissen. Die Geschwindigkeit des Blutflusses in den Nieren ist also sehr groß. In 24 Stunden fließen etwa 1500 bis 1800 Liter Blut durch die Nieren. Die Flüssigkeitsmenge, die über die Nieren in der gleichen Zeit zur Ausscheidung kommt, beträgt nur etwa 1,5 Liter. Was geschieht mit der ungeheuren Blutmenge und mit dem Wasser in den Nieren?

Das Blut gelangt über den Arterienbaum in das Innere der Nierenorgane und strömt in die Knäuelkörperchen ein. Dort wird in den becherartigen Anfangsabschnitt des Harnkanälchens der Primärharn abgesondert. Aus allen Glomerula zusammen werden in vierundzwanzig Stunden etwa hundertfünfzig Liter Primärharn aus 1500 Liter Blut abfiltriert. Dieser Primärharn besteht aus Blutflüssigkeit ohne Eiweiß-Stoffe und Zellen. Die Gefäß-Schlingen im Glomerulum sind so eingerichtet, dass sie normalerweise die lebenden Stoffe und Zellen nicht hinauslassen. Der Primärharn enthält also Wasser, Salze, Harnstoff, Harnsäure und Zucker im gleichen Gleichgewichtsverhältnis wie das Blut. Der Primärharn fließt in den ersten gewundenen Kanälchenabschnitt ein. Dort wird ein Teil vom Kochsalz und der Zucker in das Blut der umgebenden Kapillaren zurückgenommen, wodurch auch bereits eine große Menge Wasser, nämlich 70 Prozent der ausgeschiedenen Menge, wieder in das Blut zurückgelangt. Salz und Zucker nehmen das Wasser mit. Es bleibt aber immer noch eine große Menge Wasser im Kanälchensystem. Für die Wiederaufnahme dieses Wassers in das Blut hat die Niere im Mark eine besondere Einrichtung geschaffen. Während die Salzkonzentration im Rindengewebe gering ist, steigt sie zum Markkegel hin an. Von der Basis des Markkegels bis zur Spitze, die in den Nierenkelch hineinhängt, nimmt die Gewebekonzentration immer mehr zu. Diese hohe Salzkonzentration hat ihre Ursache in der Tätigkeit des gestreckt verlaufenden Teils des Harnkanälchens. Besonders der aufsteigende Schenkel dieses Kanälchenstückes hat eine für Wasser vollkommen dichte Wand, scheidet aber das Kochsalz und den Harnstoff in das Zwischengewebe ein. Diese Stoffe werden zum Teil an der gegenüberliegenden absteigenden Seite gegen einen Wasserausstrom wieder in das Kanälchen hineingegeben, sodass in dem U-förmigen Spitzenabschnitt eine hohe Salzkonzentration erhalten bleibt (sogenanntes Haarnadel-Gegenstrom-Prinzip). Durch diesen Vorgang wird eine hohe Konzentration der wasserbindenden Stoffe in demjenigen Gewebe erreicht, durch das die Sammelröhren hindurchziehen. Dadurch wird dem Inhalt der Sammelröhren Wasser entzogen, das wieder ins Blut der aufsteigenden Kapillaren gelangt. Umgekehrt wird Harnstoff in das Sammelrohrsystem ausgeschieden. Bevor jedoch der Inhalt des Kanälchensystems in das Sammelrohr kommt, wandert er noch durch den zweiten gewundenen Teil des Rindengebietes. Da dem Inhalt in dem aufsteigenden Schenkel des Markteiles viel Salz entzogen wurde, ist der in den gewundenen Abschnitt eintretende Harn salzärmer und leichter. Sein Salzgehalt ist allerdings wechselnd groß, je nach dem Ausmaß der Konzentrationstätigkeit im Mark. Der wechselnde Salzgehalt wird nun an der Berührungsstelle des gewundenen Kanälchens mit dem Gefäßpol des Glomerulum der Beschaffenheit des Blutes am Eintritt in das ganze System gegenübergestellt. Dadurch wird die Durchblutung der Niere geregelt. Im zweiten gewundenen Kanälchenabschnitt wird dem Inhalt Wasser entzogen, sofern das benachbarte Kapillarblut eine höhere Salzkonzentration hat als das Kanälchen. Der in das Sammelrohr eintretende Harn hat in der Regel einen höheren Salzgehalt als derjenige Harn, der aus dem haarnadelförmigen Markkanälchen in die Rinde gelangt. Der Salzgehalt im Sammelrohr ist aber viel niedriger als der des benachbarten Gewebes. So kann das Salz des Nierenmarkes Wasser aus dem Sammelrohr ziehen. Umgekehrt kann sich Harnstoff aus dem Nierengewebe in das Wasser des Sammelrohres begeben. Die Durchlässigkeit der Wand des Sammelrohres für die verschiedenen Stoffe wird hormonell von der Hypophyse, einer innersekretorischen Drüse des Kopfes, geregelt. Dieser Zusammenhang wird mit dem endokrinen Drüsensystem dargestellt. Zur Ausscheidung in das Nierenbecken gerät der Endharn, der nur eine relativ kleine Wassermenge, aber viel Salze, Harnstoff und Harnsäure enthält.

Macht der Kanälcheninhalt verschiedene Stoffkonzentrationszustände durch, sodass im Rindenanteil ein Verdünnungsprozess, im Markteil aber eine Konzentration und Verdichtung geschieht, so findet man entsprechende Vorgänge in dem dazugehörigen Blut. Beim Austritt aus dem Glomerulum ist das Blut durch den Entzug des Primärharns relativ dick. In der Begleitung des ersten gewundenen Kanälchenabschnittes wird das Blut wieder dünner, weil das Wasser zurückkommen wird. Dieser Prozess wird am zweiten gewundenen Abschnitt fortgesetzt. Das aus den Kapillaren der Rinde abströmende Blut ist also verhältnismäßig dünn. Ganz anders verhält es sich mit dem wenigen in das Mark eingetretenen Blut. Ihm wird das Wasser entzogen. Beim Durchtritt durch die Spitzenzone des Markes wird der Salzgehalt des Blutes so hoch, dass den roten Blutkörperchen das Wasser ausgeht. Sie schrumpfen zu Stechapfelform zusammen. Erst wenn sie im aufsteigenden Teil der Markkapillare durch Rückresorption aus dem Sammelrohr Wasser enthalten, werden die Zellen wieder prall. Während also in den Bogenarterien das Blut sich in zwei entgegensetzte Prozesse in Rinde und Mark aufteilt, kommen in den Bogenvenen zwei Blutarten zusammen, die gegensätzliche Prozesse erlitten haben, die Prozesse der Verdünnung und der Konzentration.

Bei allen beschriebenen Vorgängen handelt es sich im Wesentlichen um Prozesse im Wasserorganismus. Im Nierensystem wird aber auch der Luftorganismus in eine Polarität gebracht. Die Nierenrinde ist ein überwiegend arterielles Gebiet. Dieses Gebiet im Gefäßknäuel und im Kapillargebiet des Kanälchensystems besitzt nicht nur zwei hintereinanderliegende Kapillarbereiche, die Rinde verbraucht auch auffallend wenig Sauerstoff. Das Blut bleibt also fast arteriell. Trotzdem bildet die Rinde in ihrem Stoffwechsel doppelt so viel Wärme wie das Mark. Das Gewebe der Markkegel hat eine geringere Durchblutung als die Rinde. Der Sauerstoffverbrauch ist aber wegen der ungeheuren Stoffkonzentration sehr hoch, so dass im Mark wirklich venöses, das heißt kohlensäurehaltiges Blut entsteht. Die Wärmebildung ist aber im Mark gering.

Durch diese den Luftorganismus betreffende und in den Wärmeorganismus hineinwirkende Polarisierung wird noch deutlicher, wie das Nierensystem in sich einen ungeheuren Spannungszustand schafft. Die Rinde ist ein Gebiet mit intensiver Blutbewegung, Erwärmung und Stoffverdünnung und Verfeinerung. Das Mark dagegen ist der Starre- und Kältepol, an dem die Konzentration der auszuscheidenden Stoffe geschieht. Das ausgleichende Element ist das Wasser. Durch seine Hingabe werden die Extreme verbunden. Die Nieren schaffen aber auch in der inneren Strukturierung den Ausgleich zwischen den beiden Polen. Das geschieht durch die Bildung der Berührungsorgane zwischen Harnkanälchen und Blutgefäßen. Dadurch werden Bewegungs- und Konzentrationspol aneinander orientiert. Trotz der notwendigen Spannung im Nierenorgan fallen die Pole nicht auseinander.

Selbstverständlich ist die Art der Nierentätigkeit abhängig von der Aufnahme von Wasser, Salzen und Eiweiß-Stoffen mit der Nahrung. Entscheidend für die Nierentätigkeit ist aber auch, wie der Mensch mit seiner Leibesstofflichkeit umgeht. Verbraucht er zum Beispiel bei körperlicher Arbeit sehr viel Wasser und sondert es durch Schweißbildung ab, wird den Nieren weniger Wasser für ihre Tätigkeit zur Verfügung gestellt, vor allem, wenn nicht gleich größere Flüssigkeitsmengen getrunken werden. Ein sehr starker Eiweißabbau hat zur Folge, dass die Nierentätigkeit gesteigert werden muss. Ein kräftiges Eingreifen von Astralleib und Ich in die Stoffwechselvorgänge hat also auch eine Steigerung der Nierentätigkeit zur Folge.

Die Nierentätigkeit ermöglicht aber nicht nur das Eingreifen der höheren Wesensglieder in die körperlichen 'Stoffwechselvorgänge, sondern auch in die Bewusstseinsvorgänge im Nervensystem. Dies geschieht dadurch, dass in der Nierenorganisation der Konzentrationsvorgang des auszuscheidenden Harnstoffs einen Gegenprozess der Stoffvergeistigung hervorruft. Träger dieses Vorgangs ist das Wasser. Der Prozess selbst kann nicht äußerlich durch eine Stoffmessung erkannt werden, denn er spielt sich in einer höheren Ebene ab. Der Stoffvergeistigungsprozess der Nieren kann mit der Potenzierung der Stoffe beim Homöopathisieren der Heilmittel verglichen werden. Wenn man einen Stoff potenziert, so zerreißt man durch die Verdünnung zunächst den Stoffzusammenhang. Durch die Verreibung oder Verschüttelung in einem pulverisierten oder wässrigen Medium aber wird die bei der Zerstäubung frei werdende geistige Kraft der Substanz dem Medium eingeschrieben. Ein ähnlicher Prozess findet in der Niere mit dem Harnstoff statt. Er wird als grobe, konzentrierte Stofflichkeit ausgeschieden. Gegensinnig aber steigt er als potenzierte Substanz, eingeschrieben in das Wasser, dem er begegnet ist, zur Rinde auf und wird so vom Blut aufgenommen. Der geistige Teil des Harnstoffs wird im Gehirn wirksam und dient dem Ich bei der gedanklichen Konzentration.

Vom Nervensystem des Menschen geht ständig eine Kraft aus, die den Organismus und die Organe formt und in der Form einhalten möchte. Dieser Prozess tendiert zu einer Überformung und Sklerosierung. Das Nierensystem wirkt dieser Tendenz durch die Ausscheidung aus dem Eiweiß- und Salzbereich entgegen und wirkt dadurch formauflösend. Es erreicht die Formauflösung, indem es selbst in sich das Aufgelöste konzentriert. Dabei aber vergeistigt es die Stoffe und gibt dem Gehirn die Fähigkeit, aus dem organischen Vorgang heraus zur Geistbefreiung zu kommen.

Wie man in der Leber die Umkehrung des Pflanzen-Werdeprozesses vor allem im Hinblick auf die grünen Blätter finden kann, so stellt sich die Nierentätigkeit als umgekehrter und verinnerlichter Blütenprozess dar. Dies gilt sowohl für die Stoffverfeinerung bis zur Duftbildung als auch das Auftreten von bunten Farben.

Die Duftstoffe der Pflanzen haben eine große Ähnlichkeit mit den von den Nieren ausgeschiedenen Stoffen. Sehr häufig werden harnstoffähnliche Substanzen gebildet. Der Duft des Jasmins zum Beispiel rührt von solch einer Substanz her. Für den Menschen ist nun bedeutsam, dass er die Substanzen als grobe Stoffe weggeben kann, dann aber nach innen eine Verfeinerung bis zur Vergeistigung vornimmt.

Die Pflanze bildet in ihren Blüten vielfältige Farben. Sie hebt damit ihre Leibbildung dem Kosmos entgegen. Die Farben entstehen entweder durch fein verteilte Farbstoffe oder durch eine besondere Strukturierung des Blütengewebes. Die menschliche Nervenorganisation bewirkt etwas Ähnliches auf einer anderen Ebene. Im Chemisch-Wässrigen verfeinert sie die verschiedenen Stoffe. Damit schafft sie die substantielle Grundlage für die Färbung des Stimmungslebens. Je nachdem wie die Nierenorganisation tätig ist, ob sie besonders feine oder gröbere Stoffprozesse vollbringt, ist die Färbung, die das Seelenleben aus der Leibessubstanz empfängt, unterschiedlich. Dieser Prozess kann zu dumpfen oder schmutzigen Färbungen, zu grellen Tönen oder zu reinen schönen Farbbildungen führen. So strahlt aus der Nierentätigkeit aus dem Umgang mit den Stoffen ein wechselndes Leben in die Seele hinein.

14

Das Nervensystem

Das Nerven-Sinnes-System wird naturwissenschaftlich als besonderes, allen anderen Organen übergeordnetes Wahrnehmungs- und Regulationssystem angesehen. Die Sinnesorgane werden als Reizaufnahmestellen von außen oder aus dem Organismus aufgefasst, das Nervensystem im engeren Sinne als Ort der Reizverarbeitung mit Erzeugung von Vorstellungen, Gedanken, Gefühlen und Willensimpulsen.

Das Nervensystem gilt als Umschaltstation und Auslöser aller Willensimpulse zum Beispiel auch in Körperbewegungen und Handlungen. Das „Ich"-Erleben wird aus der Tätigkeit des Nervensystems hervorgehend aufgefasst.

Diese Anschauung vom Sinnes-Nerven-System ist vollkommen materialistisch geprägt. Der menschliche Leib ist ein Apparat; das Nervensystem ist seine Regulationszentrale. Da man in der materialistischen Naturwissenschaft Lebensvorgänge und seelisch-geistige Erlebnisse als solche nicht findet, leitet man die Auffassung von Organtätigkeiten nur aus demjenigen her, was man sinnlich wahnehmen kann.

Für das Nerven-Sinnes-System geht man also von dem leiblichen Aufbau aus. Die Sinnesorgane sind Spezialapparate, die bestimmte Qualitäten erschließen. Das Nervensystem mit seinen strahligen Verbindungsstrukturen und den Zentren von Rückenmark und Gehirn leitet durch stoffliche (Transmitterstoffe) und elektro-physiologische Vorgänge Informationen zusammen und beeinflusst innere Organe und Muskeln, so dass diese in Aktion treten.

Bei all diesen aus der äußeren Beobachtung gewonnenen und durch elektronenoptische und biochemische Untersuchungen kompliziertester Art ergänzten Zusammenhängen erscheint das Nervensystem als Hervorbringer von Tätigkeiten, auch von Empfindungen und seelisch-geistigen menschlichen Schöpfungen.

In unserer Darstellung wird es darauf ankommen, die Phänomene zu schildern, die durch die naturwissenschaftlichen Untersuchungen gefunden wurden, aber auch die Bedeutung für das menschliche Leben zu prüfen. Dabei sei als Motto des Studiums ein Satz Rudolf Steiners zitiert, der sich in dem Buch *„Von Seelenrätseln"* (GA 21) findet: „Anatomie und Physiologie müssen zu der Erkenntnis kommen, dass sie die Nerventätigkeit nur durch eine Methode der Ausschließung finden können und dass die wahrhaftige Nerventätigkeit überhaupt nicht Gegenstand der physiologischen Sinnesbeachtung sein kann."

Anordnung und Gliederung des Nerven-Sinnessystems

Das Nerven-Sinnessystem zeigt eine Zweigliederung, die aus der Beziehung zur Außenwelt einerseits und zur körperlichen Innenwelt andererseits bestimmt wird. Die Sinne öffnen sich nach außen, die Nervenmasse ist im Inneren abgeschlossen. Bei genauerem Zusehen kann man feststellen, dass der Sinnesanteil einerseits und der Nervenanteil andererseits in sich wieder eine Gliederung erkennen lässt:

Rechnet man zu den *Sinnen* nicht nur die in der üblichen Physiologie aufgezählten, sondern die von Rudolf Steiner charakterisierten zwölf Sinne, so findet man, dass einige von ihnen, wie zum Beispiel der Sehsinn, der Hörsinn und der Riechsinn, sich nach außen wenden. Man erkennt, dass diese den bewussten Erkenntnisfunktionen zu Grunde liegenden Sinne besonders hervorgehobene Sinnesorgane im Kopfbereich haben und eine besondere Beziehung zum oberen Abschnitt des Nervensystems, dem Gehirn, aufweisen. Der Tastsinn, der Wärmesinn und der Eigenbewegungssinn dagegen haben weniger hervorgehobene Sinnesorgane. Sie haben viele kleine Organe, die weit über den Körper ausgebreitet sind und vorwiegend mit dem Rückenmark-Nerven-System zusammenhängen. Der ganz nach innen gewendete Lebenssinn, der eine dumpfe Wahrnehmung der Lebensvorgänge vermittelt, bildet keine abgeschlossenen Sinnesorgane aus. Er ist über das vegetative Nervensystem im ganzen Organismus ausgebreitet.

Wir finden also Sinne, die sich stark nach außen wenden, und solche, die mehr eine Wahrnehmung des eigenen Organismus oder seine Beziehung zur Umwelt vermitteln. Damit hängt eine Zuordnung der Sinne und ihrer Organe zu den *drei Teilen des Nervensystems*: *Gehirn*, *Rückenmark* und *vegetativem System* zusammen.

Die besondere Beziehung, die das *Nervensystem* zur Vermittlung der Bewusstseinserlebnisse des Seelenmenschen im Leib hat, ist bis in die physische Ausbildung hinein abzulesen. Dort, wo sich der Mensch in den großen Sinnesorganen des Kopfpoles der Welt gegenüber öffnet, wo er also in bestimmte Qualitätsbereiche der Welt eintaucht, werden aus nicht nervalen Strukturen hochspezialisierte Organe ausgebildet, die eine ganz bestimmte Sinnesqualität erschließen können. Die Nervengewebe schmiegen sich den nicht nervalen Sinnesapparaten nur an. In der Netzhaut des Auges oder der Nervenspindel des Innenohrs fügt sich das in das Sinnesorgan eingetauchte Nervenende der besonderen Bildung ein, die selbst aus nicht nervalen Strukturen hervorgeht. Im Auge wird eine Art Dunkelkammer mit hineinführenden lichtdurchlässigen Medien und das Blendensystem der Pupille aus nicht nervalen Elementen spezialisiert. Ebenso entsteht das tonaufnehmende Organ der Ohrschnecke aus nicht nervalen Geweben. Die Nervensubstanz ist in den Sinnesorganen nicht das Substrat der Spezialisierung. Es ist vielmehr überhaupt die Grundlage für eine allgemeine, zusammenfassende Tätigkeit.

Dies ist auch an den Strukturen der inneren Nervenorganisation von Gehirn und Rückenmark zu erkennen. Das ganze Nervensystem setzt sich aus strahlig angeordneten Fasermassen zusammen, die keine spezielle, auf bestimmte Tätigkeitsqualitäten hinweisende Bildung zeigen. Sie sind die fasrigen Fortsätze der Nervenzellen. Die Fasern verbinden verschiedene Orte des Körpers und des Nervensystems untereinander.

Durch die Struktur des Nervensystems ist die körperliche Grundlage dafür geschaffen, dass die verschiedensten Funktionen des Organismus in ein synthetisches Gesamtbild eingefügt und den Erlebnissen der Außenwelt gegenübergestellt werden können.

Die embryonale Entwicklung und die daraus hervorgehende Gliederung des Nervensystems

Die Anlage zum Nervensystem tritt als erstes Organsystem in Erscheinung. Ihm vorangehend finden wir nur die Bildung der Chorda dorsalis, der Rückensaite, die die Keimscheibe in ein dreidimensional ausgerichtetes Gebilde gliedert. Durch diese Anlage zur Wirbelsäule, zum Rückgrat, erhält der Keim ein Oben und Unten, ein Rechts und ein Links, ein Vorn und ein Hinten. Kaum ist diese räumliche Orientierung erfolgt, bildet sich am äußeren Keimblatt die Neuralplatte, die sich rechts und links zu den Neuralwülsten verdickt, welche am Kopfpol besonders stark werden. Die Neuralwülste wachsen rasch und werden an der Rückseite der zwischen ihnen liegenden Rinne zusammengetrieben. Die Rückenhaut wächst von beiden Seiten über das in das Innere des Keimlingskörpers versenkte Neuralrohr. Der Kopfteil dieses Rohres bildet die Gehirnanlage; der hintere, sich schweifartig verjüngende Abschnitt bildet die Rückenmarksanlage. Beide werden von den von den Seiten heranwachsenden Massen des mittleren Keimblattes umgeben. Bei der Berührung der beiden Gewebe sendet das Nervenrohr nach beiden Seiten die Nerven aus. Vom Gehirn ausgehend entstehen im Kontakt mit den Anlagen zu den großen Sinnesorganen die Kopfnerven. Sie bilden dabei eine komplizierte, sich übergreifende Gliederung, die einerseits hinorientiert ist auf die Dreigliederung des Gesichtes, andererseits auf die Zusammenfassung verschiedener Sinnesgebiete im Gehirn. Von der

Embryonalentwicklung des Nervensystems

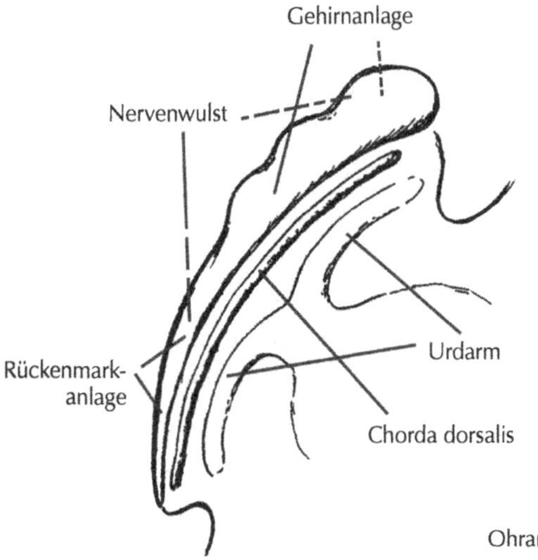

Seitenbild eines 21 Tage alten Embryos

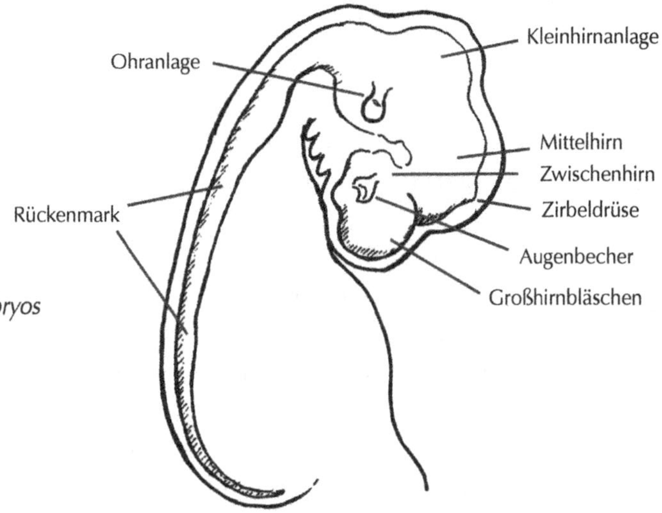

Seitenbild eines 35 Tage alten Embryos

Rückenmarksanlage ausgehend entsteht die rhythmische Gliederung in die Ursegmente des Rumpfes und die die Segmentierung übergreifende, zusammenfassende und polarisierende Gliederung in die Nerven der oberen und unteren Extremitäten. So kommt es durch das rasche Auswachsen der Nerven vom Zentralnervensystem aus zu einer Formung und Strukturierung des Leibes nach einem zusammenhängenden Bilde.

Auch die Fasern und Nervenknoten des vegetativen Nervensystems entstehen vom Neuralrohr aus. Es kommt dabei zu einer Ausbreitung des Materials bis in die inneren Organe des rhythmischen und des Stoffwechselsystems hinein.

Embryonalentwicklung des Gehirns

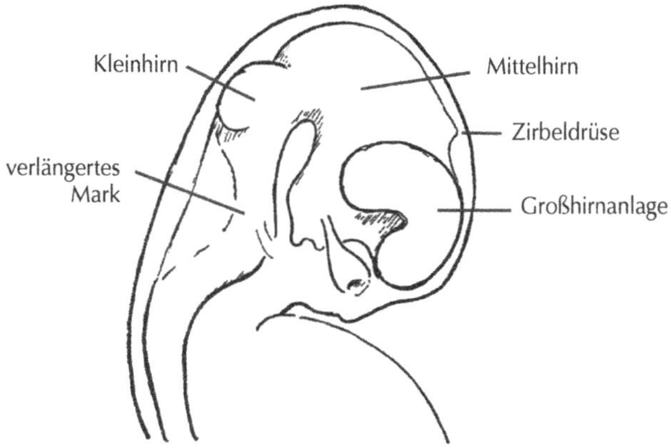

44 Tage alter Embryo

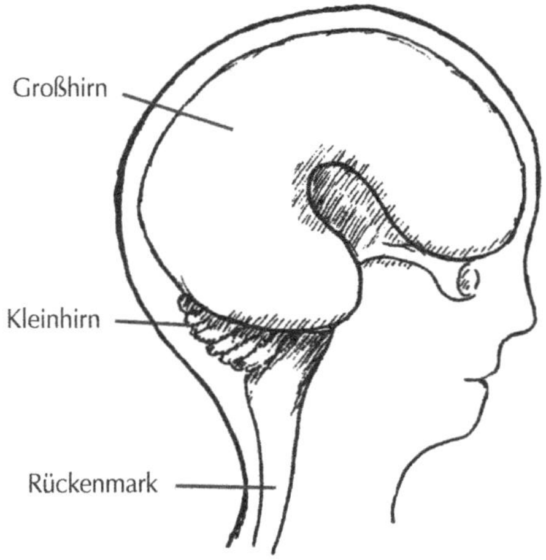

5 Monate alter Fetus

Das Nervensystem ist in seiner embryonalen Anlage sehr lebendig. Es eilt – besonders in der Kopfbildung – allen anderen Organbildungen voraus. Es zeigt eine charakteristische Bildebewegung, die in der endgültigen Form zur Ruhe kommt. Das sich in die Tiefe der allmählich plastisch werdenden embryonalen Körperbildung senkende, oben verdickte Nebenrohr erhält zuerst, bald nach Abschluss des Kopfpoles gegenüber der Amnionblase, eine Beugung nach vorn. Innerhalb der im Wachstum voraneilenden Kopfanlage wachsen einzelne Abschnitte der Gehirnanlage schneller als die Umgebungsstrukturen. Die Rückenmarksanlage bleibt dagegen bald im Wachstum gegenüber der

Umgebung zurück. So kommt es, dass das Rückenmark später gegenüber dem zur Verfügung stehenden Knochenkanal der Wirbelsäule kurz ist. An der Gehirnanlage werden einzelne Abschnitte durch besondere Wachstumsvorgänge verdickt und erhalten für die verschiedenen Stammhirnabschnitte charakteristische Form. In der Fortsetzung des Rückenmarks nach oben bzw. vorn bilden sich so die in der Mittelzone des Kopfes liegenden Hirnabschnitte:

- *Verlängertes Mark* (Medulla oblongata)
- *Rautenhirn* (Rhombencephalon) mit *Kleinhirn* (Cerebellum)
- *Mittelhirn* (Mesencephalon) und
- *Zwischenhirn* (Diencephalon).

Sie stellen ein aufgeplustertes, weiterentwickeltes Rückenmark dar und bilden miteinander das sogenannte Stammhirn. Am Übergang vom Rückenmark zum verlängerten Mark entsteht die Nackenbeuge, über der sich später die beiden Hemisphären des Kleinhirns aufbauen. Zunächst ist die Kleinhirnanlage nach oben gerichtet. Sie wird später durch das Wachstum des Großhirns nach hinten unten gewendet.

Das *Mittelhirn*, das in der frühen Embryonalzeit einen relativ großen Raumteil einnimmt, erfährt eine Biegung nach vorn und unten und sendet zu dieser Zeit einen kleinen Auswuchs nach vorn unter die Haut. Es handelt sich um die Anlage zur *Zirbeldrüse* oder Epiphyse. Dieses Organ, das nicht doppelt wie die großen Sinnesorgane, sondern einfach in der Mitte liegend gebildet wird, ist ein physisches Rudiment eines alten übersinnlichen Leuchte-Sinnesorgans, mit dem der Mensch in die übersinnliche Ätherwelt hineinleuchten konnte, über das er aber auch befruchtende Kräfte empfing.

Nach vorn an die Mittelhirnbildung anschließend und sich nach unten neigend entsteht die Anlage zum *Zwischenhirn*. Es ist der vorderste Abschnitt des Stammhirns. Das Gehirn wächst in der Mittellinie nicht weiter. Die Bildung wird mit dem Zwischenhirn abgestoppt und geht nach den beiden Seiten weiter. An der Unterseite des Zwischenhirns entsteht als polares Organ zur Zirbeldrüse durch Kontakt mit dem Rachendach des Urdarmes die *Hypophyse* oder Hirnanhangsdrüse. Ferner entspringen aus den Seiten des Zwischenhirns die *nervalen Anlagen der Augen*: Netzhaut, Sehnerv und Sehstrang.

Aus dem Zwischenhirn gehen darüber hinaus ein rechtes und ein linkes *Großhirn*bläschen hervor. Diese beiden Gebilde hängen zunächst nach unten. An ihrer Basis bilden sie die beiden Riechnerven aus. Dann wird die ganze bisherige Bildung des Stammhirns durch das nun einsetzende Wachstum der Großhirnhemisphären zurückgestaucht. Sie wachsen aus den Anlagen nach rückwärts und überdecken am Ende ihres Wachstums die Stammhirnabschnitte vollständig. Diese Entwicklung erfolgt im Zusammenhang mit der Ausbildung der großen Sinnesorgane, vor allem von Augen und Ohren, deren innere Nervenverläufe zu einer Umbildung des Mittelhirns im Zentrum des Stammhirns führen. Das Mittelhirn bleibt im Wachstum zurück und wird nach hinten geneigt. Sein oberer Teil tritt in Zusammenhang mit der Sehbahn, der hintere untere Teil mit der Hörbahn. Die Zirbeldrüse wird bei diesem Geschehen vom Großhirn bedeckt und nach hinten gewendet.

Mit der Rückwärtsbewegung des Großhirns gerinnt die ganze Bildung in der Widdergeste, die sowohl äußerlich als auch innerlich an der Form des Großhirns und seines Hohlraumsystems abzulesen ist. So im Wachstum allen anderen Organen voraneilend bildet sich das Gehirn früh zu einer später keine Verwandlungen und Umbildungen äußerlicher Art mehr durchmachenden Organisation, die durch die erreichte Ruhe Grundlage für Bewusstseinsvorgänge sein kann. Ausgehend von der beschriebenen Bildung von Gehirn und Rückenmark als Bereiche des Zentralnervensystems entstehen die Nerven als Teile des *peripheren Nervensystems.*

Die mit dem Rückenmark zusammenhängenden peripheren Nerven weisen rechts und links eine vordere und hintere Wurzel auf. Die vordere Wurzel wird in der naturwissenschaftlichen Medizin als mit den Bewegungsfunktionen zusammenhängend angesehen. Ihr Nervenanteil wird daher als *motorisch* bezeichnet. Dagegen fasst man die zu den hinteren Wurzeln gehörenden Nerven als mit Sinnesfunktionen zusammenhängend auf und bezeichnet sie als *sensibel.*

Im Bereich des Stammhirns sind die sogenannten motorischen Funktionen meist von den sensiblen getrennt und besitzen getrennte Nerven. Die Rückenmarksnerven sind dagegen gemischte Nerven, da sich die Fasern der vorderen und hinteren Wurzeln zu einem Nerv vereinigen. Die Nervenfasern der sensiblen Wurzeln entstehen in der Embryonalentwicklung aus Zellen der neben dem Rückenmark liegenden *Spinalganglien.* Diese entsenden einen Fortsatz in die Peripherie zu einem Sinnesorgan (zum Beispiel Tastkörperchen) und einen Fortsatz zur hinteren Wurzel des Rückenmarks. Der periphere Fortsatz vereinigt sich mit dem vorn entspringenden motorischen Nerv.

Die Hüllenorgane des Zentralnervensystems und das System der Hirnwasserräume

Das Gehirn und das Rückenmark empfangen das sie ernährende Blut aus der Peripherie, aus den Hirn- und Rückenmarkshäuten. Zwischen der festen Schädelkapsel bzw. den festen Wirbelknochen und dem weichen, fast zerfließlichen Gehirn oder dem Rückenmark bilden die Hirnhäute ein schützendes und ernährendes Polster. *Die weiche Hirnhaut* (pia mater) liegt der Gehirnoberfläche und der Oberfläche des Rückenmarks unmittelbar an und zieht in alle Furchen hinein. Sie ist reich an Blutgefäßen, die die Nervenorgane außen umspinnen und sich von der weichen Hüllhaut vor allem in die grauen Rindengebiete bzw. die innen liegenden grauen Massen verzweigen.

Schematische Darstellung der Hirnwasserräume und das Arachnoidalraumes

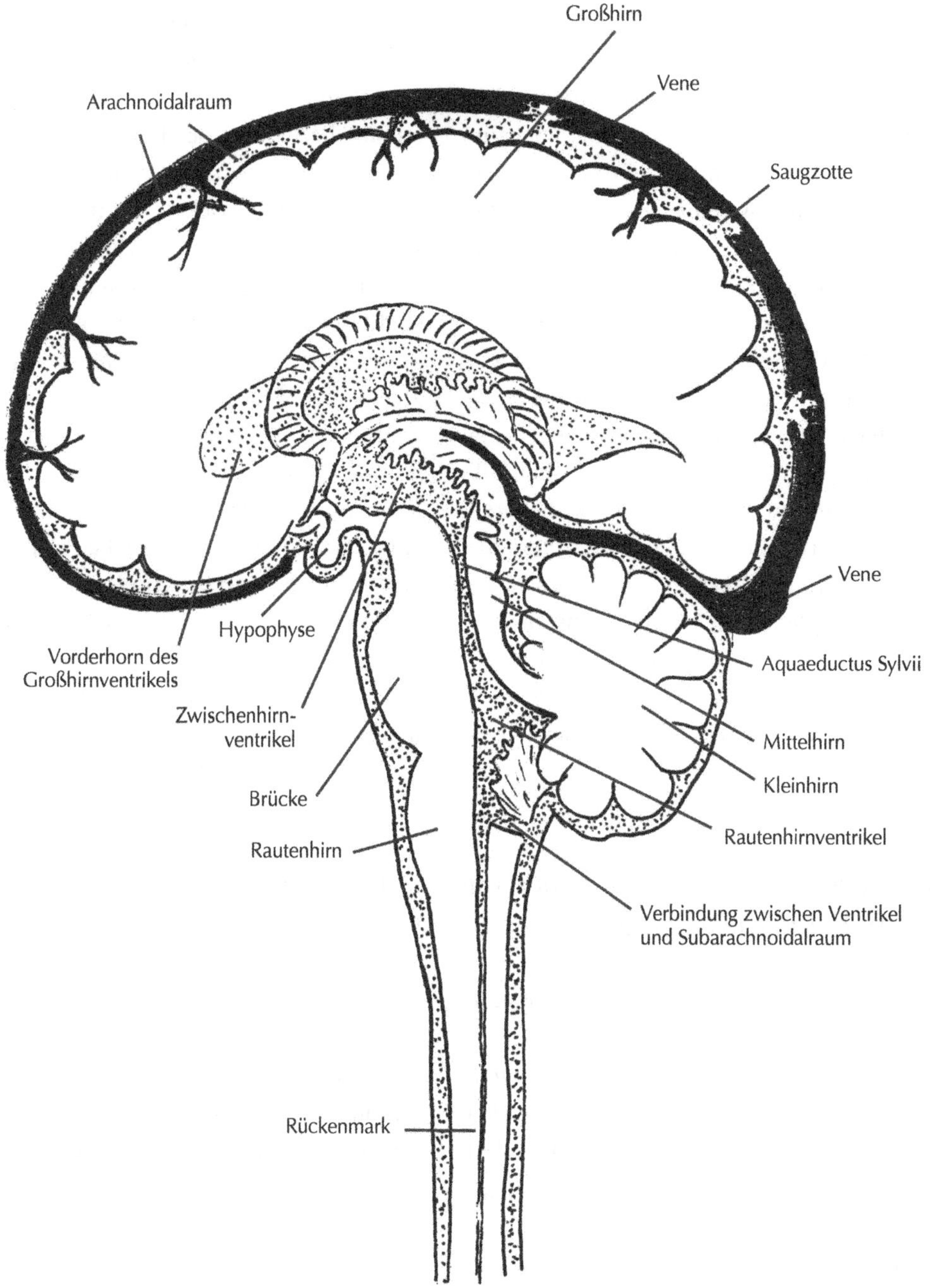

Metallausguss des Ventrikelsystems

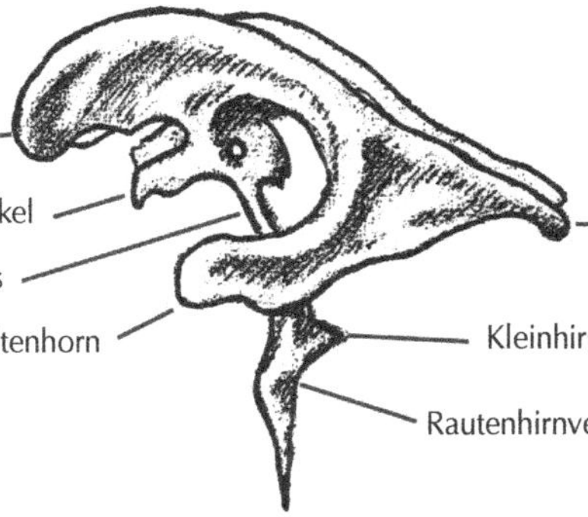

Die weiche Hirnhaut bildet Zottenfortsätze aus, die in die Hohlräume des Gehirns eindringen und hier aus dem Blut des Liquor (Hirn- und Rückenmarkswasser = Liquor cerebrospinalis) absondern.

Die *harte Hirnhaut* (dura mater), die als ledriges Gebilde der Schädelkapsel innen unmittelbar anliegt, ist von der weichen Hirnhaut durch ein lockeres Spinnweb-Gewebe, die *Arachnoidea* getrennt. In den Hohlräumen dieses Gewebes (Arachnoidal- oder Subarachnoidalraum) findet sich der das Gehirn und das Rückenmark außen umgebende Liquor. Er wird über den Arachnoidalraum des Rückenmarkskanals durch die Atem- und Zirkulationsbewegungen erregt, die innerhalb der Schädelkapsel zur Ruhe gebracht werden. In der harten Hirnhaut finden sich venöse Zotten, die den Liquor nach außen wieder ins Blut absaugen. Auch das gesamte venöse Blut vom Gehirn gelangt über Venen peripher in die harte Hirnhaut und fließt von da durch die Venen der Schädelbasis zum Herzen.

Die Widderform des Großhirns erfährt einen inneren Abdruck in der Gestalt des Hohlraumsystems. Bei der Bildung des Nervenrohres in der Embryonalzeit erhalten Gehirn- und Rückenmarksanlage einen schlauchartigen Hohlraum, der später am Rückenmark als fadendünner Spalt in der grauen Substanz liegt oder sich auch ganz zurückbildet. Im Bereich des Gehirns bleibt der Hohlraum erhalten und wird – je nach Ausformung der umliegenden Nervenmassen unterschiedlich weit und unterschiedlich geformt. Das sich nach oben an das Rückenmark anschließende verlängerte Mark enthält einen schmalen Kanal. Das Rautenhirn hat die Form einer länglichen Raute und erhält einen nach den Seiten zipflig verbreiterten Raum: die Rautengrube, die nach hinten zum überwölbenden Kleinhirn wie ein spitzes Zelt gestaltet ist. Nach vorn oben geht dieser *Rautenhirnventrikel* in einen schmalen Kanal über, der das Mittelhirn durchzieht. Man nennt ihn Wasserkanal oder *Aquaeductus* (Sylvii). Vor der Region der Zirbeldrüse geht dieser Kanal in den schmalen, aber hohen Raum des *Zwischenhirnventrikels* über, der zwischen den Massen des Thalamus und Hypothalamus hindurchzieht und ganz vorn oben durch zwei feine Kanäle mit den *Seitenventrikeln des Großhirns* in Verbindung steht. Diese haben in den beiden Großhirnhemisphären eine hornartige Gestalt.

Das Hohlraum- oder *Ventrikelsystem* ist flüssigkeitshaltig. Es enthält Gehirnwasser oder Liquor, der aus den Blutgefäßen der weichen Hirnhaut abgesondert wird. Das Ventrikelsystem muss also mit den Hirnhäuten und dem das Gehirn von außen umgebenden Flüssigkeitsraum in Beziehung stehen. Räumliche Verbindungen bestehen am Dach des Zwischenhirnventrikels vor der Zirbeldrüse und an den Seiten sowie am hinteren Zipfel des Rautenhirnventrikels unter dem Kleinhirn. Die Zotten der weichen Hirnhaut dringen über das Dach des Zwischenhirnventrikels bis in die Seitenventrikel des Großhirns vor. Der hier produzierte Liquor wandert von den Großhirnventrikeln über den Zwischenhirnventrikel nach hinten, durch den Wasserkanal des Mittelhirns in die Rautengrube weiter und tritt durch die Öffnungen unter dem Kleinhirn in den peripheren Arachnoidalraum ein. Er vermischt sich mit dem außen am Gehirn abgesonderten Liquor, steigt um das Gehirn auf und wird durch Saugzotten der harten Hirnhaut ins Venenblut zurückgeholt. Der Liquor cerebrospinalis ist also nicht mit der Lymphe der übrigen Organisation zu vergleichen, denn er wird aus dem Blut abgesondert, während die Lymphe aus den Gewebeflüssigkeiten zum Blut gelangt. Das *Gehirnwasser* ermöglicht, dass das Gehirn innerhalb der Schädelkapsel einen Auftrieb erfährt und durch den Gewichtsverlust (Archimedisches Prinzip) die durch die Schädelbasis ein- und austretenden Blutgefäße nicht zusammendrückt. Durch den Arachnoidalraum, der sich nach unten um das Rückenmark herum fortsetzt, empfängt der Kopf die rhythmischen Bewegungen des Atems und der Zirkulation, die im Kopf zur Ruhe gebracht werden. Der Atemstoß erreicht den Arachnoidalraum an den Taschen der harten Rückenmarkshaut, die die Spinalganglien umgeben.

Der Liquor ist beim gesunden Menschen eine wasserklare Flüssigkeit. Er kommt nicht als Ernährungsflüssigkeit des Gehirns in Betracht, da er zu wenig Sauerstoff, Zucker, Eiweiß und Lipide enthält. Der Eiweißgehalt des Liquors verhält sich zu dem des Blutes wie 1:200 bis 1:400. Der Zuckergehalt beträgt im Ventrikelsystem circa 90 mg %. Fettstoffe sind nur in Spuren enthalten. Es findet sich eine bestimmte Mineralzusammensetzung. Zellen kommen im Liquor nur vereinzelt vor, unter anderem Lymphozyten.

Der erwachsene Mensch von dreißig bis vierzig Jahren hat etwa hundertvierzig ml Liquor, wovon sich ein Viertel in dem Ventrikelsystem befindet.

Bei Krankheiten des Gehirns und unter anderem der Hirnhäute ist die Zell- oder Eiweißvermehrung ein diagnostisches Mittel. Dazu wird der Liquor durch *Lumbalpunktion* gewonnen und einer zytologischen, biochemischen und bakteriologischen Untersuchung unterzogen.

Die zelluläre Struktur des Nervensystems

Bei einer anatomischen Untersuchung des Zentralnervensystems erkennt man zwei Bereiche mit verschiedener Färbung. Man nennt sie graue und weiße Substanz. *Die graue Substanz* findet sich als Rindenzone im Großhirn und Kleinhirn, als kompakte Masse in den Kernen des Stammhirns und des Übergangs zum Großhirn sowie zentral um den inneren Hohlraum des Stammhirns (zentrales Höhlengrau) und als innen liegende Säule des Rückenmarks. Die graue Substanz besteht im Wesentlichen aus dicht gedrängt liegenden Nervenzellen, aus Gliazellen und vielen Blutgefäßen. Die reichliche Blutgefäßversorgung bewirkt, dass diese Bereiche im lebendigen Zustand rötlich und nicht grau erscheinen. Die *weiße Substanz* besteht aus Nervenfasern und findet sich im Inneren des Groß- und Kleinhirns und in den Bahnen des Stammhirns und Rückenmarks. Die weiße Substanz besitzt nur wenig Blutgefäße.

Das Nervensystem ist in seiner zellulären Struktur ganz anders aufgebaut als alle anderen Körpergewebe. Nur anfänglich in der Embryonalentwicklung haben die Zellen der Neuralwülste und des Neuralrohres kubische Form. Bereits im Vermehrungsprozess der Zellen zum Gehirn und Rückenmark bilden sie Fortsätze, die zum Teil weit von dem Zellkörper in dessen Umgebung hinauswachsen und die Zellen untereinander verbinden und verflechten. Es entstehen zwei Arten von Zellen:

1. die eigentlichen Nervenzellen und
2. die Gliazellen (glia = Kitt), die Stütz-, Hüll- und Ernährungsfunktionen übernehmen.

Das Nervengewebe weist keine flüssigkeitshaltigen Zwischenräume auf wie die übrigen Körpergewebe. Die Zellen und ihre Fortsätze liegen dicht aneinander. Dabei übernimmt die Glia zum Teil die Aufgaben der Zwischenzellräume.

Die *Nervenzellen* besitzen meist einen recht großen Zellkörper, der den Zellkern enthält und im Plasma zahlreiche Organellen aufweist, die Orte des Stoffwechsels, das heißt der Bildung von Eiweißstoffen und Transmittersubstanzen darstellen. Vom Zellkörper gehen zweierlei Auswüchse aus: die *Dendriten* und ein Neurit. Die Dendriten sind oft in der Mehrzahl vorhanden und verzweigt. Sie sorgen für eine dichte Verflechtung mit den Auswüchsen anderer Nervenzellen und der Gliazellen. Die *Neuriten* sind in der Regel nur in der Einzahl ausgebildet. Sie können sehr lang sein und bilden gebündelt mit den Neuriten von Nachbarzellen die Bahnen der weißen Substanz. Die Berührungsstellen von Fortsätzen und Zellen weisen an den Zellmembranen besondere Strukturen auf, die zur Weitergabe von Überträgerstoffen (Transmittern) geeignet sind. Diese Berührungsstellen nennt man *Synapsen.*

Die *Glia* besteht aus zahllosen, meist etwas kleineren, oft verzweigten Zellen. Es gibt verschiedene Formen von Gliazellen, die gehäuft an bestimmten Orten vorkommen und verschiedene Funktionen erfüllen.

1. Ependymzellen: Zylinderartige Zellkörper,

Schema einer Nervenzelle

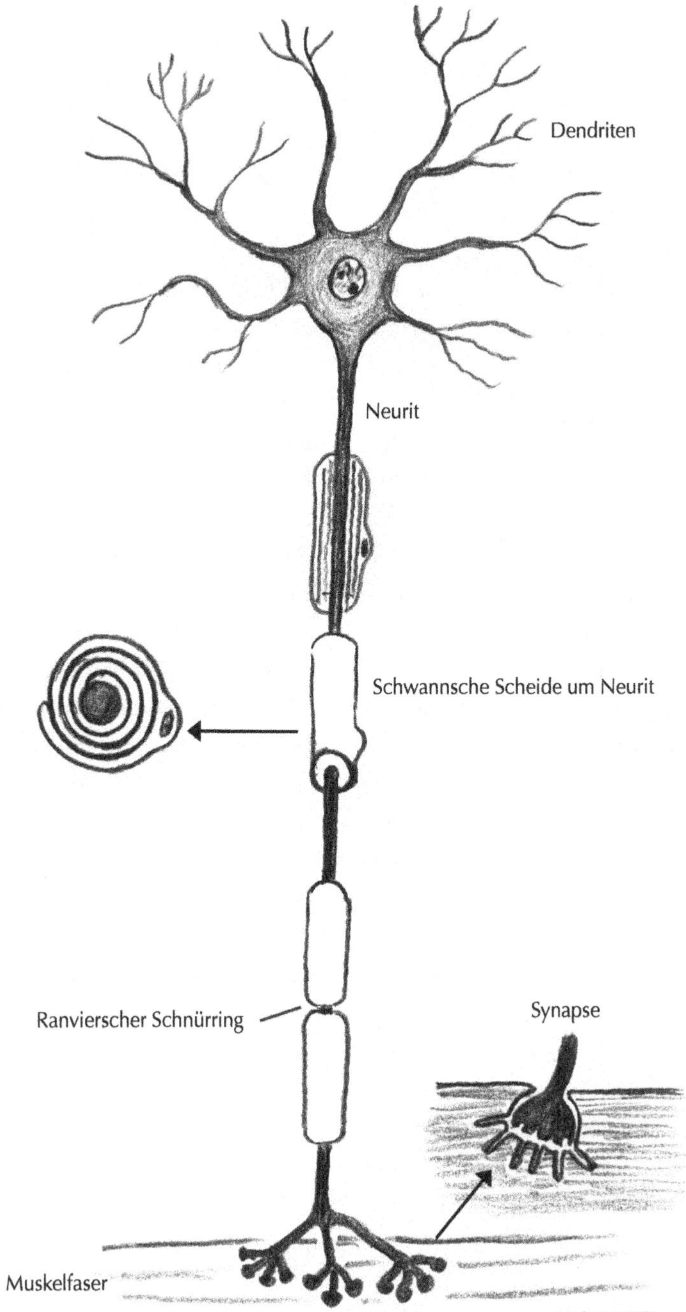

die die Hohlräume des Gehirns und in der Embryonalzeit auch des Rückenmarks tapetenartig auskleiden. Sie besitzen zum Flüssigkeitsraum hin gerichtete Zilien und Geißeln, die den Flüssigkeitsstrom des Liquors bewegen.

2. *Astrozyten*: Sternförmige Zellen, die sich den Neuronen anschmiegen. In der grauen Substanz sind sie sehr plasmareich und plastisch, in der weißen Substanz mehr faserig, länglich gebildet. Sie haben Stütz- und Ernährungsfunktion. Sie bilden „Füßchen" aus, die in die Wände der Blutkapillaren eingesenkt sind. Sie sorgen für die Aufnahme von Nährstoffen und Sauerstoff in die Nervenzellen und halten mache Stoffe zurück. (Blut-Hirn-Schranke).

3. *Oligodendroglia*: Kleine fortsatzarme Zellen in der Umgebung der Nervenzellen und der Fortsätze. Mantel- und Hüllzellen mit Stoffwechselfunktionen und Markscheidenbildungen an Neuriten.

4. *Schwannsche Zellen*: Nach dem Entdecker Theodor Schwann (1810–1882) benannt. Fortsatzlose Zellen, die durch Spiralwickel Hüllen um die Neuriten bilden. Sie sondern in die Zwischenräume der Wickel und um die Neuriten ein fettartiges, gelblich-weißes Material ab und bilden so die *Markscheiden*. Nervenfasern mit solchen Scheiden nennt man markhaltige Fasern. Durch die Ummantelung mit den fetthaltigen Hülsen entsteht die helle Farbe der „weißen" Substanz. Zwischen den hintereinander liegenden Schwannschen Zellen finden sich schmale Unterbrechungen der Markscheiden, die man nach ihrem Entdecker *Ranviersche Schnürringe* nennt. Sie

Pyramidenzelle aus der Großhirnrinde

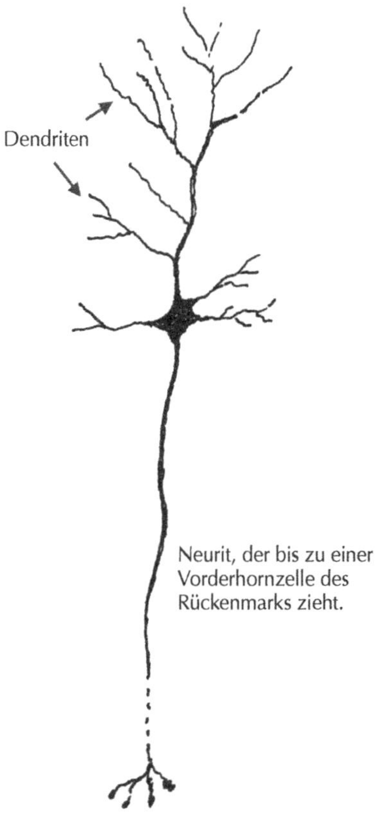

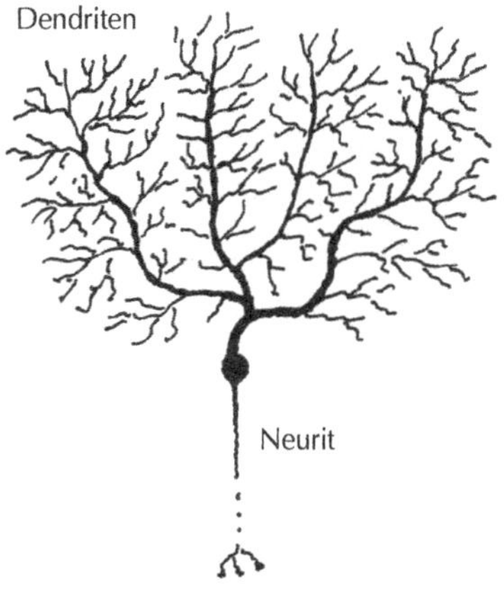

Purkinje-Zelle aus der Kleinhirnrinde

haben eine große Bedeutung für die schnelle elektrophysiologische Erregungsausbreitung an den Nerven. Die Schwannschen Zellen kommen auch als Mantelzellen um die Zellkörper der peripheren Ganglien vor.

5. *Mikroglia*: Sie ist wahrscheinlich mesodermaler Herkunft. Sie bildet vielgestaltige Zellen aus, die phagozytieren können und dadurch Entgiftungs-, Abräum- und Speicherfunktionen übernehmen.

Die Giazellen der Gruppen 3, 4 und 5 zeichnen sich durch die Fähigkeit in rhythmischen, pulsatorischen Bewegungen aus. Dadurch haben sie eine Bedeutung für den Stofftransport.

Stoffliche und elektrophysiologische Prozesse im Nervensystem

Ihre materialistisch-naturwissenschaftliche und ihre geisteswissenschaftliche Deutung

Die materialistische Naturwissenschaft hat in den letzten Jahrzehnten eine fast unüberschaubare Fülle von biochemischen und biophysikalischen Fakten zur Funktion des Nervensystems zusammengetragen. Da sie in ihrem Forschungsansatz von vorn herein nicht nur die leiblichen, sondern auch die seelisch-geistigen Vorgänge im Menschen als unmittelbaren Ausfluss materieller Prozesse gedacht hat, kommt sie durch ihre komplizierten Untersuchungsergebnisse auch nur zu der Vorstellung, dass alle Vorgänge materiell entstehen. Die anthroposophische Geistesforschung betont dagegen den Werkzeug-(organon)-Charakter des Nervensystems und versucht die beobachtbaren Fakten daraus zu deuten.

Es ist allerdings schwierig, die naturwissenschaftlich beobachteten Fakten frei von den theoretischen Begriffen aus der Literatur zu entnehmen. Im Folgenden wird versucht, die wichtigsten Ergebnisse kurz zusammengefasst darzustellen.

Die Neuronen, das heißt die Einheiten von Zellkörpern und ihren Fortsätzen, haben in den Zellkörpern Orte intensiven Stoffwechsels. Die Zellkörper erhalten vom Blut über die mit ihnen in Verbindung stehenden Gliazellen die Nährstoffe und bilden in reger Stoffwechseltätigkeit Eiweiß und Transmitterstoffe. Diese Stoffe werden nicht wie zum Beispiel in der Leber aus einer Zelle in das Blut ausgeschieden, sondern wandern innerhalb der Zellfortsätze zur Peripherie. Die Plasmawanderung kann in Nervenfortsätzen eine Geschwindigkeit bis zu vierzig cm pro vierundzwanzig Stunden erreichen. Dabei kann das durch den Plasmastrom sich ausbreitende Protein zur Regeneration der Zellmembranen und der Organellen, zum Beispiel der Transmitterbläschen führen. Umgekehrt zum peripherwärts fließenden Strom gibt es auch Rückströme, so dass abgebaute Stoffe im Zellkörper weiter verarbeitet werden können.

Der Stoffwechselprozess ist auch Grundlage für elektrophysiologische Vorgänge, die an den Fortsätzen der Neuronen auftreten.

Alle lebendigen Zellen zeigen elektrische Erscheinungen, aber nur Sinnes- und Nervenzellen sind in der Lage, diese zu verändern und zur Aufnahme, Weiterleitung und Verarbeitung von Informationen zu nutzen. Elektrische Vorgänge sind immer an das Vorhandensein von beweglichen Ladungsträgern gebunden. In *Metallen* sind dies *Elektronen*, das heißt kleinste negativ geladene Teilchen, die sich frei bewegen. In *Salzlösungen* bewegen sich positiv und negativ geladene Ionen. Jedes Ion ist von einer Wasserhülle umgeben. Viele elektrische Erscheinungen *in Organismen* beruhen auf der Beweglichkeit und unterschiedlichen Verteilung von Ionen in wässrigen Lösungen, das heißt in der Flüssigkeit in und zwischen den Zellen. Bei den Ionen handelt es sich im positiv geladene *Kationen* (zum Beispiel Na^+, K^+, Ca^{++}) und negativ geladene *Anionen* (zum Beispiel Cl^-, $HCO3^-$, organische Säurereste oder Proteine, die negative Ladung tragen).

An lebenden Zellen wird durch einen Austausch von Ionen an den Zellmembranen eine elektrische Spannung erzeugt. Dabei sind das Zellinnere und das Außenmedium entgegengesetzt geladen. Diese an der Zellmembran aufgebaute Spannung bezeichnet man als *Membran-* oder *Ruhepotential*, weil sie nicht über die einzelne Zelle und ihre unmittelbare Umgebung hinwegreicht. Dies erklärt sich dadurch, dass gewöhnliche Zellen nur Membranporen besitzen, die negativ geladene Chlor-Ionen (Cl^-) und positiv geladene Kalium-Ionen (K^+) durchlassen. Dagegen sind diese Zellwände für negativ geladene Proteinmoleküle und positiv geladene Natrium-Ionen (Na^+) praktisch undurchlässig. So bleibt die über den Membranen gewöhnlicher Zellen aufgebaute Spannung örtlich begrenzt.

Im Nervensystem dagegen besitzen die Zellen auch Poren, durch die Natrium-Ionen wandern können. Diese Poren sind beim Aufbau eines Ruhepotentials geschlossen. Wenn sie aber geöffnet werden, kann ein *Aktionspotential* erzeugt werden, denn die Öffnung der Natriumporen macht ein Einströmen von Natrium-Ionen in das Zellinnere möglich und damit den Beginn einer Nerven-Erregung. Da zur Zeit des Einstroms der Natrium-Ionen in die Zelle noch wenig in der Zelle befindliche Kalium-Ionen nach außen fließen, wird im Zellinneren ein Überschuss an positiver Ladung erzeugt. Nach ein bis zwei Millisekunden schließen sich die Natriumporen wieder, dagegen öffnen sich alle Kaliumporen. Es kommt zum Ausstrom von Kalium-Ionen (K^+). Dadurch kehrt das Membranpotential zur Ruhespannung zurück. Vorher aber ist durch die kurzzeitige Erhöhung der positiven Ladung im Zellinneren auch eine kurzzeitige Erhöhung der negativen Ladung an der Außenseite der Zellmembran entstanden. Dadurch lag außen neben den positiven Ladungen der Ruhespannung ein Bezirk negativer Ladung. Da sich gegensätzliche Ladungen, die nicht durch eine Zellmembran getrennt sind, anziehen, entstehen Ionenströmchen, die für eine Depolarisation benachbarter Stellen sorgen. So pflanzt sich die durch die Natrium-Ionen ursprünglich ausgelöste Erregung entlang der Membran fort.

Die Entstehung des Aktionspotentials wird als ein aktiver, das heißt Energie fordernder Vorgang aufgefasst, der unter Verbrauch von *Adenosintriphosphorsäure* (ATP) geleistet wird. Es spielt dabei also ein organischer, Phosphor enthaltender Stoff eine Rolle.

Das Bilden von Aktionspotentialen wird als ein besonders wichtiger Vorgang angesehen. Denn das Nervensystem kann seine Aufgabe als Impulsgeber nicht ausüben ohne dass die elektrischen Erregungen weitergeleitet werden. Die Bildung einer fließenden Erregung wird durch die Verschiebung der Natrium-Ionen angestoßen. Die *Erregungsleitung* entlang der Nervenfasern ist in ihrer Geschwindigkeit von der Beschaffenheit der Neuriten und ihrer Scheiden abhängig. Am schnellsten erfolgt sie an Neuriten (Axonen), die eine Schwannsche Scheide besitzen, an der um die Nervenfaser Myelin abgesondert ist, das aus Fettstoffen mit gesättigten Fettsäuren besteht. Diese substantiell vom Organismus kaum noch auflösbaren, das heißt aus den Lebenszusammenhängen herausgefallenen Myelinscheiden weisen zwischen den sie absondernden Schwannschen Zellen Schnürringe auf. An diesen Stellen, nicht an den Myelinscheiden selbst, können Aktionspotentiale entstehen. Deshalb pflanzt sich die elektrische Erregung an Axonen mit Myelinscheiden und Schnürringen sprunghaft, das heißt saltatorisch von Schnürring zu Schnürring fort und erreicht dadurch eine hohe Geschwindigkeit.

Die beschriebene elektrische Erregung und Erregungsleitung wird als Ursache der Tätigkeit verschiedener Gebiete des Nervensystems und unter anderem der Tätigkeit von Muskeln und Drüsen aufgefasst. Dazu hat man besonders die stofflichen und elektrischen Vorgänge am Übergang von den Nerven auf die tätigen Organe, die sogenannten *Synapsen* erforscht. Man unterscheidet erregende und hemmende Synapsen.

Erregende Synapsen:
Die Enden der Axone sind oft knopfartig verdickt. Sie legen sich an die Zellkörper oder die Dendriten anderer Neuronen oder auch an Muskelfasern oder Drüsenzellen an. Zwischen dem verdickten Ende eines Axons und der Membran der folgenden Nerven- oder Muskelzelle befindet sich ein schmaler, meist flüssigkeitshaltiger Spalt (synaptischer Spalt). An einem Neuron (= Nervenzelle mit Fortsätzen) enden im Allgemeinen Axone vieler anderer Nervenzellen. Ein Axon bildet andererseits Synapsen mit vielen anderen Zellen. Man hat festgestellt, dass es in Wirbeltiergehirnen an dem Zellkörper und den Dendriten einer einzigen Nervenzelle bis zu 500.000 Synapsen gibt. Daraus ergibt sich für das Nervensystem das Bild eines ungeheuer verflochtenen Netzwerkes.

Man unterscheidet an den Synapsen prae- und postsynaptische Abschnitte. Am einfachsten sind die Synapsen zwischen Nervenfasern und Muskelfasern (neuromuskuläre Synapsen) zu untersuchen. Wegen ihrer Gestalt nennt man sie *motorische Endplatten*. Sie sind wesentlich größer als die Synapsen zwischen zwei Neuronen, aber grundsätzlich wie diese gebaut. Im praesynaptischen Teil, das heißt dem Axonende sieht man elektronenoptisch viele kleine Bläschen. Sie enthalten die *Transmittersubstanz Acetylcholin.* In der Membran des Axonendes finden sich spannungsgesteuerte Calciumporen. In der Ruhe sind sie geschlossen und das Zellinnere ist relativ arm an Calcium-Ionen (Ca^{++}), wogegen der Spalt Calcium-Ionen enthält. Erreicht ein Aktionspotential das Axonende, so öffnen sich die Calciumporen kurzzeitig. Ca^{++}-Ionen können aus dem Spalt in das Zellinnere strömen. Der kurzzeitige Anstieg der Ca^{++}-Ionen-Konzentration bewirkt, dass einige synaptische Bläschen mit der Zellmembran verschmelzen und ihren Inhalt (das heißt das Acetylcholin) in den Spalt abgeben. Rasch wird das Calcium wieder chemisch gebunden, wodurch sich keine weiteren Bläschen entleeren können. Der Prozess der Freigabe von dem Überträgerstoff Acetylcholin dauert wie die Depolarisation des Axonendes nur wenige Millisekunden. Die elektrophysiologische Erregungsausbreitung endet also an der Synapse. Der Acetylcholin-Transfer tritt an ihre Stelle. Das Acetylcholin dringt durch den synaptischen Spalt an die postsynaptische Membran der Muskelfaser vor und öffnet dort Natriumporen. Natrium-Ionen (Na^{+}) strömen vom Spalt aus in die Muselfaser ein; nur wenige Kalium-Ionen (K^{+}) strömen aus. Dadurch entsteht eine Depolarisation des Ruhepotentials der Muskelfaser. Darauf folgt der die Konzentration des Muskels bewirkende Stoffwechselvorgang. Am Nervenende wird außer dem Acetylcholin auch das Enzym Cholinesterase abgegeben, so dass Acetylcholin in Acetat-Ionen und Cholin gespalten und dadurch unwirksam gemacht wird. So wird eine Dauerreizung der Synapse verhindert. Die entstandenen Stoffe werden im Axon zur Regeneration in der Nervenzelle zurücktransportiert.

Die Synapsen zwischen zwei Nervenzellen arbeiten grundsätzlich wie die neuromuskulären Synapsen. Als Überträgerstoffe im Nervensystem hat man neben Acetylcholin noch *Nor-Adrenalin*, *Aminobuttersäure*, *Dopamin* und *Serotonin* nachgewiesen.

Hemmende Synapsen:

Die Überträgerstoffe dieser Synapsen erhöhen das Membranpotential der nachfolgenden Zelle, indem sie mehr Kaliumporen öffnen. Damit erschweren sie die Auslösung des Aktionspotentials am Ursprung des Axons. Tetanustoxin (Gift des Wundstarrkrampfes-Bazillus) verhindert die Freisetzung des hemmenden Transmitters an hemmenden Synapsen des Rückenmarks. Dadurch entsteht der Starrkrampf, das heißt eine Dauererregung.

Ein Axon kann grundsätzlich Impulse nach beiden Seiten leiten. Da die Informationsübertragung an Synapsen nur in einer Richtung erfolgt, leiten Axone unter natürlichen Bedingungen Impulse immer nur in eine Richtung. Die Synapsen zwischen Neuriten und Muskelfasern sind Ausgangssynapsen, die vom Nerv zum Muskel führen. Die Synapsen zwischen Nervenfortsätzen und Nervenzellen sind Eingangssynapsen. Entsprechend der einseitigen Synapsenfunktion unterscheidet man *afferente oder sensible* und *efferente oder motorische Nervenfasern.* Afferente oder sensible Fasern leiten von der Peripherie (zum Beispiel einem Sinnesorgan) zum Zentrum. Efferente oder motorische Fasern leiten vom Zentrum zum Muskel. Man hat die Vorstellung, dass das fortgeleitete Aktionspotential des motorischen Nerven die Bewegung des Muskels bewirkt. Bei den physiologischen Reizexperimenten weist man diesen Zusammenhang mit durch elektrische Nervenreize ausgelösten Muskelzuckungen nach. Es gilt aber grundsätzlich: *eine Muskelzuckung oder eine krampfhafte Muskelkontraktion ist keine Bewegung!*

Zum Verständnis der *Bewegung* muss man den Menschen mit all seinen Gliedern – auch den übersinnlichen – berücksichtigen. Bei einer willkürlichen Bewegung greifen Ich und Astralleib über den Ätherleib in den Muskelvorgang ein. Es entsteht ein vom Lebensleib durchdrungener, komplizierter Stoffwechselvorgang, der das sich verändernde Bild des Bewegungsinhalts und des Bewegungsablaufes in sich aufnehmen kann. Durch den „motorischen“ Nerv erfährt der Mensch in einem schlafartigen Bewusstsein das Hindurchziehen oder Fließen der Bewegungsformen. Durch den „sensiblen“ Nerv gelangt die durch Organe des Tastsinns und des Eigenbewegungssinns wahrgenommene Tätigkeit der Bewegungsorgane ins Bewusstsein.

Über den Zusammenhang des Nervensystems mit der Bewegung finden wir im Kapitel VII des Buches *„Grundlegendes für eine Erweiterung der Heilkunst“* (GA 27, Steiner-Wegman) folgende Ausführungen: „Die menschliche Gesamtorganisation ist nicht ein in sich abgeschlossenes System von ineinandergreifenden Vorgängen. Wäre sie das, sie könnte nicht der Träger des Seelischen und Geistigen sein. Dieses kann den Menschenorganismus nur dadurch zur Grundlage haben, dass er in der Nerven- und Knochensubstanz und in den Vorgängen, in welche diese Substanzen eingegliedert sind, fortwährend zerfällt oder sich auf den Weg der leblosen, mineralischen Tätigkeit begibt.“

„In dem Nervengewebe zerfällt die Eiweißsubstanz. Aber sie wird in diesem Gewebe nicht wie im Eikeim oder in anderen Gebilden dadurch wieder aufgebaut, dass sie in den Bereich der auf die Erde einstrahlenden Wirkungen gelangt, sondern sie zerfällt einfach. Dadurch können die Ätherwirkungen, die von den Dingen und Vorgängen der äußeren Umgebung durch die Sinne einstrahlen, und diejenigen, die sich bilden, indem die Bewegungsorgane gebraucht werden, die Nerven als Organe benutzen, längs welcher sie sich durch den Körper fortleiten.“

„Es gibt in den Nerven zweierlei Vorgänge: Das Zerfallen der Eiweißsubstanz und das Durchströmen dieser zerfallenden Substanz mit Äthersubstanz, die zu ihrer Strömung durch Säuren, Salze, Phosphoriges und Schwefliges angefacht wird. Das Gleichgewicht zwischen den beiden Vorgängen vermitteln die Fette und das Wasser.“ „Dem Wesen nach angesehen sind diese Vorgänge fortdauernd den Organismus durchsetzende Krankheitsprozesse. Sie müssen durch ebenso fortwirkende Heilungsprozesse ausgeglichen werden.“ „Dieser Ausgleich wird dadurch bewirkt, dass das Blut nicht nur die

Vorgänge enthält, aus denen das Wachstum und die Stoffwechselprozesse bestehen, sondern dass ihm auch eine den krankmachendende Nervenvorgänge gegenüberstehende, fortdauernde heilende Wirkung zukommt."

Versucht man diese Ausführungen aus dem *„Grundlegendes"* mit den vorher dargestellten naturwissenschaftlichen Forschungsergebnissen zusammenzuhalten, so kann sich Folgendes ergeben:

In der Ansicht der Naturwissenschaft ist der Gesamtorganismus mit dem Nervensystem wirklich ein in sich abgeschlossenes System: Ein physischer, materieller und elektrischer Vorgang reiht sich an den anderen. Aus der lückenlosen materiellen Funktion gehen die Bewusstseinserlebnisse und sämtliche Tätigkeiten des Menschen hervor. In dieser Anschauung hat das Seelische und Geistige keinen Platz, denn es ist nichts anderes als das Produkt der Leibesvorgänge.

Man kann aber die naturwissenschaftlichen Ergebnisse auch anders deuten. Dann sieht man, dass in allen Abschnitten der grauen Nervensubstanz lebhafte Stoffwechseltätigkeit herrscht. Daraus geht ein Eiweiß- und Transmitterstrom durch die Nervenfortsätze der weißen Substanz und der peripheren Nerven hervor, in dem das Eiweiß abstirbt. Die Nervenfasern sind dadurch „leer" von Lebensvorgängen. Es können Ätherbewegungen, die durch äußere oder innere Sinneswahrnehmungen aufgenommen werden, durch die Nervenfasern hindurchgleiten. Dieses Hindurchgleiten wird getragen von Stoffbewegungen der Ionen oder der Transmitterstoffe.

Die im *„Grundlegendes"* beschriebenen Ätherströme dürfen nicht verwechselt werden mit den kosmischen ätherischen Kräften, die aus dem Universum in den Eikeim durch die Befruchtung einziehen. Die gewöhnlich in der Nervensubstanz fließenden Ätherbewegungen haben ihren Ursprung in der irdischen Umgebung des Menschen und in seinen Körperbewegungen. Sie können auch krankmachend sein. Der Nervenprozess als solcher ist schon kränkend. Gewöhnlich hat der Mensch in seinem Blut die heilenden Kräfte gegen diese Krankheitstendenz.

Aus diesen Zusammenhängen ergibt sich eine bedeutsame Einsicht in die *heilende Wirkung der Eurythmie und Heileurythmie.* Die Ätherströme, die sich dem Organismus und eben auch dem Nervensystem aus der Eurythmie mitteilen, haben ihren Ursprung in kosmischen Regionen, so wie die Kräfte, die den Embryo bilden.

Es sei noch der Blick auf die *elektrischen Erscheinungen am Nervensystem* gelenkt: Sie werden gewöhnlich als eine Ursache der Nervenfunktion, aber auch der Muskeltätigkeit bei der Bewegung aufgefasst. Auch für sie müssen wir aus der anthroposophisch-geisteswissenschaftlichen Erkenntnis eine andere Deutung finden. Dazu sei eine Passage aus der GA 178: *„Individuelle Geistwesen und ihr Wirken in der Seele des Menschen"* zitiert. Der darin enthaltene Vortrag am 16. November 1917 über *„Das Geheimnis des Doppelgängers und Geografische Medizin"* gibt folgende Darstellung:

„Im 19. Jahrhundert hat die Naturwissenschaft entdeckt, dass das Nervensystem von elektrischen Kräften durchsetzt ist. Sie hatte recht, diese Naturwissenschaft. Aber wenn die glaubte, wenn die Naturforscher glauben, dass die Nervenkraft, die zu uns gehört, die für unser Vorstellungsleben die Grundlage ist, irgendwie mit elektrischen Strömen zu tun hat, welche durch unsere Nerven gehen, so haben sie eben unrecht. Denn die elektrischen Ströme, das sind diejenigen Kräfte, die von dem Wesen, das ich eben jetzt geschildert habe (das heißt dem ahrimanischen Doppelgänger), in unser Wesen hineingelegt werden, die gehören unserem Wesen gar nicht an: Wir tragen schon auch elektrische Ströme in uns, aber sie sind rein ahrimanischer Natur." (...)

„Denn dieser Doppelgänger (...) ist nichts mehr und nicht weniger als der Urheber aller physischen Krankheiten, die spontan aus dem Inneren hervortreten (...)"

Aus diesen Ausführungen ergibt sich die Aufgabe, die elektrischen Vorgänge am Nervensystem richtig einzuordnen und die nicht sinnlich erfahrbaren Zusammenhänge der Nerventätigkeit zu erkennen. Die elektrophysiologischen Vorgänge sind da. Aber sie sind nicht die Ursache von Vorstellungs- oder Bewegungsvorgängen.

Das Nervensystem weist überall dort Lebensvorgänge auf, wo Zellkörper umsponnen von Gliagewebe und dichten Blutkapillarnetzen vorkommen, das heißt in der sogenannten grauen Substanz zum Beispiel der Hirnrinde oder der Hirnkerne. Deshalb nannte Rudolf Steiner zum Beispiel die Hirnrinde eine Kolonie der Verdauungswerkzeuge im Kopf. Dort, wo dagegen die Eiweißstoffe in den Neuriten absterben und die Nervenfasern von fetthaltigen Myelinscheiden umgeben sind, tritt das Leben zurück. Diese Zonen, das heißt die strahlig strukturierten Bezirke der weißen Substanz und die peripheren Nerven sind durch die Absterbeprozesse „leer" für Ausbreitungen von Ätherströmungen, die das Seelisch-Geistige durch den Organismus tragen.

Das Zentralnervensystem

Das Rückenmark

Das Rückenmark ist der am einfachsten und übersichtlichsten strukturierte untere Abschnitt des Zentralnervensystems. Es liegt als länglicher Schweif im Wirbelkanal und reicht vom obersten Halswirbel bis in Höhe des untersten Brustwirbels bzw. des obersten Lendenwirbels. Der untere Lenden- und Kreuzbeinanteil des Wirbelkanals enthält die aus den unteren Abschnitten des Rückenmarks hervortretenden Nerven, die im Wirbelkanal den sogenannten Pferdeschweif (Canda equina) bilden. Aus diesen Nerven gehen die Geflechte für die Beckenorgane und die Beine (zum Beispiel Nervus femoralis und ischiadicus) hervor.

Das Rückenmark enthält im Inneren die Säule der *grauen Substanz* mit zahlreichen Nervenzellen, Gliagewebe und einem dichten Blutgefäßnetz. Um diese Kernsäule ist die *weiße Substanz* mantelartig herumgelegt. Sie

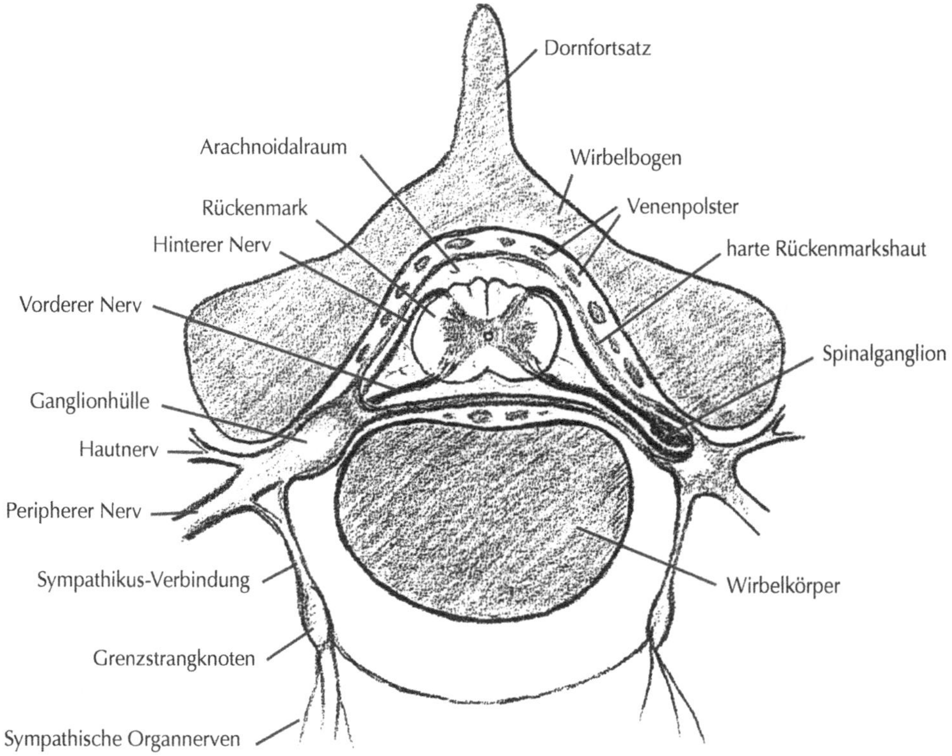

Querschnitt durch das Rückenmark im Wirbelkanal und in den Rückenmarkshäuten (vergrößert)

Arterielles Blutgefäßnetz eines Segmentes

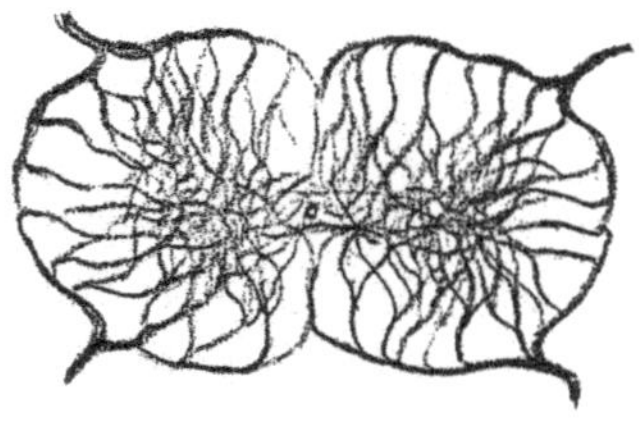

Querschnitt durch das Rückenmark (vergrößert)

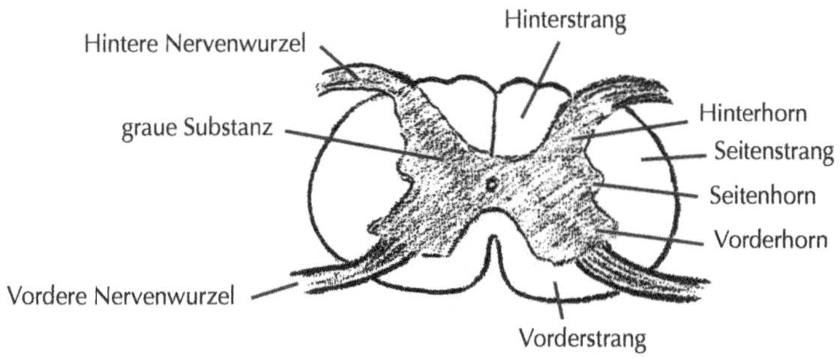

besteht im Wesentlichen aus in Längsrichtung des Markes verlaufenden Faser- (Neuriten)Bündeln. Diese Zone enthält wenig Blutgefäße und keine Nervenzellkörper.

Die graue Substanz weist jederseits zwei Vorsprünge auf, die mit dem segmentalen Aufbau und dem Abgang der Rückenmarksnerven zusammenhängen. Man nennt sie *Vorderhorn* und *Hinterhorn.* Sie bewirken eine Untergliederung der weißen Substanz in *Vorder-*, *Seiten-* und *Hinterstrang.*

In den *Vorderhörnern* der grauen Substanz finden sich sehr große Zellen – *„motorische Vorderhornzellen"* –, deren Dendriten Synapsen mit Neuriten verschiedenster Zellen des Rückenmarks oder des Gehirns bilden. Die Neuriten der Vorderhornzellen durchdringen die graue und weiße Substanz nach vorn und bilden die *vordere Wurzel der Rückenmarksnerven.* Da es sich um efferente Neuriten handelt, bezeichnet man die vorderen Nervenwurzeln als motorisch. Sie gehen in den efferenten Teil der Rückenmarksnerven über.

Die *Hinterhörner* der grauen Substanz stehen mit den *Spinalganglien* in Verbindung. Diese sind Nervenknoten, die außerhalb des Rückenmarks in den Zwischenwirbellöchern liegen und zweiporige Nervenzellen enthalten. Diese Zellen entsenden aus ihrer Neuri-

Etagen des Rückenmarks (vergrößert)

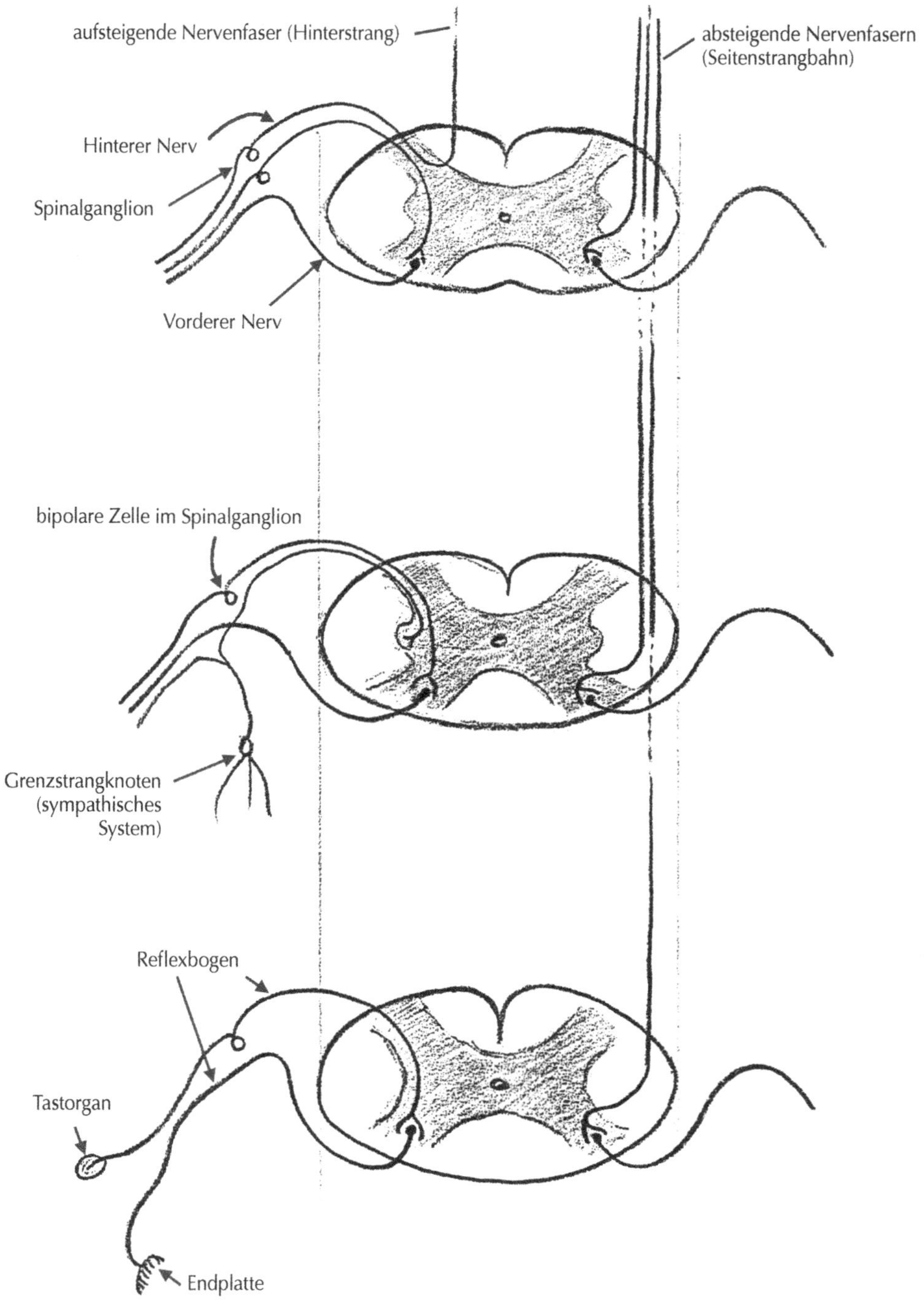

tenwurzel zwei Fortsätze. Der eine zieht in die Peripherie zu einem Sinnesorgan, zum Beispiel einem Tastkörperchen der Haut oder der Bewegungsorgane, oder zu Dehnungsrezeptoren in Sehnen und Muskeln. Der andere Fortsatz wendet sich nach innen zum Rückenmark und bildet mit vielen ebenso aus dem Spinalganglion entspringenden Fasern eine *hintere Rückenmarkswurzel.* Ihre Nervenfasern bleiben zum Teil in der grauen Substanz und enden an Synapsen zu motorischen Vorderhornzellen oder zu Zellen von kurzen Zwischenneuronen, deren Neuriten auch durch die Mitte der grauen Substanz auf die Gegenseite kreuzen und dort mit einer Vorderhornzelle synaptisch in Kontakt treten. Zum Teil verlassen die Nervenfasern oder hinteren Wurzeln auch die graue Substanz und ziehen im hinteren Abschnitt des Seitenstranges oder im Hinterstrang in eine andere Rückenmarksetage oder zum Stammhirn oder Großhirn. Die peripheren und die zentralwärts ziehenden Neuriten der Spinalganglienzellen sind afferent und werden deshalb auch als sensibel bezeichnet.

Die afferenten und efferenten Fasern der einzelnen Rückenmarkssegmente sind außerhalb des Wirbelkanals zu gemischten Nerven zusammengefügt. Ihre sensiblen Anteile bringen Nervenimpulse von der Peripherie zum Zentrum. Die „motorischen" ziehen in die Muskeln des zugehörigen Rumpfsegments oder der Gliedmaßen und enden in „motorischen" Endplatten.

Das Rückenmark hat über die Faserbündel der weißen Substanz Verbindung mit übergeordneten Abschnitten des Gehirns. Die afferenten Bahnen liegen hauptsächlich in den hinteren Bereichen der weißen Substanz, unter anderem im Hinterstrang. Die efferenten Bahnen befinden sich im Seiten- und Vorderstrang. Zu ihnen gehören unter anderem die Bündel der aus dem Großhirn stammenden *Pyramidenbahn.* Diese entspringt aus großen, meist pyramidenförmigen Zellen der vorderen Abschnitte der Großhirnrinde, unter anderem der vorderen Zentralwindung. Sie zieht beiderseits durch das Stammhirn zu einer Kreuzungsstelle im verlängerten Mark und durch diese hindurch in die weiße Rückenmarkssubstanz. Aus dieser treten segmental Neuriten in die graue Substanz der Vorderhörner ein und stehen durch Synapsen mit den „motorischen" Vorderhornzellen in Verbindung. Dadurch erhalten alle Rückenmarkssegmente nervale Impulse vom Großhirn.

Das Rückenmark nimmt im Wesentlichen Wahrnehmungen aus den unteren Sinnen, das heißt dem Tastsinn, Lebenssinn und Eigenbewegungssinn, aber auch solche des Wärmesinnes auf.

Wenn sich die Nervenimpulse des Gehirns nicht auf das Rückenmark auswirken, ist es ein reines Reflexorgan. Reflexe sind nerval ausgelöste Muskelreaktionen, die nicht willkürlich erfolgen. Man unterscheidet Eigen- und Fremdreflexe. Die organische Grundlage der *Eigenreflexe* sind die *Reflexbögen,* die auf ein oder wenige Rückenmarkssegmente beschränkt sind. Sie bestehen aus einem afferenten und einem efferenten Schenkel. Sie nehmen ihren Anfang in einer Sehne oder einem Muskel in einem Spannungs-Sinnesorgan (Sehnen- oder Muskelspindel). Die Muskelspindel wird über motorische Endplatten in Spannung versetzt. Ihr afferenter Neurit gelangt über die hintere Wurzel ins Rückenmark und meldet die Spannung dorthin. Synapsen stellen die Verbindung zum Vorderhorn her. Dort wird der Nervenreiz auf ein efferentes Neuron übertragen und gelangt zum Muskel. Eigenreflexe sind auf einen innerleiblichen Ablauf begrenzt. Sie ermöglichen das Aufrechterhalten oder Korrigieren des Muskeltonus zum Beispiel an der aufrechten Gestalt oder an einer Stellung haltenden Gliedmaße.

Fremdreflexe beziehen die Wahrnehmungen von außerhalb des Leibes ablaufenden Vorgängen ein. Sie schließen sich zum Beispiel an Hautberührungen an. Ihre organische Grundlage ist komplizierter aufgebaut als die der Eigenreflexe. Die afferenten Bahnverbindungen zu Sinnesorganen der Haut zum Beispiel stehen mit vielen Rückenmarksbereichen auch der jeweiligen Gegenseite in Verbindung. Die Fremdreflexe laufen ebenfalls unwillkürlich ab. Beispiel: Fliege auf einer Hautstelle – Schlag mit der Hand der Gegenseite auf diese Stelle.

Da das Rückenmark mit den verschiedenen Abschnitten des Stammhirns und des Großhirns in Verbindung steht, kann seine Tätigkeit in das Entstehen und Kontrollieren einer *willkürlichen zielvollen Bewegung* eingefügt werden. Die Wahrnehmungen, die über das Rückenmark aufgenommen werden, werden mit höheren Sinneswahrnehmungen verbunden und können so in ein sich veränderndes Bewegungsbild aller Bereiche des Organismus eingefügt werden.

Wenn die hintere Rückenmarkszone geschädigt wird, haben wir eine *Sensibilitätsstörung*, die unter anderem das Hautempfinden und das Wahrnehmen der Lage in der Bewegungsorganisation betrifft. Wenn der vordere Rückenmarks- oder Nervenbereich geschädigt wird, entsteht eine *schlaffe Lähmung* der zugehörigen Muskeln. Die Tätigkeit kann nicht mehr wahrgenommen werden. Der Muskel ist wie ein Fremdkörper.

Das Auftreten einer schlaffen Lähmung bei der Schädigung des vorderen Rückenmarksnerven ist eines der Krankheitssymptome, das die Theorie der motorischen Nerven unterstützt hat. Der dabei auftretende vollkommene Verlust des Muskeltonus und die nach einiger Zeit sich einstellende Muskelatrophie bei Ausfall des vorderen Nerven scheint zu bestätigen, dass dieser Nerv der Verursacher der Bewegung ist. In Wirklichkeit wird der Unterschied zwischen Wahrnehmung und Bewegung nicht richtig gesehen und die Bedeutung der Wahrnehmung für die Bewegung nicht erkannt. Die normale Muskelbewegung ist nicht eine Summe von Muskelzuckungen, die nach vom Nervensystem aus gesteuerten Impulsen ablaufen. Sie ist vielmehr eine peripherisch gesteuerte Stoffwechseltätigkeit, die nur erfolgen kann, wenn durch den Gegenpol der Muskulatur, das heißt durch das Nervensystem die Wahrnehmung sowohl der Bewegungsgestalt als auch der Bewegungstätigkeit intakt ist. Wenn der Wahrnehmungsprozess nur zu einem Erleben der Bewegungsgestalt und der Lage des betreffenden Gliedes über die sensiblen Nerven führt, müssen wir in der Bewegung erstarren. Das Erleben der Tätigkeit – wenn auch in einem schlafartigen Bewusstsein – ermöglicht erst die zielvolle Muskelbewegung.

Das Rückenmark steht nicht nur über die vorderen und hinteren Nerven mit der Bewegungsorganisation des Rumpfes und der Gliedmaßen in Verbindung. Es nimmt über die hinteren Wurzeln auch die Nervenfasern von den Sinnesorganen der Haut auf. So ist es auch die Grundlage der Vermittlung der Berührungs- und Temperaturempfindung. Hierbei wendet es sich zur Körperoberfläche.

Umgekehrt hat es auch im Brustmark, also demjenigen Rückenmarksabschnitt, der in der Brustwirbelsäule liegt, eine Verbindung mit dem *Sympathikus des vegetativen Nervensystems.* Dieser bildet an beiden Seiten der Wirbelsäule den *Grenzstrang* aus. Das ist eine Summe von übereinander segmental angeordneten Nervenknoten, die miteinander durch feine Nerven in Verbindung stehen. Die Nervenknoten rechts und links der Wirbelsäule sind ferner durch quer verlaufende Fasern verbunden, sodass der ganze Grenzstrang wie eine Strickleiter aussieht. Die Nervenknoten entsenden Fasern über die Spinalganglien und die hinteren Wurzeln ins Rückenmark und in die peripheren Nerven. Das Brustmark weist in den Seitenhörnern der grauen Substanz eine Aufnahmestation für die sympathischen Nervenzüge auf, die dadurch in das Zentralnervensystem eingefügt sind.

Da der Sympathicus von den Grenzstrangknoten aus Geflechte in den inneren Organen des Brust- und Bauchraumes bildet – z.B. das Sonnengeflecht – wird über das Rückenmark eine Zusammenfügung der inneren Organgebiete mit bestimmten Hautzonen bewirkt. Deshalb können wir in bestimmten Hautzonen Schmerzen oder Verkrampfungen bei Krankheiten oder Funktionsstörungen innerer Organe empfinden und umgekehrt auf den Spannungszustand innerer Organe durch eine Segmentbehandlung der Haut Einfluss nehmen.

Sinneswahrnehmungen, die sich über das Rückenmark mit dem gesamten Nervenprozess verbinden:

1. *Tastwahrnehmungen* der Haut von Hals, Rumpf und Gliedmaßen und Tastwahrnehmungen der tiefer liegenden Grenzstrukturen der Bewegungsorganisation in Sehnen, Gelenkkapseln und Muskelscheiden
2. Wahrnehmungen des *Lebenssinnes* in der Verbindung der inneren Organe mit der Bewegungsorganisation und der Haut (Sympathicus).
3. Wahrnehmungen des *Eigenbewegungssinnes*: Wahrnehmungen der Bewegungsgestalt und ihrer Änderung und Wahrnehmung des Tätigkeitsflusses.
4. *Temperaturwahrnehmung* an der Haut von Hals, Rumpf und Gliedmaßen.

Siehe dazu Kapitel 15 über die Sinne!

Das Stammhirn

Das Stammhirn ist die Verlängerung des Rückenmarks in den Kopf. Es ist an verschiedenen Stellen dicker als das Rückenmark. Für die beiden besonders aufgewölbten Hirnabschnitte Kleinhirn und Großhirn bildet es eine Art Stamm, an dem die genannten Gebilde wie Baumkronen sitzen. Das Stammhirn umgibt mit seinen Nervenmassen das unterschiedlich gestaltete, Hirnwasser umschließende Ventrikelsystem.

Die *graue Substanz* setzt sich im Stammhirn nicht wie im Rückenmark durchgehend fort. Sie findet sich als sogenanntes Höhlengrau in der Umgebung der Ventrikel, vor allem an der Vorder- bzw. Unterseite. Das Höhlengrau besteht aus einem Geflecht zahlloser kleiner Zellen mit Fortsätzen. An manchen Stellen finden sich darin knotige Areale, die Zentren vegetativer Funktionen darstellen: z.B. Atem- und Kreislaufzentrum. Im We-

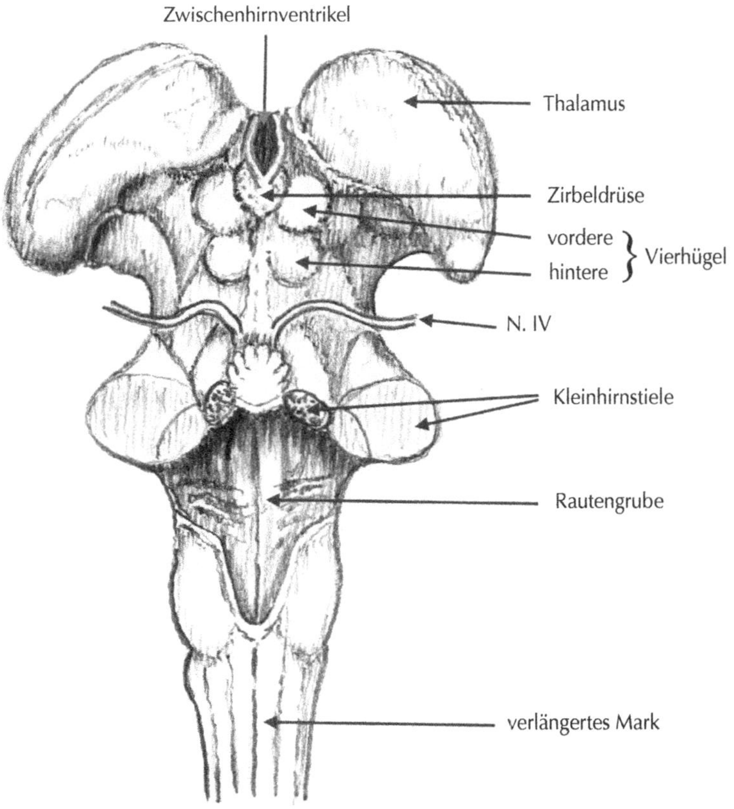

Stammhirn von oben-hinten ohne Kleinhirn

Stammhirn von unten

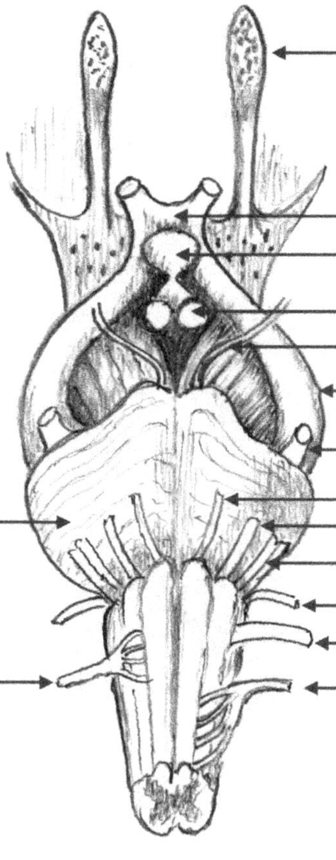

sentlichen ist die graue Substanz jedoch in Form von Knoten angeordnet, die Zentren der zwölf Hirnnerven und der großen Bahnsysteme darstellen. Sie sind untereinander vernetzt und durch Neuritenzüge mit dem Rückenmark und übergeordneten Regionen verbunden.

Die *weiße Substanz* ist im Stammhirn nicht mantelförmig, sondern in Strängen oder Bündeln angeordnet, die zwischen den grauen Kerngebieten oder an die Vorderseite durchziehen. Dabei handelt es sich im Wesentlichen um die an der Vorder- bzw. Unterseite verlaufenden Pyramidenbahn und die vom Rückenmark heraufkommenden afferenten Hinterstrang- und Seitenbahnen. Außerdem finden sich Faserzüge zwischen den verschiedenen Stammhirnabschnitten. Das Stammhirn ist in folgende Abschnitte gegliedert: verlängertes Mark, Rautenhirn mit Kleinhirn, Mittelhirn, Zwischenhirn und die Übergangsstrukturen zum Großhirn.

Die Hirnnerven und ihre Kerne in Mittelhirn, Rautenhirn und verlängertem Mark
(vergrößert, nach Braus-Elze)

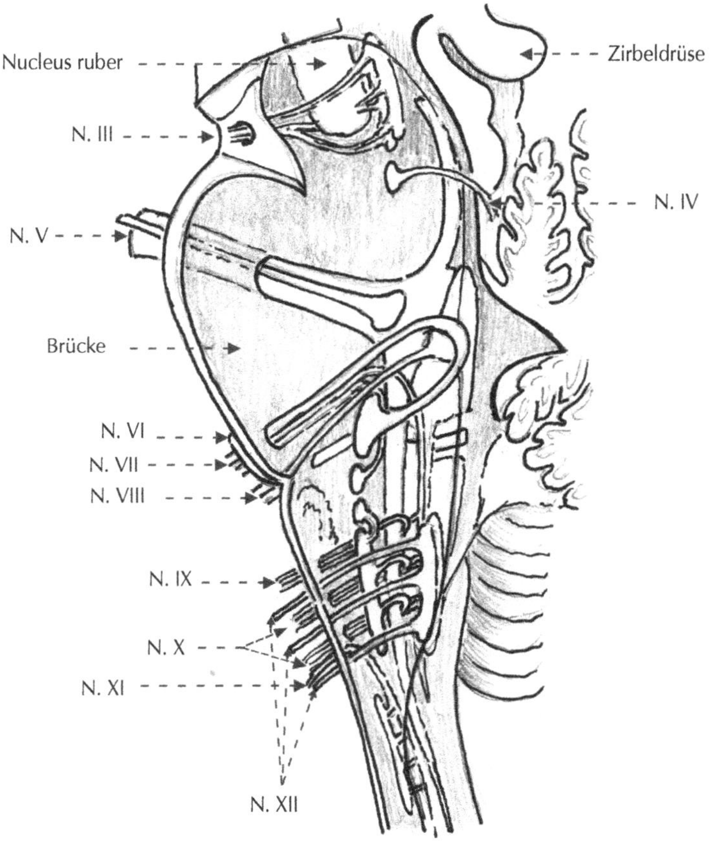

Das verlängerte Mark – Medulla oblongata:
Es ist ein kurzer Abschnitt, der sich nach oben an das Rückenmark anschließt. Einige Hirnnervenkerne reichen vom Rautenhirn aus bis in diese Region. Es sind die unteren Enden des Nervus hypoglossus (N. XII), des Nervus vagus (N. X), des Nervus glossopharyngeus (N. IX) und des Nervus trigeminus (N. V). Der Kern des Nervus trigeminus hat sogar einen bis ins Rückenmark reichenden Ausläufer. Der längliche Kern des Nervus accessorius (N. XI) liegt im obersten Abschnitt des Rückenmarks. Seine aus mehreren Segmenten gesammelten Neuriten wenden sich aber nach oben, sodass der Nerv das Zentralorgan in Höhe des verlängerten Marks verlässt. Die Hirnnerven IX bis XII treten also aus dem verlängerten Mark aus.

Weiterhin liegt im verlängerten Mark die *Kreuzungsstelle* der beiden von der vorderen Zentralwindung des Großhirns kommenden *Pyramidenbahnen.* Ihre Neuriten ziehen als

Bündel vom Großhirn über das Zwischenhirn, das Mittelhirn und die Brücke am Rautenhirn abwärts und kreuzen im verlängerten Mark auf die Gegenseite. Von hier ziehen sie durch die weiße Rückenmarkssubstanz an die Vorderhörner der verschiedenen Etagen, wo sie mit den Ursprungszellen der efferenten Nerven Synapsen bilden. Die Kreuzung im verlängerten Mark bewirkt, dass die Nervenverbindungen der rechten Seite der Bewegungsorganisation mit der linken Großhirnhälfte, die der linken Seite mit der rechten Großhirnhälfte zusammenhängen. Wird die Pyramidenbahn oberhalb der Kreuzung geschädigt (z.B. bei einem Schlaganfall), so kommt es zu einer Lähmung der gegenüberliegenden Körperseite.

Auch die afferenten Bahnen, z.B. die der Hinterstränge des Rückenmarks, bilden im verlängerten Mark Kreuzungen.

Das Rautenhirn mit Brücke und Kleinhirn *(Rhombencephalon mit Pons und Cerebellum)*

An das verlängerte Rückenmark schließt sich oben und vorn das Rautenhirn an. Es hat seinen Namen von der Form des in ihm enthaltenen Hirnwasserraumes, dessen Boden die Form einer länglichen Raute hat. Das Dach des Raumes ragt in Form eines spitzen Zeltes in das Kleinhirn, das sich an der Rückseite des Rautenhirns erhebt. Der hintere spitze Zipfel der Rautengrube liegt im verlängerten Mark.

In der Nervenmasse des Rautenhirns liegen eine Anzahl grauer Kerne, die den Hirnnerven V bis VIII zugehören. Die aus ihnen entspringenden Nerven treten beiderseits aus dem Rautenhirn aus. Die Kerne haben Verbindungen untereinander und zum Kleinhirn.

Das *Kleinhirn* (Cerebellum) stellt einen mächtigen rückwärtigen Auswuchs des Rautenhirns dar. Seine Hemisphären entsenden Verbindungsfasern, die das Rautenhirn vorn, bzw. unten in Form der Brücke umfassen. Mit der *Brücke* (Pons cerebelli), mit dem Rautenhirn und dem Mittelhirn steht das Kleinhirn über dicke Stiele (Pedunculi) in Verbindung. Das Kleinhirn besteht aus zwei Hemisphären und dem zwischen ihnen in der Mittellinie liegenden Wurm. Alle Abschnitte sind in quer verlaufende Falten gelegt. In Längsschnitten sieht man dadurch das Bild des sogenannten Lebensbaumes (Arbor vitae). Die graue Substanz ist als ausgedehnte Rindenregion zu einer großen Oberfläche gebildet. Das Innere besteht aus der verzweigten weißen Substanz, die neuritisch über die Kleinhirnstiele mit den übrigen Gehirnabschnitten verbunden ist. Es bestehen vor allem Verbindungen zum extrapyramidalen System des Mittelhirns (z.B. Nucleus ruber), zum Rückenmark und zum Kerngebiet des Gleichgewichtsnerven. In die zentralen Zonen des Kleinhirns sind mehrere Kerne eingelagert, in denen Fasern aus der Rinde zusammengefasst sind. Für die verschiedenen Nervenregionen, die mit der Wahrnehmung und Kontrolle der Muskelbewegung und des

Kleinhirn von vorn

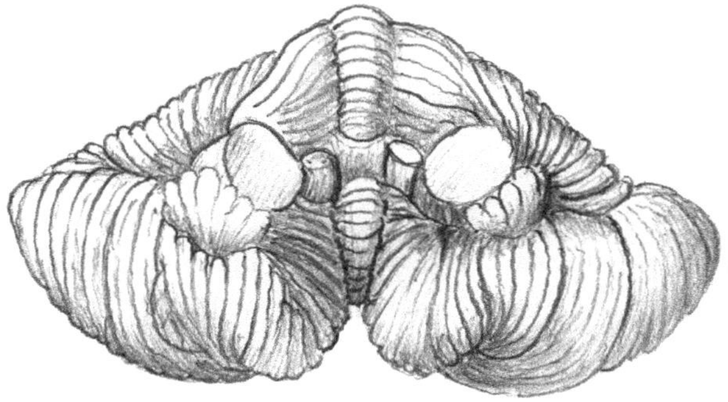

Teil des Medianschnittes durch das Kleinhirn mit dem arbor vitae (vergr.)

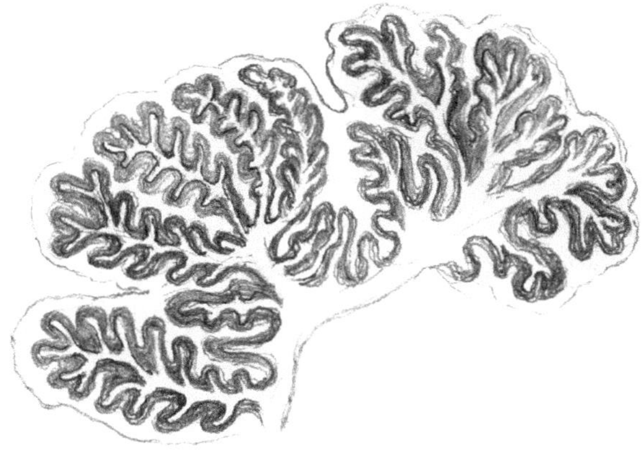

Gleichgewichtssinnes zusammenhängen, bildet die Kleinhirnrinde ein Übersichtsorgan. Bei einer Schädigung des Kleinhirns entstehen Schwierigkeiten bei der Einordnung der Bewegung in den Raum wie auch Unsicherheit und Kraftlosigkeit in der Bewegung, die nicht mehr gleitend ausgeführt werden kann, sondern wie abgehackt erscheint. Dies gilt auch für die Sprechbewegung in der Artikulation der Laute. Die Sprache ist verlangsamt und skandierend. Schon die Ruhehaltung im Sitzen und Stehen kann gestört sein, es tritt Schwanken auf und besteht Fallneigung, vor allem beim Gehen. Der Gang ist taumelnd, ataktisch (cerebellare Ataxie).

Die Bedeutung des Kleinhirns für eine sichere Einordnung der Bewegungen in den Raum wird auch deutlich bei einem Blick in das Tierreich: Die kompliziertesten Bewegungen im Raum vollführen die Vögel. Sie besitzen unter den Wirbeltieren das relativ zu den anderen Hirnteilen größte Kleinhirn.

Das Mittelhirn – Mesencephalon

Das Mittelhirn schließt sich nach oben und vorne dem Rautenhirn an. In der frühen Embryonalzeit ist es als Träger der Anlage zur Zirbeldrüse ein hervorragender Hirnteil. Später bleibt es im Wachstum zurück und verschwindet unter den überwölbenden Wülsten von Großhirn und Kleinhirn. Es hat eine besonders gestaltete Oberfläche mit vier kleinen halbkugeligen Erhebungen, die man *Vierhügelplatte* nennt. Am Oberrand schließt sich in der Mitte die *Zirbeldrüse* (Glandula pinealis) an.

Die Vierhügelregion war ursprünglich im vorderen Abschnitt als Sehzentrum angelegt, während die hinteren Hügel mit der Hörbahn in Verbindung standen. Dieser Zustand ist noch bei niederen Wirbeltieren, die kein Großhirn ausbilden, erhalten. Beim Menschen ist die vordere Vierhügelregion als Nebengebiet der Sehbahn eine Verbindungsstelle zu anderen Nervenbereichen, die mit dem Sehen zusammenhängen. Es handelt sich um Verbindungen zu den Kernen der *Augenmuskelnerven*: Nervus oculomotorius und Nervus trochlearis (III. und IV. Hirnnerv). Ihre peripheren Abschnitte verlassen das Mittelhirn an dessen Unter- und Oberseite. Ein weiterer Augenmuskelnerv, der Nervus abducens (N. VI), hat seinen Ursprungskern im Rautenhirn. Alle Augenmuskelnerven spielen durch die Wahrnehmung der Augenbewegung eine große Rolle für das Formensehen.

Es bestehen im Mittelhirn auch Verbindungen zu vegetativen Zentren im Zusammenhang mit dem Sehen, zum Beispiel zu den Nerven, die mit der Pupillenreaktion auf Lichteinfall in das Auge und mit der Tätigkeit der Tränendrüsen zusammenhängen.

Die eigentliche *Sehbahn*, die von der Sehnervenkreuzung kommend das Zwischenhirn umrundet, biegt neben den vorderen Hügeln des Mittelhirns knieartig um und geht über die Synapsenregion des Thalamus in die Sehstrahlung des Großhirns hinein.

Die *Hörbahn* geht – vom Rautenhirn kommend – durch die hintere seitliche Region des Mittelhirns ebenfalls in das Großhirn über.

Durch den unteren Bereich des Mittelhirns ziehen die *Pyramidenbahnen* als sogenannte Hirnschenkel hindurch, die der Schädelbasis unmittelbar aufliegen. Sie sind ein Abschnitt der Bahnen, die von der vorderen Zentralwindung der Großhirnrinde durch die Kreuzung im verlängerten Mark bis zum Rückenmark ziehen.

Die *großen sensiblen Bahnen*, die vom Rückenmark zum Großhirn ziehen, gehen weiter oben und hinten durch das Mittelhirn hindurch.

Im Inneren des Mittelhirns finden sich besondere Kerngebiete, die in Nebenschlüssen mit den durchziehenden Bahnen und durch besondere Verbindungen mit über- und untergeordneten Zentren des Stammhirns in Zusammenhang stehen. Es sind Kerne, die eine auffallende Färbung besitzen. Im mittleren Abschnitt liegt links und rechts ein *roter Kern – Nucleus ruber* – dessen Farbe durch kolloidales Eisen zu Stande kommt. Dieser Kern ist ein Konzentrationspunkt der Bahnen des

Querschnitt durch das Mittelhirn in Höhe der oberen Vierhügelregion (vergr.)
(Aus Benninghoff – Goerttler, Anatomie, Band III.)

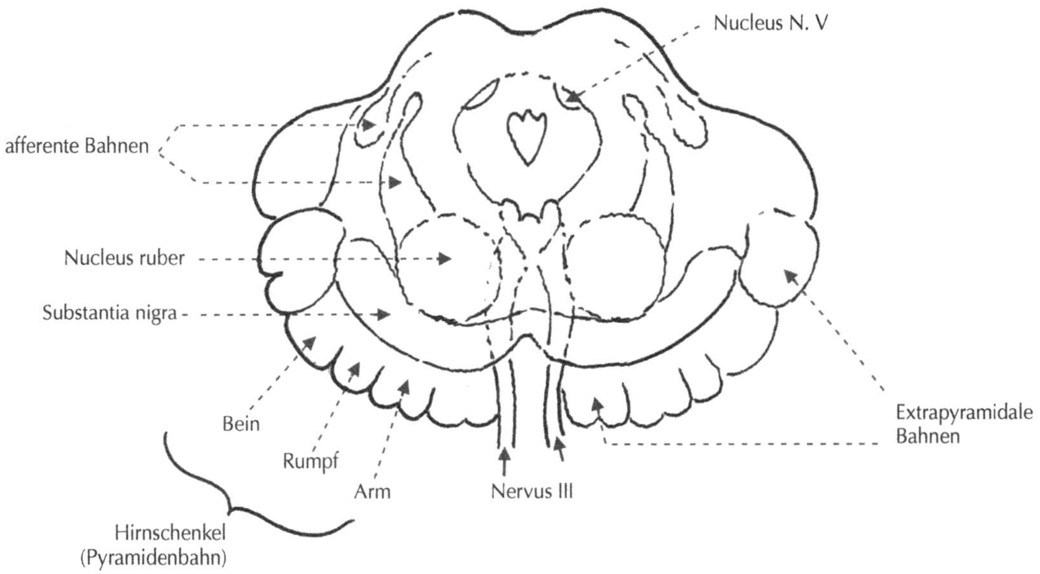

extrapyramidalen Systems zwischen Großhirn und unteren Abschnitten des Stammhirns, zum Beispiel auch dem Kleinhirn. Sie sind Grundlage einer mehr halbbewussten Wahrnehmung einmal gelernter, eingeübter und gewohnheitsmäßig gewordener Bewegungen. Auch die tiefer als der rote Kern im Mittelhirn unmittelbar über den Hirnschenkeln liegende *schwarze Substanz – Substantia nigra* – gehört zum extrapyramidalen System. Sie ist nur in ihrem oberen Abschnitt wirklich schwarz durch Einlagerung von Melanin. Nach unten hat sie durch einen hohen Eisengehalt eine mehr rote Färbung. In der Substantia nigra wird ein besonderer Transmitterstoff, das *Dopamin*, gebildet, das ein dem Melanin biochemisch verwandter Stoff ist. Das Dopamin wirkt in Synapsen bestimmter Stammganglien, die im Übergangsgebiet zum Großhirn in die langen Verbindungsbahnen eingeschaltet sind (Streifenkörper und blasser Kern = Corpus striatum und Pallidum).

Durch das Dopamin werden Haftungen an geübten Bewegungsmustern gelöst und intentionale Willkürbewegungen ermöglicht. Bei Fehlen von Dopamin in Folge einer Degeneration der Substantia nigra entsteht die *Parkinsonsche Schüttellähmung* mit Bewegungsarmut, Muskelsteifheit (Rigor), Starre und Intentionstremor. Die Patienten sind zu keiner freien Bewegung mehr fähig.

Das Zwischenhirn und die benachbarten zentralen Vorderhirnkerne

Im Anschluss an das Mittelhirn nach vorne liegend, eingepresst in die Übergangszonen zum Großhirn, dehnt sich das Zwischenhirn (Diencephalon) zwischen der hinten oben liegenden Zirbeldrüse und der unten, vorne anhängenden Hypophyse aus. Das Zwischenhirn ist ein übergeordnetes Organ des Gehirns für die endokrinen Drüsenfunktionen und wird diesbezüglich in dem Skriptum über die endokrinen Drüsen dargestellt. Das Zwischenhirn steht unmittelbar mit zwei Sinnenregionen des Kopfes in Zusammenhang: der Riech- und der Sehregion. Es leuchtet ein, dass die Wahrnehmungen dieser Sinne die Grundlage für die Anregung von Drüsenfunktionen im Zusammenhang mit Vorgängen der Umwelt sein können.

So werden über Lichtwahrnehmungen der Augen die Tag-Nacht-Rhythmen und die Jahreszeiten-Rhythmen am Hormonsystem des Hypophysen-Zwischenhirngebietes wirksam.

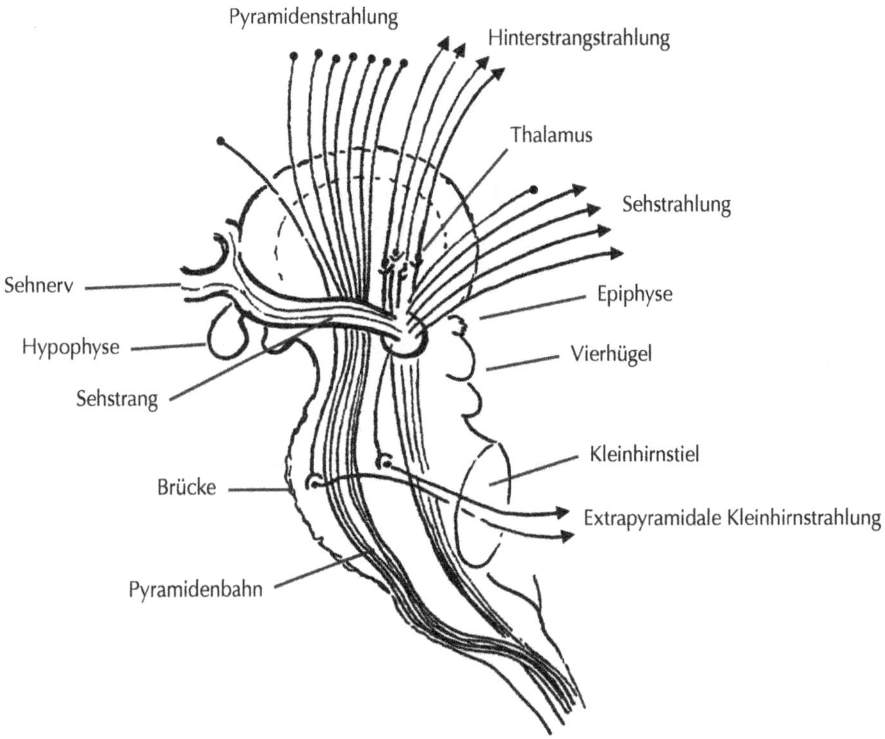

Lange Nervenstrahlen, die Gehirn und Rückenmark verbinden

Übergangsstrukturen vom Stammhirn zum Großhirn (von oben)

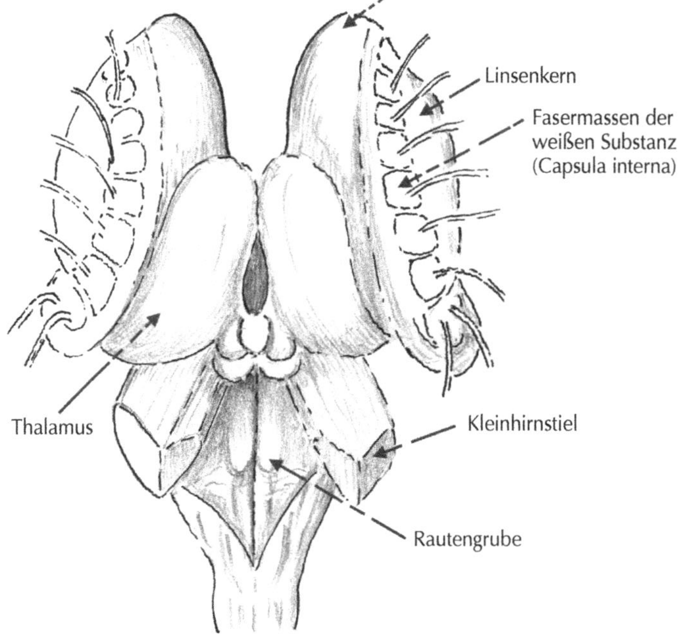

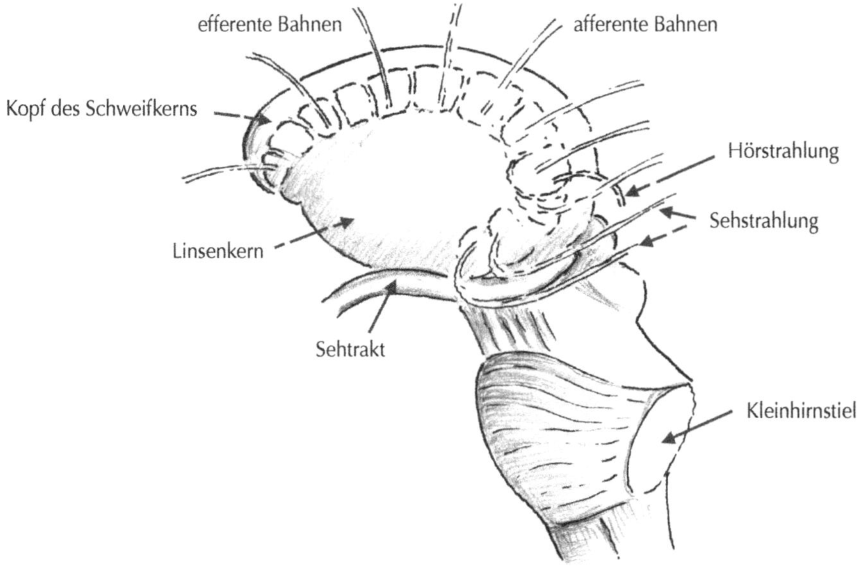

Übergangsstrukturen vom Stammhirn zum Großhirn (von der linken Seite)

An beiden Seiten des Zwischenhirns schließen sich hornartig gebogene Übergangsstrukturen zum Großhirn an. Sie legen sich den noch zum Zwischenhirn gehörenden dicken Polstern des *Thalamus* an. Dieser ist eine Durchgangszone der afferenten Bahnen zum Großhirn. Vor ihm befindet sich das Durchzugsgebiet der abwärts ziehenden Großhirnbahnen, die sich aus einer fächerartigen Ausbreitung zur Pyramidenbahn bündeln.

In die fächerartig verlaufenden Fasersysteme sind die *Stammganglien* eingelagert: der graue Kern des Schweifkernes (*Nucleus candatus*), der graue Linsenkern (*Nucleus lentiformis*) und ein blasseres, nicht so stark pigmentiertes Kerngebiet, das *Pallidum*. Sie sind Konzentrationspunkte extrapyramidaler Nebenstrahlungen, deren zusammenfassende und gruppierende Wahrnehmungen die nervale Grundlage für den geordneten Ablauf gelernter und gewohnheitsmäßig gewordener Bewegungskomplexe sind. Bei Ausfall dieser Zentren kommt es zum Auftreten ungeordneter, ausfahrender, sinnloser Bewegungen mit überschießender Kraft: sogenannte Choreatische Bilder (Chorea = Veitstanz) oder auch zu Athetosen mit nicht imitierbaren, merkwürdigen Verdrehungen oder fratzenartigen Bewegungen des Gesichtes. Es treten gegensätzliche Greif- und Vermeidungsreaktionen, das heißt Wegschiebe-Bewegungen und ein unwiderstehlicher Drang zu Vorwärtsbewegungen auf.

Die Hirnnerven

Man unterscheidet zwölf Hirnnerven:

- I Riechnerv – Nervus olfactorius
- II Sehnerv – Nervus opticus
- III Augenmuskelnerv – Nervus oculomotorius
- IV Augenmuskelnerv – Nervus trochlearis
- V Gesichtsfühlnerv – Nervus trigeminus
- VI Augenmuskelnerv – Nervus abducens
- VII Gesichtsmuskelnerv – Nervus facialis
- VIII Gehör-Gleichgewichtsnerv – Nervus stato-acusticus
- IX Geschmacksnerv – Nervus glossopharyngeus
- X Eingeweidenerv – Nervus Vagus
- XI Nackenmuskelnerv – Nervus accessorius
- XII Zungenmuskelnerv – Nervus hypoglossus

Diese zwölf Hirnnerven entspringen aus dem Stammhirn. Die beiden ersten werden heute als vorgeschobene Hirnteile angesehen.

Man kann die Hirnnerven in drei Gruppen einteilen:

1. Nerven, die von bestimmten, im Kopf lokalisierten Sinnesorganen die nervale Verbindung zum Gehirn herstellen. Dazu gehören der Riechnerv, der Sehnerv, der Gesichtsfühl-

Stammhirn mit den zwölf Hirnnerven von unten

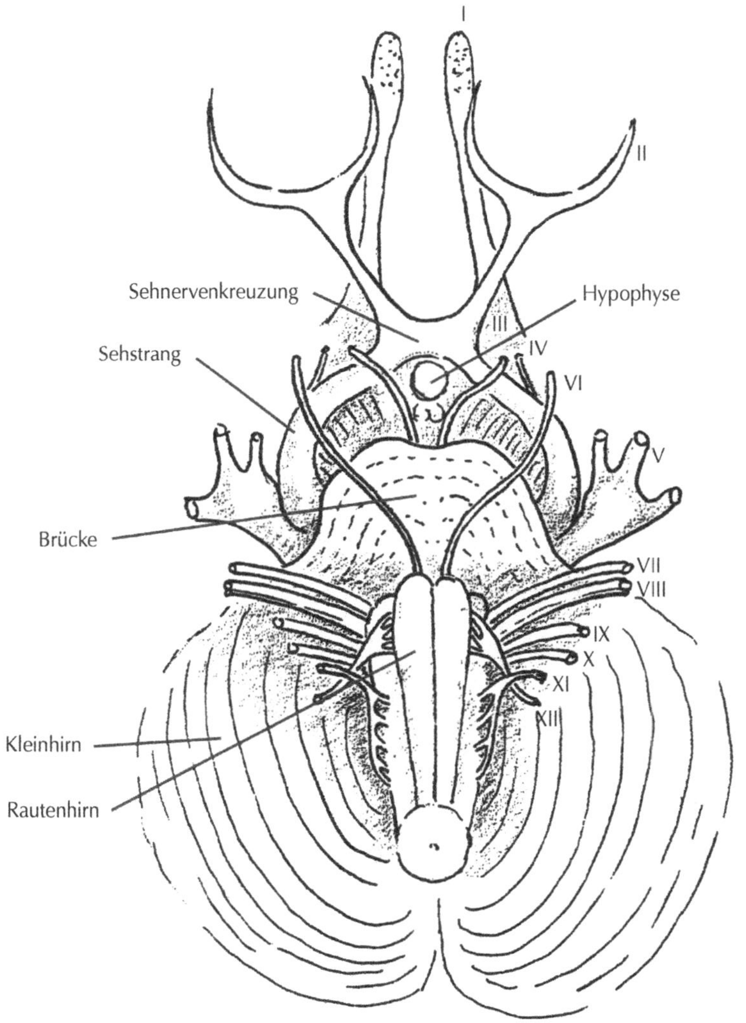

nerv, der Gehörnerv, der Gleichgewichtsnerv und der Geschmacksnerv. Das sind sechs afferente Nerven.

2. Der Nervus vagus, ein parasympathischer Nerv, der überwiegend mit vegetativen Funktionen der Eingeweide zu tun hat.

3. Eine Gruppe efferenter, also nach der üblichen Auffassung motorischer Nerven. Dazu gehören: die drei Augenmuskelnerven, der Gesichtsmuskelnerv, der Nackenmuskelnerv und der Zungenmuskelnerv, also sechs Hirnnerven.

Stammhirn von oben ohne Kleinhirn. Zwölf Hirnnerven

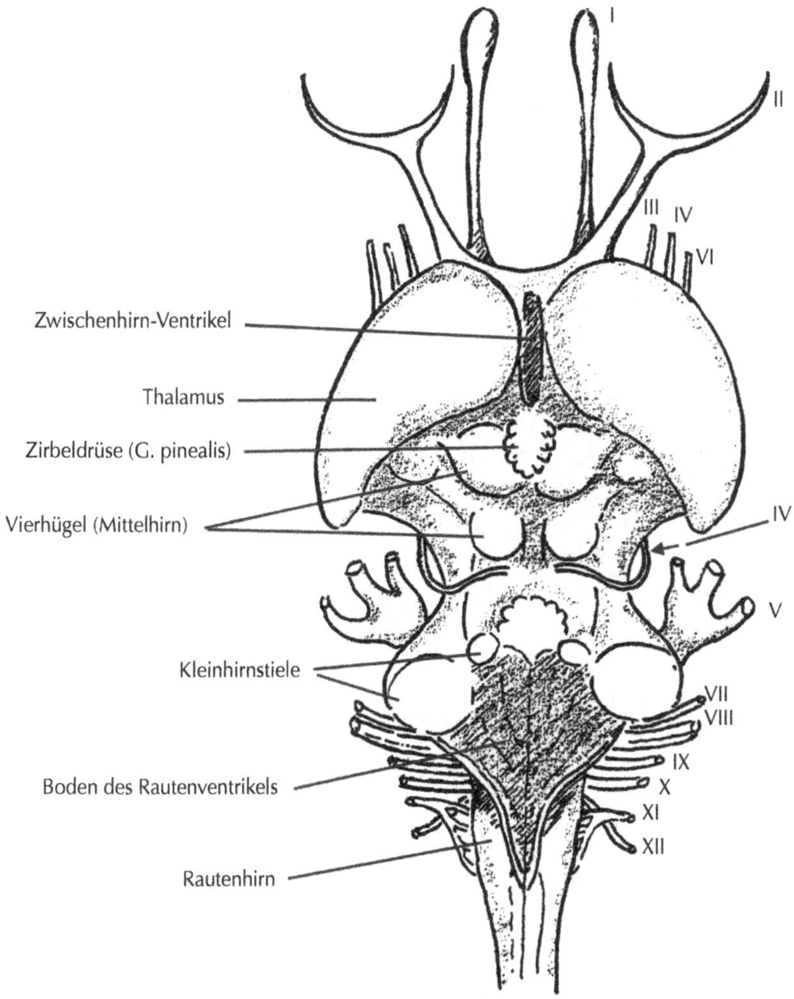

Die Hirnnerven in Einzelnen:

Der Nervus olfactorius – Riechnerv entspringt als dicker Strang aus der Basis des Vorder- bzw. Zwischenhirns und endet in einer kolbigen Verdickung, die vorn im Schädel über dem durchlöcherten Siebbeinknochen liegt und durch diesen die Riechfäden an die Sinneszellen der oberen Nasenschleimhaut schickt. Bei Tieren, deren Geruchssinn besonders stark ausgebildet ist, nimmt der vorgeschobene Hirnteil einen größeren Raum ein. Dafür ist der Stirnanteil des Großhirns nicht so stark entwickelt wie beim Menschen.

Der Nervus opticus ist ein vorgeschobener

Abschnitt des Zwischenhirns, der am Auge die Netzhaut und den Sehnerv ausbildet. Die von ihm aufgenommenen Sinnesqualitäten des Lichtes und der Farben werden durch die mit den Augen verbundenen efferenten Nerven ergänzt. Die drei *Augenmuskelnerven* nehmen die Tätigkeit der Augenmuskeln wahr. Der Nervus oculomotorius (N III) ist durch motorische Endplatten mit dem oberen, unteren und inneren Augenmuskel verbunden und nimmt die entsprechenden Bewegungen des Augapfels wahr. Der *Nervus trochlearis* (N IV) ist mit den beiden schräg verlaufenden Augenmuskeln verbunden und nimmt die Drehbewegung wahr. Der Nervus abducens (N VI) gehört zum äußeren geraden Augenmuskel und nimmt die Bewegung des Augapfels nach außen wahr. Diese Wahrnehmungen ermöglichen das Formsehen.

Der Nervus trigeminus (N V) dringt mit seinen drei Ästen in die Haut der Stirn, der Wange und des Unterkiefer-Kinn-Gebietes. Er vermittelt die Oberflächenberührungs- und Gestaltempfindung der drei Vorderkopfabschnitte. Die Äste dieses Nerven entspringen aus einem dicken Nervenknoten, der unterhalb des Gehirns im Schädelinneren liegt. Die Äste dringen durch Löcher des Schädels oberhalb und unterhalb der Augenhöhle und im Unterkieferknochen in ihr Ausbreitungsgebiet.

Zwischen den Gebieten des ersten und zweiten Trigeminusastes liegen die Sinnesorgane des ersten und zweiten Hirnnervens. Zwischen den Gebieten des zweiten und dritten Trigeminusastes liegen die Sinnesorgane des Mundgebietes.

Der Nervus facialis (N VII) ist der efferente Gegenspieler des Trigeminus. Er innerviert die mimische Gesichtsmuskulatur und vermittelt die entsprechende Bewegungswahrnehmung. Auch er reicht mit seinen Ästen zwischen die Gebiete verschiedener Sinne am Kopf.

Im *Nervus statoacusticus* sind Gleichgewichts- und Hörnerv zusammengefügt. Weil es sich um die nervalen Wege zweier verschiedener Sinnesqualitäten in das Zentralorgan handelt, deren Sinnesorgane im Felsenbein allerdings ganz nahe beieinander liegen, nennt man den Hörnerv gewöhnlich Nervus cochlearis (das heißt Schneckennerv) und den Gleichgewichtsnerv Nervus vestibularis (weil er vom Vestibulum des Gleichgewichtsorgans entspringt).

Der Nervus glossopharyngeus (N IX) ist der Geschmacksnerv. Sein Ausbreitungsgebiet liegt in der Schleimhaut von Mund und Rachen. Zentral ist er mit den Kernen des Facialis, Vagus und Hypoglossus verbunden.

Die Nervi hypoglossus und *accessorius* (N XII und XI) werden als motorisch angesehen. Wir können sie als Wahrnehmer der Tätigkeit der Zungen- und der Nackenmuskulatur verstehen. Der Nervus accessorius befindet sich im Übergang zum Rückenmark.

Der Nervus vagus (N X) richtet sich in die innere Stoffwechselregion. Dabei verbindet er Kopf und Rumpf. Im Zwischengebiet des Halses gibt er Neuriten an die Kehlkopfmuskulatur ab (Nervus recurrens) und vermittelt die Tätigkeitswahrnehmung des inneren Bereiches des Stimmorganes. Diese Ausführungen über die Hirnnerven sollen zeigen,

Paramedianschnitt durch das Zwischenhirn

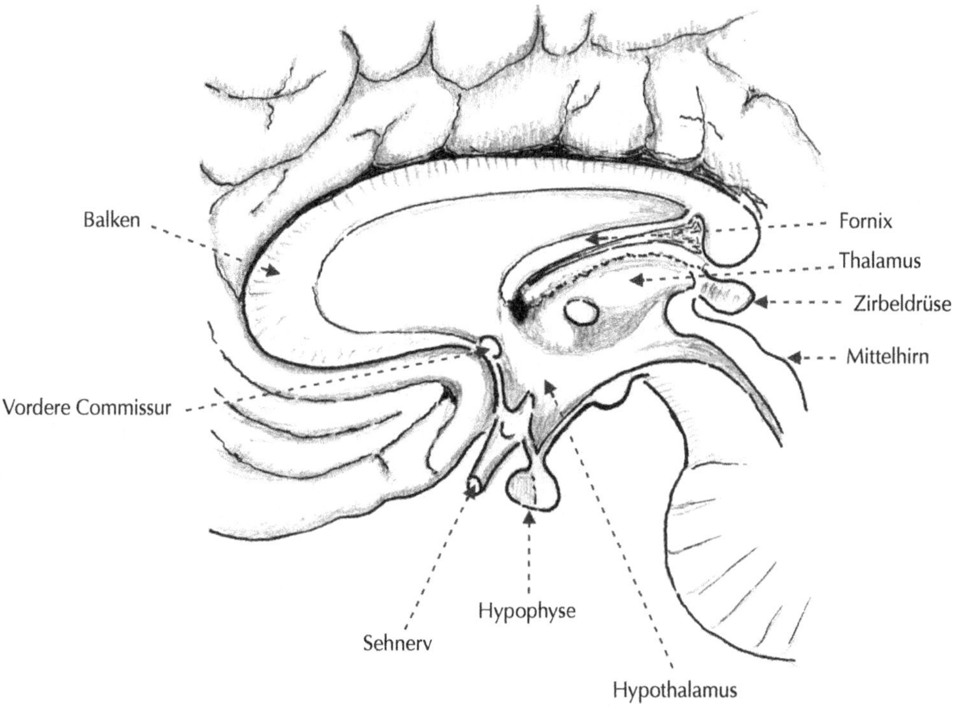

Limbisches System und Reticularisformation

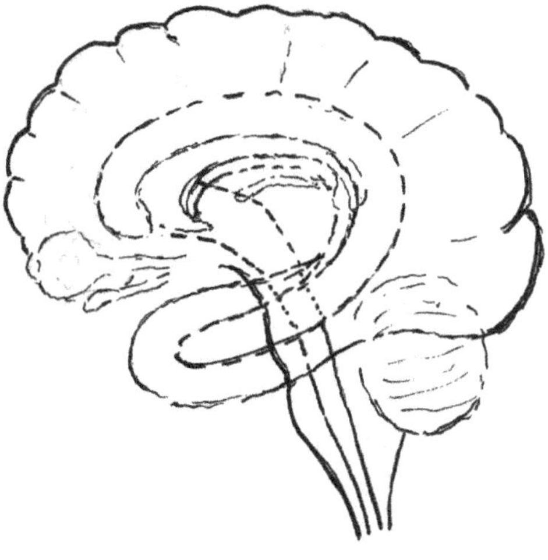

dass man aus der angeblichen Zwölfzahl weder auf eine einfache Beziehung zu den von Rudolf Steiner differenzierten zwölf Sinnen noch zu einer Beziehung zum Tierkreis kommen kann. Siehe dazu auch die Darstellungen über die Sinne. Eine echte kosmologische Zwölfheit liegt in der Nervenanordnung nicht vor. Man kann jedoch die Frage haben, welche andersartigen kosmischen Kräfte sich in der durchflochtenen Anordnung dieser Nerven ausdrücken.

Im Rückenmark und im gesamten Hirnstamm findet sich ein Netzwerk aus zahllosen kleinen Zellen mit vielen Dendriten. Dieser netzartige Verband wird als *Formatio reticularis* bezeichnet. Sie füllt im Stammhirn alle Zwischenräume zwischen den Hirnnervenkernen, die dadurch zu Leistungsgemeinschaften verbunden werden. Im Rückenmark findet sich diese Netzstruktur unter anderem im Gebiet der Seitenhörner der grauen Substanz, also dem Verbindungsgebiet zum Grenzstrang des Sympathikus. Im verlängerten Mark und Rautenhirn steht diese Struktur unter anderem mit den Vaguskernen in Verbindung und bildet das Atemzentrum aus. Dabei handelt es sich um Reticularisstrukturen, die eine besondere Empfindlichkeit gegenüber bestimmten Substanzen des Blutes aufweisen, zum Beispiel gegenüber dem Kohlendioxid. Ein hoher Gehalt an Kohlendioxid regt das Atemzentrum so an, dass es zu einer Vertiefung der Atmung kommt. Die Reticularisformation durchdringt auch das Mittelhirn und hat ein besonders großes Areal im Hypothalamus des Zwischenhirns, das als übergeordnetes Organ der vegetativen Funktionen gilt. Hier finden sich eine Reihe Kerngebiete, die für die Regulation vitaler Funktionen verantwortlich sind, wie zum Beispiel Aufrechterhaltung der konstanten Körpertemperatur, Regulation des Wasserhaushaltes und des Schlaf-Wach-Rhythmus. Diese Zentren stehen in engem Kontakt zu den Funktionen von Hypophyse und Epiphyse (Zirbeldrüse).

Weiterhin kann man mit der Reticularisformation das *Limbische System* in Verbindung sehen. Dabei handelt es sich um ein entwicklungsgeschichtlich altes Gebiet, das die typische Hornform des Großhirns besitzt. Diese Struktur schließt sich vorn an den Hypothalamus und das Riechhirn an, zieht bogenförmig teils über dem Balken, teils unter diesem ins Großhirn und bildet darin den inneren, basalen Abschnitt des Schläfenhirns. Das limbische System wird mit emotionalen Reaktionen zum Beispiel im Sexualleben und der Fortpflanzung in Zusammenhang gebracht, aber auch mit emotionalen Vorgängen beim Zustandekommen von Erinnerungen.

Das Großhirn

Wie unsere großen Sinnesorgane ist das Großhirn mit einer rechten und einer linken Hälfte zweiseitig ausgebildet. Durch ein enormes Wachstum der Rinde entstehen viele Windungen und Furchen. Sie sind nach einer bestimmten Gesetzmäßigkeit angeordnet. Zwischen Scheitelteil und Schläfenlappen bildet sich die tiefe Seitenfurche, am Scheitel nach beiden Seiten schräg nach vorne abwärts verlaufend die Zentralfurche. Auch die kleineren Furchen bilden sich in einer gewissen Gesetzmäßigkeit aus. Dasselbe gilt auch für die Formen der Windungen.

Im Inneren zeigt das Großhirn eine bestimmte Gliederung der grauen und weißen Substanz. Die *graue Substanz* bildet die Rinde. Sie besteht aus mehreren Schichten unendlich vieler Nervenzellen, die in eine Schutz- und Nährmasse aus Gliazellen eingebettet sind. Die Nervenzellen der grauen Substanz sind meist sehr groß. Sie wurzeln mit vielen dendritischen Fortsätzen in der Rinde. Zwischen diesen Wurzeln liegen die vielen Gliazellen, die ebenfalls vielfach verzweigt sind und über zahlreiche Synapsen mit den Nervenzellen verbunden sind. So ist die ganze Rinde ein dichtes Wurzelwerk aus Fortsätzen von Nerven- und Gliazellen. Von außen, von der weichen Hirnhaut her dringen viele feine Blutgefäße in dieses Wurzelwerk ein und bringen das ernährende Blut heran. Von den großen Nervenzellen der grauen Rindenmasse ziehen lange neuritische Fortsätze ins Innere des Gehirns und durch die verschiedenen Abschnitte des Gehirns. Sie bilden hier das Bahnenwerk der weißen Substanz, das keine Nervenzellen und nur wenige Blutgefäße enthält.

Durch diese Zusammenhänge wird verständlich, warum Rudolf Steiner im fünften Vortrag des ersten Medizinerkurses *„Geisteswissenschaft und Medizin“* (GA 312) folgende Charakterisierung des Gehirns gibt:

„Die graue Hirnsubstanz ist im Wesentlichen zur Ernährung des Gehirns da und ist eigentlich eine Kolonie der Verdauungswerkzeuge zur Ernährung des Gehirns, während gerade dasjenige, was weiße Hirnsubstanz ist, von einer großen Bedeutung als Denksubstanz ist. Daher werden Sie auch in der anatomischen Beschaffenheit der grauen Hirnsubstanz schon etwas finden, was vielmehr zusammenhängt mit einer totalen Tätigkeit als mit dem, was ihr gewöhnlich zugeschrieben wird.“

Der grauen Hirnrinde wird gewöhnlich eine Aufteilung in Areale zugschrieben, von denen bestimmte Organgebiete versorgt werden. Man findet daher in Anatomie- und Neurologiebüchern „Landkarten“ der Großhirnrinde, die diese Funktionsareale angeben. Da findet man die sogenannten motorischen Bewegungszentren beiderseits in der Windung vor der Zentralfurche; die sensiblen Körperzentren findet man in der Windung hinter der Zentralfurche; das Sehzentrum findet man im Hinterhauptslappen, das Hörzentrum im Schläfenlappen, das motorische Sprachzentrum bei den meisten Rechtshändern (circa 70 Prozent) auf der linken Seite im

Querschnitt durch das Großhirn in der Zone des Zwischenhirns

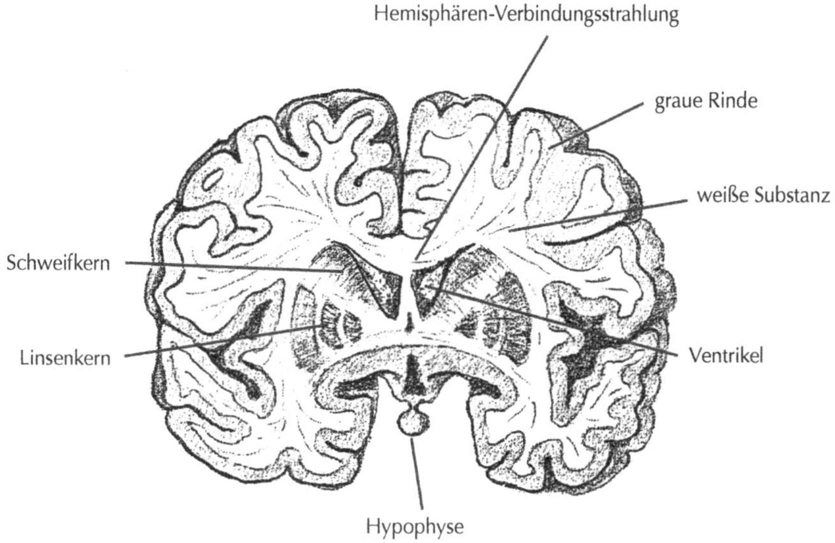

Großhirn von der linken Seite

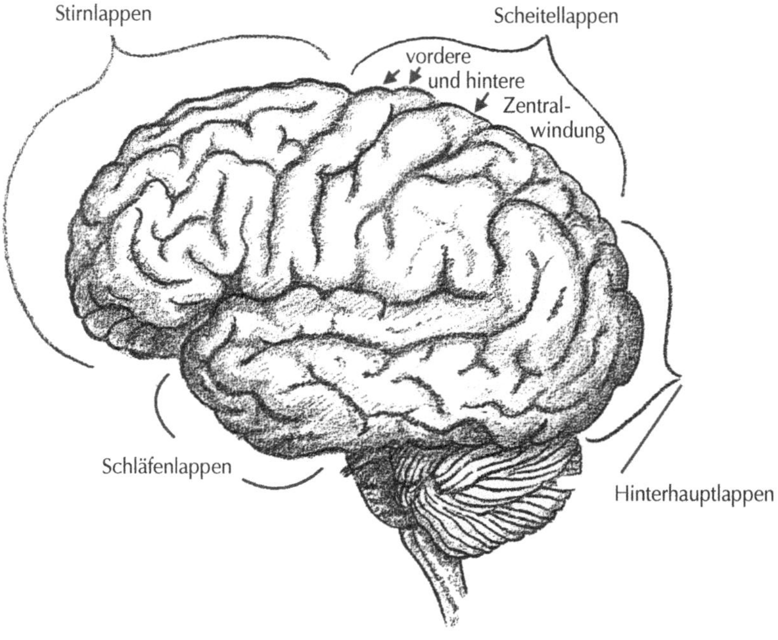

Linke Großhirnhälfte von außen

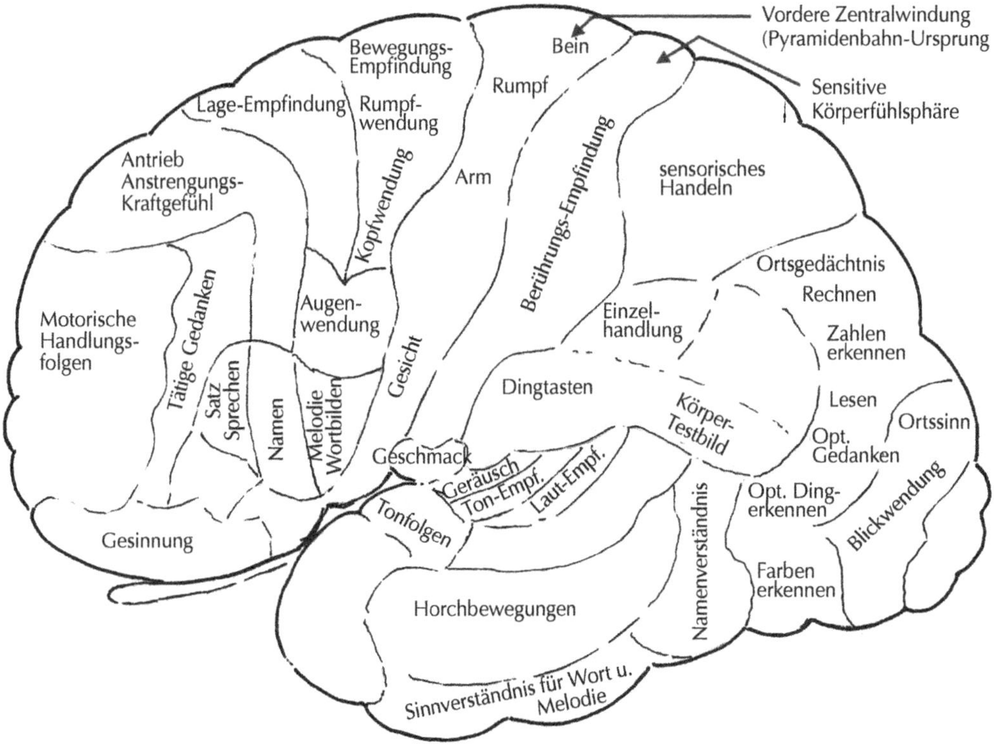

unteren vorderen Gebiet des Scheitelhirns gegenüber der vorderen Begrenzung des Schläfenlappens. Man ist einerseits durch physiologische Experimente, andererseits durch die Ausfallserscheinungen bei bestimmten Gehirnkrankheiten auf diese Arealeinteilung gekommen. Es handelt sich bei diesen Ergebnissen um Teilwahrheiten. Jedes Gebiet und jede Tätigkeit des Organismus ist in der Hirnrinde repräsentiert. Dennoch muss man erkennen, dass im Großhirn ein synthetisierendes Organ vorliegt und die graue Hirnrinde gerade die verschiedensten Funktionsbereiche in das einordnet, was Rudolf Steiner die „totale Tätigkeit“ nennt. Durch die Struktur der Großhirnrinde wird man auf diese Ansicht hingeleitet. Finden wir zum Beispiel in den verschiedenen Organen oder auch in den Sinnesorganen Gewebedifferenzierungen, an denen wir die Organe und ihre Funktion unmittelbar erkennen, so finden wir gerade in der Großhirnrinde eine solche Differenzierung nicht. Sie ist ein mehr oder weniger einheitlich strukturiertes Organ. Aus dieser einheitlichen Masse der Rinde werden die weißen Neuriten in verschiedene Richtungen ins Innere entsendet. Außerdem gelangen weiße Fasern von tieferliegenden Hirnzentren, den Sinnesorganen und dem Rückenmark, bis in die Rinde hinein.

Linke Großhirnhälfte von innen

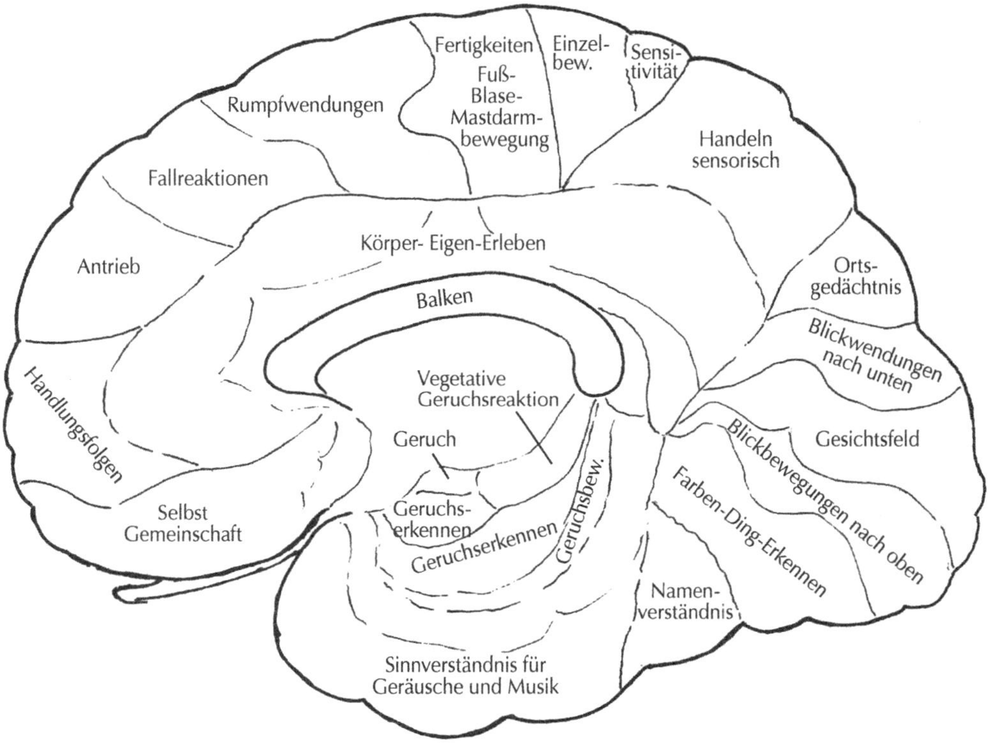

Die blutgefäßarme weiße Großhirnmasse besteht aus strahlig angeordneten Fasern. Jeder Teil der Großhirnrinde ist mit jedem anderen durch Assoziationsbahnen verbunden, die beiden Hemisphären sind durch die Balkenstrahlung und andere Kommissuren verbunden. Die vielen Verbindungen sind die Grundlage des Gehirnbewusstseins.

In der Hirnrinde haben wir also lebendigen Stoffwechsel vor uns, der aber in die Neuritenstrahlungen der weißen Substanz hinein erstirbt. In der weißen Substanz haben wir daher die Grundlage von den Leibesorganen und für ihre Tätigkeit übergreifender Bewusstseinsvorgänge. Die weiße Substanz ist „leer" für die Bewegung von verbindenden Vorstellungen.

Wie das Kleinhirn durch die Einfügung bestimmter Neuritenbahnen und des Gleichgewichtsnervs in eine undifferenzierte Rinde Grundlage einer gleitenden, in die Raumdimensionen gleichmäßig eingefügten, koordinierten Bewegungen wird, so ist das Großhirn gegenüber dem ganzen übrigen Menschen eine alle einzelnen Gebiete aufnehmende, aber die Einzelbereiche übergreifende Organisation. In dieser Weise polar zum übrigen Menschen gebildet und funktionierend stellt es die Grundlage für die Verwirklichung des tätigen Ich dar.

Pyramidenbahn von der rechten vorderen Zentralwindung zum Rückenmark und extrapyramidale Verbindung zum Kleinhirn.

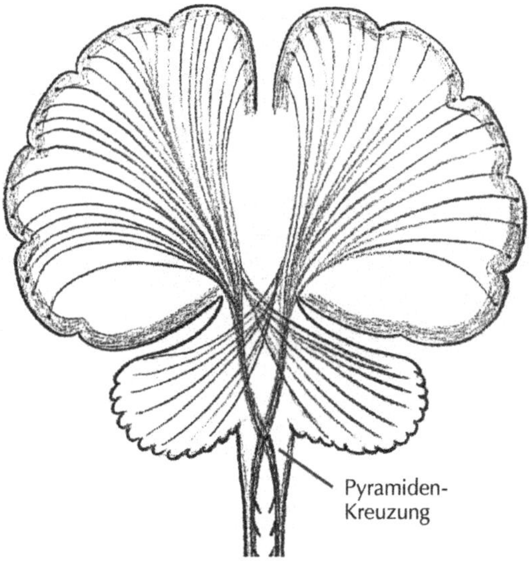

Fasst man das Landkartensystem der Großhirnrinde zusammen, so kann man sagen, dass die hinteren Großhirnabschnitte, übergreifend auf die Schläfenwindungen, im Wesentlichen die Wahrnehmungen der Außenwelt aufnehmen und in das Ganze des Gehirns einordnen. In die mittleren Zonen des Gehirns strahlen diejenigen Nervenzüge ein, die mit der Wahrnehmung des eigenen Körpers zu tun haben. Weiter vorn finden wir die Ursprungsgebiete der Bahnen, durch die sich die Vorstellungen der Bewegungen hindurchziehen. Je weiter wir am Großhirn nach vorn kommen, desto mehr wird der innere Mensch repräsentiert. Deshalb spricht man auch davon, dass das Frontalhirn mit den Charaktereigenschaften und der Persönlichkeitsstruktur zusammenhängt. Im Begegnen der Wahrnehmungsgebiete des Inneren und Äußeren am Menschen und der Wahrnehmung der Umgebung liegt die Grundlage der leibgebundenen Denktätigkeit.

Das Nervensystem als Ganzes ist zwar Grundlage der leiblichen Bewusstseinsvorgänge, wird aber selbst überhaupt nicht erlebt. Es tritt als Organstofflichkeit, als Organgestalt und Organtätigkeit nicht ins Bewusstsein. Selbst Schmerzen kann man nur an den peripheren Nerven, streng genommen nur an Berührungsstellen von Nerven mit anderen Organstrukturen empfinden. Gehirn und Rückenmark sind überhaupt nicht schmerzempfindsam. Bei Kopfschmerzen liegen Vorgänge in den Hirnhäuten, an den Sinnesorganen und deren Kopfumgebung vor. Das Nervensystem ist leer in Bezug auf die Eigenfunktion. Gerade dadurch kann es Durchlassgebiet für das Geistig-Seelische sein.

Die Sinne

15

Zur Sinneslehre

Da wir die durch Rudolf Steiner begründete Lehre von den zwölf Sinnen des Menschen nicht in wenigen Stunden einigermaßen ausführlich behandeln können, möchte ich zwei gegensätzliche und doch körperlich nahe beieinander liegende Sinne: den Hörsinn und den Gleichgewichtssinn besonders herausgreifen. Ich möchte die zu diesen Sinnen gehörigen Organe so darstellen, dass sich an diesem Beispiel auch ein zusammenfassendes Erleben der Metamorphosengeschehnisse im Menschen ergibt. Die Beziehung dieser für die Heileurythmie so wichtigen Sinne zum ganzen Menschen soll dadurch deutlich gemacht werden. Zu Beginn möchte ich aus einer Übersicht über die zwölf Sinne zu den beiden genannten Sinnen hinführen. Am Schluss möchte ich durch eine Gegenüberstellung der beiden Sinne zeigen, wie der Mensch in Weltprozesse eingefügt ist. Durch eine Gegenüberstellung von Auge und Ohr kann das Verständnis elementarer Krankheitsvorgänge am Menschen erschlossen werden.

Was ist überhaupt der Sinnesmensch? Verschaffen wir uns einen Rückblick auf die Betrachtungen der Stoffwechseltätigkeiten im Leibaufbau und Leibesleben: Darin wird der Mensch sich selbst verwirklichend tätig, indem er in die Welt des Nicht-Ich eintaucht und diese Welt zu sich verwandelt. Die leiblichen Äußerungen nichtmenschlicher Wesen (zum Beispiel eine Gelbe Rübe oder ein Stück Fleisch – Anm. des Herausgebers) werden durch die Verdauung zerstört. Wenn der Mensch mit der Zerstörung ganz im Physischen angekommen ist, wird er nacheinander mit Ätherleib, Astralleib und Ich tätig. Die Nahrungssubstanz wird dadurch vom Leben erfasst, empfindsam gemacht und von der Regsamkeit des Menschengeistes ergriffen. Diesen Vorgang des Ich-Leib-Bildens muss der Mensch immer wieder erneuern. Das ist das Wesen der Stoffwechselorganisation.

Dieser Art der Auseinandersetzung des Menschen mit dem Nicht-Ich im Stoffwechsel steht die Ausbildung und Tätigkeit des Sinnesmenschen polar gegenüber. Nicht Vernichtung des Nicht-Ich ist das Wesentliche, sondern Auftun gegenüber dem Nicht-Ich. Während im Stoffwechsel sich das Ich immer wieder als einheitliches Wesen im Blut verwirklicht, splittert sich der Ich-Mensch in der Sinnesorganisation in zwölf verschiedene Qualitätsrichtungen auf. Diese Aufsplitterung geschieht bis in die Ausbildung ganz verschiedener Organbildungen hinein. Dabei werden die Wesensglieder Astralleib, Ätherleib und physischer Leib differenziert tätig und gestaltet. Die Zusammenfassung wird durch das Nervensystem vermittelt. Siehe in diesem Zusammenhang auch den Vortrag Rudolf Steiners: „Die zwölf Sinne des Menschen in ihrer Beziehung zu Imagination, Inspiration und Intuition".

Übersicht über die zwölf Sinne

Der Mensch erfasst mit den *vier unteren Sinnen*: Tastsinn, Lebenssinn, Eigenbewegungssinn und Gleichgewichtssinn seine eigene Leiblichkeit. Er erfährt durch den *Tastsinn* den Leib als physisch begrenztes Gebilde, durch den *Lebenssinn* das Leben des Leibes in den Empfindungen von Mattigkeit und Frische, Hunger, Durst und Sättigung. Durch den *Eigenbewegungssinn* erlebt er in der Tätigkeit seiner Leibesglieder zu einander den Leib als Instrument der seelischen Regsamkeit. Durch den *Gleichgewichtssinn* steht das Erleben des Leibes an der Grenze zur Außenwelt. Im Erleben der Überschneidung der Raumesebenen liegt eine Möglichkeit des Ich-Erlebens im Leibe.

Durch die *mittleren Sinne*: Geruchssinn, Geschmackssinn, Sehsinn und Wärmesinn öffnet der Mensch sich der Außenwelt. Er erlebt stufenweise durch die Stofflichkeit das Innere der Außenwelt. Durch den *Geruchssinn* nimmt er Stofflichkeit in ihrer Offenbarung nach außen wahr. Es handelt sich um feste Stofflichkeit, die aber ganz fein verstäubt ist. Im *Geschmackssinn* bedient sich der Mensch der Verflüssigung und gelangt dadurch an das Leben des Äußeren heran. Im *Sehsinn* schließt er sich durch eine durchsichtige Organbildung der durchlichteten Luft auf und empfängt dadurch eine Äußerung der Seele der Außenwelt in den Farben. Im *Wärmesinn* begegnet er der Stoffwelt noch inniger, indem sich ihm die inneren stofflichen Qualitäten in den Wärmezuständen der Außenwelt offenbaren.

Durch die *vier oberen Sinne*: Hörsinn, Lautsinn, Begriffssinn und Ich-Sinn empfängt der Mensch stufenweise stärker nach außen offenbarte Innerlichkeit der Außenwelt. Nicht mehr die Stofflichkeit ist es, in der die Offenbarung erlebbar wird, sondern die Tätigkeit oder Gestaltung, die in Erscheinung tritt. Dabei wird nur für den *Hörsinn* noch eine physische Stofflichkeit benutzt: die Luft. Aber das Entscheidende ist nicht die Luft, sondern die sich in ihr ausbreitende *Bewegung*. Im *Lautsinn* wird etwas erfasst, was gestaltete Bewegung ist: die *Gebärde*. Im *Begriffssinn*, der nicht den reinen Gedanken, sondern Vorstellungen wahrnimmt, werden *Gestalten* aufgenommen. Für den *Ich-Sinn* erscheint das Ich des anderen Menschen unmittelbar sinnlich. Das ist nur dadurch möglich, dass *Gestalt hingegeben wird*.

Hierbei wird erkennbar, wie die höheren Sinne durch Verwandlung der niederen tätig werden. Für den *Ich-Sinn* muss das Erleben des Tastsinns mit der Erfahrung der physischen Leibesgrenze zu Grunde gelegt werden. Dieses Erleben muss ganz hingegeben stattfinden.

Von der Tätigkeit des Ich in den Sinnesprozessen her lässt sich der Gesamtbereich der Sinne am Hypomochlion zwischen Geschmackssinn und Sehsinn als polarisch überschauen. Der Lautsinn als Gebärdensinn zum Beispiel ist ein verwandelter Eigenbewegungssinn. Aus der polarischen Gegenüberstellung kommt man auch dazu, die Beziehung von Gleichgewichtssinn und Hörsinn aufzusuchen. Der Hörsinn als der unterste der vier oberen Sinne ist der sich offenbarenden Innerlichkeit, der Seele der Außenwelt zugewandt. Der Gleichgewichtssinn als der oberste der vier unteren Sinne nimmt die Beziehung der leiblichen Innenwelt des Menschen zu den Dimensionen der äußeren Raumeswelt wahr.

	Sinne	Offenbarungsbereich		Seinsbereich
	Ich-Sinn	Kraft		
	Begriffssinn	Gestalt		Innerlichkeit der Außenwelt
	Lautsinn	Gebärde		
	Hörsinn	Bewegung		
	Wärmesinn	Feuerelement		
Ich	Sehsinn	Luftelement	als Äther-Träger	Außenwelt
	Geschmackssinn	Wasserelement		
	Geruchssinn	Erdelement		
	Gleichgewichtssinn	Leib als Ich-Träger		
	Eigenbewegungssinn	beseelter Leib		eigener Leib
	Lebenssinn	lebendiger Leib		
	Tastsinn	begrenzter phys. Leib		

Die Ohren: Organe des Hörsinnes und des Gleichgewichtssinnes

Die Sinnesorgane dieser beiden Sinne liegen in unmittelbarer Nachbarschaft im Felsenbein in der seitlichen mittleren Schädelbasis. Das Hörorgan hat durch Außen- und Mittelohr eine organische Beziehung zur Außenwelt. Das Gleichgewichtsorgan liegt im Knochen abgeschlossen. Es kann mit dem Innenohr zusammen betrachtet werden. Dann können wir unterscheiden:

- Außenohr,
- Mittelohr,
- Innenohr mit Gleichgewichtsorgan

Das Innenohr und das Gleichgewichtsorgan entstehen in der frühen Embryonalzeit aus einem sich von der Außenhaut abschnürenden eiförmigen, flüssigkeitshaltigen Bläschen. Daraus bildet sich das *häutige Labyrinth* mit den Bogengängen und dem Schneckengang. Dieses Labyrinth verbindet sich durch den Gleichgewichts- und Hörnerv mit dem Gehirn und wird von der harten Knochenbildung des Felsenbeines umschlossen. Dabei passt sich der Knochen nicht unmittelbar dem häutigen Labyrinth an, sondern bildet eine komplizierte Hohlform, das *knöcherne Labyrinth*, das besonders an der Innenohrschnecke die Bildung des häutigen Labyrinths zu einem kompliziert strukturierten Gesamtorgan ergänzt. – Außen- und Mittelohr ordnen sich seitlich vom Innenohr an. Sie entstehen am Embryo aus einer Umbildung der ersten Kiemenspalte.

Das *Außenohr* besteht aus der Ohrmuschel und dem äußeren Gehörgang. Die *Ohrmuschel* ist ein gliedmaßenartiges Gebilde, das sich mit seiner Form der Tonwelt öffnet und beim Menschen fast überhaupt nicht beweglich ist. Der äußere Gehörgang ist eine von der Ohröffnung nach hinten oben etwas gewunden verlaufende Bucht, die die durch den Ton erregte Luft in den Kopf einlässt und nach innen mit dem *Trommelfell* abgeschlossen ist.

Das Mittelohr, die sogenannte *Paukenhöhle*, wird durch einen in der seitlichen Dimension sehr flachen, kleinen Hohlraum im Felsenbein gebildet, der vom äußeren Gehörgang durch das Trommelfell getrennt ist und nach vorne unten durch die *Eustachische Röhre* mit dem Rachen in Verbindung steht. Das Mittelohr ist also lufthaltig. Der lufthaltige Raum breitet sich besonders nach hinten in den Knochen des Felsenbeines aus und bildet in der Umgebung des Labyrinthes und im Warzenfortsatz hinter der Ohröffnung ein bizarr gestaltetes Luftzellsystem. Durch diese Luftzellen, deren Hohlräume mit der Paukenhöhle, aber nicht mit dem Innern des Labyrinthes in Verbindung stehen, ist das Felsenbein durchlöchert: In der Innenwand der Paukenhöhle, hinter der das Innenohr und das Bogengangsystem liegen, finden sich zwei kleine Knochenlöcher: das ovale und das runde Fenster. Beide sind durch Membranen verschlossen. Das ovale Fenster ist der Eingang zum Innenohr. Das runde Fenster ist der Innenohr-Ausgang.

Im Mittelohr finden wir eine Kette von drei hintereinander angeordneten Knöchelchen, die wegen ihrer eigentümlichen Form

Das rechte Ohr von vorn

Außenohr, Mittelohr (Paukenhöhle und Eustachische Röhre) und Innenohr (Bogengangslabyrinth und Ohrschnecke).

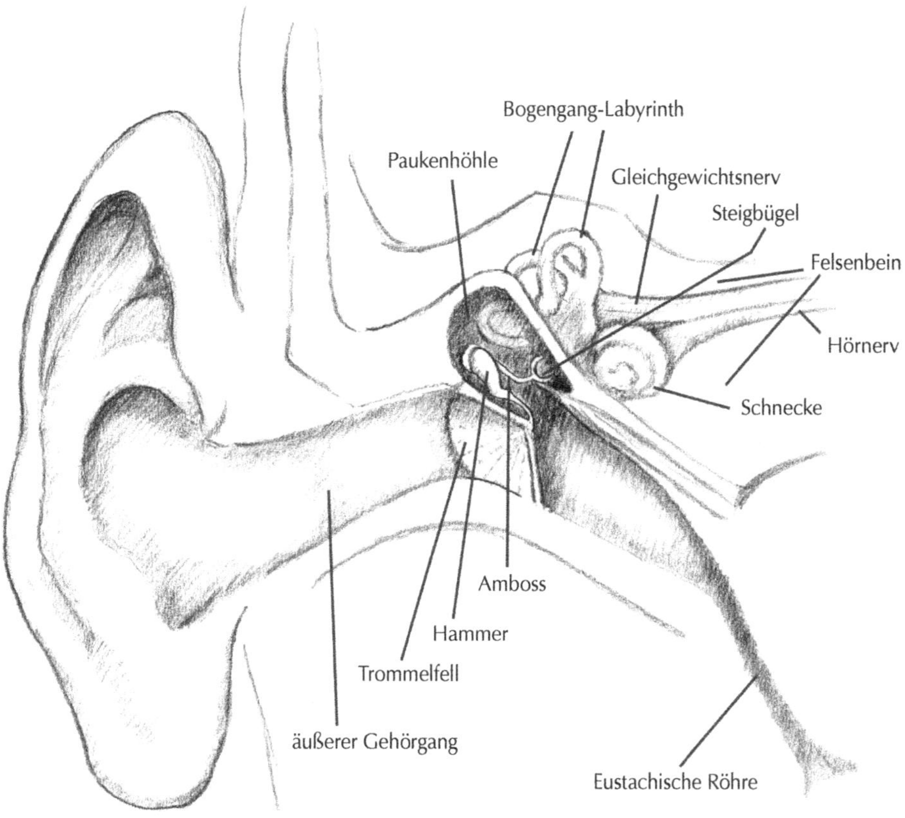

als Hammer, Amboss und Steigbügel bezeichnet werden. Rudolf Steiner hat in einem Vortrag für die Arbeiter an ersten Goetheanum dargestellt, dass diese Knochenkette eine Metamorphose einer Gliedmaße ist. Dabei entspricht der Hammer dem Fuß und Unterschenkel, der Amboss der Kniescheibe und der Steigbügel dem Oberschenkel. Die Kette der Gehörknöchelchen ordnet sich nicht wie das Bein in die Schwererichtung ein. Sie steht vielmehr annähernd horizontal zwischen Trommelfell und Membran im ovalen Fenster. Was am Bein groß und schwer ist, wird im Mittelohr sehr klein und zierlich und in der Form gegenbildlich verwandelt. Hat zum Beispiel am Unterschenkel das Schienbein zwei flache Mulden zur Aufnahme der Oberschenkelknochen, so bildet sich am Hammer genau entgegengesetzt eine kolbenförmige Auftreibung, die mit der Pfanne des Amboss ein Gelenk bildet. Der Fuß des Hammers steht auf der Innenfläche des Trommelfells und erreicht mit seiner Spitze deren Mitte. Der Oberschenkelknochen wird bei der Metamorphose in den Steigbügel ganz zusammengepresst. Statt des Kopfes entsteht eine ovale Platte, die auf der Membran des Innenohrfensters sitzt. Der Schaft des Oberschenkelknochens wird zusammengestaucht und dabei in zwei Bögen auseinander getrieben. Die interessanteste Bildung dieser Metamorphose ist der Amboss, der von Rudolf Steiner als Umbildung der Kniescheibe angeschaut wurde. Die Kniescheibe hat nur einen losen gelenkigen Kontakt mit dem Oberschenkel. Sie sitzt vor dem Kniegelenk und ist klein im Vergleich zu den anderen Beinknochen. Sie liegt als knöcherner Fixationspunkt (sogenanntes Sesambein) in der Sehne des großen Oberschenkel-Streck-Muskels und bewirkt eine Fixierung der Kniegelenksbewegung im Beugen und Strecken, so dass Seitwärts- und Rotationsbewegungen nicht ausgeführt werden können. Durch die Kniescheibe werden also die Bewegungen im Kniegelenk gerichtet. Verwandelt man die Kniescheibe in den Amboss, so muss man sie relativ zu den anderen Knochen viel größer machen und zwischen Ober- und Unterschenkel hineinschieben. Es ist interessant, dass der Amboss bei dieser Umbildung ein knieförmiger Knochen wird. Es findet sich also das Knie in der Gehörknöchelchenkette als feste Form. In der Sinnesorganbildung des Ohres wird aus der Kniescheibe ein Knochen, der die Schwingung des Hammers in einer Mulde aufnimmt und sie nach der anderen Seite zum Steigbügel durch einen langen Fortsatz abgibt. Die Gehörknöchelchenkette hat also im Vergleich mit dem Bein entgegengesetzte Bildungen. Das Tätigkeitsorgan Bein stellt sich aktiv in die Schwere, das Sinnesorgan des Mittelohres wird passiv in die Leichte eingeordnet. Das Bein hat eine freie Bewegungsmöglichkeit durch seine Muskulatur. Die Bewegungen der Gehörknöchelchen sind festgelegt durch die Luftschwingungen. Die ganze Kette ist daher selbst mit den wenigen winzigen Muskeln in einen Innenraum eingespannt.

Die Bedeutung des Mittelohres für den Hörvorgang ist eine zweifache. Es wird die Schwingung der erzitternden Luft auf die Flüssigkeit im Innenohr durch die Knochenkette bewerkstelligt. Dabei findet die Übertragung von einer größeren auf eine kleinere, ja winzige Fläche statt. Das Trommelfell hat etwa eine Flächenausdehnung von 55 mm^2, die Membran im ovalen Fenster jedoch nur eine von 4,5 mm^2. – Dadurch, dass die Paukenhöhle mit dem Rachen in Verbindung steht, befindet sich die Luft in ihr unter den gleichen Druckverhältnissen wie im Außenohr. Das Trommelfell ist also zwischen zwei Räumen mit atmosphärischem Druck ausgespannt. Wenn die Paukenhöhle sich bei einer Entzündung mit Flüssigkeit füllt oder die Eustachische Röhre verschlossen ist, lässt die Hörfähigkeit nach; wir nehmen ein Rauschen wahr, nicht mehr die Töne der Außenwelt. Von der zwischen zwei Lufträumen ausgespannten Trommelfellmembran nimmt die Gehörknöchelchenkette also normalerweise die Tonschwingung, nicht den Luftdruck, auf und überträgt sie auf die Innenohrflüssigkeit.

Schnitt durch die Ohrschnecke

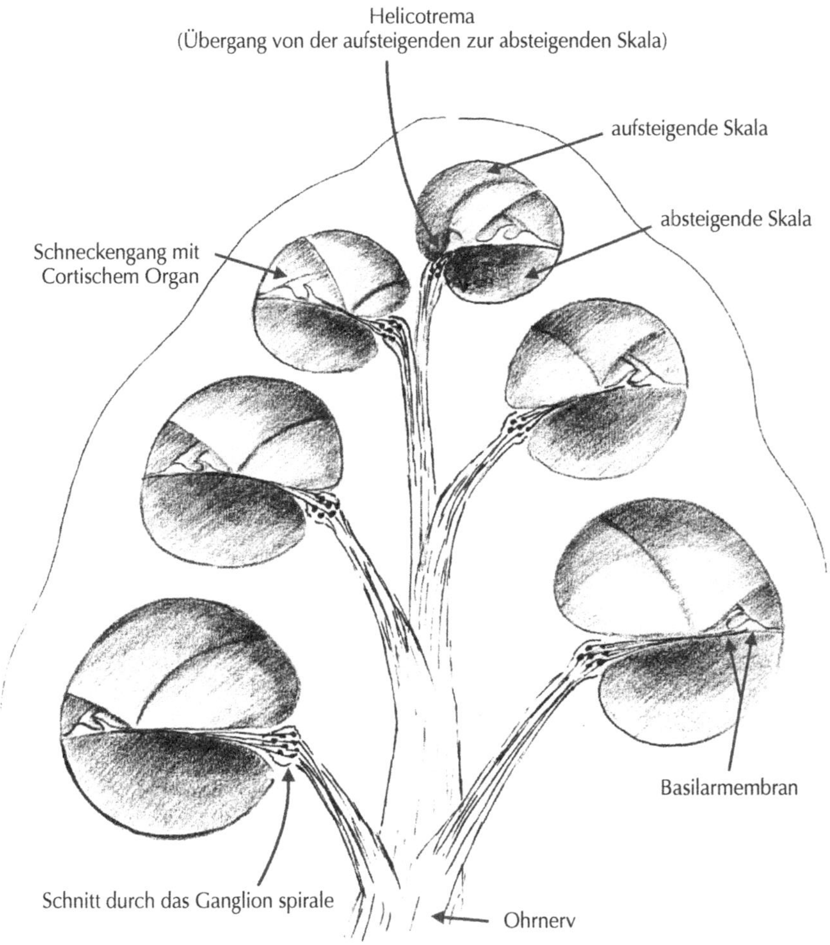

Das Innenohr ist ein sehr kleines schneckenhausartig gebildetes Organ. Alle seine Teile: die die Tonschwingung aufnehmenden, flüssigkeitshaltigen Kanälchen, die Sinneszellen, die Nerven und die Blutgefäße sind in die Schneckenform einbezogen.

Die Schneckenhohlräume sind Bildungen des häutigen und knöchernen Labyrinthes. Die zweieinhalb Windungen der Schnecke des Menschen sind nur in der seitlichen Mitte ausgefüllt von dem gewundenen, an der Schneckenspitze blind verschlossenen Schneckengang (Ductus cochlearis), der ein Teil des häutigen Labyrinthes ist und durch einen sehr schmalen Verbindungsgang mit dem häutigen Anteil des Bodengangsystems

Hörnerv und Blutgefäße der Schnecke

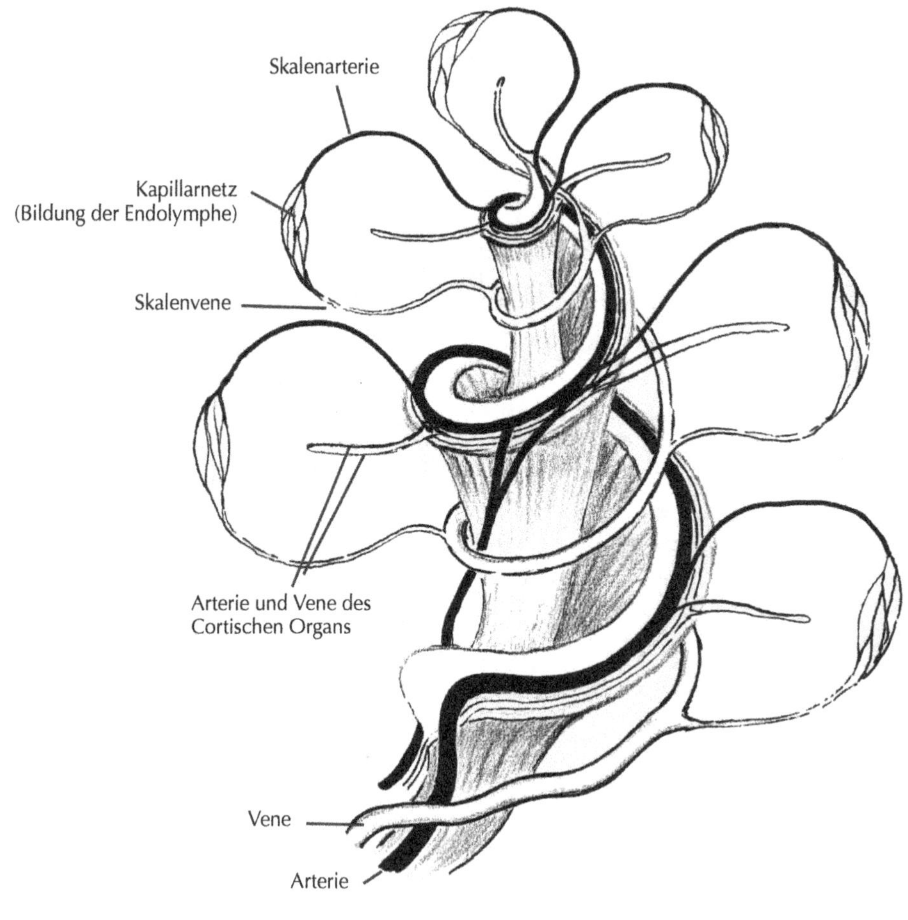

in Verbindung steht. Der häutige Schneckengang ist innen an der zentralen Knochenspindel befestigt. Über und unter ihm befinden die sich ebenfalls schneckenartig gewundenen Räume des knöchernen Labyrinthes. Sie haben an der Schneckenspitze eine lochartige Verbindung: das Helicotrema. Alle drei Hohlräume: der mittlere Schneckengang und der obere und untere Gang des knöchernen Labyrinthes sind flüssigkeitshaltig. Im Schneckengang findet sich die *Endolymphe*, die auch den häutigen Teil des Bogengangsystems erfüllt.

Es handelt sich um eine an der Schnecke von einem seitlich angeordneten Blutgefäßnetz gebildete kaliumreiche Flüssigkeit. Die beiden anderen Schneckenhohlräume stehen mit dem übrigen Hohlraumsystem des knöchernen Labyrinthes in Verbindung. Sie enthalten die sogenannte *Perilymphe*. Das ist eine natriumhaltige Flüssigkeit, die dieselbe Zusammensetzung wie das Gehirnwasser hat und deren Raum über feine Knochenkanäle im Felsenbein mit dem Gehirnwasserraum, dem Subarachnoidalraum, in Verbindung steht. Der Perilymphraum des knöchernen Labyrinthes breitet sich auch hinter dem ovalen Fenster als sogenanntes Vestibulum aus. Von hier aus nimmt der oberhalb des häutigen Schneckenganges verlaufende Spiralgang der Schnecke seinen Ursprung, den man deshalb auch *Scala vestibuli* nennt. An der Schneckenspitze geht er über in den unteren Spiralgang, der bis hinter das runde Fenster verläuft. Weil die Membran im runden Fenster an die Paukenhöhle (Tympanon) grenzt, nennt man den unteren Spiralgang auch *Scala tympani*.

So ist der endolymphhaltige Schneckengang ausgespannt zwischen der Knochenleiste der inneren Knochenspindel und der knöchernen seitlichen Schneckenbegrenzung und zwischen der oberen und unteren, Perilymphe enthaltenden Scala vestibuli und Scala tympani.

Da die Scala vestibuli hinter dem ovalen Fenster beginnt, an dem die Steigbügelplatte des Mittelohres liegt, nimmt sie die Tonschwingungen in die Perilymphe auf und führt sie in die Schnecke. Die untere Scala tympani führt die Schwingungen an das runde Fenster wieder ins Mittelohr, wo sie ausklingen und abebben können.

Das eigentliche tonempfindliche Sinnesorgan, das sogenannte Cortische Organ liegt im Schneckengang. Auf der Basalmembran, die den Schneckengang gegenüber der Scala tympani abgrenzt, liegt nahe der inneren

Hörnerv mit Spiralganglien und Nervenfasern des Cortischen Organs

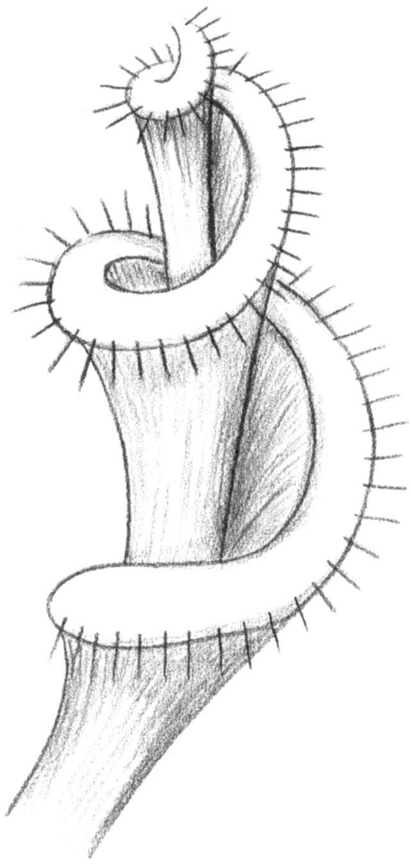

Knochenspindel ein spiralig gebildetes Kissen, in dessen Stützzellen die Sinneszellen aufgehängt sind. Sie ragen mit ihrem oberen Ende, das einen Haarschopf besitzt, in den Endolymphraum. Über ihnen spannt sich eine spiralig angeordnete Deckmembran aus, die die von der oberen Skala auf den Schneckengang übertragene Tonschwingung empfängt und die Flüssigkeit über den Sinneswellen zusammenpresst.

Das Innenohr

Die gegensätzlichen Größenverhältnisse von schwingender Membran und knöcherner Schneckenspindel. Die Zahlen geben die an bestimmten Stellen wahrnehmbaren Tonfrequenzen an.

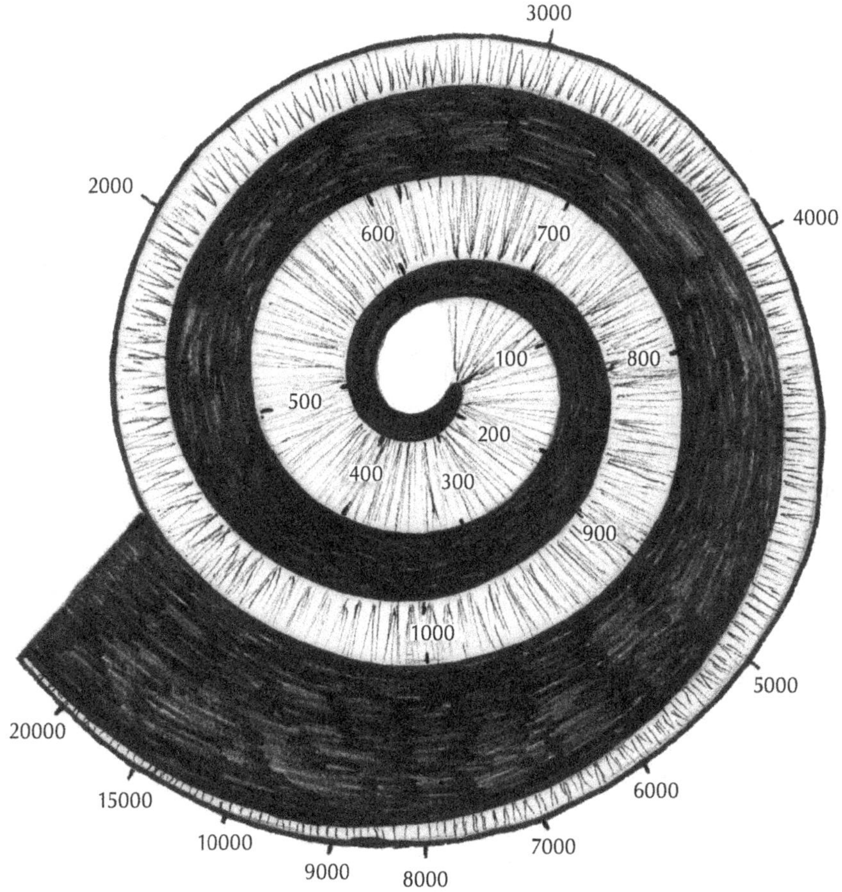

Die verschiedenen hohen Töne werden an verschiedenen Orten in der Schnecke aufgenommen, weil die Orte für die Schwingungen verschiedener Tonfrequenzen eingerichtet sind. Die hohen Töne werden unten, die tiefen oben in der Schnecke empfunden. Das Cortische Organ wird von unten nach oben breiter, die Zahl der Sinneszellen nimmt zu. Die größere Breite der Basalmembran und der Basis der Sinneszellen in der oberen Schneckenwindung ist durch die zunehmende Schmalheit der inneren Knochenspindel möglich. Die tieferen Töne werden also da empfunden, wo eine größere erregbare Masse vorliegt. Die Sinneszellen stehen in den unteren Enden synaptisch mit afferenten

Schneckengang als plastischer Ausschnitt dargestellt

mit den angrenzenden Abschnitten der aufsteigenden und absteigenden Scala und mit dem Cortischen Sinnesorgan

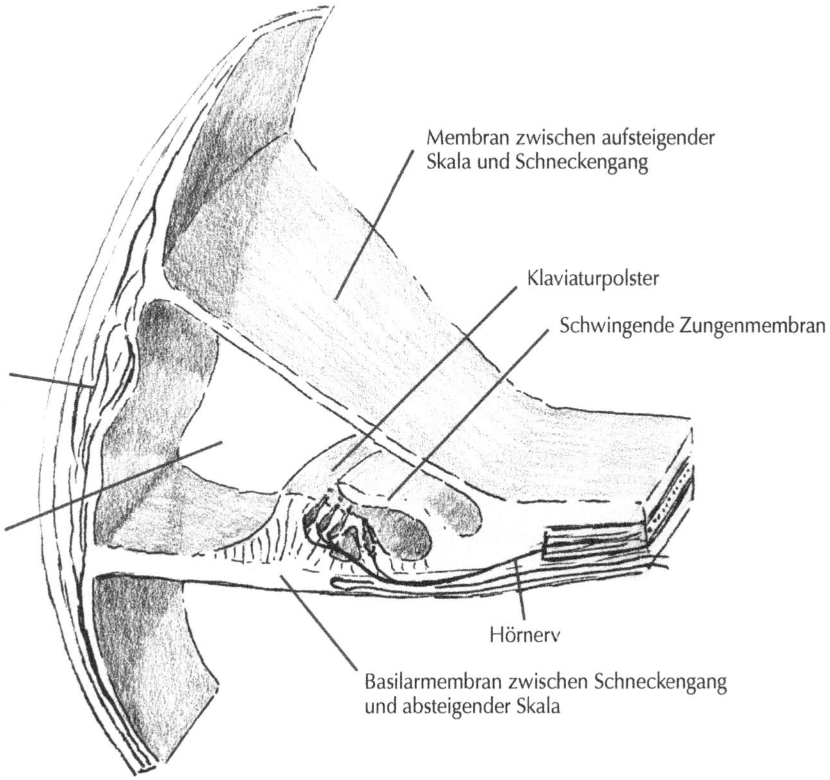

und efferenten Nerven in Verbindung. Diese dringen durch feine Poren am Umfang der Knochenspindel in Richtung des Ganglion spirale vor. Dieser spiralig in der Knochenspindel liegende Nervenknochen beherbergt die Nervenzellen, deren zentralwärts gerichtete Neuriten den zum Stammhirn ziehenden Gehörnerv bilden.

In den Prozess der Erregung bestimmter Sinneszellen und der zugehörigen Nerven spielt noch ein feiner Blutprozess hinein.

Zwischen der innersten Reihe der Sinneszellen und den äußeren Zellen des Cortischen Organs verläuft ein schmaler Kanaltunnel. Dessen Flüssigkeit wird von Blutgefäßen abgesondert, die parallel zu den

Nervenfäserchen durch die Knochenspindel an den Tunnel dringen. Die Zusammensetzung der Tunnelflüssigkeit kann kaum durch eine Untersuchung erforscht werden. Wahrscheinlich findet durch sie ein besonderer Ernährungsvorgang der Sinneszellen statt. Die Bildung dieses feinen Blut-Flüssigkeitssystems in unmittelbarer Verbindung mit Sinneszellen und Nervenenden kann an die Netzhautgefäße am Augenhintergrund erinnern. So wie dort Lichtwirkungen auf das Blut stattfinden, könnte am Gehörorgan das Blut feinste Einwirkungen aus dem Tonlichen erhalten. Feine Spalten im Felsenbein machen eine Verbindung des Perilymphraumes des Gehörorgans mit dem Hirnwasserraum möglich. Auch der aus dem Felsenbein hinaustretende Nerv ist von Hirnwasser umgeben. Diese Verbindung ist die Grundlage für die Zusammenführung des Hörens mit den Atembewegungen im Hirnwasserraum und damit für die Verseelischung des Hörens. Sie dazu: Rudolf Steiner *„Lichtkurs“*, GA 320, Vortrag vom 30.12.1919.

Der Gleichgewichtssinn

Das Sinnesorgan des *Gleichgewichtssinnes* ist das Bogengangsystem, das auf jeder Kopfseite aus drei halbkreisförmigen Kanälen des häutigen Labyrinthes besteht. Dieses Bogengangsystem steht über zwei kolben- bzw. sackförmige Gebilde und einen schmalen Gang mit der Schnecke des Innenohres in Verbindung. Es enthält wie der häutige mittlere Schneckengang Endolymphe und ist im Perilymphraum des knöchernen Bogengangsystems aufgehängt.

Die drei Bogengänge stehen im rechten Winkel zu einander. Man hört immer wieder die Meinung, dass sie in den von uns erlebten Raumesrichtungen: oben – unten, vorne – hinten, rechts – links stehen. Dies ist nicht richtig. Betrachtet man die Einordnung des Labyrinthorgans in den Schädel, so erkennt man, dass der seitlich liegende Bogengang gegenüber der Horizontalen des Schädels (Verbindung von der äußeren Ohröffnung zum Unterrand der Augenhöhle) um 45° nach hinten geneigt ist. Entsprechend stehen auch die beiden innen liegenden Bogengänge, der vordere und der hintere, nicht in den empfundenen Raumesebenen, sondern zwischen ihnen. Sie stehen im rechten Winkel so zueinander, dass sie entgegengesetzt einmal über vorne und einmal über hinten die Außen- und Innenseite des Kopfes verbinden. Es zieht also der seitliche Bogengang von vorne über die Seite nach hinten unten. Der hintere Bogengang zieht von vorne innen hinauf und nach hinten unten außen. Der vordere Bodengang zieht von hinten innen hinauf und nach vorne außen unten. Er ist zugleich der am weitesten nach oben reichende Gang. Der vordere und hintere Bogengang haben einen gemeinsamen mittleren Schenkel. Jeder Bogengang hat eine kugelige Auftreibung, eine Ampul-

Schnitt durch das Cortische Organ und die Klaviatur der Sinneszellen (Haarzellen)

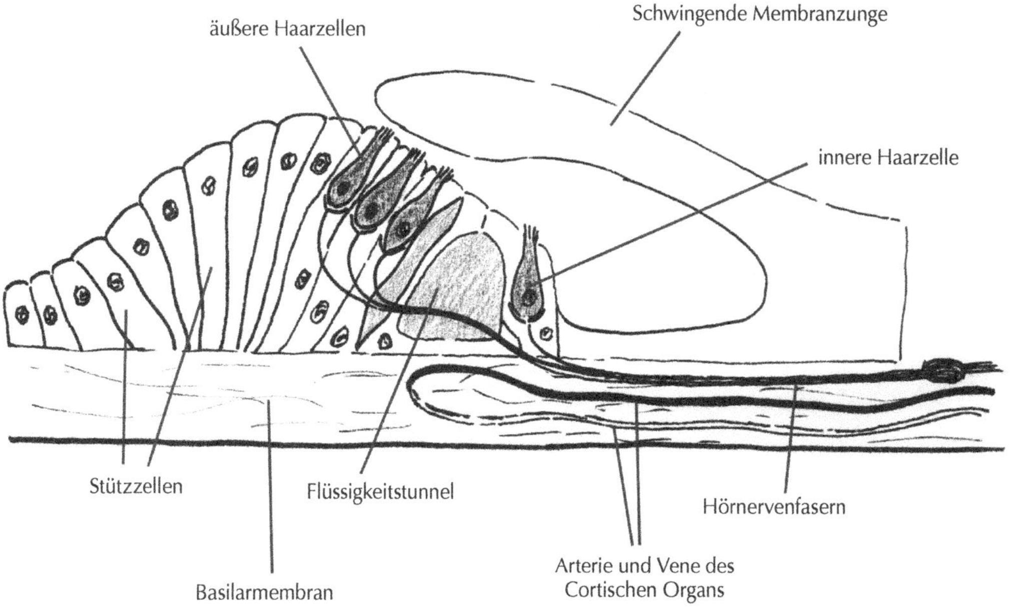

le, die an der Basis eine Schenkels liegt. Die Ampulle des seitlichen Bogenganges liegt an der Basis seines vorderen Schenkels, die des vorderen Bogenganges am vorderen, die des hinteren Bogenganges am hinteren Schenkel. Die Bogengänge dehnen sich nach oben bzw. zur Seite frei gerundet aus. Nach unten stehen sie mit einer kolbigen Auftreibung des Labyrinthes, dem Utriculus in Verbindung. Dieser geht nach innen unten in eine blindsackartige Erweiterung, den Sacculus über. Der Sacculus steht einerseits durch einen sehr schmalen Verbindungsgang, dem Ductus reuniens, mit dem endolymphhaltigen Schneckengang in Verbindung. Auf der anderen Seite hat er eine längliche, blind endende Ausbuchtung, den Ductus endolymphaticus, der durch einen Gang im Felsenbein nach hinten oben zieht und mit seinem aufgetriebenen Ende unter der harten Hirnhaut im Schädelinnenraum liegt. Nur seine Perilymphscheide steht mit dem Hirnwasserraum direkt in Verbindung.

Wahrnehmungsstellen finden sich an mehreren Orten des Bogengangsystems: in den *drei Ampullen* der Bogengänge, am Boden des *Utriculus* und im *Sacculus*. Sinnesorgane der Bogengangsampullen sind kegelförmige Gebilde, die von der Wand der Ampullen in ihren Innenraum hineinragen und durch die Endolymphbewegung bei Bewegungen des Körpers im Raum verschoben werden. Die Kegel bestehen aus einer Gallertmasse, an deren

Häutiges Labyrinth und häutige Ohrschnecke von der Seite

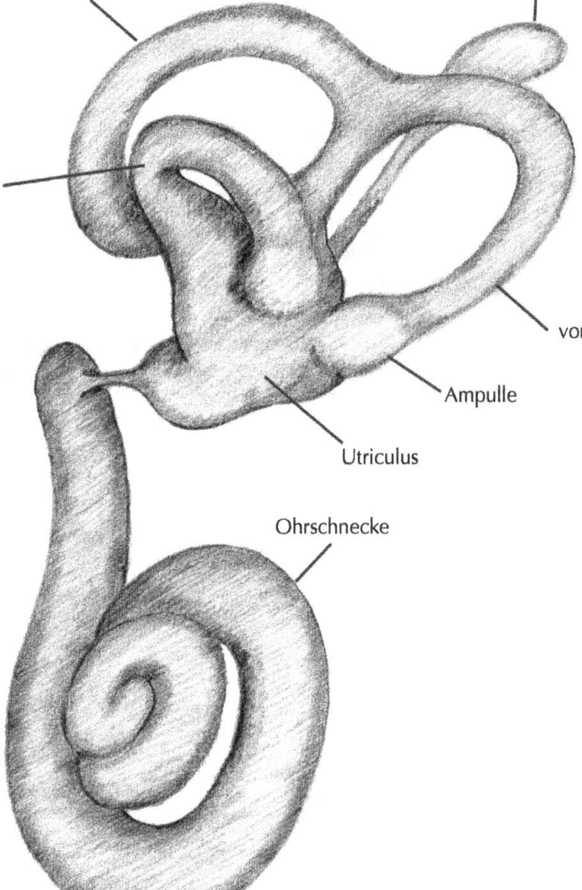

Basis die Sinneszellen liegen. Haarförmige Fortsätze der Sinneszellen reichen zwischen die Lamellen der Gallertmasse. Die Sinneszellen sind an ihrer Basis körbchenartig von Nervenfasern umsponnen, die zu den Ganglienknoten des Gleichgewichtsnervs ziehen.

Je nach Bewegung unseres Kopfes wird die Endolymphe im Innern der Bodengänge bewegt und versetzt die kegelförmigen Gebilde in den Ampullen in Schwingung. Diese Schwingung wird durch die Erregung der Sinneszellen auf einen elektrophysiologischen Nervenprozess übertragen, der das Sinnesorgan mit dem Gehirn verbindet.

Nicht nur in den Ampullen der Bogengänge finden sich Sinnesorgane, sondern auch in Utriculus und Sacculus. Sie sind jedoch anders gebaut. Sie haben eine mehr flache, kissenartig angeordnete Gallertmasse, in welche von der Auflagefläche her Sinneszellen mit kürzeren haarförmigen Fortsätzen hineinragen. Auf der Gallertmasse dieser Organe liegt eine Anzahl winzig kleiner, hexagonaler Kalkspatkristalle.

Durch die Anordnung und Beschaffenheit der verschiedenen labyrinthischen Sinnesorgane kann man darauf kommen, dass mit dem Gleichgewichtsorgan nicht nur die Beziehung zu den Raumesrichtungen wahrgenommen wird. Mit dem Utriculus, der an der Zusammenfassungsstelle der Bogengänge sitzt, wird die Einordnung in die Schwere wahrgenommen. Dagegen hat der Sacculus sicher eine andere Funktion. Man kann sie nur in Verbindung mit dem Endolymphgang sehen.

Dieser in den Hirnwasserraum vortastende Gang ist ein Fühler für die Druckverhältnisse im Hirnwasserraum, der aber ein „Leichte"-Raum ist, in dem das Gehirn seine Schwere verliert. In diesen Flüssigkeitsraum schwingt die Atmung hinein. Diese feinen Schwingungen werden durch den Endolymphgang auf das Labyrinth übertragen.

Am Ohr und dem Gleichgewichtsorgan abgelesene Metamorphosen der Verdauungsorgane

Nach Hinweisen Rudolf Steiners kann man das Ohr mit dem Labyrinthorgan als Metamorphose des Darmes ansehen. Beim Hörorgan wird aber auch von einer Beziehung zur Leber gesprochen. Erarbeitet man sich ein Verständnis dieser Zusammenhänge, so lernt man nicht nur die Beziehung von Sinnesprozessen zum ganzen Menschen kennen, sondern findet auch therapeutische Möglichkeiten für krankhafte Zustände der Sinne und der Verdauungsorgane.

Ein Verständnis für die Metamorphose von Darm und Leber in das Ohrorgan kann eine Betrachtung der Schneckentiere ergeben.

Der Verdauungstrakt der Weinbergschnecke zum Beispiel beginnt am Vorderende des sogenannten Fußes, mit dem das Tier auf dem Boden kriecht. Von hier aus zieht der Verdauungstrakt im Fuß bis unter das Schneckenhaus. Dann verläuft der Darm im Innern der Gehäusewindungen aufwärts, biegt an der Spitze um, verläuft wieder abwärts und mündet am Gehäuserand nach außen. Die große, meist aus mehreren länglichen Teilen gebildete Verdauungsdrüse, die einer Vorstufe von Leber und Bauchspeicheldrüse entspricht, hängt an der Gehäusespitze mit dem Darm zusammen und schmiegt sich in den Windungen zwischen die beiden Darmskalen.

Sucht man die entsprechenden Organe im Verdauungssystem des Menschen auf, so findet man, dass der hineinführende Verdauungsweg bis zur Mündung der Ausführungskanäle von Galle und Pankreas am Zwölffingerdarm eine über links nach rechts hineinwindende Kurve beschreibt. Der untere Zwölffingerdarm und der Dünndarm führen im Gegensinn nach unten heraus. Den Mündungspunkt der Leber – Galle und Bauchspeicheldrüse – kann man als den oberen Schneckenpunkt auffassen. Die großen Drüsen liegen ihrer Funktion nach zwischen dem Bereich des Blutes und den Darmschenkeln.

Man kann am Sinnesorgan Ohr die hineinführende obere Schneckenskala als eine Metamorphose des einführenden Verdauungstraktes auffassen. Der Schneckengang mit dem Cortischen Sinnesorgan und dem zugehörigen Nervenbereich kann als umgewandelte „Leberdrüse" gedeutet werden. Die absteigende Schneckenskala entspräche dem ausscheidenden Darm. So kann man das Ohrorgan als ein Sinnesorgan erleben, das in seiner unteren Windung die hohen Töne mit einer leichteren Stoffbindung wahrnimmt, in den oberen Bereichen die tiefen Töne mit einer dichteren Stoffbindung. Im Verdauungsprozess werden im Mundbereich die Stoffe verarbeitet, die leicht zu lösen sind. Der Verdauungsprozess beginnt mit den Kohlehydraten, ihnen folgen Eiweiß und Fettstoffe, die schwerer zu verarbeiten sind.

Die Tätigkeit des Cortischen Organs mit seiner Verbindung zum Nervensystem, durch die das Hören in das Zusammenspiel aller anderen menschlichen Tätigkeiten eingefügt wird, zeigt in der Stoffverarbeitung für den ganzen Organismus deutlich die Beziehung zur Lebertätigkeit. Dass die mit dem Hörprozess verbundenen Flüssigkeitsbildungen eine besondere Beziehung zu den Lebensvorgängen im Organismus haben, liegt nahe. Einzelheiten sind aber aus der naturwissenschaftlichen Forschung schwer zu belegen.

Die Schneckentiere haben keinen Dickdarm. Und so erscheint auch in der Schnecke des Gehörgangs keine Dickdarmmetamorphose, wohl aber am anderen Ende des Labyrinthorgans im Gleichgewichtsorgan. Der Dickdarm hat die Aufgabe, den Darminhalt irdisch zu machen. Deshalb prägt er durch seinen Verlauf, der im großen Bogen die Raumesrichtungen umfasst, dem Inhalt Erdengesetze auf. Darin kann er als eine metamorphosische Verwandlung der Bodengänge erscheinen. Mit dem Blinddarm und dem Wurmfortsatz wendet sich der Verdauungsorganismus ganz der Dichtigkeit und Schwere zu. Die entsprechende Metamorphose kann man im Sacculus mit dem Endolymphgang sehen. Hier wendet sich das Sinnesorgan ganz der Leichte zu. Dickdarm und Blinddarm und Appendix sind im Verdauungsbereich aus dem Leichteorgan des Kopfes entsprechende Gebiete. Es liegt auf der Hand, dass Verdauungsstörungen im Ausscheidungsbereich Gleichgewichtsstörungen, Kopfdruck und Schwindel nach sich ziehen.

Das Auge

Das Auge vermittelt dem Menschen die Qualität des Lichtes und der Farben und das Erleben von Formen im Raum.

Wie die Bildekräfte das Auge entstehen lassen, kann an den *Vorgängen in der Embryonalzeit* abgelesen werden:

Das Auge bildet sich einerseits von innen aus einer Ausstülpung der Zwischenhirnanlage, andererseits aus einer Einstülpung und besonderen Strukturierung der äußeren Haut. Von innen werden diejenigen Gewebe gebildet, die das Auge für Licht und Farben empfindlich machen: das Sinnesepithel und Nervengewebe der Netzhaut und die dunkle Pigmentschicht. Von außen entstehen die Gewebe, die das Auge für Licht und Farben durchlässig machen: Linse und Hornhaut.

Die Ausstülpung vom Zwischenhirn des Embryos hat zunächst eine rundlich kolbige Form und ist durch einen Stiel mit dem Zwischenhirn verbunden. Durch das Vorstoßen des Kölbchens an die Innenseite der äußeren Kopfhaut kommt dort die Bildung der Linse in Gang. Es entsteht eine Hautverdickung nach innen und bald danach eine Einbuchtung, die bis zur Abschürung des Linsenbläschens von der Haut fortschreitet. Das Hineinwachsen des Linsenbläschens bewirkt an dem vorgestülpten Hirnteil eine Einbuchtung der Vorderwand, wodurch dieser Augenabschnitt zu einem zweischichtigen Becher umgeformt wird. In die hintere äußere Zellschicht werden dunkle Stoffe eingelagert. Es bildet sich die Pigmentschicht. Aus der vorderen, inneren Zellschicht entsteht die Netzhaut mit Sinnes- und Nervenzellen. Der Stiel des Bechers wird zum Sehnerv. – An der Abschnürungsstelle der Linsenanlage schließt sich die Haut wieder, bildet aber die durchsichtige Hornhaut als blasenartige Vorwölbung vor der vorderen Augenkammer. Das Linsenbläschen weist zunächst an seiner Vorderwand eine stark wachsende Zellschicht auf, die durch Zellvermehrung an ihrem Umfang laufend Zellen in die Hinterwand der Linse abschiebt. Diese nach hinten verlagerten Zellen wachsen in die Länge und bilden dadurch die sechskantigen Linsenfasern, die den Bläschenhohlraum ausfüllen und dabei ihre Vermehrungsfähigkeit verlieren, absterben und durchsichtig werden.

In der Augenbildung stehen sich also zunächst die Abkömmlinge *eines Keimblattes*, nämlich des äußeren, von zwei Seiten gegenüber. Sie werden in der fortschreitenden Entwicklung durch ein vom *Mittelblatt* stammendes gefäßreiches Gewebe voneinander getrennt, welches zwischen Linse und Netzhaut den gallertigen Glaskörper absondert und sich dann bis auf die unmittelbar an der Netzhaut liegenden Blutgefäße zurückbildet. Diese Blutgefäße treten während der embryonalen Bildung an der Unterseite der Sehnervanlage in das Auge ein und bilden zunächst zwischen Netzhautanlage und Linse eine lebendige, blutreiche Zwischenschicht. Nach Absonderung des Glaskörpers ziehen sich die Lebensvorgänge aus dem Innern des Auges vollkommen zurück. Es bleiben nur diejenigen Blutgefäße, die unmittelbar auf der Netzhaut liegen und die inneren Netzhautschichten versorgen. Das sind diejenigen Gefäße, die man bei einer Spiegelung des Augenhintergrundes durch die Pupille aus dem sogenannten blinden Fleck, der Abgangsstelle des Sehnervs aus der Netzhaut, austreten sieht. Das Augenhintergrundbild zeigt etwas nasenwärts vom hinteren Pol des Augapfels die Sehnervenscheibe und die aus ihrer Mitte austretenden Netzhautarterien und die darin verschwindenden Venen. Diese Blutgefäße verzweigen sich am Augenhintergrund, also zwischen Glaskörper und Netzhaut bogenförmig und umgreifen von oben und unten den im Zentrum gelegenen gelben Fleck, die Stelle der stärksten Sehkraft. An dieser Stelle befinden sich keine Blutgefäße.

Das embryonale Mittelblattgewebe wird nicht nur bei der Bildung von Glaskörper und Netzhautgefäßen aktiv. Aus ihm bildet sich auch die den Augapfel umgreifende Hülle aus der innen liegenden Aderhaut und der außen liegenden Sklera. Von der Aderhaut aus schieben sich vorne am Auge der Muskelring um die Linse (Ziliarkörper) und die ringförmige Regenbogenhaut (Iris) als Blendenorgan ein. Sie trennen den vorderen und hinteren Abschnitt der flüssigkeitshaltigen Augenkammer teilweise voneinander ab. Als Verbindungszone bleibt nur das Loch in der Iris, die Pupille enthalten.

Zu der Bildung der Augenhüllen gesellen sich aus dem Mittelblatt noch die sechs äußeren Augenmuskeln und die Knochenbildung der Augenhöhle sowie das schützende Fettgewebslager, in dem der Augapfel gelenkartig bewegt werden kann. Aus der die Augenöffnung umgebenden Haut entwickelt sich der Lid- und Tränenapparat zum Schutz des Auges.

Die Augenbildung in der Embryonal- und Fetalzeit geschieht, obwohl der Menschenkeim im Mutterleib vollkommen von der Welt des äußeren Lichtes und des Raumes abgeschlossen ist. In den Vererbungskräften lebt eine Erinnerung an uralte menschheitsgeschichtliche Vorgänge. Sonnen- und Mondenkräfte in dem sich aus dem Kosmos herausentwickelnden äußeren Raum sind darin immer noch wirksam.

Die verschiedenen Abschnitte der Augen im Einzelnen

Die Augenlider
sind bewegliche Hautfalten, die durch Muskeln am Lidspalt geschlossen oder geöffnet werden können. Außen sind sie von Außenhaut bedeckt, innen von der Bindehaut (Conjunctiva), die als Schleimhaut ein Gleiten der Lider auf der ebenfalls von Bindehaut überzogenen Hornhaut des Auges ermöglicht. Der Rand der Lider trägt Wimperhaare, an deren Wurzeln im Lidrand kleine Talgdrüsen sitzen, die bei Entzündungen zu „Gerstenkörnern" werden. Oberhalb des äußeren Augenwinkels liegt in einer Mulde des knöchernen Augenhöhlenrandes die *Tränendrüse*, die ihre Flüssigkeit in den Bindehautsack hinter dem Oberlid abgibt. Von dort wandert die Tränenflüssigkeit ständig als feiner Film über die Augenoberfläche und bewirkt eine Reinigung durch Wegspülen von kleinen Fremdkörpern. Bei besonderer Verschmutzung und anderer Reizung der Augen oder aus seelischen Gründen kann die Tränenbildung enorm vermehrt werden.

Die Flüssigkeit wird – sofern sie nicht aus dem Lidspalt überströmt – am inneren Augenwinkel in die Öffnungen zweier kleiner Tränenkanälchen aufgesaugt, die in den Tränensack münden und die Flüssigkeit über den Tränen-Nasenkanal abgeben. Wenn vermehrt Tränenflüssigkeit gebildet wird, läuft deshalb auch die Nase.

Die Bewegung der Augenlider erfolgt reflektorisch durch Zusammenziehung eines ringförmigen und eines radiär in die Lider einstrahlenden Muskels. Allerdings können diese Muskeln auch willkürlich betätigt werden, wodurch der gewöhnliche reflektorische Lidschlag zum Beispiel bei bewusster Beobachtungstätigkeit kurzzeitig unterbrochen werden kann. Das System der Augenlider und der Tränenapparat sind eine wichtige Schutzeinrichtung für die hochempfindliche Augenoberfläche. Durch die veränderten Luftverhältnisse in der modernen Industriewelt entstehen bei der Tränenbildung oft kaum beeinflussbare Störungen.

Die Hornhaut
ist der vorderste Abschnitt der Augenlederhaut, aber im Gegensatz zu der Dichtigkeit der weißen Sklera vollkommen durchsichtig. Ihre Wölbung mit mehr als vierzig Dioptrien Brechkraft muss zeitlebens formbeständig bleiben. Die Hornhaut geht an ihrem Rand unmittelbar in die Sklera über. Der Falz der Sklera schiebt sich oben und unten weiter vor als an den Seiten. So ergibt sich ein ellipsenförmiger Rahmen mit einem vertikalen Durchmesser von 10,6 mm und einem horizontalen Durchmesser von 11,6 mm. Am Hornhautscheitel beträgt die Gewebedicke 0,8 bis 0,9 mm, am Hornhautrand 1,1 mm. Die Hornhautvorderfläche ist schwächer gekrümmt als die Rückfläche. Optisch wirksam ist die vordere Grenzfläche zur Luft. Sie ist nicht genau kugelig gewölbt. Der vertikale Meridian ist etwas stärker gekrümmt als der

Schnittbild des Auges mit Darstellung der verschiedenen Wandschichten

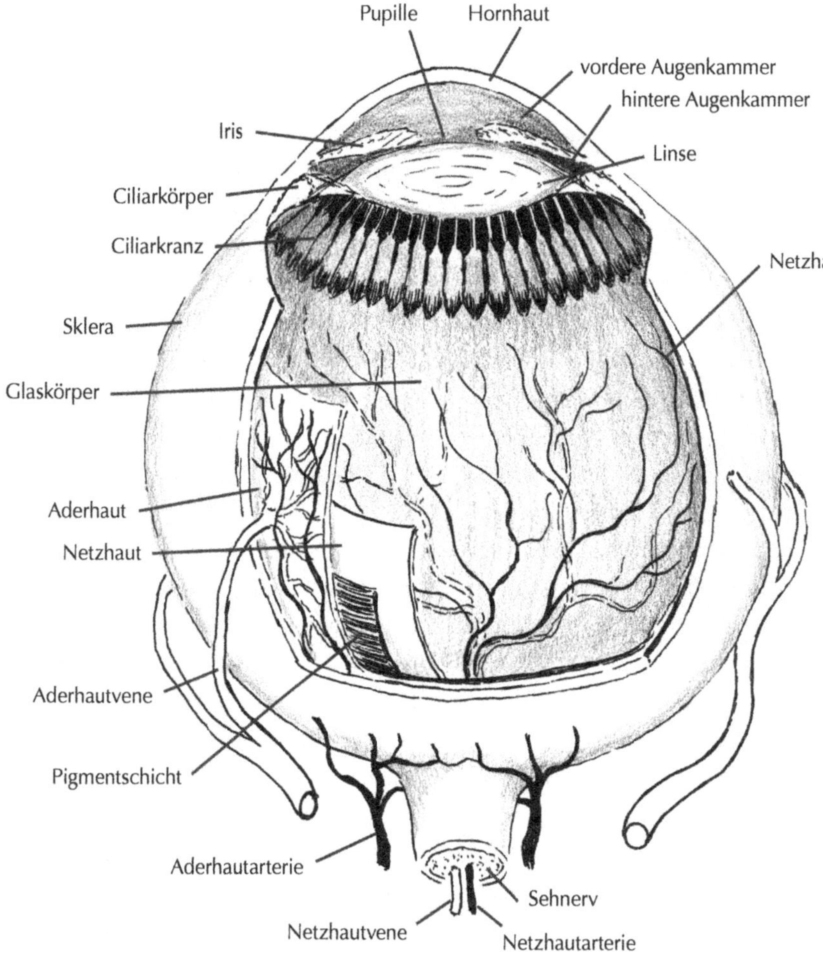

horizontale Meridian. Diese Abweichung wird durch eine entgegengesetzte Wölbung der Linse als dem zweiten brechenden Medium des Auges ausgeglichen. Ist dies nicht der Fall, werden Punkte nicht punktförmig, sondern verzerrt auf der Netzhaut abgebildet. Diesen Fehler nennt man *Astigmatismus.*

Die Durchsichtigkeit der Hornhaut ist Folge der Gefäßlosigkeit und der Markscheidenlosigkeit ihrer Nerven und abhängig von der ständigen Befeuchtung durch die Tränenflüssigkeit und das Kammerwasser. Über die Deckzellschichten wird der Salz- und Wassergehalt konstant gehalten.

Die vordere Augenkammer

ist der Raum zwischen der Hornhautrückfläche und der Irisvorderseite. Sie macht vier Prozent des Rauminhaltes des Augapfels aus und enthält 150 bis 190 mm^3 Kammerwasser. Die Kammertiefe wechselt mit dem Akkommodationszustand (siehe Linse!). Sie ist auch refraktionsabhängig, das heißt, sie ist beim weitsichtigen Auge flacher, beim kurzsichtigen tiefer. Für die Kammerwasserzirkulation ist der *Kammerwinkel* besonders wichtig. Er wird aus Anteilen der Iriswurzel, des Ziliarkörpers, der Sklera und der Hornhautperipherie gebildet. Hier ist das Gewebe, das dem abführenden *Schlemmschen Kanal* vorgelagert ist, aufgelockert. Hier kann das Kammerwasser versickern und dann über den Schlemmschen Kanal ins Venensystem des Auges gelangen.

Die hintere Augenkammer

stellt den Raum zwischen Iris, Ziliarkörper (als Aufhängevorrichtung der Linse) und dem Glaskörper dar. Diese Kammer wird von den Aufhängefasern der Linse durchzogen. Sie steht durch die Pupille mit der vorderen Kammer in Verbindung.

Das Kammerwasser

ist eine klare, farblose Flüssigkeit, die denselben Brechungsindex wie Wasser hat. Eiweiß und freie Zellen sind normalerweise nur in Spuren vorhanden. Das Kammerwasser wird an den Ziliarfortsätzen aus dem Blut abgesondert. Es umspült die Linse und fließt nach dem Durchtritt durch die Pupille an der Irisvorderfläche entlang und bespült auch die Rückfläche der Hornhaut.

Durch den Kammerwinkel wird das Wasser in den Schlemmschen Kanal abgesaugt und ins Venensystem abgeführt. Der intraokulare Druck beträgt normalerweise konstant 14 bis17 mm Hg. Bei einer Abflussstörung des Kammerwassers entsteht eine Druckerhöhung mit der Folge eines *Glaukomanfalles* (*grüner Star*), der zu einer Erblindung führen kann.

Die Regenbogenhaut – die Iris

ist eine runde Blende, die vor der Linse und der hinteren Augenkammer liegt, die Pupille umschließt und den Lichteinfall in die hinteren Augenbereiche regelt. Sie ist aus einem geflechtartigen Gewebe aufgebaut mit einer doppelten Pigmentschicht an der Rückseite, einem ringförmigen Sphinktermuskel und einem radiär angeordneten Dilatatormuskel. Auf nervalem Wege wird ihre Ausdehnung bzw. Zusammenziehung reflektorisch geregelt. Bei starkem Lichteinfall wird die Pupille verengt, bei Dämmerung oder Dunkelheit wird sie erweitert. Das Spiel der Iris um die Pupille kann durch Medikamente und Giftstoffe (zum Beispiel Atropin und Heroin) beeinflusst werden.

Die Iris besitzt eine dunkle Pigmentschicht an der Rückseite. Diese bewirkt aber allein keine Braunfärbung der Iris. Vielmehr bewirkt die durch die vorgelagerten Irisschichten ohne zusätzlich Pigmenteinlagerung zu Stande kommende Trübungszone bei einfallendem Licht eine Blaufärbung. Nur wenn in den vorderen Irisgeweben Pigmentkörnchen eingelagert sind, erscheint die Iris braun, wobei die Intensität der Braunfärbung von der Dichte der Pigmentkörnchen abhängt.

Bei Menschen mit Pigmentmangel, unter anderem bei Albinos, ist die Iris rot, weil dann nur die Farbe des Blutes in den zahlreichen Blutgefäßen der Iris erscheint. Pigmentlose Augen sind sehschwach und sehr gefährdet durch Licht und andere Strahlen, weil sie keinen Pigmentschutz haben.

Die Linse und der Ziliarkörper:
Die Augenlinse ist eine bikonvexe Sammellinse, die hinten stärker gekrümmt ist als vorne und am Äquator einen Durchmesser von etwa neun mm aufweist. Der hintere Linsenpol ruht in einer Mulde des Glaskörpers. Die Linse ist allseitig von Kammerwasser umgeben, das sie am Leben hält. Da sie keine Blutgefäße besitzt, stellt sie einen fast toten Gegenstand dar. Sie könnte sich auch nicht selbst verformen. Durch die zirkuläre Aufhängung im Ziliarapparat kann die Form verändert werden. Dies ist für die Einstellung des Auges auf Nah- oder Fernsicht notwendig. Der Ziliarmuskelkranz ist aus der Gefäßhaut des Auges um die Linse herumgewachsen und hat sich durch strahlig angeordnete Fasern mit dem Umfang der Linse verbunden. Die Fortsätze des Ziliarkranzes werden durch die Kontraktion der Muskeln dem Linsenäquator entgegengeschoben. Dadurch erschlaffen die ziliaren Haltefasern. Die Linse nähert sich dank ihrer Elastizität der Kugelform. Durch die Verdickung wird die Brennweite kleiner. Das Auge wird auf Nahsicht eingestellt.

Umgekehrt wird die Linse durch Spannung der Haltefäden in die Weite gezogen und flacht ab. Der Brennpunkt wandert vom Auge weg. Das Auge ist auf Fernsicht eingestellt. Diesen Vorgang der Anpassung der Linse auf Fern- oder Nahsicht bezeichnet man als *Akkommodation.*

Lässt im Alter die Elastizität nach, so wird die Nahsicht gestört: *Altersweitsichtigkeit.* Wird dieser Vorgang noch gesteigert durch eine Trübung der Linse, so entsteht Sehschwäche und schließlich Erblindung durch *grauen Star* (Katarakt).

Der Glaskörper
erfüllt den inneren Augenraum zwischen Linse und Netzhaut. Er nimmt zwei Drittel des Augenvolumens ein. Er ist ein verformbares hydrophiles Gel, das 98 Prozent Wasser enthält. Die flüssige Grundsubstanz enthält in hoher Konzentration das Mucopolysaccharid Hyaluronsäure. Diese Substanz ist für die Transparenz des Glaskörpers und wegen ihres hohen Wasserbindungsvermögens für dessen Turgor von Bedeutung (Benninghoff/ Goerttler, *Anatomie* Band III).

Die Netzhaut und der Sehnerv:
Bei der Betrachtung der Embryonalentwicklung des Auges wurde schon erwähnt, dass sich an dem vom Zwischenhirn stammenden Augenbecher zwei Gewebeschichten bilden.

Augenhintergrund (Augenspiegelbild)
Gelber Fleck – Blinder Fleck (Sehnervenpapille)

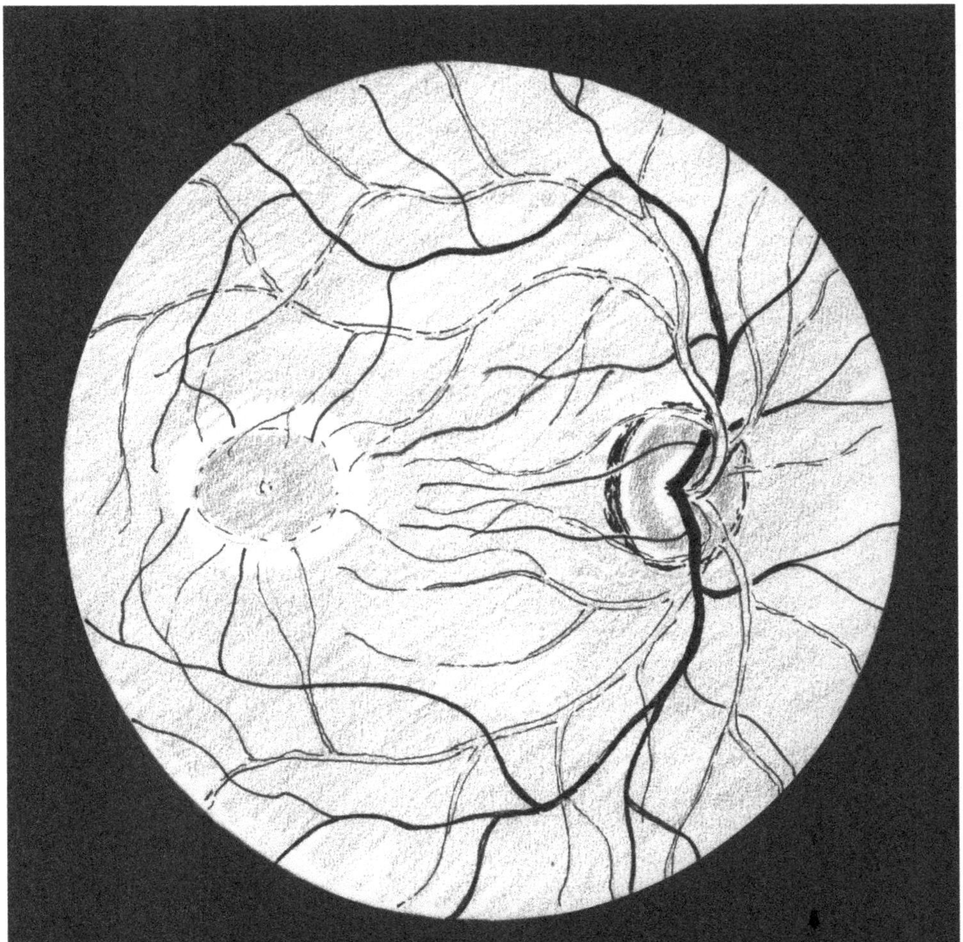

Die äußere Zellschicht nimmt von der dahinter liegenden Aderhaut her dunkles Melaninpigment auf. Im Hintergrund der lichtempfindlichen Netzhaut wird also Dunkelheit erzeugt. Die Zellen des *Pigmentepithels* entsenden Fortsätze zwischen die Sinneszellen der Retina. Das in den Zellen vorhandene Pigment wandert bei starker Lichteinwirkung in den sich ausdehnenden Fortsätzen nach vorn und zieht sich bei Dunkelheit zurück. Die Empfindlichkeit der Sinneszellen wird durch das Pigment erhöht.

Die Netzhaut (Retina)
selbst besteht im Wesentlichen aus drei Zellschichten, die mit der Licht- und Farbaufnahme in Zusammenhang stehen. Die menschliche Retina zeigt einen *inversen Aufbau.* Das heißt: Die Sinneszellen liegen hinten außen vom Lichteinfall weg zur Pigmentschicht gerichtet. Sie besitzen drei Abschnitte: ein Außenglied, ein den Zellkern tragendes Mittelstück und einen neuritartigen Fortsatz, der mit den Dendriten der in Richtung auf den Glaskörper liegenden zweiten Nervenzellschicht Synapsen bildet. Zum Lichteinfall hin befindet sich eine dritte Nervenzellschicht, die mit meist großen bipolaren Zellen das Augenganglion bildet. Wie am Ohr sich das Ganglion der Schneckenform anpasst, so ist das Augenganglion becherartig geformt, also der Gesamtform angepasst. Die peripheren Fortsätze der Ganglienzellen stehen synaptisch mit der mittleren Zellschicht in Verbindung. Die zentralen Neuriten verlaufen ganz vorn nahe dem Glaskörper parallel zu dieser Grenze und ziehen bogenförmig zum Seh-

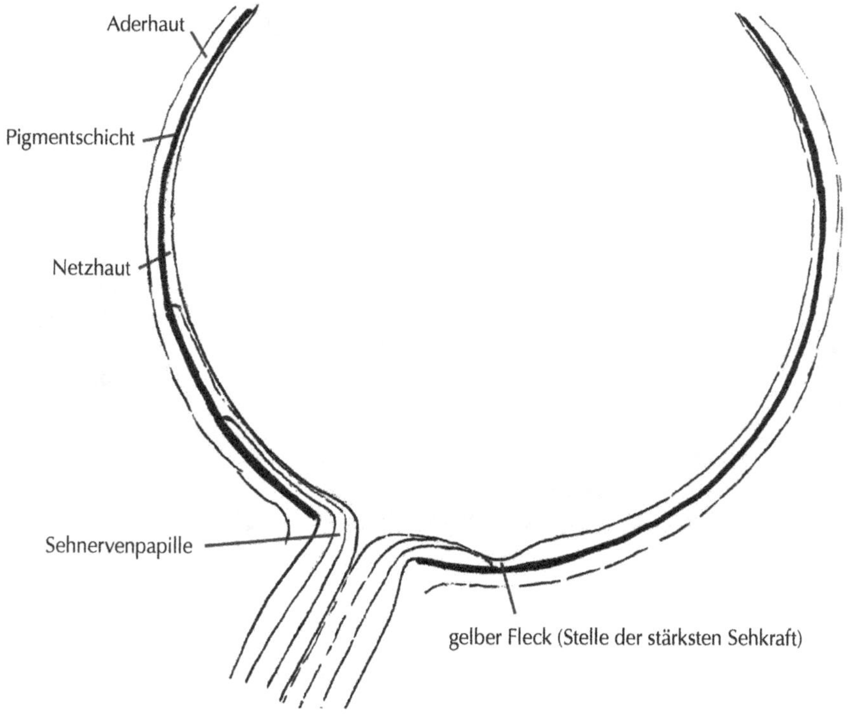

Anordnung der Schichten des Augenhintergrundes.
Die Sehnervenfasern ziehen von der Papille aus an der Grenze von Glaskörper und Netzhaut entlang und strahlen nach innen zur Pigmentschicht gewendet ein.

nerven. Das Licht muss durch die Nervenzell- und Faserschichten hindurchdringen, um die Sinneszellen zu erreichen.

Die Sinneszellen liegen in zwei besonderen Formen vor: den *Stäbchen* und *Zapfen*. Die Stäbchen sind schmale, die Zapfen dickere Gebilde. Die vom Lichteinfall weggerichteten Außenglieder der Sinneszellen sind bei beiden Zelltypen schmal. Sie weisen viele feine, quergestellte Lamellen auf, in denen lichtempfindliche Substanzen liegen. Bei den Stäbchen handelt es sich um den Sehpurpur (Rhodopsin), der die zur Dunkeladaption notwendige Erregungssteigerung der Zellen bewirken soll. Die Stäbchen werden als Organe des Dämmerungssehens aufgefasst. Die dickeren Zapfen enthalten in ihren Außengliedern Substanzen, die sie zum Tagessehen mit Farbwahrnehmen befähigen. Es gibt angeblich drei verschiedene Zapfengruppen mit Grün-, Blau- und Rotrezeptoren. Die Gesamtzahl der Stäbchen wird auf hundertelf bis hundertfünfundzwanzig Millionen, die der Zapfen auf 6,3 bis 6,8 Millionen geschätzt. Die Zapfen sind in der Gegend des *gelben Flecks* (Macula lutea) in einer Grube der Netzhaut (*Fovea centralis*) besonders konzentriert und hier nicht von Nervenzellschichten bedeckt. Die Neuritenfortsätze verlaufen hier schräg vom Zentrum der Grube weg, so dass die Zapfenaußenglieder dem Lichteinfall besser ausgesetzt sind. Auf diese Stelle des schärfsten Sehens wird das Auge besonders bei Nahsicht mit der Sehachse eingestellt. – Die Zahl der Zapfen nimmt zur Netzhautperipherie rasch ab. Außerhalb der Fovea centralis vermischen sie sich mit Stäbchen, die aber zur äußeren Peripherie hin eher verschwinden als Zapfen.

Der am weitesten vorn liegende, zur Aufhängezone der Linse umgebogene Abschnitt des Netzhautbechers besitzt keine Sinneszellen und ist daher blind. Auch über der Abgangsstelle des Sehnervs, der Sehnervenpapille, finden sich keine Sinneszellen. Man nennt diese Stelle deshalb auch blinden Fleck.

Die Aderhaut

ist die lebendigste Hintergrundschicht des Auges. Die Arterien treten nahe dem hinteren Pol des Augapfels in sie ein und bilden in ihr ein feines Kapillarnetz. Die aus ihm austretenden Sammelvenen verlassen das Auge an vier Punkten des Augapfeläquators. Vom Kapillarnetz der Aderhaut werden die abgebauten Sehstoffe aus den Außengliedern der Sinneszellen aufgenommen und über das Venenblut zur Leber transportiert.

Dort werden sie erneuert und gelangen über das Blut wieder in die Sinneszellen. Die Aderhautgefäße versorgen so die äußeren Netzhautschichten. Die Ernährung der vorderen inneren Netzhautschichten geschieht durch die Netzhautgefäße, die man am Augenhintergrund sieht. Diese sind aber auch der Lichteinwirkung ausgesetzt und können Äthersubstanz ins Blut aufnehmen.

Die Lederhaut oder Sklera

ist die derbe, weiße Hüllschicht des Augapfels. An ihr setzen die äußeren Augenmuskeln an. Vier gerade verlaufende Muskeln haben

Augapfel und Augenmuskeln in der Augenhöhle

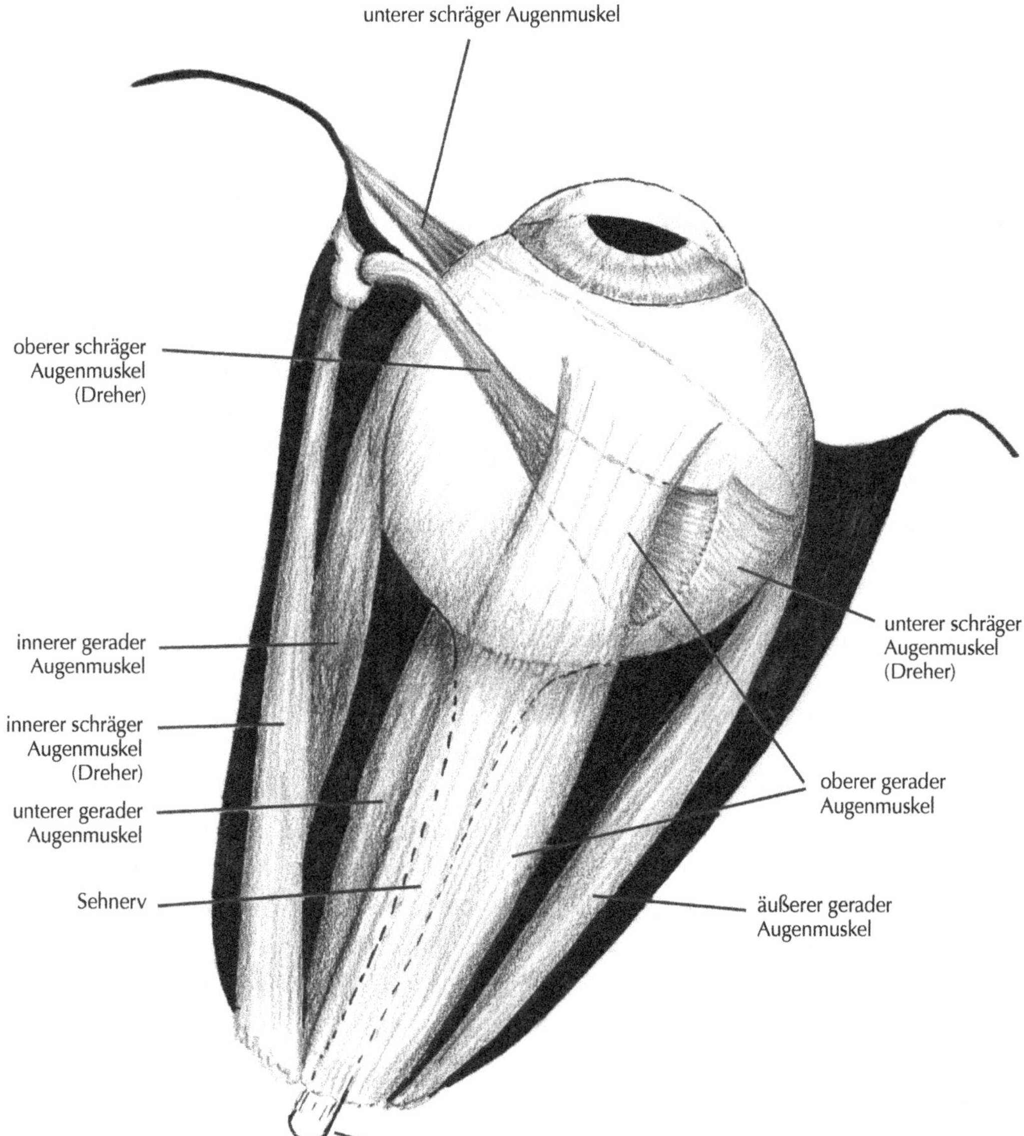

ihren Ansatz unten, innen, oben und seitlich und ziehen nach hinten an einem derben Bindegewebsring an der Eintrittsstelle des Sehnervs in den Schädel. Sie sind wie Zügel am Augapfel tätig und bewegen ihn entsprechend ihrem Verlauf in vier Richtungen. Ihre Tätigkeit wird durch zwei schräg verlaufende Muskeln ergänzt. Der einen hat ebenfalls eine Verbindung zu dem hinteren Ansatz der geraden Muskeln und verläuft von dort durch eine Knorpelschlaufe am oberen inneren Augenhöhlenrand auf die Oberseite des Bulbus. Der andere setzt am unteren inneren Rand der Augenhöhle an und verläuft unten herum an die Außenseite des Bulbus. Beide bewirken eine Drehung des Augapfels. Der erstgenannte Muskel dreht nach innen oben, der andere über unten nach innen. Alle äußeren Augenmuskeln tragen dazu bei, dass wir die Tätigkeit der beiden Augen zusammenfassen können. Dadurch erhalten wir das Raumsehen und das Erfahren von Formen.

Zusammenfassendes Wesensbild des Auges

Das Auge ist ein wunderbares Organbild der raumschaffenden Kräfte des Lichtes. Vor seiner inneren Dunkelzone hat es im blinden Fleck eine Stelle, durch die Ätherkräfte in den Stoffwechsel eindringen können. Die Sehnervenscheibe mit den Blutgefäßen ist die Stelle im Körper, an der der Äther ins Innere des Menschen „verschwindet", so wie umgekehrt die Sonne die Stelle im Kosmos ist, durch die er (der Äther) in Erscheinung tritt. Der gelbe Fleck dagegen ist die Stelle der stärksten Empfindsamkeit des Auges, an der das Leben ganz zurückgetreten ist. Sie stellt im Raumbild des Auges ein mondartiges Element dar. Die nervalen Netzhautschichten können als ein Abbild des Sternhimmels erscheinen.

Auge und Ohr – Sehen und hören

Im Auge, das weit nach außen orientiert ist, werden die raumschaffenden Kräfte des Lichtes tätig. Weil der Lichtäther unmittelbar wirksam wird, kann der Mensch sehend hinausdringen, aber auch über das Auge tätig werden und seine tieferen Wesensschichten offenbaren. Wir erleben am Auge des Menschen nach außen seine innere lebendige Regsamkeit oder das Nachlassen seiner Lebenskräfte. Wir erleben die ganze Fülle seiner Stimmungen und Emotionen bis hin zu Verstellungen. In der Tatkräftigkeit oder Zurückhaltung des Blickes erleben wir die Stärke oder Schwäche der Ichkraft. In all diesen Äußerungen durch das Auge erleben wir momentane Zustände des Lebens, der Seele, des

Geistes. Im nächsten Augenblick kann sich etwas ganz anderes offenbaren.

Das alles ist am Ohrorgan nicht möglich. Aus der Vergangenheit mitgebrachte Fähigkeiten können sich außen am Ohr für einen geübten Betrachter ergeben. Über momentane Lebens- und Seelenzustände erfährt man nichts. Das Tonlich-Musikalische hat sich so weit mit der Stofflichkeit verbunden, dass es nicht wie der Lichtäther frei ist. Es ist tief hineingedrungen in den Stoffrhythmus der Schallschwingungen mit Verdichtungen und Verdünnungen der Luft. Das Sinnesorgan Ohr muss deshalb einen viel stärkeren Verinnerlichungsprozess durchmachen als das Auge. Das geschieht über die Verkleinerung der Gliedmaße in die Gehörknöchelchenkette, die in das Ohr hineinverzaubert wurde. Und es geschieht durch die Metamorphose der Verdauungsorgane in das Ohr.

Nur mühsam gelingt es dem Ohr, klangätherische Kräfte aus der Stoffdichte zu befreien. Deshalb muss der Stoffwechselmensch sich am anderen Ende den tiefer verborgenen Äthern zuwenden. Es gehören im Unterbewusstsein verlaufende Verdauungsvorgänge hierher, die den Menschen vom Lebenspol her aufbauen. – Das Hören durch das Ohrorgan wird außerdem durch die Verbindung mit den Atembewegungen im Hirnwasserraum ergänzt. Nicht umsonst wird die zweite Stufe der höheren Erkenntnis, die Inspiration, als ein verwandeltes Hören aufgefasst. Alle lebendige Bildhaftigkeit der Imagination muss ins Nichts geworfen werden, um die Bewusstseinsleere herzustellen, die die Inspiration möglich macht. Wahrhaftes Hören setzt ebenfalls Leere voraus. Ohne vollkommen zum Schweigen zu kommen, kann man nicht hören. Dabei ist interessant, dass sich dieses Hören nach innen im Menschen vollzieht und doch das von außen Kommende tief erreicht wird.

Die Tätigkeit für das Tonliche kann sich nicht leiblich mit dem Sinnesorgan verbinden. Es musste eine besondere Organbildung für die Tonerzeugung im Kehlkopf und der Sprachorganisation geschaffen werden. Erst in der Eurythmie findet wieder eine Vereinigung statt. Da wird der ganze Mensch Sinnes- und Tätigkeitsorgan; er wird ein lauschend Singender.

Krankheiten, die sich an den leiblichen Organen manifestieren

16

Für alle Krankheitsprozesse muss man die Erkenntnis in verschiedene Richtungen lenken. Man kann unterscheiden:

- Ursachen
- Entstehungswege
- Erscheinungsformen (Symptome und Syndrome)
- Verlaufsformen
- Heilungsverläufe und Heilungsformen und Krankheitsfolgen

Hier sollen diejenigen Krankheiten beschrieben werden, die sich an der leiblichen Organisation manifestieren, die aber vielfach ihre Ursachen nicht in den äußerlich erkennbaren leiblichen Vorgängen haben. Man kann im Wesentlichen drei Formen von Krankheiten unterscheiden:

- Die Entzündungen,
- die Sklerosen und Ablagerungen und
- die Tumorbildungen.

Die Sklerosen und Ablagerungen treten häufig im Gefolge von Entzündungen auf.

Die Beschreibung soll für diese Krankheitsformen von der Darstellung der äußeren Symptome ausgehen. Dazu gehören auch die äußerlich wahrnehmbaren Verlaufsformen und Krankheitsfolgen. Dann soll das große und vielschichtige Gebiet der Ursachen aufgegriffen werden, aus denen wiederum nicht nur die Erscheinungsformen, sondern auch die Verläufe und die Heilungsmöglichkeiten deutlich werden können.

Einführung

Der Mensch verwirklicht in seiner Leibesorganisation zwei gegensätzliche Prozesse. Von einem Pol aus bildet er seine eigene Leiblichkeit immer neu. In der Auseinandersetzung mit den Stoffen der Außenwelt kommt er zur Überwindung des Fremden, das in Verdauung und Stoffwechsel vollständig verwandelt werden muss. Vom Stoffwechselpol aus ist das Blut aktiv. Im Blut hat der Mensch ein Substrat in sich, in welchem Ich und Astralleib schaffend und verwandelnd in Lebensleib und physischen Leib eingreifen. Zum Leibaufbau muss das Ich durch Astralleib und Ätherleib in den physischen Leib eintauchen und über den Stoffwechselorganismus und das Blut von unten wirken.

Am anderen Pol der menschlichen Organisation steht der Sinnes-Nervenprozess. Er findet seine stärkste Ausbildung an der Körperoberfläche und im Kopfbereich. Es werden hochspezialisierte Organe ausgebildet, die nicht der Verwirklichung des Eigenwesens im Leibe dienen, sondern fremde Prozesse aufnehmen können. Durch die Sinnesorgane werden Qualitäten so aufgenommen, wie sie sind. Das Sinnesorgan ist für die Aufnahme einer bestimmten Qualität spezialisiert. Dadurch leben Ich und Astralleib in der Begegnung mit dem Wahrnehmungsobjekt, sie lösen sich dabei aus dem Organleben ab. Die Sinnesorgane und das sie verbindende Nervensystem werden von den höheren Wesensgliedern unmittelbar ergriffen, nicht auf dem Wege über die Stoffwechsel- und Lebensvorgänge. Dadurch wird in diesen Organbereichen ein Abbau bewirkt.

Die beiden gegensätzlichen Prozesse werden im gesunden Organismus durch rhythmische Tätigkeiten im Gleichgewicht gehalten. Das Gleichgewicht zwischen unterem und oberem Menschen oder Aufbau- und Abbaukräften ist keine starre Einrichtung. Es vermittelt lebendig zwischen den zeitlich ständig wechselnden Extremen. Dabei steht die Atmung dem oberen Pol nahe, die Blutzirkulation mit dem Herzen als Zentrum trägt die Stoffprozesse hinauf.

Durch das Pendeln zwischen Nerven-Sinnes-System und Stoffwechsel-Gliedmaßen-System als zwei polaren Kräftebereichen ist der Mensch für Entwicklungen offen. Das labile Gleichgewicht kann dabei sowohl durch innere Vorgänge als auch durch äußere Einwirkungen verändert und auch gestört werden. Anders ist dies bei zwei große Gruppen von Krankheiten, die sich in organischen Veränderungen niederschlagen: die Entzündungen und die Tumorkrankheiten. Entzündungen sind Krankheiten, die zu einem übermäßigen Stoffwechselprozess führen. Tumorkrankheiten stellen Sinnesprozesse an falscher Stelle dar. Man kann diese Krankheitsformen auch als übertriebene und verlagerte Prozesse auffassen, die normalerweise für bestimmte Lebensalter typisch sind. Im Kindesalter und in der Jugend verwandelt sich der Organismus im Wachstum stark. Damit er Ausdruck der sich hereinbildenden Seele werden kann, wird nicht einfach der physische Körper durch Apposition größer. Der Aufbau des Organismus ist vielmehr von ständigem intensiven Abbau begleitet und wird dadurch erst möglich gemacht. Dabei greifen Ich und Astralleib tief in die leiblich-lebendigen Vorgänge ein.

Die Entzündungskrankheiten kann man als eine Steigerung solcher in der Kindheit normaler Prozesse auffassen. Im hohen Alter verselbstständigen sich normalerweise Abbau und Aufbau. Die Aufbaukräfte nehmen ab. Dadurch gibt es Gebiete, in denen der Organismus zerbröckelt, und andere, in denen er sklerotisiert. Es gibt also Gebiete, in denen der Abbau nicht mehr von einem Aufbau ergänzt wird, und solche, in denen der Abbau durch Starre ersetzt wird. In der Tumorbildung verselbstständigen sich Aufbauprozesse. Gewebewucherungen ordnen sich nicht mehr in den ganzen Organismus ein. Der Tumoraufbauprozess wirkt zerstörend.

Die Entzündungskrankheiten

I. Erscheinungsformen

Phänomene, die bei Entzündungskrankheiten auftreten, kann man anschaulich an der Haut nach Verletzungen oder anderen Hautschädigungen beobachten.

Beispiele:

1. Schnittverletzung:
Schmerz, mehr oder weniger starke Blutung aus Hautdefekt, Gerinnselbildung (evtl. erst nach Wundversorgung). Rötung und Schwellung in Wundumgebung meist umso geringer je stärker die Blutung war und je besser die Wundränder adaptiert sind. Wundschorf, später Narbe. Wenige Allgemeinsymptome.

2. Schürfverletzung:
Unregelmäßige Ablederung der Haut. Schmerz. Oft starke Verschmutzung. Meist keine starke, sondern mehr punktförmige Blutung. Rötung und Überwärmung, nach einiger Zeit Nässen, zuerst mehr klare, später trübe Flüssigkeit, die gerinnt und schmierige Beläge bildet. Diese schließen den Schmutz ein und trocknen zu Schorf oder Borken ein, wodurch die Wunde nach außen abgedeckt wird. Bildung von schmierigen geblichen oder grünlichen Massen: Eiter. Nach Eintrocknen der Schorfmasse oft Juckreiz. Bei Ablösen des Schorfs kommt meist stark gerötetes, unregelmäßig gewulstetes Gewebe zum Vorschein, das manchmal nochmals mit Feuchtigkeit oder Belägen überzogen wird. Schließlich Abheilung unter allmählichem Abblassen des neuen Gewebes. Nur bei sehr tiefen Verletzungen Narbenbildung.

3. Sonnenbrand:
Er entsteht nach einer starken Lichteinwirkung auf einen Hautabschnitt, der sonst dem Licht nicht so stark ausgesetzt wurde. Handelt es sich um eine relativ leichte Schädigung, so beobachten wir in der Folge eine Hautrötung, Überwärmung, ein Brennen, vielleicht leichte Schmerzen, eine leichte Schwellung, später – meist nach einigen Tagen bei Abklingen der ersten Symptome – eine Braunfärbung, vielleicht auch eine leichte Abschuppung der oberflächlichen Hornschicht der Haut. – Ist die Hautreizung stärker gewesen, zum Beispiel bei besonders starker Lichteinwirkung, die wegen gleichzeitig gehendem frischen Wind nicht bemerkt wurde, oder handelt es sich um einen blonden oder gar rothaarigen, sehr lichtempfindlichen Menschen, so können wir folgende Erscheinungen beobachten: Frösteln, anschließend Überhitzung, vielleicht auch Fieber. Lokale Schmerzen, Rötung, Schwellung, Abheben der Haut in kleineren und größeren Blasen. Ansammeln von Flüssigkeit in den Blasen, die sich beim Aufkratzen entleeren. Werden die Blasen wegen des starken Juckreizes zu früh geöffnet, wenn der Blasengrund noch nicht überhäutet ist, tritt weiteres Nässen, evtl. auch Eiterbildung auf. Abheilung durch Bildung einer

zuerst rötlichen, langsam durch Verhornung abblassenden Haut. Bei tiefer Schädigung der Haut oft keine Braunfärbung. Besonders bei rothaarigen Menschen kommt es nicht zur Bräunung. Es wird also kein Lichtschutz gebildet.

Von Hautverletzungen ausgehende Entzündungskrankheiten des ganzen Organismus

Gelingt es dem Organismus eines Verletzten nicht, durch lokale Entzündungsvorgänge in der Wundumgebung sich gegenüber der Außenwelt wieder abzuschließen oder ist die lokale Zerstörung so tiefgreifend und mit einer starken Verschmutzung verbunden, das die Abgrenzung nicht gelingt, kann sich die Entzündung als Allgemeinkrankheit auf dem Wege über die Lymphe, das Blut oder Nervenbahnen ausbreiten.

Die Ausbreitung auf dem Lymphwege

kann sich an eine Wundverschmutzung, die in die Gewebespalten des Unterhautgewebes eindringt, anschließen. Man beobachtet eine von der Wundzone zum Beispiel an einem Finger ausgehende schmerzhafte, strangartige Rötung, die sich über die Hand und den Arm bis zu der ersten zugehörigen Lymphknotenstation in der Ellenbeuge oder der Achselhöhle zieht. Diese Rötung ist Folge der Entzündung eines Lymphgefäßes (Lymphangitis) und führt zu einer schmerzhaften Schwellung der Lymphknoten (Lymphadenitis). Durch den Entzündungsvorgang in den Lymphknoten kann die Ausbreitung gestoppt werden. Sie kann aber auch bis ins Blut durchbrechen.

Die Ausbreitung auf dem Blutwege:

Der Prozess kann sich auch sofort über das Blut dem ganzen Organismus mitteilen. Man spricht dann von einer Blutvergiftung oder Sepsis (= gr. Fäulnis). Diese Krankheit geht mit Schüttelfrost einher und führt häufig zu entzündlichen Streuherden in den verschiedensten Organen. Septische Verläufe können sich an Verwundungen unterschiedlichster Art anschließen und sind besonders bekannt von schweren Kriegsverletzungen. Nicht unbedingt die Verletzung, sondern die Sepsis begrenzte das Leben des Verwundeten. – Eine heute nur noch seltene, in früheren Zeiten jedoch sehr verbreitete Sepsis ist das Kindbettfieber. Dabei geht von einer Verschmutzung der großen inneren Wunde im Uterus nach einer Entbindung die Verseuchung des ganzen Organismus aus. Es kommt zur Verschleppung von Entzündungsherden über das Blut in alle möglichen Organe, zum Beispiel in die Lunge, die Nieren, das Gehirn oder an die Herzklappen. An diesen Stellen gehen dann die gleichen Vorgänge vor sich, die man auch bei Hautentzündungen beobachten kann. Es kann zu schweren Zersetzungen und Funktionsstörungen der Organe kommen. Sehr häufig ist der geschwächte Organismus nicht in der Lage, die massiven Einbrüche zu begrenzen und die Sepsis führt zum Tode.

Die Ausbreitung entlang der Nervenbahnen

Das zentrale Nervensystem, also Gehirn und Rückenmark, können über das Blut von einem Entzündungsprozess erreicht werden. Bei einer Sepsis zum Beispiel kann ein Hirnabszess entstehen. Eine Entzündung kann sich aber auch direkt an den peripheren Nerven entlang bis zum Gehirn oder Rückenmark ausbreiten. Dies ist bei der zum Glück nicht sehr häufig vorkommenden *Tollwut* (Lyssa) der Fall. Bei der Tollwut wird durch eine Bisswunde, die von einem Hund oder einem anderen tollwütigen Tier gerissen wurde, der Krankheitsprozess auf den Menschen übertragen und entlang dem mit der Wunde verbundenen Nerven zum Gehirn weitergeleitet. Diese unmittelbar auf das Nervensystem übergreifende Entzündung führt besonders häufig zum Tode, weil es in dem wenig lebendigen Nervensystem nicht so leicht zu einer Abgrenzung des Fremdprozesses kommt. – Die Krankheitserscheinungen der Tollwut bestehen in einem Stadium außerordentlicher Unruhe, das mehrere Tage anhalten kann und dann in ein Lähmungsstadium übergeht, in dem die Patienten sterben.

Im Gegensatz zu einer früher verbreiteten Ansicht breitet sich der *Wundstarrkrampf* (Tetanus) nicht über die Nervenbahnen aus. Das Gift, das die Tetanusbazillen in einer verschmutzten Wunde produzieren, wird über Lymphe und Blut an das Nervensystem herangebracht, verursacht aber dort gleichwohl einen sehr häufig zum Tode führenden Prozess mit der gefürchteten Krampfstarre und Atemlähmung.

II. Stadien der Entzündung und die darin nachweisbaren pathophysiologischen Vorgänge

Die mikroskopierenden Pathologen und die Biochemiker haben eine Fülle von Veränderungen zusammengetragen, die sich in einem entzündeten Organgebiet und im Gesamtorganismus als Entzündungskrankheiten abspielen. Sie stellten fest, dass am Anfang einer jeden Entzündung eine Durchblutungsstörung des Entzündungsherdes oder auch des ganzen Organismus auftritt. Normalerweise verändert sich die Durchblutung des Organismus und der Organe innerhalb des Tageslaufes entsprechend den Lebensrhythmen. Dadurch wechseln auch die Wärmezustände der Organe. Organgebiete, in die Ich und Astralleib in einer starken Stoffwechselaktivität untertauchen, werden stärker erwärmt als andere Gebiete. Im Entzündungsgebiet fällt bei oberflächlicher Betrachtung eine starke Erwärmung auf. Diese hat ja auch dazu beigetragen, dass man derartige Krankheiten überhaupt Entzündungen nennt. Bei genauerem Zusehen jedoch stellt man fest, dass insbesondere zu Beginn einer Entzündung Zustände einer Minderdurchblutung, einer Stase, mit solchen einer vermehrten Durchblutung abwechseln. Man beobachtet deshalb auch ein Abwechseln von Erblassen und Erröten oder von Abkühlung und Erwärmung in dem betreffenden Gebiet. Am Gesamtorganismus äußerst sich dieses Wechseln im Auftreten von Empfindungen des Frierens und des Schwitzens. Wird der gesamte Organismus plötzlich von einer schweren Entzündungskrankheit befallen, so treten nacheinander Schüttelfrost und Fieber auf.

Patho-physiologisch beobachtet man, dass die Durchblutungsstörungen im Entzündungsgebiet zu Veränderungen an den Wandschichten der feineren Blutgefäße führen, die das Blut im Organ verteilen. Die Blutgefäße werden undicht. Dadurch erhält das Blut eine andere Beziehung zu dem betreffenden Organgebiet als es normalerweise hat. Normalerweise gelangen in die außerhalb der Organstrombahn liegenden Gewebe nur diejenigen Substanzen aus dem Blut, die von dem Organstoffwechsel selbst hineingelassen werden. Blutzellen zum Beispiel gelangen normalerweise nicht in das Organinnere. Lediglich in der Verdauungsorganisation des Darmes beobachtet man das Durchwandern von weißen Blutzellen durch die tieferen Organschichten. Ist es jedoch in einem Entzündungsgebiet zu der beschriebenen Durchblutungsstörung gekommen, so entwickeln die einzelnen Blutbestandteile eine unterschiedliche Aktivität. Dabei treten diese Bestandteile, die sich im fließenden Blut zusammenschmiegen, getrennt auf und üben verschiedene Tätigkeiten aus.

Das dünne *Blutserum* tritt durch die durchlässig werdenden Blutgefäßwände am leichtesten hindurch und ergießt sich in das defekte Gewebe. Das Gewebe quillt auf. Das seröse Exsudat bewirkt eine Schwellung. Heben sich einzelne Gewebeschichten voneinander ab, so kann die seröse Flüssigkeit sich auch in blasenartigen Kammern absondern. Spielt sich die Entzündung in einem Hohlorgan ab, so kann das Exsudat darin einen Erguss bilden. Hat das Hohlorgan einen Abfluss nach außen, so kommt es zu einer wässrigen Ausscheidung, wie zum Beispiel beim Schnupfen oder Durchfall. – Die seröse Flüssigkeit hat auflösende Fähigkeiten. Sie enthält zum Beispiel Lysozyme und Interferone, Stoffe, die eine unspezifische Auflösung von Fremdstoffen und Mikroben bewirken.

Wenn die Schädigung der feinen Blutgefäße stärker ausgeprägt ist, verlassen auch gröbere Bestandteile des Blutes die Blutbahn und treten in das Entzündungsgebiet ein. Tritt *Plasma* aus dem stagnierenden Blut aus, gerinnt das darin befindliche Fibrin und bildet ein durch das Entzündungsgebiet hindurchziehendes Netzwerk aus Fäden und Membranen oder überzieht eine wunde Organfläche mit einer borkigen Auflagerung.

Durch die Verlangsamung des Blutstromes in den Blutgefäßen und Zunahme ihrer Durchlässigkeit wird ferner bewirkt, dass *weiße Blutkörperchen* (Granulozyten) austreten. Sie fallen dabei nicht einfach aus dem Blutstrom heraus und setzen sich ab, sondern werden aktiv wie kleine Amöben, die die Gefäßwand durchdringen und im Entzündungsgebiet zu recht gierigen Gesellen werden, die das zerfallende, von Blutserum und Fibrin durchsetzte Gewebe und die darin lebenden und sich vermehrenden Mikroorganismen, zum Beispiel Bakterien, auffressen. Die weißen Blutkörperchen gehen bei diesem Vorgang zu Grunde und bilden mit den abgebauten Massen den *Eiter*, der je nach der Art der vernichteten Mikroorganismen weißlichgelblich, orange, grünlich oder bläulich gefärbt ist. Sobald die Eiterbildung abgeschlossen ist, muss die Masse ausgeschieden, evtl. künstlich abgelassen werden.

Ist die Schädigung der Blutgefäße besonders grob, so fallen schließlich auch die nicht aktiv beweglichen *roten Blutkörperchen* in das Entzündungsgebiet aus. Sie können dort nur zerfallen und ihren Inhalt, das *eisenhaltige Hämoglobin*, verlieren. Das trägt dann nicht mehr zur Beatmung bei, sondern bewirkt eine rötlich-braune oder schwärzliche Färbung des Entzündungsgebietes. Dieser Blutabbau ist immer Zeichen eines kritischen Krankheitsprozesses.

Ein Entzündungsprozess kann sich auch innerhalb des Blutgefäßsystems an den roten Blutkörperchen im fließenden Blut abspielen. Dies ist zum Beispiel bei Malaria der Fall. Da findet eine Vermehrung der Malariaplasmodien in den befallenen roten Blutkörperchen statt und führt im Fieberschub zum Zerfall.

Die Entzündungsvorgänge können an jeder der einzelnen geschilderten Stufen abbrechen oder in ihnen eine besondere Steigerung erfahren. Dadurch entstehen verschiedene Entzündungsformen, die weiter unten noch im Einzelnen dargestellt werden. Zunächst seien aber die möglichen Folgeerscheinungen der beschriebenen Auflösungen dargestellt:

Das zerfallene Gewebe kann verflüssigt und nach außen abgestoßen werden. Der Organismus kann auch durch eine Kapselbildung den Entzündungsherd abgrenzen. Häufig wird aber das aufgelöste Gewebe in die Lymph- und Blutbahnen aufgesaugt und innerlich weiter verarbeitet.

Das Ursprungsgewebe kann unter Umständen vollständig wieder hergestellt werden, so dass man später die Folgen einer Entzündung nicht mehr wahrnehmen kann. Zur Wiederherstellung sind Tätigkeiten im Organismus notwendig, die über den Einsatz des Blutes hinausgehen. Es muss dasjenige Gewebe aktiv werden, durch das auch normalerweise die Regeneration erfolgt. *Regenerationsvorgänge* gehen normalerweise von der innen gelegenen Keimschicht der Oberhaut, von der Innenhaut des Verdauungstraktes und unter anderem von undifferenziertem Mittelblattgewebe (Mesenchym) in der Umgebung von Blutgefäßen aus. Das *Mesenchym* differenziert aus sich heraus die sogenannten *Histiozyten*, gewebebildende Zellen, die in noch viel stärkerem Maße als die weißen Blutkörperchen Gewebetrümmer auffressen und dadurch vernichten können. Dabei zerfallen die Histiozyten nicht, wie es die weißen Blutkörperchen bei der Eiterbildung tun. Sie ernähren sich vielmehr durch Verzehr der Entzündungsmassen, vermehren sich dabei und füllen den Defekt mit neuem Gewebe aus. Das gleiche gilt für die sogenannten *Fibroblasten* oder Faserbildner, die nicht nur Zellgewebe bilden, sondern auch Bindegewebsfasern absondern und deshalb bei der Narbenbildung eine Rolle spielen. Sie sind auch in der Lage, bei der Wiederherstellung von Geweben Gerüstsubstanzen abzusondern, so dass es wieder zu einer Strukturierung eines Organbereiches kommt. Dieser Vorgang spielt zum Beispiel eine große Rolle bei der Heilung von Knochenbrüchen. Die wuchernden Fibroblasten oder *Osteoblasten* ordnen sich mit ihrem Wachstum in die Richtung der Belastung des betreffenden

Knochengebietes ein und sondern den Knochenkalk entsprechend ab.

Die weiter oben beschriebenen, mit den Blutbestandteilen zusammenhängenden Entzündungsvorgänge können dem Blut große Mengen seiner Bestandteile entziehen. Daher erfolgt meist eine Steigerung des Blutaufbaus aus der Ernährung und aus der Blutzellbildung im Knochenmark. Bei letzterer können zum Beispiel die weißen Blutkörperchen vorübergehend enorm vermehrt werden. Bei überstürzter Nachbildung werden auch unreife Formen von Blutzellen an das strömende Blut abgegeben. Zu dem mesenchymalen Teil der Entzündung gehört auch die Aktivität des lymphatischen Gewebes. Eine Gruppe der Lymphzellen wird durch die Tätigkeit des *Thymus-Immunsystems* zu sogenannten *spezifischen Killerzellen* ausgebildet, so dass sie die von bestimmten Mikroorganismen befallenen Körperzellen phagozytieren können. Zum anderen aber werden *B-Lymphozyten*, die ursprünglich aus dem Knochenmark oder den lymphatischen Geweben stammen, vom Thymussystem aus in sogenannte *Plasmazellen* umgewandelt, die zur Bildung und Absonderung spezifischer Eiweißstoffe, sogenannter Antikörper, befähigt sind. Dieser Prozess steht im Organismus nicht für sich da; er ist die Folge der Zertrümmerung von Krankheitserregern am Anfang einer Entzündungskrankheit, die durch die granulierten weißen Blutkörperchen und ihnen verwandte Makrophagen geschieht. Die Verarbeitung der Trümmer, zum Beispiel charakteristischer Membranbestandteile von Mikroorganismen, geschieht hauptsächlich durch das Thymussystem (siehe hierzu die Ausführungen über das Blut in Kapitel 10, „Die Zirkulation"). Von da aus werden die lymphatischen Organe, zum Beispiel in Lymphknoten, Mandeln und Blinddarmregion, veranlasst, sich in Plasmazellen umzubilden. Diese Zellen sind in ihrem Stoffwechsel befähigt, Antikörper zu bilden, die spezifisch ganz bestimmte Mikroorganismen verklumpen und dadurch für die Vernichtung durch Fresszellen vorbereiten.

Die anfänglich unspezifischen, das heißt nicht auf bestimmte Krankheitserreger eingestellten Auflösungsvorgänge gehen durch die lymphatische Entzündungsphase in eine spezifische Abwehr über. Dadurch kann der Mensch die Krankheit überwinden und die Immunität als spezifische Fähigkeit mitnehmen.

Zusammenfassung der Entzündungsstufen:

1. Eintreten einer Gewebeschädigung durch Verletzung von außen oder Fremdwerden von innen, Durchblutungsstörung, Defektbildung, Temperaturstörung, Schmerz.
2. Ausscheidung von Blutserum: Auflösung des Fremdgewordenen. Ausscheidung von Blutplasma. Gerinnung des Fibrins. Verklebung von Entzündungsmassen.
3. Auswandern von weißen Blutkörperchen, aktiver Fressvorgang. Eiterbildung. Tätigkeit von Makrophagen mit Gewinnen von spezifischem Erregermaterial. Stufe 2 und 3 können zur Ausscheidung von Entzündungsmassen führen.
4. Herausfallen von roten Blutkörperchen mit Zerfall des Hämoglobins. Befallenwer-

den von roten Blutkörperchen. Kritisches Geschehen.

5. Aufnahme des ausgelösten Fremden oder des fremdgewordenen Körpergewebes als Ernährungs- und Vermehrungsgrundlage für die Bildung neuen Gewebes. Erste Stufe der Heilung.

6. Organisation des sich neu bildenden Gewebes durch Sprossung von Blutgefäßen. Strukturierende Prozesse durch Faser- und Knochenbildung.

7. Aktivität des lymphatischen Systems zu spezifischer Abwehr. Diese Stufe schließt sich schon an Stufe 3 an und gibt eine Basis ab für die Geschehnisse der Stufen 5 und 6. Antikörperbildung.

8. Ausbildung einer geweblich-stofflichen „Erinnerung" mit Fähigkeit der Abwehr in der Zukunft.

III. Verschiedenartige Entzündungsformen und Krankheitsverläufe

Es gibt zwei grundsätzlich verschiedene Verläufe von Entzündungskrankheiten: die akute und die chronische Entzündung. Bei der akuten Entzündung stellen sich in kurzer Zeit die beschriebenen verschiedenen Entzündungsstufen nacheinander ein und führen zu einem Abschluss der Krankheit. Dabei können einzelne Stadien besonders betont werden. Die akute Entzündung kann so schwer sein, dass es zu einem kritischen Verlauf und sogar zu einem tödlichen Ausgang kommt. Bei den chronischen Entzündungen handelt es sich häufig um mesenchymale Krankheitsprozesse. Es wird kein durchgreifender Abschluss erreicht, der Krankheitsprozess schwelt. Wenn einzelne Phasen der Entzündung sich verselbstständigen, entstehen folgende Bilder:

1. Die nekrotisierende Entzündung

Bei dieser Form der Entzündung ist die primäre Gewebeschädigung besonders stark ausgeprägt. Die Reaktion von Blut und Mesenchym ist schwach oder bleibt ganz aus. Es entsteht ein Gewebezerfall, eine Nekrose. Es bildet sich also ein Defekt, ein Ulcus. Derartige Veränderungen können sich an mechanische oder chemische Destruktionen anschließen, wenn das einwirkende Agens nicht beseitigt wird oder eine schlechte Abwehrlage des Organismus vorliegt. Auch Durchblutungsstörungen in Folge Arterio- oder Arteriolosklerose können eine Nekrose fördern. Dies kommt zum Beispiel bei diabetischer Stoffwechsellage vor. Derartige Defekte heilen nicht oder nur sehr langsam und begünstigen Wundverschmutzungen.

2. Die seröse Entzündung

Im Vordergrund dieser Entzündungsform steht die seröse Ausscheidung aus dem Blut in das Entzündungsgewebe. Beispiele sind der Fließschnupfen und die Entzündungen der sogenannten serösen Häute: dem Rippenfell, dem Bauchfell oder auch der Gelenke. Es handelt sich oft um akute Prozesse, die rasch wieder abklingen, wobei die Serumergüsse wieder resorbiert werden. Manche allergischen Entzündungen sind überwiegend serös, wie zum Beispiel der Heuschnupfen. Diese Entzündungen rezidivieren oft.

3. Die fibrinöse Entzündung

Seröse Entzündungen können in fibrinöse Entzündungen übergehen. Der fibrinbildende Vorgang kann ganz im Vordergrund einer Entzündung stehen. Dann kommt es durch die Ausschwitzung von Plasma aus dem Blut und das Gerinnen des Eiweiß im Entzündungsherd zu Verklebungen, die der Anlass zu frühzeitig gebildeten ausgedehnten Narbenbildungen sein können. Fibrinöse Entzündungen kommen häufig am Rippenfell und Bauchfell vor, aber auch zum Beispiel am Herzbeutel oder den Vernarbungen werden Organdeformierungen und Schwartenbildungen mit Bewegungsbehinderung der Organe begünstigt. Herzklappen können durch einen solchen Vorgang so schrumpfen, dass sie nicht mehr weit geöffnet oder fest geschlossen werden können. Eine fibrinöse Entzündung am Bauchfell kann zur Ausbildung von Verwachsungen der Organe, unter anderem der Darmschlingen führen und deren Beweglichkeit einschränken.

Eine der bekanntesten, überwiegend fibrinösen Entzündungen ist die Diphterie. Die dabei auftretenden Plasmaausschwitzungen an den Rachenorganen, den Mandeln, führen zu der gefürchteten Membranbildung, die auch auf den Kehlkopf übergreifen kann und dann zur Erstickung führt. – Eine weitere, oftmals fibrinöse Entzündung ist die Segment- oder Lobärpneumonie (Entzündung eines Lungensegments oder Lappens). Bei dieser fibrinösen Entzündung der Lunge verschwinden vorübergehend die Lufträume der Lungenbläschen, weil sie durch das ausgeschwitzte Fibrin ausgefüllt werden. Dadurch bekommt der Lungenabschnitt das Aussehen von Lebergewebe, weshalb die Pathologen von einer grauen Hepatisation (Hepar = Leber) sprechen. Da es sich um eine Verdichtung handelt, muss es nachfolgend zu einer Verflüssigung kommen. Der aufgelöste Inhalt wird ausgehustet. Erst dann wird das Organ wieder belüftet.

4. Die eitrige Entzündung

Diese Entzündungsform kommt durch das Vorwiegen einer Ausscheidung von granulierten weißen Blutkörperchen zu Stande. Es gibt verschiedene Formen der eitrigen Entzündung. Der *eitrige Katarrh* ist eine Absonderung an einer Oberfläche, an der die Entzündungsprodukte unmittelbar Abfluss haben, so dass es gleich zur Ausscheidung kommt. Ein Beispiel ist der eitrige Schnupfen. – Findet die eitrige Entzündung in einer Körperhöhle oder einem verschlossenen Hohlorgan statt, so liegt ein *Empyem* (Pyon = Eiter) vor. Die eitrige Entzündung im Rippenfellraum ist das Pleuraempyem; die eitrige Ansammlung in einer durch einen Stein verschlossenen Gallenblase nennt man Gallenblasenempyem, ein Kieferhöhlenempyem und so weiter. Wird eine Eiterung nicht in einem Hohlsystem abgeschlossen, sondern breitet sich diffus in einem Organgewebe aus, spricht man von einer *Phlegmone.* Sie entsteht oft durch eine Wundinfektion. Führt eine Eiterung zu einem zentralen Gewebezerfall, einer sogenannten Einschmelzung mit Abgrenzung der Umgebung durch ein mesenchymales Granulationsgewebe, so spricht man von einer *Abszess*bildung. Abszesse können als zahlreiche kleine Zerfallsgebiete in einem Organ als sogenannte Mikroabszesse auftreten. Sie können aber auch große Höhlen bilden. Jedes *Furunkel* ist ein Abszess in der Talgdrüse eines Haarbalges. Die *Osteomyelitis*, das heißt die eitrige Knochenentzündung, abszediert eigentlich immer. Die Knochenstücke, die dabei im Abszess aus dem Verband mit dem übrigen Knochen herausgelöst werden, nennt man *Sequester.* Diese Entzündungen, die oft in der Folge von alten Knochenverletzungen (zum Beispiel Kriegsverletzungen) auftreten, heilen eher aus, als bis der Sequester durch Hinauseitern oder durch eine Operation entfernt ist. Wenn sich ein Abszess selbst nach außen durchschafft, bildet er einen Ausscheidungskanal, den man *Fistel* nennt. Eine Fistel kann auch einen Abszess im Innern eines Organs mit einem ausscheidenden Hohlorgan verbinden.

5. Die hämorrhagische Entzündung

Dabei handelt es sich um eine Entzündungsform, bei der das Austreten von roten Blutkörperchen in den Entzündungsherd vorherrscht. Diese Form der Entzündung ist immer ein Hinweis darauf, dass eine besonders schwere, bis an die Zirkulationsorgane heranreichende Gewebezerstörung stattgefunden hat. Die schwersten Infektionskrankheiten führen zu hämorrhagischen Vorgängen. Die *Pest,* die gefürchtete Seuche des Mittelalters, führte zu schweren, blutigen, herdförmigen Entzündungen der Lunge, an denen die Kranken meist in wenigen Stunden oder Tagen zu Grunde gingen. Die echten oder *schwarzen Pocken* haben ihren Namen von der Ansammlung roter Blutkörperchen in den Entzündungsherden, zum Beispiel den Hautblasen, erhalten. Der Zerfall in den Entzündungsherden war so stark, dass es bei der Heilung zur Bildung entstellender Narben kam (sogenannte Blatternnarben). Auch die Pockenkrankheit war eine sehr schwere, oft tödlich verlaufende Krankheit. Bei hämorrhagischen Entzündungen erfolgt der Angriff der Krankheit eben auf das Blut.

6. Die granulomatöse Entzündung

Die bei Entzündungsvorgängen aus dem Mesenchym auftretenden Gewebeneubildungen bezeichnet man wegen ihrer körnigen Struktur als granulomatöse Entzündungen. Derartige Vorgänge schließen ausgedehnte oder schwere Entzündungen durch Bildung von Granulationsgewebe ab. Es gibt aber auch entzündliche Krankheiten, bei denen das Ausbilden eines Granulationsgewebes mindestens in bestimmten Phasen des Krankheitsgeschehens vorherrscht. Zu diesen Krankheiten gehört zum Beispiel die *Tuberkulose,* die ihren Namen geradezu von der Ausbildung vieler kleiner Knötchen aus Granulationsgewebe, den Tuberkeln, hat. Tuberkeln sind also nicht etwa das, was man in der Medizin bakterielle Krankheitserreger nennt, sondern eine bestimmte knötchenbildende Entzündungsform. Die verschiedenen Formen und Stadien der Tuberkulose müssen gesondert dargestellt werden. Eine Form ist eben diese Knötchenbildung. Sie wird unter anderem bei der sogenannten Miliartuberkulose der Lunge beobachtet. Diese ist eine Ausbreitung der tuberkulösen Entzündung mit sehr vielen kleinen Knötchen, von denen die Lunge übersät sein kann. In ihnen bildet sich um einen kleinen bakteriell besiedelten Zerfallsherd eine Schicht mesenchymalen Gewebes. Die Histiozyten, die sich aus dem Mesenchym in der Umgebung der Blutgefäße der Lunge bilden, ordnen sich kugelschalenförmig um den Entzündungsherd. Wir nennen diese Zellen Epitheloidzellen, weil sie ähnlich wie die den Darm auskleidenden Epithelzellen aussehen und angeordnet sind. Die Epitheloidzellen der tuberkulösen Knötchen nehmen in der Tat den Inhalt der Entzündungsherde auf, wodurch dieser verschwindet. Auch die Knötchen bilden sich wieder zurück. Die Epitheloidzellenbildung kann als eine kleine vorübergehende Darmbildung bezeichnet werden. Sie führt zur Verdauung und Ausscheidung eines Entzündungsherdes. Es gibt die Möglichkeit, dass an irgendeiner Stelle der Lunge solche Knötchenherde erhalten bleiben. Die Entzündung schwelt dann in ihnen weiter und kann evtl. zu einer Zeit, in der der Kranke schwächere Abwehrkräfte hat, sich ausdehnen und mit eitriger Zersetzung zu großen Höhlenbildungen (Kavernen) in der Lunge führen. Diese schwere Zersetzung der Lunge wird meist von ausgedehnten, kapselbildenden Verhärtungen begleitet.

Eine andere granulomatöse Entzündung ist die *Polyarthritis rheumatica*, der chronische Gelenkrheumatismus. Bei dieser Entzündung verselbstständigt sich der granulomatöse Prozess nicht um einen Infektionsherd wie bei der Tuberkulose. Es kann zwar am Anfang der Erkrankung auch eine Infektion (zum Beispiel Angina oder Scharlach) stehen. Dabei kann der Gelenkbefall zu einer *Infektarthritis* mit Ergussbildung führen. In den meisten Fällen bilden sich die entzündlichen Gelenkergüsse vollkommen zurück. Die granulomatöse Entzündung tritt durch einen Angriff auf das eigene Körpergewebe auf, indem dieses eine Verfremdung durchmacht. Es kommt zu einer Verquellung von Bindegewebe der Gelenkkapseln und Gelenkränder, manchmal übrigens auch an den Herzklappen. Die Verquellungsherde werden knotenförmig von mesenchymalem Gewebe umwachsen und aufgelöst. Die Gewebeneubildung führt nicht zu einer Heilung, sondern durch weiteres Wuchern zu einer Zerstörung. Die so verselbstständigt weiter wachsenden Knötchen zerstören die Gelenkformen und dringen bis in Knorpel und Knochen der Gelenkränder vor, die dadurch zerstört und deformiert werden. Manche Gelenke werden so vollständig zerstört, dass sie verschwinden und durch Knochenbrücken ersetzt werden. Bei der primär-chronischen Polyarthritis werden zunächst meist die kleinen Gelenke der Hände und Füße befallen, später auch die großen Gelenke. Unter immer wieder aufflackernden, nicht sehr hohen Fiebern schreitet der Prozess unter furchtbaren Schmerzen bis zur Versteifung und Deformierung fort.

Der beschriebene Selbstzerstörungsprozess hat dazu geführt, dass man die Krankheit zu den Autoaggressionskrankheiten zählt. Bei solchen Krankheiten findet man im Blut gegen bestimmte Körpergewebe gerichtete Autoantikörper. Es handelt sich also nicht allein um eine Verselbstständigung der normalerweise einen Entzündungsprozess abschließenden Gewebeneubildung (Stufen 5 und 6), sondern auch um einen verselbstständigten, auf eigenes Körpergewebe gerichteten Immunstoffwechselprozess (Stufe 7).

7. Die Autoaggressionskrankheiten kann man besonders hervorheben.

Nicht alle diese Krankheiten müssen zu einem chronischen Siechtum führen. Unter den Krankheiten des *rheumatischen Formenkreises* findet sich zum Beispiel die in den letzten Jahren vermehrt bei älteren Menschen vorkommende *Polymyalgia rheumatica*, die eine gute Prognose, aber einen viele Monate bis zwei Jahre umfassenden Verlauf hat. Dabei handelt es sich um schmerzhafte Verquellungen in den Muskeln des Schultergürtels einschließlich der Oberarme sowie des Beckengürtels einschließlich der Oberschenkel mit erheblicher Einschränkung der Beweglichkeit, begleitet von Fieberschüben und Kälteempfindlichkeit. Im Blut findet man meist eine Senkungsbeschleunigung, die im Anfang ausgeprägt ist, aber weniger häufig Autoantikörper. Der Prozess tritt oft erst Jahre nach einer erheblichen physischen und seelischen Überanstrengung auf. – Auch die *Polyarthritis* im Sinne der oben beschriebenen granulomatösen Entzündung kann in einen relativ günstigen Verlauf ausklingen, führt aber doch häufiger zu einer schweren bleibenden Deformierung.

Folgende Krankheiten aus dem rheumatischen Formkreis stellen ebenfalls Autoaggressionsprozesse dar:

Der *Morbus Bechterew* oder die Spondylarthritis ankylopoetica, eine destruierende Entzündung der kleinen Gelenke oder Wirbelsäule, der Kreuzdarmbein (Ileosakral-)-Gelenke und der Wirbelsäulenbänder mit meist raschem Übergang in eine Verödung und knöcherne Versteifung (= Ankylose) der Gelenke und Bandverknöcherung. Der Prozess, der fast nur Männer befällt, geht mit furchtbaren Schmerzen einher, bis die vollständige Versteifung des Rückgrats eingetreten ist.

Die *Sklerodermie* besteht in einer Zerstörung des elastischen Unterhautgewebes im Verdauungsschlauch. Das zerstörte Gewebe wird durch ein schlecht durchblutetes, schrumpfendes Narbengewebe ersetzt, das eine enorme Starre der Haut bewirkt. Die Beweglichkeit wird dadurch eingeschränkt. Am Verdauungsorganismus treten Schluckbeschwerden und mangelhafte Ausscheidungsfunktion auf.

Bei der *Dermatomyositis* spielt sich der Destruktions- und Vernarbungsvorgang an Haut und Muskeln ab. Die Krankheit ist sehr selten.

Der *Lupus erythematodes* (L.E.) ist die am weitesten nach innen greifende Autoaggressionskrankheit, die unter anderem zu einer Schädigung der Blutgefäße, des Herzens und des Nierengewebes führt, so dass hier die lebendigen Aufbauvorgänge und inneren Bewegungen gehemmt werden. Gelegentlich führt der Lupus erythematodes auch zu einer Hautbeteiligung. Dabei ist unter anderem das Gesicht betroffen. Über den Wangen und der Nase bildet sich eine schmetterlingsförmige Rötung, Wucherung und eine weißlichgräuliche Schuppung aus. Manchmal treten auch Hautdefekte mit Vertiefungen auf.

Manche dieser Krankheiten aus dem rheumatischen Formkreis führen über kurz oder lang zu einem chronischen Siechtum und enden in Versteifung und Starre, andere werden auch überwunden oder führen nur zu leichten Behinderungen.

8. Immunmangelkrankheiten

Während bei den Autoaggressionen oder Autoimmunkrankheiten Bereiche des eigenen Organismus als fremd behandelt und vernichtet werden, gibt es auch Krankheiten, bei denen das Hereinlassen von nicht menschen- und individualitätsgemäßen Kräften so stark im Vordergrund steht, dass die Immunorganisation nicht nur für das zuerst eindringende Fremde versagt, sondern auch gegenüber nachfolgenden Infektionen. Das erschütterndste Beispiel ist AIDS, das acquired immuneo-deficiency syndrome = erworbenes Immun-Mangel-Syndrom. Es handelt sich um eine Viruskrankheit, bei der zwar nach einiger Zeit Antikörper gebildet werden, die aber die Ausbreitung des Prozesses nicht verhindern. Das Thymus-Immunsystem wird so stark geschädigt, dass es nachfolgenden Fremdprozessen keinen Widerstand entgegensetzt. Außer den durch AIDS-Befall selbst ausgelösten Destruktionen und schwelenden Entzündungen des lymphatischen Systems, des Darms, der Genitalorgane und des Gehirns kommt es zu den sogenannten opportunistischen (Gelegenheits-) Infektionen mit zum Teil in der menschlichen Pathologie ungewöhnlichen Erregern. Die AIDS-Kranken können durch die Zerstörung des Immunsystems diese Infektionen nicht abwehren und sterben dann zum Beispiel an ungewöhnlichen Formen von Lungenentzündung oder an Pilzkrankheiten. Es können auch sich über den ganzen Körper ausbreitende blaurote Gefäßtumore, die Kaposi-Sarkome, auftreten und in einen Zerfalls- und Zersetzungsprozess übergehen. Sehr merkwürdig ist die lange Entwicklungszeit der Krankheit, die Jahre umfassen kann und eigentlich nicht als verlängerte Inkubationszeit bezeichnet werden kann. Schon etwa sechs Wochen nach Ansteckung kann man oft Antikörper nachweisen. Krankheitserscheinungen mit fieberhaften Zuständen, Lymphknotenschwellungen und Elendsein treten oft jedoch viel später auf. Der Versuch der Abwehr wird also gemacht. Er ist aber erfolglos.

IV. Die tieferen Hintergründe der Entzündungskrankheiten und das Verhalten der Wesensglieder

Die Bezeichnung „Entzündung" charakterisiert eigentlich nur einen Teil der beschriebenen Krankheitsprozesse. Am Anfang steht meist gar nicht die Wärmesteigerung und die Aktivität des Blutes, sondern das Gegenteil. Physiologisch tritt zuerst ein Abbau, ja eine Zerstörung auf. Im Hinblick auf das Verhalten der Wesensglieder kann man sagen, dass zunächst Ich und Astralleib aus den Leibprozessen von Ätherleib und physischem Leib zurückgezogen sind, nicht aufmerksam sind oder selbst zum Beispiel durch seelische Erschütterungen abbauend in den Organismus hineinwirken. Erst dann kommt es zu denjenigen Vorgängen, die wir als Entzündungen bezeichnen. Dabei entsteht ein Verdauungsprozess an falscher Stelle, das heißt es finden Vorgänge statt, wie wir sie normalerweise bei der Verarbeitung der Nahrung in uns haben. Die höheren Wesensglieder tauchen dabei in Ätherleib und physischen Leib unter und bewirken, dass das Fremdgewordene verarbeitet, der Leib neu ergriffen und das Unverdauliche ausgeschieden wird. Während dieses Prozesses befindet sich der Mensch in herabgesetztem Bewusstsein. Aus diesem Zustand tauchen Ich und Astralleib wieder auf, wenn die Heilung eintritt.

Dieser Zusammenhang gilt unter anderem für viele akute Infektionskrankheiten, wie zum Beispiel Masern und Scharlach und fieberhafte Organkrankheiten. Dabei wird das Ich Beherrscher des Leibes und des seelischen Lebens. Voraussetzung dafür ist, dass der Ätherleib den aus der Ganzheit des Leibes herausgefallenen Bereich über das Blut durchdringen und dieser Ganzheit wieder einbilden kann.

Es gibt jedoch auch ganz andere Entzündungsverläufe. Für die chronischen oder rezidivierenden Entzündungen kann es verschiedene Gründe geben. Zum Beispiel können seelische Erschütterung oder der seelische Schmerz, die einer solchen Krankheit vorangegangen sind, bestehen bleiben, nicht verarbeitet werden und dadurch weiter oder immer wieder neu einwirken. Äußere Lebensumstände – zum Beispiel Kälteeinwirkungen, Fehlernährung – können immer wieder die Krankheit begünstigen. Der Ätherleib kann nicht in der Lage sein, die Folgen von Abbauvorgängen durch Verdauungsprozesse aufzulösen, weil der Astralleib mit seinen unbeherrschten Erregungen sich unmittelbar zerstörend im physischen Leib auslebt. Der ganze Vorgang einer nicht zu Ende kommenden Entzündung kann aber auch vom Verhalten des Ich ausgehen, was bei den Autoaggressionskrankheiten deutlich ist, bei denen Immunvorgänge sich gegen körpereigenes Gewebe richten und eine „Selbstzerstörung“ die Folge ist.

Betrachtet man die einzelnen individuellen Krankheitsfälle und die verschiedenartigen Verläufe, so wird deutlich, dass äußere „Ursachen“ wie Krankheitserreger (Bakterien, Viren), Lebensumstände etc. die Gelegenheit für den Menschen abgeben, sich in einer bestimmten Weise weiter zu entwickeln. Nimmt man zur Vertiefung der Krankheitserkenntnis die Schilderungen Rudolf Steiners aus dem Zyklus *„Die Offenbarung des Karma“* (GA 120) hinzu, so wird man auf ein viel weiteres Ursachenfeld aufmerksam. Man findet dann den individuellen Menschen in einem Entwicklungsprozess, der jeweils im nachtodlichen Erleben des Kamaloka besondere Anstöße erhält, die sich im nächsten Leben auswirken. Dabei ist der Mensch hineingestellt in die Auseinandersetzungen mit den luziferischen und ahrimanischen Mächten, die sich auch in den Krankheitsformen ausleben. Starkes Einwirken luziferischer Kräfte in Form von Ausschweifungen in einem Erdenleben zum Beispiel kann schmerzhafte, vom Astralleib ausgehende Krankheiten mit

Fieber und Auflösungsprozessen im nächsten Leben zur Folge haben. Ahrimanische Verführungen, die in einem Erdenleben den Menschen zu stark mit der materiellen Welt verbinden, führen im nächsten Leben mehr zu einer Wirkung über den Ätherleib, der zu stark an den physischen Leib gekettet wird. Die dadurch im nächsten Leben entstehenden Krankheiten sind nicht durch Schmerzen gekennzeichnet. Sie treten unbemerkt, heimtückisch auf und führen zu schwachen Organen und Lähmungen. Die Entzündungskrankheiten können in Verlauf und Form mehr luziferische Krankheitsbilder haben, mehr die Tendenz zu Auflösungen, ahrimanische mehr zu Verhärtungen. Beide Formen können auch zusammen oder nacheinander vorkommen. Dies ist der Fall, wenn bei der Tuberkulose ein zerstörerischer Auflösungsprozess in Verhärtungen und Verkalkungen, ja Knochenbildungen übergeht.

V. Die Augenbildung als Bild der Entzündung

Bei der Augenentstehung in der frühen Embryonalzeit wird zunächst von einer bestimmten Stelle der Haut des Gesichtes aus die Linsenanlage nach innen hineingestülpt und von der Haut ganz abgeschnürt. An der Einbuchtungsstelle wird die Haut zur durchsichtigen Hornhaut. Diese ist die Oberfläche einer zwischen ihr und der Linse gebildeten Blase, der vorderen Augenkammer, einem flüssigkeitshaltigen Raum, der das ganze Leben über aus dem Blut mit Kammerwasser durchströmt wird. Die erste Antwort des inneren Organismus auf die Hineinschiebung der Linse ist aber die zunächst kolbenartige, gestielte Ausbuchtung des Zwischenhirns, die von innen der Linse entgegenwächst und dann von vorne her becherförmig eingebuchtet wird. Aus der Innenschicht dieses Bechers wird die Netzhaut mit den Sinneszellen (Stäbchen und Zapfen), von denen die Nervenfasern durch den Becherstiel zum Gehirn wachsen, so dass aus dem Stiel der Sehnerv wird. Aus der äußeren Schicht des Bechers wird die dunkle Pigmentschicht, die die Netzhaut nach hinten abschließt.

Betrachtet man die Augenentstehung als Bild der Entzündung, so kann die Linsenbildung als eine Verletzung mit einem Fremdkörper aufgefasst werden. Die Netzhautbildung ist gewissermaßen der leibgewordene Schmerz. Die entzündliche Reaktion findet ihr Blut in dem Verhalten des Blutgefäßsystems bei der Augenbildung. Man findet außen um die Pigmentschicht herum und nach vorne bis vor die Linse reichend die Aderhaut, deren vorderer Abschnitt die Regenbogenhaut oder Iris ist. Aus den Blutgefäßen hinter der Iris und vor der Linse wird das Kammerwasser abgesondert, das zeitlebens die Vorderfläche der Linse bespült und dann durch die Pupille in die vordere Augenkammer dringt, von wo aus es wieder in Venen abgesaugt wird. Die vordere Augenkammer ist das Dauerbild einer entzündlichen Blase nach Fremdeinwirkung (Linse). Die weiter hinten, hinter der Netzhaut liegenden Aderhautabschnitte erhalten das Auge umfänglich am Leben. Das Bild eines weiter innen ansetzenden Entzündungsvorganges finden wir in der Bildung des Glaskörpers, der als Gallertmasse den Augapfel innen erfüllt. Sie wird aus Blutgefäßen abgesondert, die durch den Sehnerv in das Auge einwachsen und sich zwischen Netzhaut und Linse ausbreiten. Ist der Glaskörper fertig ausgebildet, bilden sich die Blutgefäße aus dem Glaskörper zurück. Es bleiben nur diejenigen Blutgefäße zurück, die unmittelbar auf der Netzhaut verlaufen. Der Glaskörper wird auf diese Weise ganz durchsichtig. Die ganze Augenbildung wird außen herum durch die Sklera (das Weiße am Auge) abgeschlossen, wie eine abgekapselte Entzündung in irgendeinem Organ.

Am Schluss liegt ein Organ vor, das von vorne für die Lichtwirkung vollkommen durchlässig ist, so dass die höheren Wesensglieder beim Sehen durch das Organ in die Welt dringen können, aber auch das Sehen durch die undurchdringliche Kapsel mit dem spezialisierten Sinnes-Nervenbereich ins Bewusstsein kommen kann.

Rudolf Steiner empfahl den Ärzten im ersten *Medizinerkurs* (GA 312, 14. Vortrag) das Auge als Bild der Entzündung anschauen zu lernen, um sich einen Blick für den Ätherleib zu erüben. Eine Ergänzung dazu findet sich im siebenten Vortrag des *Heileurythmiekurses*, allerdings nicht nur bezogen auf die Entzündung. Wir erfahren dort, wie die Organbildung (am Beispiel des Auges) aus hereinstrahlenden universellen Ätherkräfte als plastische Bildekräfte am Organ versammelt werden. Zwischen beiden weben atmende Aussonderungsprozesse. Die plastischen Befestigungskräfte werden als imaginative Kräfte bezeichnet, die Aussonderungs- oder Atmungsprozesse durch inspirative Kräfte bewirkt, die einstrahlenden Substanzkräfte durch intuitive Kräfte. Eurythmisch sind die Konsonanten objektive imaginierende Kräfte, die Vokale objektive Inspirationen, Worte oder Lautfolgen objektive Intuitionen.

In diesen Schilderungen ist von Rudolf Steiner der Weg angeregt, auf dem man heileurythmische Übungen finden kann.

VI. Therapeutische Gedanken

Bei all denjenigen Entzündungskrankheiten, bei denen der Mensch durch ein tiefes Eingreifen seiner höheren Wesensglieder rasch zu einem neuen Beherrschen des Leibes gelangt, ist eine heileurythmische Behandlung weder notwendig noch angezeigt.

Bei den chronischen Entzündungen können wir die Heileurythmie vielfältig einsetzen. Die beschriebenen Krankheiten aus dem rheumatischen Formkreis, aber auch allergische Entzündungen wie Heuschnupfen und Neurodermitis und die verschiedenen chronischen Organentzündungen können durch heileurythmische Übungen gut beeinflusst werden. Dabei kann man sich an den grundsätzlichen Ausführungen Rudolf Steiners im Heileurythmiekurs oder auch an von ihm für einzelne Patienten angegebenen Übungen orientieren.

Man kann sich fragen, welche Stoffwechselprozesse beim Patienten gestärkt werden müssen und danach Konsonanten auswählen. Man beobachtet die Atmung, wie sie sich in der Bewegung äußert, wie sie den ganzen Menschen durchströmt und ergreift und findet dazu die vokalischen Übungen. Bei den chronischen rheumatischen Krankheiten kann die Ton-Heileurythmie sehr segensreich eingesetzt werden, weil sie den verhakten Astralleib befreit und von den strömenden Bewegungen beschenken lässt, so dass auch schmerzhafte Verkrampfungen und Versteifungen sich lösen.

Tumorkrankheiten

I. Erscheinungsformen

Bei Tumorkrankheiten entstehen aus Körpergeweben Wucherungen, die sich an die Stelle einer anderen Gewebebildung oder Organbildung setzen. Ganz im Gegensatz zu den Entzündungskrankheiten treten am Anfang von Tumorkrankheiten keine Bewusstseinsveränderungen auf, also keine Schmerzen, kein Fremdheitsgefühl oder Unwohlsein. Die Krankheit beginnt unbemerkt. Erst allmählich, wenn die Tumorbildung eine gewisse Ausdehnung erreicht hat oder empfindsame Stellen des Nervensystems tangiert, entstehen auch Schmerzen. Es gibt durchaus sehr große Tumore, die gar keine Schmerzen, unter Umständen auch gar keine Störungen des Befindens verursachen.

Die bei allen Tumoren auftretenden Massenvermehrungen von Geweben können unterschiedliche Ausmaße erreichen. Tumore können irgendwann heranwachsen, dann aber im Wachstum stehen bleiben. Manchmal bleiben solche Gebilde – wie zum Beispiel Hautwarzen oder rundliche und ovale Fettgewebs- oder Bindegewebsgeschwülste der Haut – das weitere Leben über einfach in einer einmal erreichten Größe erhalten. Manchmal lösen sie sich auch wieder auf, trocknen zum Beispiel ein, schrumpeln und fallen ab. Manchmal beobachtet man das Auftreten zahlreicher Tumorgebilde in einem Gewebssystem. Fettgewebs- oder Bindegewebsgeschwülste treten oft zahlreich auf, so dass man in der Unterhaut viele Knoten findet, die in der Regel harmlos sind. Der Träger solcher Gebilde wird vielleicht in seiner Gestalt etwas entstellt, aber nicht eigentlich krank.

Dagegen gibt es die Möglichkeit, dass das Wachstum der Tumore nicht begrenzt bleibt, sondern mehr oder weniger rasch zunimmt. Die Massenzunahme als solche kann durch Raumverdrängung allein schon zu Krankheitserscheinungen führen. Dabei muss der Tumor noch gar nicht zu einer Zerstörung des Organs oder der Nachbarorgane führen. Nur durch die Verlegung und Verstopfung eines

Hohlorgans zum Beispiel können schon auffallende Krankheitserscheinungen auftreten. Wird zum Beispiel der Hohlraum des Verdauungstraktes eingeengt oder gar verschlossen, so ist die Passage behindert oder ganz aufgehoben. Bei Lokalisation eines Tumors an der Speiseröhre kann der Kranke nicht mehr schlucken. Die Speisen kommen zurück. Beim Magenverschluss kommt es zum Erbrechen der Nahrung. Bei Lokalisation des verschließenden Tumors am Darm kommt es zum Darmverschluss oder Ileus, die Kranken können nicht mehr entleeren und erbrechen schließlich durch den Rückstau auch den Inhalt der inneren Darmabschnitte: kotiges Erbrechen. – Tumore am Bronchialsystem führen zum Verschluss der Luftwege in einem Lungenabschnitt, der dadurch von Atmung ausgeschlossen wird.

Bei zunehmendem Wachstum eines Tumors kann es zu Organzerstörungen kommen. Die Krankheitserscheinungen bestehen dann in Funktionsveränderungen. Es kann zum Anfall von Funktionen kommen. Es können aber auch Funktionen eines Organs krankhaft gesteigert werden. Letzteres ist zum Beispiel der Fall der Tumorbildung mit innerer Sekretion.

Eine abnorm gesteigerte Hormonproduktion eines Drüsenorgans, die sich nicht mehr in das Gesamtgefüge einordnet, führt zur Entstellung der Gestalt, zu abnormen Aufbau- oder Abbauvorgängen oder zu schweren Rhythmusstörungen zum Beispiel der Atmung oder der Zirkulation. Derartige Tumorverläufe mit Funktionssteigerungen sind viel seltener als die Herabminderung oder das Erlöschen der Organfunktion durch die Tumorausbreitung.

Die Ausbreitung kann auf Nachbarorgane übergreifen oder auch durch Aussiedelung in andere Organe zu Destruktionen führen. Die Krankheitserscheinungen bestehen dann im Ausfall der Funktion der betreffenden Organbereiche. Bei dieser Form der Tumorkrankheit mit Einbruch in die Umgebung eines Ursprungsorgans oder Absiedelung (Metastasierung) treten auch fast immer schwere Störungen des Befindens und Schmerzen auf. Bewusstseinstrübungen kommen nur vor, wenn Organfunktionen gestört werden, die normalerweise Bewusstsein ermöglichen, zum Beispiel bei Metastasierung im Gehirn, in der Leber oder den Nieren.

Störungen der Körpertemperatur treten in der auffälligsten Weise wie bei den Entzündungskrankheiten nicht auf, Fiebererscheinungen kommen höchstens in sehr fortgeschrittenen, mit Zerfallserscheinungen einhergehenden Stadien der Tumorkrankheiten vor. Im Allgemeinen zeichnet sich der Tumorkranke eher dadurch aus, dass er wenig zu Fieberreaktionen neigt.

Es gibt bei den Tumorkrankheiten *gutartige* und *bösartige* Verläufe. Der Beginn einer bösartigen Tumorerkrankung ist oft außerordentlich verborgen. Zeichen der Krankheit treten oft erst auf, wenn die Tumorbildung schon weit fortgeschritten ist. Deshalb beobachtet man immer wieder, dass Tumorpatienten oft lange Zeit ein blühendes Aussehen haben und erst bei sehr fortgeschrittenem Leiden Abmagerung und Elendsein auftreten.

II. Die gewebliche Beschaffenheit der Tumore und das Verhalten im Körper

Tumorbildungen können von jeder Art von Körper- oder Organgewebe ausgehen. Sie bestehen in einer Vermehrung eines oder mehrerer Gewebselemente.

a) Tumore, die von den Abkömmlingen des äußeren Keimblattes (Nervengewebe und Nervennährgewebe) ausgehen:
Neurome oder Neurinome – Nerventumore,
Glimone oder Glioblastome – Geschwülste des Nervennährgewebes, das man Glia nennt.

b) Tumore, die von den Abkömmlingen des mittleren Keimblattes ausgehen:
Meningeome – Geschwülste der weichen Hirnhaut
Chondrome – Knorpelgeschwülste
Osteome – Knochengeschwülste
Fibrome – Bindesgewebsgeschwülste
Myome – Muskelgeschwülste
Lipome – Fettgewebsgeschwülste
Hämangiome – Blutgefäßwucherungen
Lymphangiome – Lymphgefäßwucherungen
Melanome – Pigmentzellwucherungen

c) Tumore, die von den Abkömmlingen des inneren Keimblattes ausgehen:
Polypen – Zotten – oder Wandwucherungen
Adenome – Drüsentumore
Zysten – Drüsentumore mit verschlossener Hohlraumbildung, in der sich Flüssigkeit ansammelt.

Es gibt auch *Mischtumore*, die sie aus verschiedenen Geweben zusammensetzen. Beispiele:

Fibroadenome: Wucherungen von Binde- und Drüsengewebe

Osteofibrome: Wucherungen von Knochen-und Bindegewebe

In Mischtumoren können organartige Bildungen entstehen. Dies ist der Fall bei den Teratomen, das heißt Wundergeschwülsten, in denen sich zum Beispiel Haare oder Zähne ausbilden. Manchmal finden sich darin auch Drüsengewebe, die zu Hormonabsonderungen führen und dadurch merkwürdige Krankheitserscheinungen hervorrufen, die man nicht erklären kann, wenn man nicht die verborgene Geschwulst findet.

Untersucht man die Häufigkeit der Ausbildung von Tumoren in den verschiedenen Gewebsgruppen, so ist auffallend, dass es viel seltener Tumore im Nervengewebe als in den beiden anderen Gruppen gibt. Innerhalb der Gruppe der vom mittleren Keimblatt ausgehenden Tumore sind Fibrome und Myome am häufigsten. Am allerhäufigsten findet man Tumorbildungen ausgehend von denjenigen Geweben, die auch normalerweise eine große Wachstums- und Regenerationskraft besitzen. Es handelt sich um das Gewebe der Innenhaut des Verdauungsorganismus; das Gewebe, von dem die Regeneration der inneren Organbereiche ausgeht: das Mesenchym; das Gewebe der Keimdrüsen und verwandter Gebiete, die auch mit der Hervorbringung zu tun haben, zum Beispiel das der Milchdrüsen; das Gewebe der Blutzellbildung im Knochenmark oder das

Gewebe der Lymphzellbildung. Aus all den Geweben entwickeln sich auch am leichtesten Tumore mit besonderer Wachstumstendenz und Zerstörungskraft. Wir bezeichnen sie gegenüber den die Organgrenzen nicht überschreitenden und nicht destruierenden gutartigen (benignen) Tumoren als bösartige Geschwülste oder *Malignome.* Malignome werden auch sehr oft als Neoplasma bezeichnet unter der Vorstellung, dass sie sich als Neubildungen entwickeln. Die von der inneren und äußeren Haut (Epithel) ausgehenden bösartigen Tumore nennt man *Carcinome,* die von den Mittelblattgeweben ausgehenden bösartigen Tumore *Sarkome.* Die Bösartigkeit ist dadurch charakterisiert, dass der Tumor die normalen Organstrukturen und Formen durchwächst und sein Gewebe in andere Organe verstreut, also Absiedelungen oder *Metastasen* bildet. Diese zerstören ihrerseits das Gewebe, in welchem sie sich einnisten. Die Ausbreitung der Metastasen kann auf dem Lymphwege (lymphogene Metastasierung), das heißt über die Lymphgefäße und Lymphknoten, oder auf dem Blutwege (hämatogene Metastasierung) erfolgen. Es gibt Malignome, deren Metastasierung überwiegend oder mindestens zunächst überwiegend lymphogen erfolgt. Dazu gehören zum Beispiel der Brustkrebs (Mamma-Carcinom), das Bronchial-Carcinom und das Magen-Carcinom. Sobald über den Lymphweg der Blutweg erreicht ist, geht die Metastasierung hämatogen weiter. Vorwiegend hämatogen metastasieren zum Beispiel die bösartigen Tumore der Niere, die sogenannten Hypernephrome.

Auch in Bezug auf die Organe, in die hinein die Metastasierung erfolgt, gibt es für einige bösartige Tumore typische Verläufe:

Mammacarcinome; Prostatacarcinome, maligne Schilddrüsentumore und Hypernephrome metastasieren sehr häufig in das Skelett. Sie verursachen dort Destruktionen (osteolytische Herde) oder Ansammlungen von zu dichten, aber doch nicht tragfähigen Knochen (osteoplastische Herde). Die Folgen sind Zusammenbrüche der Knochen und Schmerzen. Die bösartigen Tumore der weiblichen Keimdrüsen (Eierstöcke, Ovarien) breiten sich überwiegend im Bauchraum, am Bauchfell und in der Leber, erst später im Brustraum aus. Sie metastasieren selten in den Knochen. Auch die Krebse des Magens und Darmes befallen im Wesentlichen die Bauchorgane und breiten sich langsam über die Lunge weiter aus. Metastasen in den Knochen sind selten.

Der Hodenkrebs (Seminom) – ein äußerst bösartiger Tumor – macht meist wenig Erscheinungen an den Bauchorganen, bildet aber sehr leicht Lungenmetastasen, so dass die Lunge schnell von oft zahllosen und riesigen Rundherden durchsetzt ist. Auch das Hypernephrom erscheint vor dem Erreichen des Skeletts mit seinen Metastasen in der Lunge. Der dunkelfleckige Hautkrebs, der vom Unterhautgewebe ausgeht und eine Dunkelpigmentierung besitzt, (Melano-Sarkom, Melano-Blastom), metastasiert über die Lunge in die Leber und andere innere Organe.

So gut wie nie von Metastasen befallen sind die Muskeln, das Herz und die Milz. In der Milz findet man sogar bei metastasierenden Tumoren massenhaft abgestorbene, das heißt in der Milz vernichtete, abgebaute Tumorzellen. Die Milz erkrankt nur bei bösartigen Tumorerkrankungen des blutzellbildenden und lymphatischen Systems, zum Beispiel bei den Leukämien und bei der Lymphogranulomatose und dem Lymphosarkom. Bei diesen Erkrankungen finden wir schließlich auch Veränderungen im Blut selbst. Man könnte bei der oft enormen Vermehrung der Blutzellen, zum Beispiel der weißen Blutzellen (Leukozyten) bei den Leukämien, an Entzündungen erinnert werden, zumal auch häufig Fieberschübe auftreten. Aber es handelt sich nicht wirklich um eine Entzündung. Das Blut bringt keinen Verdauungsvorgang zur Beherrschung eines Fremden im Organismus hervor. Die Blutfunktionen sind vielmehr genauso „tumorartig" verselbstständigt wie das Zellwachstum im Krebs. Deswegen spricht man auch mit Recht bei den Leukämien von Blutkrebs.

Noch deutlicher an der Grenze zur Entzündung steht die Lymphogranulomatose (Morbus Hodgkin). Bei dieser Krankheit, die überwiegend bei Jugendlichen und jüngeren Erwachsenen auftritt, besteht am Anfang oft nur eine allgemeine Schwäche, Blässe, manchmal Fieber. Die allmählich auftretenden Lymphknotenschwellungen, zum Beispiel in den Achselhöhlen, am Hals, in den Leistenbeugen und an den inneren Organen, zum Beispiel der Lungenwurzel, zeigen – wenn man sie mikroskopisch untersucht – oft das Bild einer chronisch-granulomatösen Entzündung. Erst allmählich verändert sich das Bild zum eindeutigen Tumor, der die Lymphknoten zerstört. Der Verlauf dieser Krankheit ist oft langwierig, chronisch-schleppend, aber doch in der Regel tödlich. Die Milz wird auch von der Tumorbildung ergriffen und vergrößert. Ausbreitungen in die inneren Organe, zum Beispiel Lunge und Leber, auch in die Knochen, kommen vor.

III. Die tieferen Hintergründe der Tumorkrankheiten und das Verhalten der Wesensglieder

Die Darstellung der Entzündungskrankheiten hat ergeben, dass am Anfang durch ein mangelhaftes „Aufmerksamsein" von Ich und Astralleib eine Verletzung, ein Fremdwerden steht. Durch eine sehr intensive Tätigkeit des Ätherleibes aber werden die höheren Wesensglieder wieder hereingeholt. Das Fremde wird verdaut, der Organismus wird wieder erobert. Nur bei den chronischen Entzündungen verselbstständigen sich die Tätigkeiten. Dies kann entweder dadurch entstehen, dass die verletzende Kraft weiterwirkt, oder die höheren Wesensglieder nicht richtig in den Stoffwechsel eintauchen können.

Bei den Entzündungskrankheiten ist eine Kraft tätig, die versucht, ein Herausfallendes wieder in das Ganze des Organismus einzuordnen. Gerade diese Kraft ist bei den Tumorkrankheiten – besonders bei den bösartigen – nicht vorhanden. Der Organismus scheint nicht einmal wahrzunehmen, dass etwas beginnt, sich selbstständig zu machen. Und er setzt sich nicht zur Wehr. Er zeigt gar keine Reaktion seines Blutes. Blut und Lymphe nehmen im Gegenteil das aus dem Tumorgebiet sich Ausbreitende unverdaut auf und lassen es durch. Die lebendige Tätigkeit des Blutes ist also schwach. Dagegen scheint der Tumor sehr viel Leben zu haben, wodurch es zu abnormem Wachstum kommt. Das Wachstum ist aber zerstörend, es gliedert sich nicht in das Gesamtbild des Menschen ein.

Rudolf Steiner hat am 13. und 14. Vortrag der ersten Medizinerkurses (*Geisteswissenschaft und Medizin*, GA 312) wesentliche Erkenntnisse über die Geschwulstbildungen dargestellt:

„Anders ist es bei den Geschwulstbildungen, bei allen Arten von Geschwulstbildungen. Da handelt es sich darum, dass gewisse Vorgänge im physischen Leib sich direkt als Feinde ausnehmen der Tätigkeit des Ätherleibes, dass sich gewissermaßen Vorgänge im physischen Leibe einfach auflehnen gegen die Tätigkeit des Ätherleibes und dass dann für diese Bezirke des physischen Leibes der Ätherleib nicht mehr wirksam ist.

Nun aber hat der Ätherleib eine sehr große Regenerationsfähigkeit, und man kann immer beobachten mit geisteswissenschaftlichen Mitteln, dass, wenn man das Hindernis beseitigen kann, den Feind besiegen kann, der seiner Tätigkeit auf einem gewissen Gebiete entgegensteht, man dann der Sache noch beikommen kann. So dass man sagen kann: Bei Geschwülsten wird es sich darum handeln, gewissermaßen durch Naturtätigkeit das Hinwegschaffen der dem Ätherleib entgegenstehenden physischen Tätigkeiten hervorzurufen, so dass der Ätherleib wiederum hinwirken mag an die Stelle, wo er sonst nicht hinwirkt. Das wird gerade von einer großen Bedeutung werden bei, sagen wir, der Karzinombehandlung. Das Karzinom zeigt ja ohne weiteres, wenn es nur sachgemäß beobachtet wird, dass es trotz seiner mannigfachen Formen doch darstellt eine Revolution gewisser physischer Kräfte gegen die Kräfte des Ätherleibes."

„(...) hier ist eine Stelle im menschlichen physischen Leibe, die sich durch ihre Kräfte auflehnt gegen das ganze Hineinwirken der Ätherkräfte, so dass die Ätherkräfte sich gewissermaßen stauen und haltmachen und dadurch das, was wie eine Neubildung aussieht, eben entsteht (...)"

Was aber ist die Ursache des Verselbständigens im physischen Organismus gegenüber dem Ganzheitlichen des Ätherleibes? Die Ursache ist eine Sinnesorganbildung an falscher Stelle. Wie kommt das zustande? Rudolf Steiner schildert dies zum Beispiel in einem Vortrag, der am 24.7.1924 in Arnheim (GA 319) gehalten wurde:

„Nehmen Sie noch einmal, was ich in diesen Vorträgen schon gesagt habe, dass das Nerven-Sinnessystem durchdrungen ist von allen vier Gliedern der menschlichen Wesenheit, vom physischen Leib, ätherischen Leib, astralischer Organisation und Ich; und das Stoffwechsel-Gliedmaßensystem ist wiederum von allen vier Gliedern durchdrungen. Aber in verschiedener Weise sind beide von ihnen durchdrungen. Das Stoffwechsel-Gliedmaßensystem ist so davon durchdrungen, dass die Ich-Organisation dem Willen nach wesentlich stärker wirkt. Alles was Aktivität ist, was den Menschen und die ganze menschliche Organisation in Bewegung bringt, steckt in der Stoffwechsel-Gliedmaßenorganisation; alles was den Menschen in Ruhe lässt und ihn ausfüllt mit inneren Erlebnissen, mit Vorstellungen, Gedanken und Gefühlserlebnissen, das steckt in der Nerven-Sinnesorganisation. Das stellt einen wesentlichen Unterschied dar – den Unterschied, dass in der Nerven-Sinnesorganisation der physische Leib und der Ätherleib viel wichtiger sind als das Ich und die astralische Organisation; und für die Stoffwechsel-Gliedmaßenorganisation sind insbesondere das Ich und die astralische Organisation wichtig. Wenn daher Ich und astralischer Leib zu stark im Nerven-Sinnessystem wirken, dann wird dasjenige im Menschen auftreten, was das Nerven-Sinnessystem in die übrigen Organisationsglieder der menschlichen Natur hineintreibt.

Übersteigerung der Ich-Organisation und der astralischen Organisation im Nerven-Sinnesorganismus treiben diese ganze Nerven-Sinnesorganisation irgendwie in die Stoffwechsel-Gliedmaßenorganisation hinein. Da können die verschiedensten Wege gesucht werden, wie die Nerven-Sinnesorganisation hineingetrieben wird in die Stoffwechsel-Gliedmaßenorganisation; immer entsteht das, was wir unter dem allgemeinen Namen „Geschwulstbildung" fassen können. Und Geschwulstbildungen lernen wir verstehen, wenn wir sehen, wie durch eine übertriebene Ich-Tätigkeit oder astralische Tätigkeit die Nerven-Sinnesorganisation in den übrigen Organismus hineingetrieben wird."

Wenn also Ich und Astralleib in der Sinnesorganisation zu stark werden, das heißt die Sinnesqualitäten in ihrem eigenen Wesen nicht mehr wirken können, sondern aus dem Menschen Vorgefasstes sich der wirklichen Aufnahme entgegenstellt, wird der Sinnesprozess in den Gegenpol des Stoffwechselorganismus verdrängt. Dort verliert der Ätherleib seine lebendige Durchdringungskraft. Die Außenwelt kann unverdaut einwirken.

Die Darstellung der Tumorbildung als Sinnesorgan an falscher Stelle wird von Rudolf Steiner noch dahingehend spezifiziert, dass er von einer Ohrbildung an falscher Stelle sprach.

Die genauesten Darstellungen finden sich in den Hinweisen an Dr. Siegfried Knauer. Daraus ist zu entnehmen, dass bei Krebskranken sowohl eine Veränderung am Ohrorgan im Kopf als auch eine Ohrbildung am Gegenpol entsteht. Bei der Veränderung am Ohrorgan handelt es sich nicht um eine Erkrankung am Mittelohr oder an der Schnecke, sondern um eine nicht genau beschriebene Veränderung dort, wo der Hörnerv und der Gleichgewichtsnerv sich begegnen. Das ist aber diejenige Stelle, an der das Ohr mit dem Gehirnwasserraum nicht mit dem äußeren Hörvorgang zusammenkommt, also die Verinnerlichung des Hörens nicht geschieht. Dazu passt auch, dass Rudolf Steiner davon gesprochen hat, dass beim Krebskranken die Einatmung gegenüber der Ausatmung überwiegt.

Ein weiterer wesentlicher Gesichtspunkt zum Erkennen der Hintergründe der bösartigen Tumorkrankheit richtet sich auf das Verhalten des Ich in der Stoffwechselorganisation. Das Ich ist nicht stark genug, diese Organisation wirklich zu durchdringen. Das äußert sich in der mangelhaften Wärmebildung. Das Ich verliert sich in der Stoffwechselorganisation so, dass es sich beim Einschlafen nicht richtig aus ihr herausziehen kann. Es hinterlässt „Trümmer" seiner selbst. Da diese nicht im Schlaf durch die Erneuerungsprozesse gehen, geben sie Anlass zu Geschwulstbildungen. Der physische Leib empfängt beim Aufwachen nicht die Kraft des ganzen Ich, sondern wird durch die Ichtrümmer in Verselbstständigungen getrieben.

Aus allen Ausführungen ergibt sich, dass wir es bei den Tumorkrankheiten mit sehr vielschichtigen Prozessen zu tun haben. Einwirkungen von außen über die Sinne und die Ernährung wie auch individuelle Verhaltensweisen der Wesensglieder spielen eine Rolle.

IV. Therapeutische Konsequenzen

Man kann die heileurythmische Behandlung nicht schematisieren. Dennoch kann man für die Behandlung von Tumorpatienten bestimmte Schwerpunkte setzen, die sich aus den vorausgehenden Ausführungen ergeben. Die Aufgabe, die vor uns liegt, umfasst vier Tätigkeiten:

1) Die Intensivierung und Verinnerlichung des Hörens
2) Die Förderung der Ausatmung
3) Die Stärkung der Ich-Wärme
4) Die Anregung der innerlichen Verdauung.

Wenn man sehr viel umgeht mit der sogenannten Mamma-Carcinom-Reihe *„O-E-M-L-Ei-(I)-B-D"* kann man die vier Schritte sehr gut darin finden und differenziert erüben.

Anhang 1

Anthroposophische Gesichtspunkte für die Heileurythmieausbildung

Für die Medizinkurse, die Renate Thomas den Heileurythmie-Seminaristen über Jahrzehnte gegeben hat, war die Anatomie neben der naturwissenschaftlichen Betrachtungsweise immer auch eine Hinführung auf den geisteswissenschaftlich/anthroposophischen Hintergrund der Heileurythmie. Aus der Sicht der Referentin ist die Beschäftigung mit der Anthroposophie Grundvoraussetzung für das Heileurythmie-Studium. Die geisteswissenschaftliche Methodik, so wie sie Rudolf Steiner entwickelt und seiner Anthroposophie und deren praktischen Arbeitsfeldern zugrunde gelegt hat, weicht allerdings stark von der naturwissenschaftlichen ab. Kurz zusammengefasst, geht Erstere von der übersinnlichen Wahrnehmung aus und führt bis zur Anschauung der sinnlichen Welt, während die Zweite von einer (im Goethe'schen Sinne vertieften, strengen) sinnlichen Wahrnehmung ausgeht und so den den materiellen Dingen zugrundeliegenden geistigen Gesetzmäßigkeiten auf die Spur zu kommen sucht. Entsprechend hat Renate Thomas ihre Anatomiekurse gestaltet. Zu ihrer Methode gehörte ebenfalls eine künstlerische Komponente, weshalb das Plastizieren anatomischer Gestaltformen zum Pflichtprogramm der Heileurythmie-Ausbildung gehörte. Im Gegensatz dazu konnten die rein geisteswissenschaftlichen Anregungen naturgemäß nur denjenigen Seminaristen zur Verfügung gestellt werden, die ein Interesse dafür bekundeten.

An vielen Stellen wird in dem vorliegenden Buch kurz auf explizit anthroposophische Gesichtspunkte hingewiesen. Mit einer Ausnahme zur Evolutionstheorie in Kapitel 3 haben wir längere zusammenhängende anthroposophisch-geisteswissenschaftliche Darstellungen im Hauptteil dieses Buches nicht aufgenommen. Stattdessen sollen in diesem Anhang die wichtigsten Themengebiete ausgeführt und zusammengefasst werden. Wo es sich um Originalzitate von Renate Thomas und Rudolf Steiner handelt, haben wir den heute oft eher ungewöhnlichen Sprachduktus unverändert übernommen. Das Verständnis anthroposophischer Fachbegriffe setzen wir für diesen Anhang beim Leser voraus.

Für ein weiterführendes Studium der angeführten Themen wird auf die Literaturangaben verwiesen.

Die Herausgeber

Inhalt von Anhang 1

I Die Bedeutung der Kunst für das anthroposophisch-menschenkundliche Studium

Warum das Plastizieren Teil der Heileurythmieausbildung ist

Für das Studium der Menschenkunde als Grundlage der Eurythmie und Heileurythmie brauchen wir einen Weg, der uns die Möglichkeit gibt, den Geheimnissen der Menschenbildung so auf die Spur zu kommen, dass wir die Kräfte des Wortes, des Musikalischen und Plastischen im Menschen dabei erfahren. Es handelt sich also nicht um einen intellektuellen Erkenntnisweg, sondern um einen künstlerischen. Wir können ihn nur teilweise praktisch gehen, indem wir plastizieren und zeichnen. Für das Erfassen des Musikalischen und des Eurythmischen müssen die Erfahrungen aus den entsprechenden Unterrichtsstunden in den Menschenkundeunterricht einfließen. Dadurch wird ein innerer Weg möglich, den jeder für sich in der Verarbeitung des Inhaltes der Menschenkunde vertiefen kann.

Im Plastizieren begegnen wir denjenigen Kräften, die zwischen einer Stoffmasse und dem irdischen oder kosmischen Umkreis formend tätig sind. Es sind dies vorzugsweise diejenige Kräfte, die sich auch in der konsonantischen Lautbildung finden. Das übende Umgehen mit den plastischen Kräften im menschenkundlichen Studium ist auch Grundlage für den Weg in das Musikalische und Vokalische hinein. Das musikalische Element wird aber erst erreicht, wenn das plastische aufgelöst ist. Die musikalischen Kräfte sind es, die eine plastische Bildung innerlich so durchgliedern, dass die Bildung seelisch regsam werden kann.

Die in der Menschenbildung wirksamen musikalischen Kräfte werden nicht durch ein intellektuelles Studium der Zahlenzusammenhänge der menschlichen Gliederung erfasst. Wir müssen vielmehr lernen, diese Kräfte real zu hören. Dies kann dadurch geschehen, dass wir plastische Bildungen im inneren Erleben wieder rückgängig machen und dadurch einen Raum schaffen, in dem die schöpferischen Kräfte des Musikalischen und des vokalischen Lautelementes zur Erscheinung kommen können. Das toneurythmische Üben ist eine wesentliche Hilfe auf diesem Wege.

Die eigentliche geistige Menschenbildesubstanz des Wortes wird erfahren, wenn wir diejenigen Kräfte aufsuchen, die das Plastische und das Musikalische zu dem Gewand eines individuellen Menschen zusammenfügen.

II Die Entwicklung der Sprache in der Menschheitsgeschichte

Warum die Eurythmie dem Ahriman abgetrotzt ist

Rudolf Steiner hat in vielen Ausführungen dargestellt, wie der ganze Mensch in der Eurythmie Kehlkopf wird, wie in der Eurythmie also diejenigen Tätigkeiten des Menschen, die zunächst von den Sprachorganen, also von Kehlkopf, Gaumen, Kiefer, Lippen, Zähnen und Zunge hervorgebracht werden, von diesen Organen befreit werden, um den ganzen sich bewegenden Menschen zu ergreifen. Wenn wir uns die Frage beantworten, welche Bedeutung dieses Ergreifen des ganzen Menschen durch die Sprachkräfte und die musikalischen Kräfte in der jungen Kunst der Eurythmie in der Menschheitsgeschichte hat, werden wir auch Zugang finden zu den Quellen der Heileurythmie. Wenn wir kranken Menschen durch Heileurythmie helfen wollen, müssen wir zunächst den Zusammenhang der Sprachentwicklung der Menschheit mit der gesunden Menschenbildung, aber auch mit dem Entstehen von Krankheiten kennenlernen.

Rudolf Steiner hat in der Anfangszeit der Eurythmie zu Lory Maier-Smits gesagt: „Wenn Sie dann hinausgehen in die Welt und die Eurythmie den Menschen bringen, so müssen Sie sich diese Eurythmie auch bezahlen lassen, und zwar gut bezahlen lassen, denn die Eurythmie ist dem Ahriman abgetrotzt, und er muss ein Äquivalent haben." (Aus: *„Die Entstehung und Entwicklung der Eurythmie"*, GA 277a, S. 44.) In diesem Satz ist hingewiesen auf dasjenige, was von Rudolf Steiner zu leisten war, als er die Eurythmie gab. Der Satz ist Hinweis darauf, dass vor dem Auftreten der Eurythmie in der Menschheitsgeschichte Ahriman Gewalt über die sprachlichen Äußerungen des Menschen gewonnen hatte und dass die Eurythmie den Menschen aus dieser Gewalt befreien kann. Dieser Gesichtspunkt ist für unseren heileurythmischen Ansatz von großer Bedeutung. Er soll uns zunächst veranlassen, die Entstehung und Entwicklung der Sprache in der Menschheitsgeschichte anzuschauen.

Das gewaltige Anfangswort des Johannes-Evangeliums kann den Menschen immer neu mit der uralten Anschauung der Logos-Mysterien, die in Ephesos ihren Ausklang fanden und durch die Opfertat des Christus erneuert wurden, verbinden. In der Übersetzung durch Rudolf Steiner heißt der Anfang des Johannes-Evangeliums:

Im Urbeginne war das Wort,
Und das Wort war bei Gott,
Und ein Gott war das Wort.
Dieses war im Urbeginne bei Gott.
Dort war es, wo alles entstanden ist,
Und nichts ist entstanden außer durch das Wort.
Im Wort war das Leben,
Und das Leben war
Das Licht der Menschen.

Das Wort – nicht als Erschaffenes, sondern als Schöpferwesen – wurde von den Alten verehrt. Sie wussten, dass sie als Erdenmenschen dieses Wort als geistiges Wesen nicht aussprechen konnten. Sie nannten es deshalb das unaussprechliche Wort. Es wurde ihnen nicht äußerlich tönend hörbar. Es wurde für das übersinnliche Bewusstsein geistig erlebbar. Es wurde als ein gewaltiges Wesen erlebbar, das sich in die Weltwesen hinein, und so auch in den Menschen, ausgesprochen hatte.

In den Darstellungen Rudolf Steiners in „*Die Geheimwissenschaft im Umriss*", GA 13, und in „*Aus der Akasha-Chronik*", GA 11, finden wir Vorgänge der Weltentstehung und der Menschenbildung in Einzelheiten geschildert. In den großen kosmischen Stufen des alten Saturn, der alten Sonne und des alten Mondes werden die gewaltigen Werdeschritte der Welt hingestellt. Vom Anbeginn steht die Schöpfung des Menschen im Mittelpunkt. Die Taten der Schöpfermächte fließen in seine Bildung hinein. Mit der Erschaffung des Erdenmenschen in der lemurischen Epoche der Erdentwicklung erreicht die Schöpfung einen Höhepunkt: Der paradiesische Mensch ist das von den Göttern ausgesprochene Wort. Er ist aber selbst zu diesem Entwicklungszeitpunkt noch stumm.

In der lemurischen Epoche bewirkt die immer mehr zunehmende Stoffverdichtung zwei entscheidende Veränderungen. Die eine Veränderung betrifft die Fähigkeit der Fortpflanzung, d.h. der Leibbildung für die Nachkommen durch den Menschen. Die zweite Veränderung lässt den Menschen im Bewusstsein nach außen erwachen durch die Ausbildung von Organen, die die Grundlage zur Verarbeitung der äußeren Sinneseindrücke abgeben.

Die erste Veränderung wird im Wesentlichen durch die höheren Schöpfermächte bewirkt, die hauptsächlich in der immer stärker stofflich verdichteten unteren Menschenorganisation tätig sind. In diesem Bereich war der Mensch zunächst eingeschlechtlich ausgebildet. Die Befruchtung als Anfang der Bildung eines Nachkommenleibes geschah ohne Einwirkung von außen im Inneren des Mutterorganismus (siehe GA 11, Kapitel „Trennung der Geschlechter", „Die letzten Zeiten vor der Geschlechter-Trennung" und „Die hyperboräische und die polarische Epoche".) Die Entwicklung des Nachkommenleibes verlief zuerst in dem Mutterorganismus und nach einer Art Frühgeburt in Eihüllen außerhalb, wobei das Mutterwesen willentlich Wärmeströme aus der Umgebung der noch lebendigen Erde herbeiführen konnte. Durch die Verdichtung der Erde und des Menschenleibes hätte der Mensch seine geistigen Kräfte vollkommen in der Fortpflanzung aufgebraucht. Er wäre im Stoff versunken. Um dies zu verhindern, trat die Trennung in ein männliches und ein weibliches Geschlecht auf. Es wurden zweierlei gegensätzliche Leiblichkeiten ausgebildet, die sich in der äußeren Befruchtung ergänzten. Dadurch wurde der innere seelische Mensch fähig zu weiterer geistiger Entwicklung. Er versank nicht in der Erdenleibverdichtung. Das ganze Geschehen war verbunden mit gewaltigen kosmischen Veränderungen: Der Mond verließ die Erde.

An diese Vorgänge schloss sich die zweite eingreifende Veränderung an, die im Wesentlichen von in der Entwicklung zurückgebliebenen, luziferischen Wesen ausging. Am oberen Pol des Menschen wurden die Sinne für die äußere Wahrnehmung aufgeschlossen. Es wurde das Gehirn-Nervensystem als Grundlage des Denkens ausgebildet. Das Bewusstsein wurde nach außen gerichtet.

In die Zeit dieser eingreifenden Veränderungen fällt nun auch der Übergang von dem Wirken der Logoskräfte an der Menschenorganisation zum Hervorbringen der Sprache durch den Menschen. Zunächst wird die Bewegung Ausdruck der Seelenregungen. Später konzentriert sich die Sprachbildung auf den Kehlkopf. Damit wird die Sprache auch äußerlich hörbar.

Das Erscheinen der ersten sprachlichen Äußerungen des Menschen wird von Rudolf Steiner in der *„Akasha-Chronik“*, GA 11, ab Seite 67, folgendermaßen beschrieben:

„In einem gewissen höheren Träumen enthüllten sich ihnen (gemeint sind die Frauen in der genannten Zeit der Lemuris) die Geheimnisse der Natur und erschlossen ihnen die Antriebe zu ihrem Handeln. Alles war für sie beseelt und zeigte sich ihnen in seelischen Kräften und Erscheinungen. Sie überließen sich dem geheimnisvollen Weben ihrer seelischen Kräfte. Das, was sie zu ihren Handlungen trieb, waren „innere Stimmen“ oder das, was Pflanzen, Tiere, Steine, Wind und Wolken, das Säuseln der Bäume usw. ihnen sagten. Aus solcher Seelenverfassung erstand das, was man menschliche Religion nennen kann. Das Seelenhafte in der Natur und im Menschenleben wurde allmählich verehrt und angebetet. Einzelne Frauen gelangten zu besonderer Vorherrschaft, weil sie aus besonderen geheimnisvollen Tiefen heraus zu deuten wussten, was in der Welt enthalten ist.“ (...)

„So konnte es kommen, dass bei solchen Frauen das, was in ihrem Innern lebte, sich in eine Art Natursprache umsetzte. Denn der Anfang der Sprache liegt in etwas, was dem Gesange ähnlich ist. Die Kraft des Gedankens setzte sich in die hörbare des Lautes um. Der innere Rhythmus der Natur erklang von den Lippen ‚weiser‘ Frauen. Man versammelte sich um solche Frauen und empfand in ihren gesangartigen Sätzen die Äußerungen höherer Mächte. Der menschliche Gottesdienst hat mit solchen Dingen seinen Anfang genommen. – Von einem ‚Sinn‘ in dem Gesprochenen kann für die damalige Zeit nicht die Rede sein. Man empfand Klang, Ton und Rhythmus. Man stellte sich dabei nichts weiter vor, sondern sog die Kraft des Gehörten in die Seele.“ (...)

„Die Akasha-Chronik zeigt auf diesem Gebiete schöne Szenen. Es soll eine solche beschrieben werden. Wir sind in einem Walde, bei einem mächtigen Baum. Die Sonne ist eben im Osten aufgegangen. Mächtige Schatten wirft der palmenartige Baum, um den ringsherum die anderen Bäume entfernt worden sind. Das Antlitz nach Osten gewendet, verzückt, sitzt auf einem aus seltenen Naturgegenständen und Pflanzen zurechtgemachtem Sitz die Priesterin. Langsam, in rhythmischer Folge, strömen von ihren Lippen wundersame, wenige Laute, die sich immer wiederholen. Im Kreise herum sitzt eine Anzahl Männer und Frauen mit traumverlorenen Gesichtern, inneres Leben aus dem Gehörten saugend. – Noch andere Szenen können gesehen werden. In einem ähnlich gerichteten Platze ‚singt' eine Priesterin ähnlich, aber ihre Töne haben etwas Mächtigeres, Kräftigeres. Und die Menschen um sie herum bewegen sich in rhythmischen Tänzen. Denn dies war die andere Art, wie ‚Seele' in die Menschheit kam. Die geheimnisvollen Rhythmen, die man der Natur abgelauscht hatte, wurden in den Bewegungen der eigenen Glieder nachgeahmt. Man fühlte sich dadurch eins mit der Natur und den in ihr waltenden Mächten."

Diese innige Verbindung der Menschen mit der durchseelten und durchgeistigten Natur in Sprache und Tanz in der lemurischen Zeit wird noch erlebbar in den Mythen der australischen Naturvölker, die von Thomas Goebel in dem Buche *„Erde, die die Seele trägt"* übersetzt wurden. Ganz besonders eindrucksvoll ist die Geschichte „Priepriggies Tanz". Ferner sei auf den Regentanz der afrikanischen Buschmänner hingewiesen, über den Laurens van der Post in den Büchern über die Kalahari berichtet.

Wenn auch diese Reste alter Lebensformen verändert sind durch dasjenige, was die Naturvölker im Laufe der Zeit durchgemacht haben, so zeigen sie uns doch, wie selbst durch eine so lange Überlieferung lebendig wird, was Rudolf Steiner in der „Akasha-Chronik" aus unmittelbarer moderner Geistesforschung mitteilte.

In der lemurischen Epoche konnte eine zusammenhängende Sprache aus den Worten und Sätzen noch nicht entstehen, weil der Lemurier noch keine Gedächtnisfähigkeit hatte. Diese entstand erst allmählich in der atlantischen Zeit. Rudolf Steiner erzählt darüber in der *„Akasha-Chronik"*, S. 34:

„An der Entwicklung des Gedächtnisses hing nun auch diejenige der Sprache. Solange der Mensch das Vergangene nicht bewahrte, konnte auch eine Mitteilung des Erlebten durch die Sprache nicht stattfinden. Und weil in der letzten lemurischen Zeit die ersten Ansätze zu einem Gedächtnisse stattfanden, so konnte damals auch die Fähigkeit ihren Anfang nehmen, das Gesehene und Gehörte zu benennen. Nur Menschen, die ein Erinnerungsvermögen haben, können mit einem Namen, der einem Dinge beigelegt ist, etwas anfangen. Die atlantische Zeit ist daher auch diejenige, in welcher die Sprache ihre Entwicklung fand. Und mit der Sprache war ein Band hervorgebracht zwischen der menschlichen Seele und den Dingen außer dem Menschen. Dieser erzeugte das Lautwort im Innern; und dieses Lautwort gehörte zu den Gegenständen der Außenwelt. Und ein neues Band entsteht zwischen Mensch und Mensch durch die Mitteilung auf dem Wege der Sprache." (...)

Nun müssen wir uns als besonderes Charakteristikum der Sprache des späten lemurischen und des frühen atlantischen Menschen vorstellen, dass sie noch nicht äußerlich physisch hörbar war. Im ersten Band der Vorträge über kosmische und menschliche Geschichte (*„Das Rätsel des Menschen. Die geistigen Hintergründe der menschlichen Geschichte."* GA 170, S. 246) finden wir bei Rudolf Steiner: „Nun ist der Mensch ursprünglich so veranlagt, dass der gesamte Bewegungsorganismus, der zugleich der Wortesinn-Organismus ist, gewissermaßen das in der regelrecht fortlaufenden Evolution des Menschen Gelegene ist. So wie wir einstmals in der lemurischen Zeit entlassen worden sind aus unserem Zusammenhang mit dem Weltenganzen, sind wir veranlagt, Worte zu verstehen. Aber wir sind damals noch nicht veranlagt gewesen, Worte zu sprechen. Es ist aber nur scheinbar etwas Kurioses; denn so ganz genau ist unser Bewegungsorganismus nicht veranlagt, die Worte des Anderen zu hören, zu verstehen, sondern verschiedenes Anderes zu verstehen. Wir waren ursprünglich vielmehr dazu veranlagt, die elementare Sprache der Natur zu verstehen, das Walten gewisser elementarischer Wesenheiten in der Außenwelt wahrzunehmen. Das haben wir verlernt; dafür haben wir einzutauschen gehabt die Fähigkeit des eigenen Sprechens. Das ist dadurch gekommen, dass mit unserem ursprünglich verliehenen Bewegungsorganismus die ahrimanische Macht während der atlantischen Zeit eine Veränderung vorgenommen hat. Die ahrimanische Macht ist es, der wir verdanken, dass wir sprechen können, dass wir die Gabe der Sprache haben. So dass wir sagen müssen: Wir sind eigentlich als Menschen wirklich ursprünglich veranlagt gewesen, anders Sprache wahrzunehmen, als wir jetzt wahrnehmen. Wir sind so veranlagt gewesen, Sprache wahrzunehmen, dass wir eigentlich dem Anderen gegenüber getreten wären – und so sonderbar das uns jetzt vorkommt, aber man gewöhnt sich ja natürlich, besonders im Laufe so langer Zeiten, wie es seit den atlantischen Zeiten her ist, an das, was eben geschehen ist –, wir sind veranlagt gewesen, mehr oder weniger den ganzen anderen Menschen wahrzunehmen in Gebärden und Gesten in stummen Ausdrucksmitteln und diese selbst mit unserem eigenen Bewegungsapparat nachzuahmen und uns so ohne die physisch hörbare Sprache zu verständigen. Viel geistiger uns zu verständigen waren wir veranlagt. In diese mehr geistige Verständigungsart hat Ahriman eingegriffen, hat unseren Organismus spezialisiert, das Kehlkopfsystem geeignet gemacht, tönende Worte hervorzubringen. Und das, was dann übrig geblieben ist vom Kehlkopfsystem, geeignet gemacht zu haben, tönende Wort zu verstehen, das ist also eine ahrimanische Gabe."

Diese Schilderung gibt einen Prozess wieder, der für die Heileurythmie sehr wichtig ist: die Sprachorganisation war ursprünglich so angelegt, ganz durchgeistet im Ätherischen zu bleiben und aus dem ganzen sich bewegenden Menschen zu bestehen. Mit der zunehmenden Verdichtung der ursprünglich ätherischen Welt ins Physische wird auch die Sprachorganisation physisch. Die Sprache wird äußerlich physisch hörbar aus einer Sprachorganisation heraus, die durch Ahriman als verkleinertes Abbild des ätherischen Menschen in die physische Organisation gebannt wird, in den Kehlkopf.

Damit ist auch hingewiesen auf denjenigen Prozess, der gleichzeitig mit den Elementen der Sprache, den Lauten geschah: auch sie wurden in das Physische hineingepresst und gegenüber ihrem universellen

Wesen verdichtet und verkleinert, ja in ihrer Erscheinungsweise in der physischen Sprachorganisation umgekehrt. War zum Beispiel das B ursprünglich ein Laut, der aus einem kosmischen Umkreis in ein inneres Zentrum hineinstrahlte (siehe hierzu R. Steiner *„Die Geheimnisse der biblischen Schöpfungsgeschichte“*, GA 122, S. 51), so musste jetzt, damit der Laut B hörbar wurde, der umgekehrte Vorgang geschehen: beim Sprechen des B mussten die umschließenden Lippen geöffnet werden. (...)

Während der lemurischen Zeit taucht also die Sprache als Lautbewegung des Menschen auf. Diese Sprache ist Ausdruck der geistigen Bildekräfte des Menschen. In der Mitte der Atlantis beginnt Ahriman die Menschen mit ihrem Bewusstsein ganz in die Sinneswelt hineinzuziehen und ihnen vorzulügen, dass es nur die Sinneswelt gibt. Damit wird der Lügengeist auch in der Sprachorganisation wirksam. Die Sprache wird verdichtet und äußerlich hörbar. Ahriman versucht, die Sprache von ihrem geistigen Ursprung abzuschneiden. (...)

Die ahrimanischen Einflüsse der Verdichtung und Veräußerlichung trafen zusammen mit luziferischen Impulsen der Zerstreuung. Unter Einwirkung dieser beiden Kräfte wurden die Menschen immer stärker in eine irdische Veräußerlichung hineingezogen. Beide Kräfte wirkten an der weiteren Sprachentwicklung bei der zunehmenden Aufgliederung der Menschheit in Volkheiten weiter. Je mehr die Menschen der geistigen Ursprungswelt den Rücken kehrten und sich stärker für das irdische Leben interessierten, umso mehr verfiel die Sprache auch der Veräußerlichung. Es entstanden Sprachen, die nur noch Ausdruck des Lebens und Treibens bestimmter Völker waren. Die einheitliche menschliche Ursprache ging verloren. Dieser Prozess kommt besonders in der Geschichte vom Turmbau zu Babel zum Ausdruck. (...)

Trotz der Ausbildung hochdifferenzierter Sprachen in den großen nachatlantischen Kulturen gab es Vorgänge, die die Sprache noch weiter von ihrem Ursprung entfernten. (...) Für eine im äußeren Leben, z.B. in Handel und Technik brauchbare Sprache wurden die Worte immer mehr abgeschliffen, so dass Laute verschwanden und Silben zusammengezogen wurden. Es kam dazu, dass Lautfolgen rein aus der Zweckmäßigkeit nicht mehr den ursprünglichen Sinn umschlossen. Es hat dies eine positive Seite: die Vernunft bildet die Sprache durch. Es hat als negative Seite, dass Wortbildungen unwahr werden, weil der Inhalt nicht mit dem Lautgefüge übereinstimmt. Ausführungen über die Unwahrhaftigkeit und Lügenhaftigkeit findet man bei Rudolf Steiner in *„Die Wissenschaft vom Werden des Menschen“*, GA 182 unter anderem im 8. Vortrag. Dort werden die Folgen der Lügenhaftigkeit in Zerstörungen der Natur und Krankheiten beschrieben.

Der Prozess des Abbaus der Lebendigkeit der Sprache ging in den letzten Jahrhunderten, vor allem aber seit dem 19. und 20. Jahrhundert weiter durch das Abstraktmachen. Die Abstrahierung bringt Inhalt der Sprache und Laute immer mehr auseinander. Die Wortungetüme der modernen Wissenschaft, der Technik und der Reklame machen die

Wirkung geistverdunkelnder Mächte auf die Sprache deutlich. Das Wort, aber auch die Abkürzung wird zur leeren Chiffre. Die Laute können ihr Wesen nicht mehr zeigen. War in alten Zeiten das Wort der Weg zum Geiste, zur Wahrheit, so breitet sich heute darin immer mehr die Unwahrheit aus. Wer erlebt denn beim Worte Automobil noch irgendetwas von dem, was in den Lauten ursprünglich lag? (...)

In der germanisch-nordischen Mythologie wird nach Rudolf Steiner („Die Mission einzelner Volksseelen", GA 121, insbesondere 8. bis 11. Vortrag) die Entwicklung der Sprache und der Verlust ihrer Verbindung zum Geistigen anschaulich dargestellt. Es ist dort die Rede von einem göttlichen Wesen, das in den Luft- und Windesbewegungen waltete und im Menschen den Atem ergriff: Odin oder Wotan. Er wurde erlebt als der Schöpfer der Sprachkraft des Menschen. Es wird in der „Edda" geschildert, wie Odin eine Sprache gab, die mit Zaubermacht wirkte. (...) Die Menschen, die mit dieser Mythologie lebten, lernten die luziferischen und ahrimanischen Kräfte unterscheiden und auch ihr Zusammenwirken durchschauen. Sie erlebten, dass luziferische Kräfte das Eingreifen der ahrimanischen erst möglich machten. Sie schauten in Loki einen luziferischen Geist, der in alle drei Wesensglieder des Menschen: den Astralleib, den Ätherleib und den physischen Leib hineinwirkte. Loki hatte drei Wesen hervorgebracht: die Midgardschlange, die im Astralleib die Selbstsucht bewirkt; den Fenriswolf, der im Ätherleib die Lügenhaftigkeit veranlagt; und Hel, die im physischen Leib Krankheit und Tod bewirkt. Für unsere Betrachtung soll das Augenmerk besonders auf den Fenriswolf gelenkt werden, denn er ist ein Gegenspieler des Odin. In der Gestalt des Fenriswolfs wird deutlich, dass in einem Sprössling Lokis auch ein ahrimanisches Element entsteht. Ein weiteres eigentlich ahrimanisches Wesen erscheint in der germanischen Mythe in der Gestalt des blinden Hödur. Auch er wird durch Loki (Luzifer) angestiftet, die Weltentwicklung zu stören. Hödur kann dies, weil er für das Licht der Geistwelt blind ist, d.h. er ist ein ahrimanisches Wesen. Hödur wird durch Loki dazu verleitet, den todbringenden Mistelzweig auf Baldur, den Lichtgott, zu werfen. Mit diesem tragischen Vorfall geht die ganze Entwicklung in einen Niedergang hinein. Götter verlieren ihre Wirkenskräfte, und der Mensch verliert die Hellsicht. In dem gewaltigen Zukunftsbild der Göttderdämmerung steht Odin, der sprachbewegende Gott, dem im Ätherleib des Menschen wühlenden Fenriswolf gegenüber. Odin kann den Lügengeist nicht besiegen; er erliegt im Kampfe. Dramatisch schildert die „Edda" das Zugrundegehen der alten Welt. – Aber dann steht am Ende der Ausblick auf eine lichte Zukunft in der Gestalt des Gottes Widar. Wie wird er charakterisiert? Mit einem einzigen Wort als der schweigsame Gott! Odin war der sprechende Gott, aber er wurde des Fenriswolfs nicht Herr, der die Sprache vom Wahrheitsquell ablöste und in die Lüge zog. Diese Lüge begann mit dem Hörbarwerden der Sprache. Widar ist der schweigsame Gott, der Odin ablöst. Er bringt eine Sprache, die nicht mehr äußerlich ertönt, sondern die wieder aus den geistigen Ursprüngen gespeist wird. Was ist damit gemeint? Nichts anderes als die Eurythmie! Sie wurde wirklich dem Ahriman abgetrotzt. Durch die Eurythmie wird die Sprache äußerlich wieder stumm, aber sie ergreift die Bewegung des ganzen Menschen. Sie wird physisch wieder unhörbar, aber als ätherische Bewegung im Physischen sichtbar. Damit ist sie Überwindung luziferischer und ahrimanischer Wirkungen. Der Mensch erhält durch sie wieder eine lebendige Verbindung zur geistigen Welt. Er wird dereinst durch Eurythmie die Welt verwandeln. Die ersten tastenden Versuche dazu machen wir heute.

(Vortragsmanuskript verkürzt wiedergegeben)

III Die Evolution der Erde und der Lebewesen aus anthroposophischer Sicht

Ergänzend zu den Ausführungen in Kapitel 3 soll hier, den Darstellungen Rudolf Steiners in unter anderem seinen Büchern „Die Geheimwissenschaft im Umriss" und „Aus der Akasha-Chronik" folgend, ein Gegenentwurf zu der von der Autorin grundsätzlich in Frage gestellten materialistischen Evolutionstheorie entwickelt werden.

Es hat sich niemals das Lebendige der Lebewesen aus dem toten Materiellen entwickelt. Es war umgekehrt: Die Erde als Ganzes mit ihren Naturelementen war lebendig, war wirklich organisch. Gewaltige Schrumpfungsprozesse führten zur Verdichtung und zum Absterben. Das Auftreten der individualisierten Pflanzen und Tiere ging mit diesem Schrumpfungsprozess parallel. Der heutige Zustand der Erdrinde und Atmosphäre mit der Trennung von Luft, Wasser und Land entwickelte sich erst. Erdbildung ist Schöpfung und Tod zugleich: Schöpfung der Lebewesen und Absterben der umgebenden Welt. Nur die Lebewesen, Pflanzen, Tiere und Menschen behalten Lebenssubstanz in sich und dadurch die Fähigkeit zu wachsen und sich fortzupflanzen.

Die am frühesten leiblich auftretenden Tiere verbinden sich am meisten mit der absterbenden Natur. Sie sterben deshalb teilweise wieder aus. Oder sie bleiben als wenig entwicklungsfähige und wenig Lebenskräfte beanspruchende Arten erhalten. In der Embryonalentwicklung schließen sich die erdgeschichtlich zuerst auftretenden Arten der Pflanzen und Tiere wenig von der äußeren Natur ab. Die Sporenpflanzen und die niederen Wirbeltiere zum Beispiel haben Keimformen, die mehr oder weniger hüllenlos sind. Die später auftretenden Arten und besonders der Mensch sind abgeschlossen durch Hüllenbildungen.

Damit der Mensch und die Säugetiere sich in der für sie typischen Weise bilden konnten, konnten ihre Vorstadien in der Erdgeschichte nicht in einer äußeren Natur leben, die so unlebendig ist wie die heutige. Wir müssen als Entwicklungsmilieu für die höheren Arten in der Frühzeit der Erde Naturzustände erwarten, die eine Entsprechung zu dem organischen Milieu der Mutterwesen der Jetztzeit haben. Im Urzustand der Erde finden wir ein gewaltig großes, weit ausgedehntes Wesen Erde, das ganz durchdrungen war von den Lebenskräften der Schöpfermächte. Was wir als heutige Gesteine vorfinden, ist etwas, das einstmals ausgedehnt war, flüssiggasig, von Leben durchdrungen, durchwärmt und durchlichtet. Indem sich die irdischen Elemente aus diesem ausgedehnten lebendigen Zustand absetzten, lösten sich in der Gegenrichtung Kräfte ab, die das sich verdichtende Erdenwesen in den Kosmos eingefügt hielten. Während die mineralische Erde, Luft und Wasser schwere Elemente wurden, die sich um den Erdmittelpunkt abschließen, löste sich zum Kosmos hin das Gegenteil ab: etwas nicht Schweregebundenes, etwas ganz Flüchtiges, dem aber die lebendigen Schaffenskräfte der Wärme, des Lichtes, ja Formauflösendes und Wandel-Schaffendes innewohnten. Dieses sich aus dem Erdbildeprozess zum Kosmos hin Ablösende bildete die unmaterielle Substanz des außerirdischen Weltalls. In alten Zeiten nannten die Menschen diese Substanz den Äther. Die anthroposophische Geisteswissenschaft hat eine sehr differenzierte Anschauung von dieser kosmischen, nicht sinnlich unmittelbar wahrnehmbaren Substanz entwickelt. Sie zeigt Wege, den Äther in seinem kosmischen Wesen und in seiner Tätigkeit in den Lebewesen zu erfahren. Ein solcher besteht in einem Erfassen der frühen Lebenszustände aus der Embryologie. Er führt zu einem Verständnis des Zusammenhanges der Lebewesen und des Menschen mit dem Kosmos.

Die Artverwandlungen im Tier- und Menschenreich und die artschaffenden Vorgänge können wir nicht sinnlich anschauen. Beim Zurückverfolgen der Embryonalentwicklung und der erdgeschichtlichen Bildung stoßen wir an Grenzen, an denen wir feststellen müssen, dass wir unter Beibehaltung der sinnlichen Anschauung nicht weiterkommen.

Nach dem oben über die Äther-Substanz Ausgeführten können wir sagen: Wir stoßen bei der Substanzbetrachtung an dieselbe Grenze. Wir erfassen immer nur die Vorgänge der Verfestigung in der Erdbildung, der Wasserbildung und der Luft- und Wärmebildung, wobei aus alten Zeiten nur das greifbar bleibt, was fest wurde. Die sich aus den Verdichtungsprozessen befreiende Äthersubstanz aber ist nicht materiell, sie ist antimateriell. Im Hinschauen auf die Licht- und Farbenerscheinungen des Kosmos und die Lebensvorgänge der Erde und der Lebewesen kommen wir nur zu einem indirekten, nicht substanziellen Äthererleben.

Man lernt beim Studium der anthroposophischen Geisteswissenschaft verschiedene Formen des Äthers kennen, die mit den dichten Elementen: Erde, Wasser, Luft und Feuer einen bestimmten Zusammenhang haben. Man kennt den Wärmeäther, den Lichtäther, den chemischen oder Klangäther und den Lebensäther. Diese vier Äther entstanden ebenso wenig wie die vier Elemente erst bei der Erdentstehung. Der eigentlichen Erdbildung, die das feste Element hervorbrachte, gingen drei kosmische Vorstufen voran, die durch die Tätigkeit rein geistiger Kräfte geschaffen wurden. Die drei Vorstufen der Erde werden mit Planetennamen bezeichnet: als „alter Saturn", „alte Sonne", „alter Mond". Diese Zustände sind nicht identisch mit dem heutigen Saturn, der Sonne und dem Mond.

Der „alte Saturn" erhielt aus der Schöpfertätigkeit geistiger Wesen eine Wärmesubstanzialität in seelisch-geistiger Form. Andere Substanzialitäten waren noch nicht da. In der Wärmesubstanzialität wurde die Anlage zum physischen Menschenleib differenziert.

Auf der „alten Sonne" verdichtete sich ein Teil der Wärmesubstanzialität zu etwas Luftartigem, das man aber ebenso wie die Saturn-Wärmesubstanz nicht mit heutigen Sinnesorganen hätte wahrnehmen können. Gleichzeitig verdünnte sich die Substanzialität zu der Anlage des Lichtäthers. Der Mensch erhielt während der „alten Sonnenzeit" einen Lebensleib, also die leibliche Grundlage für die Lebensprozesse.

Während der „alten Mondenentwicklung" verdichtete sich ein Teil der Weltensubstanzialität zu etwas Wasserartigem und gab nach der Gegenseite den chemischen Äther ab. Es bildete sich also auf der einen Seite etwas, in dem chemische Prozesse in Erscheinung treten konnten: das Wasser, und nach der Gegenseite – wie entmaterialisierend – eine auflösende, verwandelnde Substanzialität. Gleichzeitig erhielt der Mensch aus der Tätigkeit geistiger Wesen einen Seelenleib, der ihn mit Empfindsamkeit, Leidenschaftlichkeit begabte.

Erst bei der eigentlichen Erdbildung wurde das feste Erdelement geschaffen mit der Tendenz zur toten, starren Form. Aus dieser Bildung löste sich der Lebensäther ab als eine zerstäubende, alles Tote auflösende und zersplitternde Substanz. Während der Erdenzeit wird der Mensch hingeführt zur ichhaften Selbstständigkeit.

Erst während der Erdbildung treten die Elemente Wärme, Luft und Wasser sinnlich fassbar in Erscheinung. Die Äther lösen sich dabei stufenweise differenzierend heraus. Die ganze Erdbildung tritt in Urzeiten heraus aus ihren Vorstadien. Äther und Elemente erfüllen die Weltenbildung wie in einem Substanzfächer. In einer Wärmehülle treten sie durch die alten planetarischen Zustände vorbereitet auf. Allmählich und stufenweise treten sie daraus hervor und bilden die Naturwesen in der Spannung zwischen irdischer Verdichtung und kosmischer Ausdehnung. Dabei ist der Wärmeäther in gewisser Weise der immaterielle Gegenpol des Feuers, der Lichtäther die Gegensubstanz der sich verdichtenden Luft, der chemische oder Klangäther die Gegensubstanz des Wassers und der Lebensäther die Gegensubstanz der Erde, des mineralisch Werdenden.

Die im Physischen in Erscheinung tretende Wärme kann als Feuer zerstörend wirken. Der Wärmeäther differenziert die Wärmeverhältnisse über die Erde hin und auch in den Lebewesen. Der Lichtäther durchdringt die Luft und bis zu einem gewissen Grade das Wasser. In den pflanzlichen und tierischen

Lebewesen schafft er die feinsten Formaufgliederungen. Er führt bis zu Austrocknungsvorgängen, aus denen er als Grundlage von Bewusstseinsprozessen hervorgeht. So ist er wesentlich tätig bei der Bildung der Nervensubstanz.

Der chemische oder Klangäther erfasst die Stoffwechselvorgänge im wässrigen Element. Er löst die sich im Wasser zusammenfindenden Stoffe aus ihren irdischen Tendenzen und macht die Vorgänge durchlässig für kosmische Ordnungen nach musikalischen Gesetzen, die wir ganz äußerlich in den Zahlenverhältnissen der Chemie erfassen.

Der Lebensäther hat am meisten zerstäubende Tendenz. Durch Formauflösung führt er das Tote, Erstarrende wieder dem Leben entgegen. So ist er nicht nur in den Lebewesen tätig, sondern auch in den oberflächlichen Erdschichten in der Humusbildung.

Vor allem aber stehen die Äther mit den Lebewesen in Verbindung. In ihnen durchdringen sie die Elemente Erde, Wasser, Luft und Feuer so, wie das in alten Zeiten für die ganze kosmisch ausgedehnte Erde der Fall war. In denjenigen Lebewesen, deren Embryonen sich unter dem Einfluss der äußeren Natur mehr oder weniger hüllenlos entwickeln, finden wir eine in frühen Erdenzeiten festgelegte Entwicklung. Bei denjenigen Tieren, die eine intrauterine Entwicklung als Embryonalzustand haben, finden wir eine starke Verbindung mit den Ätherkräften. Beim Wasser sind die kosmischen Ätherkräfte eher von außen tätig, das lebendige Wasser der organischen Säfte ist jedoch vom Äther durchdrungen. Es erhält sein Wesen von ihm. Hochentwickelte Säugetiere also, die eine intrauterine Entwicklung ihrer Embryonen haben, sind von den lebendigen Äthern, von kosmischer Substanzialität stärker durchdrungen als zum Beispiel die Kriechtiere. Die Säugetiere können deshalb auch eine warme, lebendige Haut bilden und Milchdrüsen, aus denen die Nachkommen lebendige Nahrung erhalten, während die Kriechtiere eine harte, wenig belebte und trockene Schuppen- oder Panzerhaut entwickeln und ihre Jungen nicht säugen können.

Für die alten Zeiten der Erde kann man im übenden Umgehen mit den Embryonalvorgängen deutliche Bilder gewinnen. In Bezug auf die Organismenbildung hatte die Erdgeschichte zwei Seiten: Es gab Wesen, die in ihrer Körperbildung sich stark mit den aus den Äthern sich absondernden Elementen verbanden und dabei den bildenden Äther als innerlich wirksame Substanz verloren. Und es gab Organismen, die eine lange Entwicklung in den noch mit den Äthern durchdrungenen Gebieten des Erdorganismus durchmachten. Aus der Tatsache der stufenweisen Entwickelung mit der Ausbildung höherer Embryonalformen kann man finden, dass die Erde lange noch stark durchlebte Gebiete hatte. Bis zu einem gewissen Grade können wir solche Unterschiede heute noch wahrnehmen in den verschiedenen klimatischen Zonen und Vegetationszonen der Erde. Die Äquatorialgegend hat ein anderes Leben als die Polargegend.

Für die alten Zeiten kann man annehmen, dass die zuerst erscheinenden Lebewesen sich mit den verdichtenden, mehr innen liegenden Erdschichten verbanden, während die später erscheinenden Arten mehr außen in den vom Äther durchdrungenen kosmischen Gebieten lebten. Diese letzteren Gebiete waren die fruchtbaren, aus denen immer neue Schöpfungen entstehen konnten. Es waren aber auch diejenigen Schichten, die nicht in die sinnliche Erscheinung traten. Aus ihnen gehen deshalb auch keine Gesteinsabdrücke hervor. In dieser lebendigen, sich differenzierenden Ätherhülle lebte der Mensch am längsten. Seine Genossen – die Tiere – verließen ihn je nach ihrer Beziehung zu den Elementen auf den verschiedensten Stufen der Erdbildung. Von dem Zustand, den der Mensch zu der jeweiligen Zeit hatte, nahmen die Wirbeltiere ihren Ausgang und befestigten die dadurch entstehende einseitige Bildung in der Verbindung mit ihrem Lebenselement. Wenn sie nicht ausstarben, so offenbaren sie heute noch in ihrer Embryonalentwicklung die Art, wie sie sich – vom Menschenvorfahren ablösend – mit der Erdnatur verbunden haben.

Bevor wir uns diesen Weg der tierischen organismischen Bildung vor Augen führen, müssen wir noch in einer anderen Beziehung als bisher auf den Zusammenhang der Erdbildung mit dem Kosmos hinschauen. In der beschriebenen Auffächerung der Elemente und Äther in ein irdisch-kosmisches Spannungsfeld kommt es zu mehreren gewaltigen kosmischen Ereignissen, von denen zwei besonders wesentlich sind für die Entstehung des gegenwärtigen Kosmos und der Erde mit ihren Lebewesen. Das sind der Sonnenaustritt und der Mondenaustritt. Damit sind keine explosionsartig sich vollziehenden Umwälzungen gemeint. Die Prozesse vollziehen sich langsam im Zuge der vorher beschriebenen Schrumpfungsprozesse der Weltensubstanzialität. Wir werden noch sehen, dass diese beiden Ereignisse uns die starken Absterbevorgänge der Altzeit und der mittleren Erdenzeit erklären.

Es gab eine uralte Zeit der Erdentwickelung, in der alle Elemente vom Äther so durchdrungen waren, dass man sie äußerlich nicht hätte wahrnehmen können. Sie lebten in einem geistigen Zustand im Schoße des Äthers. Die erste Erdensubstanzialität war ganz menschlich. Sie bestand nur aus menschlicher Leibessubstanz in ätherischer Form. Auch die Vorstufen der anderen Lebewesen lebten darin. Der Geistesforscher schildert, dass der Mensch in dieser Zeit von Menschenfleisch lebte. Das ist nicht so zu verstehen, dass er sich wie ein Kannibale über seinesgleichen hermachte. Eine Körperlichkeit als abgeschlossene Bildung gab es gar nicht. Menschliche Substanz war allgemeine Natursubstanz. Sie wurde einfach von dem zu dieser Zeit wie aus einer Eiform gebildeten Menschen aufgenommen. Der Mensch bildet heute noch diese frühe Lebensweise in der frühen Embryonalentwicklung nach, wenn sich das Ei im Bläschenstadium in der Tiefe der mütterlichen Schleimhaut einnistet und sich bei diesem Einnistungsvorgang vom mütterlichen Gewebe ernährt. In der alten Erdenzeit, die die Geisteswissenschaft die polarische Zeit nennt, weil sich die menschliche Entwicklung in der Gegend des heutigen Nordpoles abspielte, hatte der

Mensch noch gar keine intrauterine und geschlechtliche Fortpflanzung. Er konnte sich nach außen durch Knospung, Sprossung und Teilung vermehren und dann von der feinen menschlichen Natursubstanz ernähren. Die Wärmung geschah noch ungetrennt auf dem gleichen Wege. Eine besondere Atmung gab es nicht. Es wäre keine Substanzialität da gewesen, die hätte geatmet werden können.

Bald kam es in dieser Zeit zu einem ersten Absondern einer etwas dichteren, als wärmeartig beschriebenen Substanzialität, die aus dem durchwärmten menschlichen Zustand herausfiel. Dieser Teil bildete die noch durchlebte und durchseelte Vorstufe der ersten Mineralien und nahm mit sich etwas aus den Tieranlagen, das schon ein erstes Individualisieren von Lebewesen zeigte. Daraus wurden später die mit dem mineralischen Zustand der Erde sehr verbundenen Einzeller, die ja ganz besonders im Erdboden, im Humus und im Wasser durch die darin verbliebenen Reste des Lebensäthers tätig sind. Der Mensch und die höheren mehrzelligen Lebewesen erhielten aus dieser Bildestufe die Tendenz zur zelligen Unterteilung ihrer Körpergewebe. Die Einzeller haben gewissermaßen diese Tendenz bis zum Ende geführt und sind aus dem lebendigen Verband herausgefallen.

Auf die polarische Epoche folgt eine Zeit, die der Geistesforscher Hyperboräa nennt und die etwa mit dem Erdaltertum oder Paläozoikum der Geologie identisch ist. Hyperboräa heißt: Land jenseits des Nordwindes. Das ist eine alte griechische Bezeichnung, die diejenige Erdgegend angibt, in der sich damals hauptsächlich die menschliche Entwicklung abspielte. Das war ein Gebiet der damals noch weit ausgedehnten, von Sonnenkräften durchdrungenen Erde, in der der Mensch mit ihm nahestehenden Lebewesen leben konnte, während sich schon andere Gebiete herausbildeten, in denen er nicht seiner Entwicklungsstufe gemäß hätte leben können. Die meisten Tier- und Pflanzenwesen waren dem Menschen noch sehr nahestehend. Die individuellen Leibbildungen bereiteten sich erst vor. Die Naturwesen waren noch miteinander verschlungen. Es gab Gebiete der Erde, die vom Äther so durchdrungen waren, dass sie selbst lebendige Quellkräfte besaßen. Der Mensch und die Tiere lebten als Nutznießer dieser quellenden, lebendig-fließenden Natur. Nur kurze Zeit verbrachten sie im Frühstadium ihrer leiblichen Entwicklung an oder auch schon in elterlichen Organismen. Sie lösten sich bald als Frühgeborene ab und ernährten sich von den lebendigen Wässern der Erde. Verschiedenartige feine, lebendige Säfte durchzogen die Erde Hyperboräas. Die Lebewesen hatten Saugorgane, mit denen sie die nektarartige Nahrung aufnehmen konnten. Der Geistesforscher schildert, wie diese Saugorgane Ähnlichkeit hatten mit den heutigen plazentaren Ernährungsorganen der sich intrauterin entwickelnden Arten. Also wie heute der Mensch und die Säugetiere mittels ihrer einen Blutgefäßbaum enthaltenden Ernährungsorgane Nahrung aus dem durch die Zottenhohlräume der Außenhülle des Eies fließenden mütterlichen Blut saugen, so hatten dieselben Lebewesen während der hyperboräischen Zeit Saugorgane zum Aufnehmen der lebendigen Nahrung aus der Natur.

Schnittbild einer reifen Plazenta (Schema) mit mütterlicher und fetaler Seite

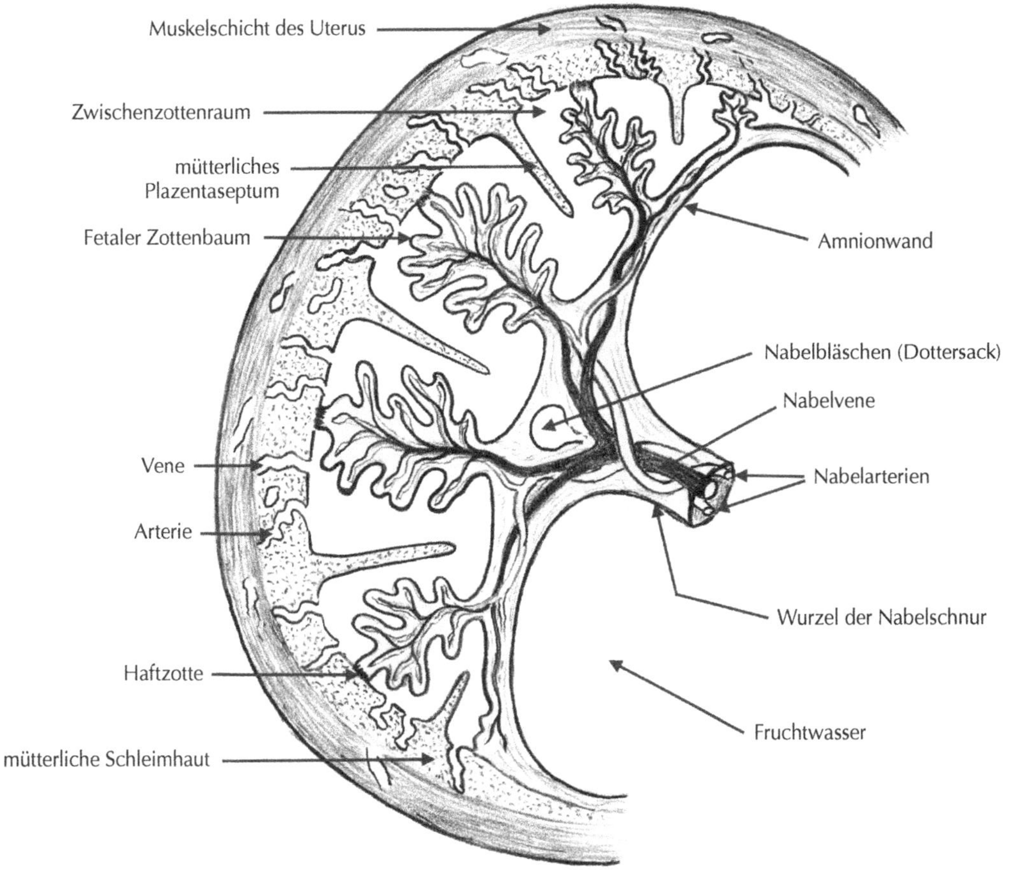

Es waren vor allem ausgedehnte Pflanzenbildeprozesse, die sich aus den Lebensströmen der Natur differenzierten. Aus ihnen kam es zu einer zunehmenden Erdverdichtung. Was heute noch an Pflanzen in der Holzbildung an Absterbevorgängen beobachtet werden kann, trat damals im Großen in der Natur auf. Dadurch bildeten sich die Vorstufen der Gesteine mit Pflanzenstruktur, aber zunächst noch ohne Fossilien. Immer mehr kam es zur Sonderung von individuellen Pflanzenwesen, die dann im Erdaltertum vorwiegend in der Gestalt der Sporenpflanzen, also als Farne und Schachtelhalme, auftraten. Diese Gestalten entstanden mit dem zunehmenden Herauslösen der Sonne aus dem Erdorganismus. Gewisse Tiere machten diesen Entäußerungsprozess mit. Das waren die ersten Formen der Wirbellosen: Schnecken- und krebsartige Tiere. Und es waren die ersten Wirbeltiere: Fische und Amphibien. Sie traten in denjenigen Teilen der Erde zuerst auf, die vom Sonnenäther verlassen wurden. Sie konnten deshalb den mit der Sonne austretenden Licht- und Wärmeäther nur noch von außen aufnehmen. Licht- und Wärmeäther sind bei den höheren Tieren und bei den Menschen vorwiegend bei der Bildung des Nerven-Sinnessystems tätig. Die genannten Tierarten: also die Fische und Amphibien konnten ihr Kopfnervensystem nicht weiter entwickeln, weil sie für diese Bildung den Sonnenäther nicht verinnerlichen konnten.

Der Mensch und die höheren Säugetiere hatten in der damaligen Zeit auch noch kein Kopfsystem. In ihrer noch ätherisch-individualisierten Leiblichkeit bestanden sie im Wesentlichen aus vier Gliedmaßen, die mehr wie beim Krebs angeordnet waren, und einer Stoffwechselorganisation. Die Kopfbildung war nur angedeutet. Der Mensch hatte damals noch zwittrige männlich-weibliche Fortpflanzungsorgane, die mehr an pflanzliche Bildungen erinnern. Er bildet heute in der frühen Embryonalzeit immer noch zwittrige Anlagen aus, die einen blütenartigen Charakter andeuten. Diese Gebilde werden dann später umgebildet oder zurückgebildet.

Schon in der damaligen hyperboräischen Zeit bildeten der Mensch und die Vorfahren der Säugetiere frühembryonale Hüllen aus. Zwar wurden die Nachkommen früh geboren. Aber sie hatten noch Eihüllen, die sie schützten und die später abgeworfen wurden. Die Eltern waren in der Lage, die Wärme aus der Naturumgebung willentlich heranzuziehen und dem Nachkommen in seiner Hülle zuzuführen. Es wird von Rudolf Steiner in der „Akasha-Chronik“ (GA 11) ausdrücklich betont, dass dieser Vorgang kein Bebrüten gewesen sei. Der Vorfahre des Menschen habe so mächtig mit seiner Willenskraft in die Natur eingreifen können, dass ihm die Wärmeströme gehorchten. Also auch da ein nach außen ausgebreiteter Vorgang, der später verinnerlicht wurde.

Mit dem Austritt der Sonne aus der Erde lösten sich Wärme- und Lichtäther ab. Die Luft begann sich allmählich vom Wasser zu trennen. Die Pflanzen waren diejenigen Lebewesen, die fortan den Äther von außen empfangen mussten. Die lebendigen Pflanzenbildeprozesse der Erde starben ab. Es bildete sich die Kohle. Der Absterbeprozess der alten Erdzeit hängt also mit dem Sonnenaustritt zusammen. Dem Pflanzenbildeprozess außen stand in den tierischen Organismen und den Menschenvorfahren das Nervensystem insofern nahe, als es sich unter Wirkung des Wärme- und vor allem des Lichtäthers bildete. Es gab nun Wesen, die sich die Verbindung mit diesen Kräften durch einen besonderen Vorgang in der Embryonalbildung aufrechterhielten. Das ist die Amnion-Fruchtblase. Sie schützt das Gehirn-Rückenmarksystem und lässt es sich nur aus den dem betreffenden Lebewesen innen einwohnenden Kräften bilden. Die Fische und Lurche müssen das Nervensystem hüllenlos bilden. Der äußere Lichtäther ist jedoch nicht in der Lage, es zu einer Weiterbildung gegenüber der damaligen hyperboräischen Stufe zu bringen. So bleiben diese Tiere auf der alten Stufe stehen. Bei den später auftretenden Tierarten kommt es vom Sonnenaustritt ab zu einer Verinnerlichung. Eine Verselbstständigung der Lebensorganisation gegenüber den sich in den Kosmos ablösenden Kräften trat ein, die beim Menschen am stärksten wurde. Das Nervensystem ist dasjenige System, das durch Bildung aus den Kräften des Lichtäthers die Grundlage für die höheren seelischen und geistigen Vorgänge in den Lebewesen wird.

Beim Herausbilden der Reptilstufe der Wirbeltiere im Erdmittelalter tritt das Verselbstständigen der tierischen Organismen in Bezug auf den Lichtäther sehr deutlich hervor in der Bildung der Amnion-Fruchtblase. Während aber der Mensch auch auf dieser Stufe noch im Schoße der lebentragenden Erdgebiete bleibt, verbinden sich die Reptilien mit der äußeren Luft. Für ihre Embryonen bilden sie ein merkwürdiges Atemorgan aus der Ausstülpung des Hinterdarmes beziehungsweise der Kloake: den Harnsack oder die Allantois. Die Luft, die sie dadurch aufnehmen, ist noch wasser- und stoffdurchtränkt. Die Ernährungssubstanz wird den Reptilienembryonen in Form eines Ausscheidungsproduktes des mütterlichen Eileiters mitgegeben: dem Dotter. Das ist gewissermaßen eine eingedickte Milch, die aber viele Reptilembryonen – wie heute noch die Krokodile – nicht selbst auflösen können. Sie müssen dazu Wasser von außen durch die papierartige Eischale aufnehmen. Die Reptilien sind zwar amniontragende Tiere. Aber ihre Verbindung mit dem kosmischen Lichtäther ist sehr schwach. Das Zentralnervensystem wird daher gering entwickelt. Riesensaurier haben daher meist winzige Köpfe. Die Verbindung der Reptilien mit der Erdnatur wird dagegen besonders stark. Das Erdmittelalter ist diejenige Zeit, die mit der in der anthroposophischen Darstellung anzuführenden dritten Erdepoche, der lemurischen Zeit etwa identisch ist. Die für den Menschen bewohnbare Erdgegend lag etwa zwischen dem heutigen Madagaskar, Ceylon und Australien. Die Erde enthielt noch kein festes Land. Die Naturvorgänge waren bewegt. Zwar enthielt die Erde in der lemurischen Zeit nicht mehr die lebendigen Nektarsäfte, die Gewässer waren aber doch noch in Gegenden, in denen der Mensch und die Vorfahren der höheren Tiere lebten, belebt. Es gab Gegenden, in denen lebendige Milchströme flossen, von denen sich die Lebewesen ernähren konnten. Die lebendige Natur ließ in dieser Zeit riesige Tiere heranwachsen. Als jedoch der Mondenaustritt erfolgte, erstarben die lebendigen Quellen. Diejenigen Tiere, die sich zu so gewaltiger Größe gebildet hatten und die doch in ihrer Körperbildung, besonders der Haut, eine enorme Erstarrung in der Panzerbildung erfahren hatten, mussten zugrunde gehen. Sie hatten keine Kraft, ihre Nachkommen in der ersterbenden Natur zu ernähren. Nur diejenigen Tiere konnten sich weiter entwickeln und an der Umgestaltung der Erde weiter teilnehmen, die ihre Körperbildung in Bezug auf ihre Fortpflanzung verinnerlicht hatten. Aus einer weiter bestehenden Verbindung mit einer sehr alten Lebendigkeit konnten sie die

Entfaltung der Säugetiergruppe in der vierten Erdzeit, der Atlantis erleben. Von den Reptilien blieben nur wenige kleine Arten erhalten. Mit ihnen verwandt – und doch sich in eine ganz andere Richtung weiter entwickelnd – traten die Vögel auf. Trotz der Herauslösung in der lemurischen Zeit verbanden sie sich nicht stark der Erde, sondern den kosmischen Kräften. Deshalb konnten sie die Fähigkeit erhalten, Brutwärme aus ihrem eigenen Organismus an die Nachkommen abzugeben. Sie verbinden sich stark mit dem leichtesten Element: der Luft. Ihr ganzer Organismus bildet sich durchluftet. Auch die Anhängsel der Haut, die Federn, sind lufthaltig. So entwickeln sie sich zu fliegenden Luftlebewesen.

Wie die Reptilien sich schon während der hyperboräischen Zeit mit Fischen und Amphibien zusammen, nur nicht so weitgehend, vom Menschen abgelöst haben, um sich in der lemurischen Zeit vollends zu entfalten, so müssen sich die Vorfahren der Säugetiere bereits während der lemurischen Zeit etwas von der urmenschlichen Bildung gelöst haben. Sie haben deshalb bei ihrer intrauterinen Entwicklung nicht die ganz starke Verbindung zum mütterlichen Organismus. Wenn die intrauterine Ernährungsweise hervorgegangen ist aus einer einstmals extrauterinen, die verinnerlicht wurde, so hat man zu beachten, dass bei vielen Säugern die intrauterine Milchernährung durch Drüsensekret von der eigentlichen Plazentaernährung gesondert ist. Das ist beim Menschen nicht der Fall. Die Milchbildung ist organische Stoffbildung, die ursprünglich außen in der Natur durch die darin lebenden Mondenkräfte entstand. Beim Austritt des Mondes konnten nur noch einige Lebewesen diesen Prozess in sich erhalten. Manche solche Tiere differenzieren diesen Prozess besonders stark auch intrauterin. Es sind diejenigen, die auch bei der Entwicklung der äußeren Milchdrüsen zu einer besonders starken Entfaltung kommen: die Huftiere.

Die Säugetiere haben zur Milchbildung eine besondere Beziehung, weil sie lange mit der Mondenkraft verbunden blieben. Während der atlantischen Zeit löste sich die Erde erst allmählich ab aus den sublunarischen Räumen. Dabei entstanden die Säugetiere. Der Mensch betritt die Erde als sichtbares Wesen erst während der atlantischen Zeit. Diese entspricht geologisch dem Ende des Känozoikums oder dem Diluvium. Vorher ist er immer noch in nicht äußerlich wahrnehmbarer Form zurückgehalten. Wie in einem gewaltigen Fächer lässt er während der ganzen Erdbildung die Tierwesen aus sich hervorgehen. Die Embryonalentwicklung der Tiere zeigt uns noch heute den Zusammenhang mit der Naturentwicklung.

Der Mensch als höchstentwickeltes Lebewesen ist am meisten zurückgehalten worden. Seine Embryonalentwickelung musste erst unter den Einfluss der Ichtätigkeit kommen. Dies geschah am Ende der lemurischen Zeit. Damals sonderten sich die Säugetiere ab und verbanden sich der Erde. Der Mensch hielt seine Nervensystembildung ganz im Innern der Eikapsel. Die Fruchtblase entwickelt sich ganz im Innern. So erfolgt auch der Einschlag der Chordabildung ganz abgeschlossen. Dabei ist das menschliche Ei ganz in menschliche Leibessubstanz und Wärme eingebettet. Absonderungen des Uterus können nicht hineinwirken. Dadurch kann die Embryonalentwicklung ganz unter den Einfluss des individuell-Besonderen kommen: des Ich. Dadurch kann sich auch im Menschen dasjenige verwirklichen, was zwischen Tod und neuer Geburt in Verwandlung der im vorherigen Erdenleben errungenen Fähigkeiten erbildet wird. Der Geistkeim des physischen Leibes wird von dem Geistwesen des Menschen befruchtet und ergreift Kräfte des Erdenurbeginnes und der Erdvergangenheit. Das Abschließen der Eiblase und Einnisten in das mütterliche Gewebe entspricht der polarischen Zeit. Da durchdringt der Lebensäther jede Zellbildung. Die Bildung des plazentaren Ernährungsorganes mit dem Blutgefäßbaum der Nabelgefäße entspricht dem Ernährungsorgan der hyperboräischen Zeit. Darin kann der chemische Äther individualisiert die eigenen Körperstoffe bilden. Die Bildung der Amnionfruchtblase lässt die Lichtätherkräfte in das Sinnes-Nervensystem eintreten, sodass sich dieses zu einer bildsamen Vorstufe bis zur Geburt entwickeln kann. Erst nach der Geburt empfängt der Mensch die Drüsennahrung Milch, die von der Wärme des mütterlichen Organismus als menschliche Substanz ganz durchdrungen ist. Dann erst beginnt er die äußerlich wirksamen Äther in seine Sinnesvorgänge von außen aufzunehmen.

Die Tiere sind Abkömmlinge des Menschen. Ihre heutige Lebensweise in der Natur ist geprägt von ihren Verhaltensweisen bei der Differenzierung der Naturelemente aus den kosmischen Vorstufen. Bei dem Verdichtungsprozess der Erde aus einem kosmischen Ausdehnungszustand wird mit dem Heraustreten der Sonne der sichtbare Raum geschaffen. Die diesen Prozess mitmachenden Pflanzenwesen erhalten fortan einen nach außen, in diesen Raum gegliederten Organismus. Bei Tieren und dem Menschen kommt es zu einer Verinnerlichung. Nicht alle Tiere aber schaffen diesen Prozess vollständig. Sie verbinden sich stufenweise unterschiedlich mit den sich entäußernden Substanzen.

Der Mensch hat in seinen embryonalen Hüllenbildungen Organe, die ihm alle kosmischen Substanzialitäten individualisiert zuführen. Deswegen wird er als einziges Erde-Lebewesen ein Abbild aller kosmischen Kräfte. Er wird in diesem ganzen Bildeprozess ein Mikrokosmos im Makrokosmos.

IV Die Inkarnation des Menschen und die Fortpflanzung im Laufe der Erdgeschichte

(Text vom Herausgeber gekürzt)

Die Entwicklung der Sprache im Laufe der Menschheitsgeschichte steht in unmittelbarem Zusammenhang mit der Entwicklung der Fortpflanzung und der embryonalen Leibbildung von den alten Zeiten (...) bis in unsere Zeit. Geisteswissenschaftliche Erkenntnisse über die Fortpflanzung und Embryonalentwicklung finden wir durch Rudolf Steiner dargestellt in dem Buch *„Aus der Akasha-Chronik"* (GA 11) und in dem dritten naturwissenschaftlichen Kurs *„Das Verhältnis der verschiedenen naturwissenschaftlichen Gebiete der Astronomie"* (GA 323). Wir finden darin Anregungen, die Leibbildung des Menschen von der Empfängnis ab durch kosmische Kräfte bewirkt zu erkennen. Wir finden eine Möglichkeit, die Sprachkräfte in der Leibbildung zu entdecken.

Wir werden nun zuerst die natur- und geisteswissenschaftlich erforschten Vorgänge, wie sie heute stattfinden, studieren, um später die darin nachklingenden Entwicklungsschritte der planetarischen Werdestufen und der Erdentwicklung nachzuweisen. Geisteswissenschaftlich angeschaute Leibbildevorgänge führen zu einem lebendigen, wirklichkeitsgemäßen Erleben des Kosmos und seiner Entwicklung.

Bei Beginn der Erdeninkarnation taucht der Mensch aus einer Ausbreitung in ein kosmisches Dasein in die Verdichtung des Erdendaseins ein. Zwischen zwei Inkarnationen, wenn der Mensch durch die Planetensphären aufgestiegen ist, breitet er sich in einem Zustand, den Rudolf Steiner die Weltenmitternacht nannte, in ein Umkreiswesen aus. Er darf eintauchen in die Welt des göttlichen Seins. Je mehr er vorher sein inneres Wesen den göttlichen Kräften aufgeschlossen hatte, umso mehr kann er in den Zustand der Ausbreitung von der Fruchtbarkeit des Geistes aufnehmen. Nur ein dünner Faden verbindet ihn zu dieser Zeit mit seinem zurückgelassenen Erdenschicksal. War der Mensch vorher stark der Veräußerlichung im Erdensein hingegeben, so wirkt das Band zur Erde auch stärker und verdunkelt ihm das Geistsein.
Aus dem Zustand der Geisthingabe muss der Mensch – angezogen durch das, was er hinterlassen hat – wieder zum Erdensein zurück. Dasjenige, was er vorher beim Aufstieg durch die Planetensphären nach dem Tode stufenweise abgegeben hat, indem schrittweise eine Auflösung geschah, das sammelt sich beim Abstieg durch die Planetenkreise wieder um ihn. Göttliche Wesen helfen dem sich neu zur Erde wendenden Menschen beim Weben der Hüllen, die allmählich immer dichter werden. Der Abstieg braucht in der Regel lange. Aber auch während der Bildung der ersten, ganz geistigen Hüllen entsteht schon eine Beziehung zur Erdenwelt. Lange vor der eigentlichen leiblichen Inkarnation gestaltet der Mensch schon mit dem Gewebe des Erden-

seins, in das er wieder eintauchen soll. Und wenn er nicht zurückgestoßen wird von der Erdenwelt, so ist er schon über Generationen mit denjenigen Menschen verbunden, in deren Familienzusammenhang er gehört. (...)

In der so genannten „lemurischen" Epoche geriet die Fruchtbarkeit der Menschen in Gefahr, als der Erdorganismus sich zunehmend verdichtete. Die Fortpflanzung geschah ursprünglich über eine Befruchtung aus dem Kosmos, ähnlich wie bei der Pflanze. Der Mensch hatte blütenartige Fortpflanzungsorgane, die dem Kosmos zugewendet waren. Sie mussten aber (...) verinnerlicht werden. Dabei blieb der Mensch männlich-weiblich, das heißt, er hatte zweierlei im Inneren seines Leibes befindliche Fortpflanzungsorgane. Erst mit weiterer Verdichtung der Erde und des Menschenleibes (...) kam es zur Geschlechtertrennung. Hätte der Mensch alle Kraft in der Doppelgeschlechtlichkeit weiter in die Reproduktion geben müssen, wäre keine Kraft für eine geistige Bewusstseinsentwicklung übrig geblieben. So entstand durch die Geschlechtertrennung die Notwendigkeit der äußeren Befruchtung. In der männlichen und weiblichen Organisation wurden sich ergänzende Gegensätze geschaffen, die zusammen die kosmischen Kräfte in die Erdenleibbildung gaben.

V Die zwölf Sinne des Menschen

(Hinweis der Herausgeber)

Aus einer Vielzahl von Äußerungen von Renate Thomas ist bekannt, welchen hohen Stellenwert sie der Beschäftigung mit den Sinnen für die Heileurythmie-Ausbildung beigemessen hat. In ihrem Verständnis sollte diese Beschäftigung weit über die mit den leiblichen Sinnesorganen hinausgehen und die Entwicklung der Sinnesfähigkeit in der Menschheitsgeschichte mit einbeziehen. Im Nachlass der Autorin, und insbesondere in Skripten für die Seminaristen finden sich allerdings nur bruchstückhafte Notizen, Anregungen und Skizzen, dafür aber ausführliche Literaturempfehlungen. Sie bezieht sich mehrfach auf die Sinneslehre Rudolf Steiners, der von der Existenz von zwölf (!) Sinnen ausgeht. Diese sind:

Ichsinn, Denksinn, Wortsinn, Hörsinn
Wärmesinn, Sehsinn, Geschmackssinn, Geruchssinn
Gleichgewichtssinn, Bewegungssinn, Lebenssinn, Tastsinn

Steiner führt dies kompakt in dem Vortrag vom 8. August 1920 „Die zwölf Sinne des Menschen" (aus GA 199 *„Geisteswissenschaft als Erkenntnis der Grundimpulse sozialer Gestal-*

tung") aus. Darstellungen zu den zwölf Sinnen gibt es ebenfalls verstreut in Steiners gesamtem Vortragswerk. Steiner bringt die Sinne verschiedentlich in Zusammenhang mit dem Tierkreis, allerdings in unterschiedlicher Zuordnung. Man mag daraus Widersprüche ablesen, unterschiedliche Sichtweisen erkennen oder daraus schließen, dass Steiner im Laufe seiner Forschungen zu unterschiedlichen Ergebnisse gekommen ist. Frau Dr. Thomas warnt davor, aus dieser Diskussion „leicht in unwirkliche, abstrakte Konstruktionen zu geraten".

Weil von der Autorin keine geschlossenen Ausführungen zu Steiners Sinnenlehre vorliegen, sei stattdessen auf die umfangreiche Literatur zum Thema verwiesen. Eine Literaturliste wurde im hinteren Teil des Buches aufgenommen.

Anhang 2

Biographisches zur Autorin

Renate Thomas (1931-2013)

Renate Thomas wurde am 1. Juni 1931 in Mannheim in ein Elternhaus geboren, in dem über Generationen Wissenschaft, Kunst und Religion, aber auch das Handwerk ihre Heimstatt hatten. Bereits ein Jahr später zog die Familie wegen Arbeitslosigkeit des Vaters in das großräumige Domizil der Großeltern nach Lübeck, dann nach Eckernförde, wo der Vater als Ingenieur einen Arbeitsplatz gefunden hatte. Hier wurde 1933 ein kleines Häuschen gebaut. Die Weite des Meeres, auf der anderen Seite der wunderbare Garten bei den Großeltern in Lübeck, direkt an der Schlei gelegen, prägten das Kind tief. 1935 wurde der Bruder Klaus geboren.

Umsorgt von Eltern, Großeltern und Tanten verlebte Renate Thomas eine glückliche Kindheit. Hier wurde der Grund gelegt für ihre Verbundenheit mit der Pflanzenwelt und sie machte erste Erfahrungen in der Gartengestaltung. Noch im Alter konnte sie begeistert von der Vielfalt der Bäume, den Zier- und Beerensträuchern, den Rosenbeeten erzählen und wie wunderbar es sich ruhen ließ unter der großen Trauerweide an der Schlei. Gern streifte sie auch in der weiteren Umgebung umher und fand einen kleinen See zum Schwimmen „besetzt“ von einem Schwanenpaar, das sie aber an sich gewöhnen konnte, sodass es auf ein Pfeifsignal von ihr angeschwommen kam.

Mit der Einschulung wurde sie zum ersten Mal angesichts vieler armer und unglücklicher Klassenkameradinnen mit sozialen Fragen konfrontiert und litt sehr, als einem minderbegabten Kind von der Lehrerin großes Unrecht zugefügt wurde.

Die Unruhen des Krieges erreichten auch Eckernförde, zumal dort kriegsrelevante Einrichtungen geschaffen worden waren. Die Sorgen der Eltern blieben der kleine Renate nicht verborgen. Sie nahm sie tief in ihre Seele auf. In den Nachkriegsjahren erlebte die Familie Flüchtlingsströme, Einquartierungen, heimatlose Zwangsarbeiter, Mangel an Nahrung und Brennstoff. Beide Kinder waren voll in die Bewältigung des täglichen Lebens eingebunden.

Der Vater fand nach einer erneuten Phase der Arbeitslosigkeit einen Arbeitsplatz in Knapsack bei Köln. 1949 ließ er die Familie nachkommen. Im selben Jahr, mit knapp 18 Jahren, begegnete Renate Thomas durch einen entfernteren Verwandten der Anthroposophie. Ihr Interesse fiel bei dem Onkel auf fruchtbaren Boden und sie durfte künftig seine Bibliothek uneingeschränkt benutzen. Damit begann ein lebenslanges Studium. Renate hatte ihren geistigen „Heimathafen" gefunden. Regelmäßig besuchte sie die Kölner Zweigveranstaltungen der Anthroposophischen Gesellschaft und nahm an Laienkursen in Eurythmie wie auch an kleinen Aufführungen zu den Festeszeiten teil.

Nach dem Abitur 1952 studierte sie zunächst Philosophie (Hegel) und besonders Biologie in Köln. Sie wechselte nach Freiburg und für zwei Semester nach Basel, wo sie ein Praktikum bei dem bekannten Zoologen und Anthropologen Prof. Adolf Portmann absolvierte.

Der Aufenthalt in Basel ermöglichte ihr auch regelmäßige Besuche des Goetheanums in Dornach. Persönliche wegweisende Begegnungen führten in dieser Zeit zu dem Entschluss, von der Biologie zu Medizin zu wechseln, da sie in diesem Beruf ihren Lebensauftrag ahnte. In Dornach lernte sie die Heileurythmistin Ilse Zähringer kennen, bei der sie eine intensive Einführung in die Heileurythmie erhielt und alle Übungen erlernte. 1953 wurde sie Mitglied der Anthroposophischen Gesellschaft, später auch Lektorin der Freien Hochschule für Geisteswissenschaft am Goetheanum.

Zurück in Köln begann Renate Thomas sofort mit dem Studium. Während dieser Zeit leitete sie auch einen eigenen anthroposophischen Arbeitskreis. Nach Abschluss ihres Studiums mit der Promotion im Jahre 1961 und kurzen Berufszeiten in Köln und Ostfriesland wechselte sie 1962 nach Stuttgart, das nun ihr Lebenszentrum wurde. Zehn Jahre lang arbeitete sie am Robert-Bosch-Krankenhaus, wo ihre Fachausbildung zur Internistin und Radiologin erfolgte. Neben ihrer Tätigkeit als Stations- und Oberärztin trat sie bereits 1968 dem Gründungs- und Planungsgremium der Filderklinik bei, die 1975 in Bonlanden eröffnet werden konnte. Dort übernahm sie im Spannungsfeld zwischen anthroposophischer und Gerätemedizin die Leitung der radiologischen Abteilung.

Ehemaligen Kollegen zufolge wurde sie hier, wie zuvor auch andernorts, ob ihrer ärztlichen Kompetenz und ihres menschlichen Einfühlungsvermögens hoch geschätzt. Dennoch führten unterschiedliche Auffassungen über die personelle „Bestückung" der Abteilung, verbunden mit eigenen gesundheitlichen Problemen, 1983 zu der folgenschweren und schmerzlichen Entscheidung, die Tätigkeit an der Filderklinik zu beenden.

In den folgenden Jahren unterrichtete Renate Thomas Gesundheitslehre am Kindergartenseminar, der privaten Fachschule für Sozialpädagogik in Stuttgart, und übernahm, neben der Tätigkeit als Schulärztin, den Biologieunterricht an der Oberstufe der Freien Waldorfschule Esslingen am Neckar. Dank des Nachweises ihrer zwei Semester Biologie in Köln wurde ihr von der zuständigen Behörde genehmigt, die Abiturprüfungen abzunehmen.

So schmerzlich die Beendigung der Verpflichtungen an der Filderklinik war, so ermöglichte dies Renate Thomas doch auch, sich intensiver um ihr zweites großes Lebensthema zu kümmern: die Heileurythmie. Diese wurde das Herzstück ihrer weiteren ärztlichen Tätigkeit. Bereits im Jahr 1974 hatte die Heileurythmie-Ausbildung in Stuttgart begonnen, die Renate Thomas zunächst nebenberuflich, dann aber bis lange nach Eintritt in das Rentenalter als ärztliche Hauptdozentin mit ungewöhnlichem Einsatz begleitete. Die aus wirtschaftlichen und personellen Gründen notwendig gewordene abrupte Schließung 2004 war für sie ein weiteres, überaus schmerzliches Erlebnis. „Damit endete für mich ein lebenslanges Engagement für den Menschen auf der Grundlage der Anthroposophie," notierte sie. Freunde sahen, wie sie in ihrem innersten Kern getroffen war und als Folge auch ihre körperliche Vitalität einbüßte. Trotzdem nahm sie aktiv an der Umwandlung und Übertragung des Vermögens der Ausbildungsstätte an die Stiftung zur Förderung der Heileurythmie teil und gehörte mit zu deren Gründerkreis.

Wie wurde ihre 30-jährige Tätigkeit als ärztliche Dozentin in der Heileurythmie-Ausbildung erfahren? Sie unterrichtete in den Fächern Morphologie, Embryologie, Physiologie sowie in Krankheitslehre. Dabei war es ihr ein Anliegen, die anthroposophisch-menschenkundlichen Grundlagen praktisch zur Anschauung zu bringen und den Studenten durch Plastizieren die Metamorphosen der einzelnen Organe erlebbar zu machen, wie dies von Rudolf Steiner angeregt worden war. Eine Herzensangelegenheit war ihr dabei die Kehlkopf-Metamorphose. Auf diese Weise konnte sie ihren Studenten eine gediegene wissenschaftliche Grundlage geben und zugleich durch praktisches Erleben von Prozessen ihren Unterricht als einen künstlerischen Erkenntnisweg vermitteln. Zusätzlich zu diesem „Selbst tun" illustrierte sie ihren anatomischen Unterricht mit exakten und doch künstlerisch ansprechenden farbigen Zeichnungen in Schultafelgröße. Dankbare Studenten bezeugen noch Jahrzehnte später, wie einprägsam dieser Unterricht und die Begegnung mit Renate Thomas war.

Im Ruhestand zog Renate Thomas sich von allen offiziellen Tätigkeiten, außer der Förderung und Konsolidierung der Heileurythmie-Ausbildung, zurück. Sie wandte sich anderen Aktivitäten zu. „Mehrere Jahre konnte ich noch in den von mir seit meiner Kindheit so geliebten Alpen wandernd verbringen." Schon in jungen Jahren hatte sie in Ferienzeiten das Glück erlebt, mit der Familie in den Bergen wandern zu können. Später unternahm Renate Thomas auch alleine große Bergtouren, unter anderem im Oberengadin, im Großglocknergebiet oder mit einem Bergführer bis zum Gipfel des 3.600 Meter hohen Großvenedigers in Osttirol. Landschaft, Pflanzenwelt und Gesteinsgestaltung nahm sie mit allen Sinnen auf; sie hatte profunde Kenntnisse der Mineralogie und der Botanik erworben. Wandern mit Renate Thomas wurde für ihre Freunde immer ein stimulierendes, lehrreiches Unterfangen.

Auch die Tierwelt war ihr vertraut, besonders liebte sie die „Könige der Lüfte", kannte die heimischen Vogelarten und umsorgte alle, die in ihrem eigenen liebevoll angelegten Gärtchen auftauchten. So fütterte sie die verschiedenen Arten mit dem ihnen jeweils bekömmlichen Futter; wie liebten zum Beispiel die Amseln im Winter ihre tägliche Portion Rosinen!

Sie besuchte Konzerte und Ausstellungen, oft auch im Ausland. Musik zu lauschen war ihr ein Lebensbedürfnis. Reisen führten sie in viele Länder Europas. Getragen von einer tiefen Religiosität, ohne im „landesüblichen Sinn" religiös zu sein, hatte sie immer mit einer großen Offenheit die sie umgebende Natur und die vom Menschen geschaffene Kultur in sich aufgenommen. Aufmerksam verfolgte sie auch das politische Geschehen. Mit dieser ihr ureigenen Weltoffenheit, vertieft und erweitert durch die Anthroposophie, hatte sie auch ihren Unterricht gestaltet.

Bei all ihrem weitgefächerten Wissen war Renate Thomas ein durchaus bescheidener Mensch, der nicht die eigene Person, das eigene Wissen in den Vordergrund stellte; es ging ihr immer um die Sache. So war sie sogar bereit, ihre eigene Gesundheit aufs Spiel zu setzen, als sie während ihrer Zeit als Radiologin zum Beispiel auf den eigenen Schutz (spezielle Bleihandschuhe) verzichtete, um ein Kinderköpfchen für eine Röntgenaufnahme zu halten oder einen alten Menschen zu stützen. In Widerspruch zu ihrer Offenheit anderen Menschen und anderen Lebewesen gegenüber, sprach Renate Thomas kaum über sich selbst und wie sie getroffen war von manchen Enttäuschungen. Auch ihre besten Freunde konnten nur ahnen, was in ihr vorging. So blieb vieles um ihr inneres Leben verborgen.

Die nach dem Ende der Heileurythmie-Ausbildung verbliebenen Lebensjahre widmete sie weiteren intensiven Studien der Anthroposophie. In ihren letzten 2½ Jahren lebte Renate Thomas im Nikolaus-Cusanus-Haus in Stuttgart, umsorgt und begleitet von Freunden. Dort konnte sie, nach einem arbeitsamen Leben, am 2. Dezember 2013 die irdische Welt verlassen, hinübergleitet von vorweihnachtlicher Musik und Gesang durch eine liebe Mitbewohnerin.

Hannelore Wetzel

Danksagung

Mein Dank gilt Annelies Brüll, die den Anstoß zur Veröffentlichung dieses Buches gab, Dr. Christian Conrad, der das Manuskript mit medizinischer Fachkompetenz kritisch durchsah und, wo nötig, feinschliff, Ramon Brüll und dem Team des Info3-Verlages, die die Buchwerdung aus einem schier unübersichtlichen Nachlass professionell betrieben haben, der Lektorin Roswitha von dem Borne, die einfühlsam schwierige und unvollständige Textpassagen der Logik der deutschen Sprache unterwarf und nicht zuletzt der Stiftung zur Förderung der Heileurythmie, ohne deren moralische und finanzielle Unterstützung Sie, liebe Leserinnen und Leser, das vorliegende Werk jetzt nicht in den Händen hätten.

Bad Boll, im April 2016
Hannelore Wetzel

Literatur

Hinweis zur GA: *Bei den Bänden der Rudolf Steiner Gesamtausgabe (GA) ist hier die zur Zeit jüngste lieferbare Auflage erwähnt. Die Angaben zu Seitenzahlen im Text von Renate Thomas können davon abweichen. (Hg.)*

I. Literatur von Rudolf Steiner zur Medizin und Heileurythmie

Rudolf Steiner Schriften

GA 27 Rudolf Steiner, Ita Wegman: *Grundlegendes für eine Erweiterung der Heilkunst nach geisteswissenschaftlichen Erkenntnissen.* Rudolf Steiner Verlag, 8. Auflage, Basel 2014. Darin: 18. Kapitel: *Heileurythmie*

Rudolf Steiner Vorträge

GA 128 *Eine okkulte Physiologie.* Neun Vorträge, gehalten in Prag 1911. (Rudolf Steiner Verlag, 5. Auflage, Dornach 1995)

GA 218 *Geistige Zusammenhänge in der Gestaltung des menschlichen Organismus.* Sechzehn Vorträge, gehalten in verschiedenen Orten 1922 (Rudolf Steiner Verlag, 2. Auflage, Dornach 1981)

GA 278 *Eurythmie als sichtbarer Gesang* („Ton-Eurythmie-Kurs"). Zehn Vorträge, gehalten in Stuttgart und Dornach 1923 (Rudolf Steiner Verlag, 6. Auflage, Basel 2015)

GA 312 *Geisteswissenschaft und Medizin* („Erster Ärztekurs"). Zwanzig Vorträge für Ärzte und Medizinstudierende, gehalten in Dornach 1920. (Rudolf Steiner Verlag, 7. Auflage, Dornach 1999)

GA 313 *Geisteswissenschaftliche Gesichtspunkte zur Therapie* („Zweiter Ärztekurs"). Neun Vorträge für Ärzte und Medizinstudierende, gehalten in Dornach 1921. (Rudolf Steiner Verlag, 5. Auflage, Dornach 2001)

GA 314 *Physiologisch-Therapeutisches auf Grundlage der Geisteswissenschaft. Zur Therapie und Hygiene.* Zwölf Vorträge, ein Votum „Zur Psychiatrie", eine Ansprache und zwei Besprechungen mit Ärzten, gehalten in Dornach und Stuttgart 120, 1921 und 1922. (Rudolf Steiner Verlag, 4. Auflage, Dornach 2010).

GA 315 *Heileurythmie.* Acht Vorträge für Ärzte und Eurythmisten, gehalten in Dornach 1921 („Heileurythmiekurs") und Stuttgart 1922 (der sogenannte „Achte Vortrag") (Rudolf Steiner Verlag, 5. Aufl., Dornach 2003).

GA 316 *Meditative Betrachtungen und Anleitungen zur Vertiefung der Heilkunst.* Vorträge für Ärzte und Studierende der Medizin („Jungmedizinerkurs“) (Rudolf Steiner Verlag, 5. Auflage, Dornach 2009). Darin enthalten: „Weihnachtskurs“, Dornach 2.-9.1.1924, „Osterkurs“, Dornach 21.-25.4.1924

GA 317 *Heilpädagogischer Kurs.* Zwölf Vorträge für Heilpädagogen und Ärzte, gehalten in Dornach 1924 (Rudolf Steiner Verlag, 8. Auflage, Dornach 1995)

GA 318 *Das Zusammenwirken von Ärzten und Seelsorgern. Pastoralmedizinischer Kurs.* Elf Vorträge für Ärzte und Priester gehalten 1924 in Dornach (Rudolf Steiner Verlag, 4. Auflage, Dornach 1994)

GA 319 *Anthroposophische Menschenerkenntnis und Medizin.* Sieben Vorträge für Ärzte und Medizinstudierende sowie vier öffentliche Vorträge, gehalten 1923-1924 in verschiedenen Orten. (Rudolf Steiner Verlag, 3. Auflage, Dornach 1994)

GA 221 *Erdenwissen und Himmelserkenntnis.* Neun Vorträge, gehalten in Dornach 1923. (Rudolf Steiner Verlag, 3. Auflage, Dornach 1998). Darin: „Der unsichtbare Mensch in uns. Das der Therapie zugrundeliegende Pathologische“ (sogenannter „Kästchenvortrag“ vom 11.2.1923)

II. Empfohlene Literatur zur Sinneslehre

Rudolf Steiner Schriften:

GA 45 *Anthroposophie. Ein Fragment aus dem Jahre 1910.* (Rudolf Steiner Verlag, 5. Auflage, Dornach 2009)

Rudolf Steiner Vorträge

Die zwölf Sinne des Menschen in ihrer Beziehung zu Imagination, Inspiration und Intuition. Vortrag vom 8. August 1920 aus GA 199. Einzeldruck in der Reihe „Thementexte“, eingeleitet von Cornelius Bohlen (Futurum Verlag, 7. Auflage, Basel 2012)

GA 115 *Anthroposophie – Psychosophie – Pneumatosophie.* Zwölf Vorträge, gehalten in Berlin 1909-1911 (Rudolf Steiner Verlag, 5. Auflage, Basel 2012)

GA 169 *Weltwesen und Ichheit.* Sieben Vorträge, gehalten in Berlin 1916 (Rudolf Steiner Verlag, 3. Auflage, Dornach 1998)

GA 170 *Das Rätsel des Menschen. Die geistigen Hintergründe der menschlichen Geschichte.* (Kosmische und menschliche Geschichte, Band 1) Fünfzehn Vorträge, gehalten in Dornach 1916 (Rudolf Steiner Verlag, 3. Auflage, Dornach 1992)

GA 199 *Geisteswissenschaft als Erkenntnis der Grundimpulse sozialer Gestaltung.* Siebzehn Vorträge, gehalten in Dornach 1920. (Rudolf Steiner Verlag, 2. Auflage, Dornach 1985)

GA 208 *Anthroposophie und Kosmosophie. Zweiter Teil: Die Gestaltung des Menschen als Ergebnis kosmischer Wirkungen.* Elf Vorträge, gehalten in Dornach 1921 (Rudolf Steiner Verlag, 3. Auflage, Dornach 1992)

GA 293 *Allgemeine Menschenkunde als Grundlage der Pädagogik (I).* Vierzehn Vorträge, gehalten in Stuttgart 1919. Achter Vortrag (Rudolf Steiner Verlag, 9. Auflage, Dornach 1992)

GA 320 *Geisteswissenschaftliche Impulse zur Entwicklung der Physik I. Erster Naturwissenschaftlicher Kurs: Licht, Farbe, Ton, Masse, Elektrizität, Magnetismus* („Lichtkurs"). Zehn Vorträge, gehalten in Stuttgart 1919-1920 (Rudolf Steiner Verlag, Dornach 2000)

GA 321 *Geisteswissenschaftliche Impulse zur Entwicklung der Physik* II. *Zweiter Naturwissenschaftlicher Kurs: die Wärme auf der Grenze positiver und negativer Materialität* („Wärmekurs"). Vierzehn Vorträge, gehalten in Stuttgart 1920 (Rudolf Steiner Verlag, 4. Aufl., Dornach 2000)

GA 322 *Grenzen der Naturerkenntnis.* Acht Vorträge im Ersten anthroposophischen Hochschulkurs, gehalten in Dornach 1920 (Rudolf Steiner Verlag, 5. Auflage, Dornach 1981)

GA 323 *Das Verhältnis der verschiedenen naturwissenschaftlichen Gebiete zur Astronomie. Dritter naturwissenschaftlicher Kurs; Himmelskunde in Beziehung zum Menschen und zur Menschenkunde.* Achtzehn Vorträge, gehalten in Stuttgart 1921 (Rudolf Steiner Verlag, 3. Auflage, Dornach 1997)

Hans Erhard Lauer: *Die zwölf Sinne des Menschen. Umrisse einer neuen, vollständigen und systematischen Sinneslehre auf der Grundlage der Geistesforschung von Rudolf Steiner* (Novalis Verlag, Schaffhausen 1999)

Karl König: *Sinnesentwicklung und Leiberfahrung. Heilpädagogische Gesichtspunkte zur Sinneslehre Rudolf Steiners* (Verlag Freies Geistesleben, 3. Auflage, Stuttgart 1996)

Karl König: *Die ersten drei Jahre des Kindes. Erwerb des aufrechten Ganges, Erlernen der Muttersprache, Erwachen des Denkens* (Verlag Freies Geistesleben, 4. Auflage, Stuttgart 2013)

III. Literatur zur Evolution und Erdgeschichte

Rudolf Steiner Schriften

GA 11 *Aus der Akasha-Chronik* (Rudolf Steiner Verlag, 6. Auflage, Dornach 1986)

GA 13 *Die Geheimwissenschaft im Umriss* (Rudolf Steiner Verlag, 31. Auflage, Basel 2013)

Andere Autoren

Wolfgang Schad: *Säugetiere und Mensch. Ihre Gestaltbiologie in Raum und Zeit.* (Verlag Freies Geistesleben, Stuttgart 2012)

IV. Weitere Titel, die im vorliegenden Buch zitiert werden

Rudolf Steiner

GA 21 *Von Seelenrätseln. Anthropologie und Anthroposophie, Max Dessoir über Anthroposophie, Franz Brentano (Ein Nachruf).* Skizzenhafte Erweiterungen. (Rudolf Steiner Verlag, 5. Auflage, Dornach 1983)

GA 54 *Die Weltenrätsel und die Anthroposophie.* Zweiundzwanzig Vorträge, gehalten in Berlin 1905-1906 (Rudolf Steiner Verlag, 2. Auflage Dornach 1983

GA 99 *Die Theosophie des Rosenkreuzers.* Vierzehn Vorträge gehalten in München 1907 (Rudolf Steiner Verlag, 7. Auflage, Dornach 1985)

GA 102 *Das Hereinwirken geistiger Wesenheiten in den Menschen.* Dreizehn Vorträge gehalten in Berlin 1908 (Rudolf Steiner Verlag, 5. Auflage, Basel 2015)

GA 120 *Die Offenbarungen des Karma.* Elf Vorträge, gehalten in Hamburg 1910 (Rudolf Steiner Verlag, 8. Auflage, Dornach 1992)

GA 122 *Die Geheimnisse der biblischen Schöpfungsgeschichte.* Elf Vorträge, gehalten in München 1910 (Rudolf Steiner Verlag, 6. Auflage, Dornach 1984)

GA 148 *Aus der Akasha-Forschung. Das Fünfte Evangelium.* Achtzehn Vorträge, gehalten in verschiedenen Orten 1913-1914 (Rudolf Steiner Verlag, 6. Auflage, Basel 2014)

GA 169 *Weltwesen und Ichheit.* Sieben Vorträge, gehalten in Berlin 1916 (Rudolf Steiner Verlag, 3. Auflage, Dornach 1998)

GA 178 *Individuelle Geistwesen und ihr Wirken in der Seele des Menschen.* Neun Vorträge, gehalten in verschiedenen Städten1919 (Rudolf Steiner Verlag, 5. Auflage, Basel 2015)

GA 182 *Der Tod als Lebenswandlung.* Sieben Vorträge, gehalten in verschiedenen Städten 1917-1918 (Rudolf Steiner Verlag, 4. Auflage, Dornach 1996)

GA 208 *Anthroposophie als Kosmosophie.* Zweiter Teil: die Gestaltung des Menschen als Ergebnis kosmischer Wirkungen. Elf Vorträge, gehalten in Dornach 1921 (Rudolf Steiner Verlag, 3. Auflage, Dornach 1992)

GA 262 Rudolf Steiner / Marie Steiner von Sivers: *Briefwechsel und Dokumente 1901-1925* (Rudolf Steiner Verlag, 3. Auflage, Basel 2014)

GA 277a *Die Entstehung und Entwicklung der Eurythmie* (Rudolf Steiner Verlag. 3. Auflage, Basel 1998)

GA 302 *Menschenerkenntnis und Unterrichtsgestaltung.* Acht Vorträge für die Lehrer der Freien Waldorfschule, gehalten in Stuttgart 1923 (Rudolf Steiner Verlag, 5. Auflage, Dornach 1986)

GA 319 *Anthroposophische Menschenerkenntnis und Medizin.* Sieben Vorträge, gehalten in verschiedenen Städten 1923-1924 (Rudolf Steiner Verlag, 3. Auflage, Dornach 1994)

GA 323 *Das Verhältnis der verschiedenen naturwissenschaftlichen Gebiete zur Astronomie.* Dritter naturwissenschaftlicher Kurs: Himmelskunde in Beziehung zum Menschen und zur Menschenkunde. Achtzehn Vorträge, gehalten in Stuttgart 1921 (Rudolf Steiner Verlag, 3. Auflage, Dornach 1997)

GA 354 *Vorträge und Kurse über christlich-religiöses Wirken IV: Vom Wesen des wirkenden Wortes.* Vier Vorträge mit Fragenbeantwortungen, gehalten in Stuttgart 1923 (Rudolf Steiner Verlag, 1. Auflage, Dornach 1994)

GA 346 *Vorträge und Kurse über christlich-religiöses Wirken V: Apokalypse und Priesterwirken.* (Rudolf Steiner Verlag, 2. Aufl. Dornach 2001)

Andere Autoren

Thomas Goebel: *Erde, die die Seele trägt. Die Mythologie der australischen Völker* (Verlag Freies Geistesleben, Stuttgart 1976)

„Immunbiologie“ (http://www.immunbiologie.com/Immunbiologie_15.html, (Download vom 31.01.2016)

Dr. K. Schmid: „Über Herzstoss und Pulskurven“, in *Wiener Medizinische Wochenschrift*, Wien 1892, S. 577, 622 (in der Steiner-GA irrtümlich als „Dr. Karl Schmidt“ zitiert)

Ergänzender Bildband

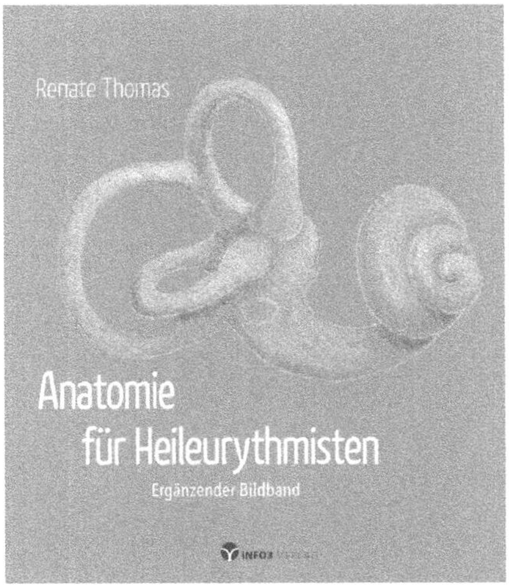

Renate Thomas
Anatomie für Heileurythmisten
Ergänzender Bildband
Info3 Verlag, Frankfurt am Main 2019
160 Seiten im Katalogformat, 63 farbige Zeichnungen
ISBN 978-3-95779-059-0, **€ 24,00**

Zusätzlich zu den in dem vorliegenden Buch veröffentlichten Vortragsmanuskripten verwendete Frau Dr. Thomas als Anschauungsmaterial für den Unterricht wandtafelgroße farbige Zeichnungen der verschiedenen Organe und Organsysteme des Menschen. Diese zeichnen sich durch eine einmalige Verbindung von anatomisch-exakter Darstellung und künstlerischer Ästhetik aus, wodurch das „Wesenhafte" der abgebildeten Organe – deutlicher als es jedwede technische Zeichnung vermag – zum Ausdruck gebracht wird. Die Bilder sind daher für ein vertieftes Verständnis des menschlichen Körpers als Organismus von unschätzbarem Wert. Sie werden in dem Ergänzungsband umfassend reproduziert.

Die farbigen Zeichnungen werden in dem Bildband ganzseitig abgedruckt und auf der jeweiligen Nebenseite in deutscher und lateinischer Fachsprache erläutert.

* * *

Für Unterrichtszwecke stellt der Verlag die Farbbilder auch in digitaler Form zur Verfügung damit diese in Großformat zum Beispiel mit einem Beamer wiedergegeben werden können. Anfragen an den Verlag.

VERLAG **Info3 Verlag**
Kirchgartenstr. 1, 60439 Frankfurt
Tel. 069-58 46 47 – Fax 069-58 46 16
E-Mail: vertrieb@info3.de
Internet: www.info3.de

HERAUSGEBER **Stiftung zur Förderung der Heileurythmie, Stuttgart**
c/o Therapeuticum Roggenstraße
Roggenstraße 51, 70794 Filderstadt
E-Mail: info@stiftung-heileurythmie.de
Internet: www.stiftung-heileurythmie.de